U0199538

超药品说明书用药处方评价

主　编　伍俊妍　郑志华
副主编　何志超　邱凯锋　刘春霞　余晓霞　陈广惠
编　者　（以姓氏笔画为序）

王　颖	王红珊	王钰琦	邓书华	叶惠韶	叶穗雯	冯绍文
冯冠能	司徒冰	朱秀清	朱建红	伍俊妍	任　斌	刘玉兴
刘　畅	刘　韬	刘金泳	刘春霞	孙萍萍	苏　晨	李　媛
李国豪	李剑芳	李振华	李晓燕	吴巧利	吴凯珊	何志超
何秋毅	邱　畅	邱凯锋	邱素君	余晓霞	张　梅	张广德
陈广惠	陈妙敏	陈卓佳	陈勇辉	林　茵	郑志华	胡晋卿
胡晓莹	殷锦锦	唐　蕾	黄红兵	梁蔚婷	鲁雨心	曾英彤
温预关	熊玲娟	潘　莹	潘敏虹	魏　雪		

人民卫生出版社
·北　京·

图书在版编目（CIP）数据

超药品说明书用药处方评价 / 伍俊妍，郑志华主编
. —北京：人民卫生出版社，2021.11
ISBN 978-7-117-31760-3

Ⅰ. ①超… Ⅱ. ①伍…②郑… Ⅲ. ①处方 – 评价
Ⅳ. ①R451

中国版本图书馆 CIP 数据核字（2021）第 118649 号

人卫智网	www.ipmph.com	医学教育、学术、考试、健康， 购书智慧智能综合服务平台
人卫官网	www.pmph.com	人卫官方资讯发布平台

超药品说明书用药处方评价
Chaoyaopinshuomingshu Yongyao Chufang Pingjia

主　　编：伍俊妍　郑志华
出版发行：人民卫生出版社（中继线 010-59780011）
地　　址：北京市朝阳区潘家园南里 19 号
邮　　编：100021
E - mail：pmph @ pmph.com
购书热线：010-59787592　010-59787584　010-65264830
印　　刷：北京顶佳世纪印刷有限公司
经　　销：新华书店
开　　本：710×1000　1/16　　印张：40
字　　数：739 千字
版　　次：2021 年 11 月第 1 版
印　　次：2021 年 11 月第 1 次印刷
标准书号：ISBN 978-7-117-31760-3
定　　价：98.00 元

打击盗版举报电话：**010-59787491**　**E-mail：WQ @ pmph.com**
质量问题联系电话：**010-59787234**　**E-mail：zhiliang @ pmph.com**

前　言

光阴荏苒，岁月如梭。距离广东省药学会2010年3月发布《药品未注册用法专家共识》，首次提出药品未注册用法（超药品说明书用药）的管理问题已超过10年。在这10年多中，面对药品超说明书用药问题，我们从缺乏关注，到争议不休，再到不断形成共识，一起走出了跨越时代的、极不平凡的路。正如鲁迅先生所说的："其实地上本没有路，走的人多了，也便成了路。"

《中华人民共和国药品管理法》第七十二条提出："医疗机构应当坚持安全有效、经济合理的用药原则，遵循药品临床应用指导原则、临床诊疗指南和药品说明书等合理用药，对医师处方、用药医嘱的适宜性进行审核。"由此可见，除了药品说明书外，我们还可以使用药品临床应用指导原则、临床诊疗指南等循证证据作为处方审核依据。药品说明书呈现的是过去某个时间点以前的循证证据状态。医学的进步每分每秒都在发生，说明书具有滞后性，常常不能满足临床用药的需求，超药品说明书用药不可避免。但同时我们也清晰地看到，缺乏充分的循证证据、不合理的药品超说明书使用增加了药品不良反应的发生率，带来一系列的患者用药安全问题。如何客观评价这些超药品说明书用药的行为，是广大医药工作者亟待解决的重要问题。

从2015年起，连续6年，我们编制的《超药品说明书用药目录》受到越来越多的同行的引用和关注。《超药品说明书用药目录（2019版）》被"学习强国"平台纳入作为重要学习内容，本书主编所带领的团队是该目录的牵头组织编写单位和执笔单位。在目录编制的基础上，我们根据前期的探索研究成果，通过理论和实践相结合的方式，在本书详细介绍了超药品说明书用药的评价体系和评价流程、方法，之后，对所收集的来自45家三甲医院真实世界的临床常用的超药品说明书用药按疾病分类进行了系统的处方评价。本书的处方评价案例是基于超药品说明书用药评价流程所进行的用药评价，包括疾病概述、循证证据、处方评价示例等部分，其中处方评价示例中除了循证分析外，更加入了超药品说明书用药作用机制、药物配伍、黑框警告（如有）、禁忌证、注意事项、用药交代及用药教育等内容，在超药品说明书用药的安全问题上给临床提供重要的提示与参考。

本书的编写，感谢广东省药学会搭建的团结奋进的学术平台，感谢中山大学孙逸仙纪念医院等广东省十余家医院的药学部主任、临床药师的执笔，感谢来自全国 45 家三甲医院提供的宝贵的超药品说明书用法！我们所做的这些工作,旨在和大家共享我们编者团队的研究成果,共同推动超药品说明书用药处方评价的发展。本书受编者认识的局限,难免有疏漏之处,敬请各位同行批评指正。让我们一起,为规范我国的超药品说明书用药,为保障人民健康而共同努力！

编 者

2021 年 10 月 1 日于广州

目　录

第一篇

国内外超药品说明书用药管理现状及进展

第一章
超药品说明书用药的相关定义

一、药品说明书的规定

药品说明书是指,由生产单位提供的经国务院药品监督管理部门批准的涵盖药品的理化性质、作用、用途、用法用量、贮藏保存、不良反应等资料的文件,是宣传合理用药、普及医药知识的重要依据。根据《中华人民共和国药品管理法》第四十九条的规定,药品包装应当按照规定印有或者贴有标签并附有说明书。标签或者说明书应当注明药品的通用名称、成分、规格、上市许可持有人及其地址、生产企业及其地址、批准文号、产品批号、生产日期、有效期、适应证或者功能主治、用法、用量、禁忌、不良反应和注意事项。《药品说明书和标签管理规定》(局令第 24 号)规定,药品说明书应当包含药品安全性、有效性的重要科学数据、结论和信息,用以指导安全、合理使用药品。《处方管理办法》(卫生部令第 53 号)第十四条规定,医师应当根据医疗、预防、保健需要,按照诊疗规范、药品说明书中的药品适应证、药理作用、用法、用量、禁忌、不良反应和注意事项等开具处方。药品说明书在判断用药行为是否得当方面具有法律效力。

二、超药品说明书用药的定义与分类

美国卫生系统药师协会将"超药品说明书用药"定义为药品使用的适应证、给药剂量、适用人群或给药途径不在美国食品药品管理局(FDA)批准的说明书之内的行为。

国内的超药品说明书用药由广东省药学会于 2010 年首次定义相关概念。药品未注册用法(unlabeled uses,off-label uses,out-of label usage or outside of labeling)是指药品使用的适应证、给药剂量、适用人群或给药途径不在药品监督管理部门批准的说明书之内的用法[《药品未注册用法专家共识》(广东省药学会 2010 年 3 月 18 日印发)]。

目前,超药品说明书用药主要涉及以下几类:

(1)超适应证用药:指所用药物治疗的疾病超出说明书规定的适应证范围。如二甲双胍说明书的适应证是糖尿病,临床超药品说明书用于治疗多囊卵巢综合征;西地那非说明书的适应证是勃起功能障碍,临床超药品说明书用于治疗肺动脉高压;沙利度胺说明书的适应证是麻风,临床超药品说明书用于治疗多发性骨髓瘤;普萘洛尔国内说明书的适应证是减低心率,临床超药品说明书用药用于儿童血管瘤等。

（2）超剂量用药:指用药剂量超出药品说明书用法的剂量范围。如维生素 B_6 说明书的用药剂量为一日 10~20mg;在治疗维生素 B_6 反应性铁粒幼细胞贫血时剂量为每次 100mg,每天 3 次。氨溴索注射液说明书的用药剂量为每次 100~200mg,用于胸外科术后时剂量为每次 1g。阿托品注射液治疗有机磷中毒时要达到阿托品化,剂量大大超出药品说明书的剂量范围。

（3）超适用人群用药:指说明书未提及特殊人群（如孕妇、儿童、老年人等）用药信息而应用于特殊人群,或超出年龄、性别范围用药。如由于没有儿童剂型,临床经常会将一些说明书适用于成人的药物用于儿童;普芦卡必利国内说明书用于治疗女性便秘,临床超药品说明书用于男性便秘。

（4）超给药途径用药:指给药途径超出药品说明书规定的范围。如万古霉素粉针口服,用于治疗艰难梭菌相关性腹泻;奥沙利铂注射液说明书的给药途径是静脉滴注,临床采用动脉灌注以提高局部的药物浓度;庆大霉素注射液说明书的给药途径是肌内注射或静脉注射,临床采用喷喉治疗呼吸道感染等。

除以上几类主要的超药品说明书用药类型以外,药物滴注时间不在说明书规定范围内、加入的溶媒品种以及溶媒体积不按说明书规定、没有按说明书使用指定的非 PVC（聚氯乙烯）材质的输液器或指定孔径的过滤器等不按药品说明书书写的内容范围使用药物均属于超药品说明书用药行为。

（伍俊妍　郑志华　唐　蕾）

第二章
国内外超药品说明书用药的现状

一、超药品说明书用药产生的原因

超药品说明书用药已成为临床药物治疗中不容回避的问题,其产生因素是多个方面的,主要有以下几个方面:

1. 药品说明书更新滞后或本身内容不完整　医学实践的不断发展与药

品说明书内容更新迟缓两者之间的矛盾是导致超药品说明书用药行为的主要原因。药品说明书的内容相对固定是由于药品上市前Ⅰ、Ⅱ、Ⅲ期临床试验的研究目的单一，病例较少，研究时间短，试验对象和年龄严格控制等研究条件限制因素，导致上市药品的安全性信息和适应证不完整。但随着临床医学实践经验和循证医学证据的增加，药品的适应证和功能主治都会有所变化，从而在临床上有些药品的用法区别于上市药品说明书所限定的范围。因此，药品说明书不一定代表该药目前最新的治疗及应用信息，而且少数药品说明书本身就存在内容缺失、不全面的情况，例如内容上出现"不良反应不详"，同一药品不同厂家的药品说明书不统一，有的非常详细，有的非常简单等。我国规定的基本药物多为临床应用多年、疗效肯定、安全性可控、价格低廉的品种，但有些品种药品说明书内容陈旧、更新缓慢，也造成超药品说明书用药事件高发。

2. 特殊人群的药物安全性信息不足　药品说明书的功能是提供经过认定的可靠的有效性和安全性信息，保证药物被正确使用。对于孕妇、儿童、老年人等特殊人群的使用方法，由于个别药品有规定不可在此类群体中进行新药临床试验观察，以及除了适用人群是指定的特殊人群外，没有规定新药必须在特殊人群中进行临床试验，因此说明书经常注明该药物在特殊人群中的疗效和安全性信息尚未得到证实，也就是说，针对此类人群，法律所要求的药物安全性和有效性证据还没有通过国家药品监督管理机构审核批准，从而造成说明书制订时的空白。大部分特殊人群的临床用药无据可依，也是超药品说明书用药情况高发不可避免的因素。

3. 儿童剂型药物严重不足　通过国家药品监督管理局网站的"国产药品"数据库查询发现，截至2021年5月，我国共有150 411个药品文号。其中，据不完全统计，儿科专用药约有3 000多个文号，仅占总文号数量的1.8%。在6 000多家制药企业中，专业儿童用药制造商仅30多家。2015年药品审批2 690件，而儿童药仅有19件，占0.7%。国内儿童剂型药物严重不足，不能满足儿童疾病治疗所需。近年来，国家大力支持开发符合儿童生理特征的儿童用药品新品种、剂型和规格，对儿童用药品予以优先审评审批。最新《中华人民共和国药品管理法》首次将"鼓励儿童用药品的研制和创新"写入法律。《2019年度药品审批报告》指出2019年药品审评中心受理新注册申请共8 077件，253件注册申请纳入优先审评程序，其中儿童用药24件。由此可见，为儿童量身定制药物的紧迫需求，及其目标任重而道远。

4. 制药企业对说明书修订动力不足　制药企业是修订与更新说明书的当然责任人，但制药企业若要修改说明书需主动提出申请并提供大量的药品安全性和有效性数据，此过程既费时又耗费大量财力，大多数制药企业出于商业或经济方面原因的考虑,选择放弃对药品说明书修改的申请。另外,制药企业在药品专利保护已经或即将到期的情况下,面临与仿制药品的激烈竞争,绝大多数都不会投入资金进行药物扩展用途的试验,这样使得药物可能有价值的用途因企业不申请而无法得到审批,只能通过说明书以外的方式用于患者治疗。尽管日本与欧美发达国家出台了相应法规,希望制药企业能够进一步补充和完善药品说明书,但是由于种种原因,制药企业往往对此动力不足。

二、各国超药品说明书用药概况

在英国,超药品说明书用药现象普遍存在,约 20% 的医疗机构处方存在超药品说明书用药情况,且此比例在特殊人群中更高。来自利物浦妇女医院的研究显示,该院孕妇用药中 58% 的药品品种和 55% 的用药医嘱属于孕妇慎用或禁用,其中分别有 10% 与 16% 属于高危超药品说明书用药[1],儿科患者超药品说明书用药的比例约 50%[2],老年患者高达 84%[3]。在美国,大约有 21% 的门诊处方存在超适应证用药,其中抗惊厥药的超适应证使用量最大[4],占销售额的 74%;其次,分别为抗精神病药(60%)和抗菌药(41%)。抗肿瘤药的超适应证使用现象同样严重,5 种使用最广泛的抗肿瘤药处方中有 50% 都是超适应证用药,其中利妥昔单抗(美罗华)的处方中有 75% 的用法是超适应证的[5]。在瑞典,来自其 2007 年全国医疗机构儿童门诊处方记录的研究数据显示其超药品说明书用药发生率为 13.5%[6]。

三、各国政府超药品说明书用药相关立法与政策

由于合理的超药品说明书用药在临床治疗中发挥重要作用,美国食品药品管理局(Food and Drug Administration,FDA)、蓝十字与蓝盾协会(the Blue Cross and Blue Shield Association of America)和美国医疗保险协会(Health Insurance Association of America)等相关机构并不禁止医师根据患者病情需要超药品说明书用药,美国卫生系统药师协会也一直致力于为超药品说明书用药寻找合理的证据,美国药典委员会定期更新的 *US Pharmacopoeia:Drug Information* 对于临床广泛应用的超药品说明书用法予以收录,用以指导临床医师合理用药。

美国 FDA 早在 1982 年发表声明:《食品、药品和化妆品法》中没有限制医师如何使用药品,对于上市后药品,医师的治疗方案、适应人群可以不在说明书之内,在某些情况下,医学文献报道的"超药品说明书用药"是合理的。由于药品说明书中规定的用法往往滞后于科学知识的更新,若超药品说明书用药是根据合理的科学临床试验获得的,同时是为了患者的利益,不存在欺骗行

为,则该超药品说明书用药行为是属于合理用药范畴的。

目前,全球有与药品超说明书使用相关立法的国家仅7个,分别是美国、德国、意大利、荷兰、新西兰、印度和日本。除印度禁止超药品说明书用药外,其余6国均允许合理的超药品说明书用药。一般来说,我们不能将超药品说明书用药简单看作是用药不当或是违法用药。在美国,美国FDA负责管理药品生产企业、管理药品说明书,但对临床医师如何处方一个药物并不作出限定。所以,美国的医师经常将药物用于说明书外的适应证,只要药品是市场上可以买到的、批准过的产品,医师开方就是合法的。但是,一旦发现企业宣传或促销说明书外的适应证,美国FDA即判定其属于违法行为。有关超药品说明书用药的权威资料 *American Medical Association: Drug Evaluations*(《美国医学协会:药物评价》)每年更新1次,它覆盖了目前医疗专家对药品的各种用法,包括超药品说明书用药。

在我国,近年来发生在上海某医院使用贝伐珠单抗(阿瓦斯汀)治疗老年性黄斑变性(AMD)而导致61名患者眼部红肿、视物模糊等眼疾,属于群体典型性超药品说明书用药严重不良事件,也将超药品说明书用药带来的危害暴露于公众视野之内。由于社会各界对超药品说明书用药的认识存在分歧,超药品说明书用药有时涉嫌不合理用药,因此,我国对超药品说明书用药的认可度并不高。由于我国对于超药品说明书用药的法律地位尚未明确,加上社会媒体在宣传安全用药时片面地强调超药品说明书用药的不合理性,使人产生超药品说明书用药等同于不合理用药的错误认识。

我国已先后为规范药品临床使用制定了《药品说明书和标签管理规定》《中华人民共和国药品管理法》《中华人民共和国药品管理法实施条例》《药品不良反应报告和监测管理办法》《处方管理办法》等多部法律法规,明确了依据药品说明书合理用药的重要性,但迄今尚无法律法规针对超药品说明书用药进行规范。2010年3月,广东省药学会印发了《药品未注册用法专家共识》,成为我国第一部由专业协会发布的超药品说明书用药规范,但是该共识的使用具有区域性、局限性。尽管如此,这个共识的颁布还是给临床规范超药品说明书用药提供了指引,共识提出超药品说明书用药使用前提必须具备以下几个条件:

(1)在影响患者生活质量或危及生命的情况下,无合理的可替代药品。

(2)用药目的不是试验研究。

(3)有合理的医学实践证据。

(4)经医院药事管理与药物治疗学委员会(或药事管理委员会)及伦理委员会批准。

(5)保护患者的知情权。

由广东省药学会发布的《药品未注册用法专家共识》不具备法律效力,更偏向于学术探讨,是一次有益的尝试。超药品说明书用药管理仍然迫切需要国家出台相关法律、法规或指南规范我国药品的超说明书使用。

四、超药品说明书用药管理

在临床治疗中超药品说明书用药普遍存在,符合安全、有效、经济要求的超药品说明书用药符合合理用药的范畴,缺乏医学证据并且不符合诊疗规范的超药品说明书用药行为属于不合理用药。

超药品说明书用药往往是临床实践中的一种试验性治疗,仅限于解决单个患者的特殊治疗问题。说明书所规定的适应证及用法用量可能不是当前最佳的治疗方案,医师会根据不同的实际情况制订不同的给药方案,一旦发现超药品说明书用药有效就可能进一步在其他患者身上广泛使用起来,从而导致不同种类风险的发生。同时,研究显示,超药品说明书用药的发生率不同亦可能与各级医师的处方习惯不同有关。目前,英国药品和保健品管理局(MHRA)和爱尔兰医学委员会明确规定了具有超药品说明书用药处方权的人员资质,两国均允许临床医师和牙医开具超药品说明书用药处方,全球其他国家均未作出相应的明确规定。

一方面,药品说明书是判断用药行为是否得当的最具法律效力的依据,药品必须按照说明书使用,否则面临法律风险;另一方面,药品使用也要满足患者疾病治疗及实际情况需要。由于当前缺少政策支持的超药品说明书用药审核管理办法和分级处理办法,超药品说明书用药处方也让审方药师左右为难。因为审方药师每天要在短时间内审核大量处方,难以快捷地判断出超药品说明书用药处方,而且即使判断出来,也因缺乏判定依据,无法对超药品说明书处方进行有效干预。

基于此,广东省药学会曾于2010年3月印发我国首个关于超药品说明书用药的规范《药品未注册用法专家共识》。为了更好地保障医疗质量和医疗安全,提高超药品说明书用药规范管理的可操作性,广东省药学会于2014年11月又印发了《医疗机构超药品说明书用药管理专家共识》。

随后自2015年起,广东省药学会征集各大医院由药师管理委员会通过的超药品说明书目录,并且每年进行更新,先后发布《超药品说明书用药目录(2015年版)》《超药品说明书用药目录(2016年版)》《超药品说明书用药目录(2017年版)》《超药品说明书用药目录(2018年版)》《超药品说明书用药目录(2019年版)》《超药品说明书用药目录(2020年版)》《超药品说明书用药目录(2021年版)》(以下简称《2021年版目录》)。2021年6月发布的《2021年版目录》共收录国内超药品说明书用法242项(见附录)。《2021年版目录》单位除广东省外,还包括北京、辽宁、上海、江苏、安徽、湖北、湖南、重庆、四川、海南等省、市的三甲医院。入编超药品说明书用药目录的药品须通过三甲医院药事管理委员会审批,在院内有备案的超药品说明书用法,并满足以下条件之一(均为最新版):①美国、欧洲、日本药品说明书收录;②《中华人民共和国药典临床用药须知》《临床诊疗指南》(中华医学会著,人民卫生出版社出版)收录;③国际主流指南或共识(如 NCCN)收录;④ Micromedex® 有效性等级和推荐级别在Ⅱb级、证据强度在 B 级或 B 级以上;⑤本专业 SCI 的Ⅰ区期刊发表的随机对照试验(randomized controlled trial, RCT)研究。同时在证据等级、临床需求等基础上进行评估筛选。

除发布相关的超药品说明书用药管理共识及超药品说明书用药目录外,2014 年广东省药学会以循证医学数据库 Micromedex 为基础,由中山大学孙逸仙纪念医院牵头完成了《风湿免疫病超药品说明书用药专家共识》。除此之外,广东省药学会还发布了《DPP-4 抑制剂超药物说明书用法专家共识》《风湿免疫疾病超药品说明书用药专家共识(之三)——强直性脊柱炎》《广东省抗骨质疏松药物超药品说明书用法专家共识》《临床重症与药学超说明书用药专家共识》等超药品说明用法专家共识。

上述共识及超药品说明书目录以循证药学的方法初步探索和实践了超药品说明书用药的循证评价。

此外,超药品说明书用药伴随的主要问题还有医患信息不对称、知情同意书落实不力。如果医师在超药品说明书用药之前,能够将药品信息不完善的客观事实,以及必须超药品说明书使用的客观需要如实告知患者,对于减少医疗纠纷及用药风险大有裨益。因此,常规医疗中对患者进行超药品说明书用药的前提是拥有科学依据,制订具体治疗方案,向患者如实说明,获得患者同意。为帮助医疗机构规范超药品说明书用药中患者知情同意权的保护行为,2019 年 5 月广东省药学会组织专家制定了《超药品说明书用药中患者知情同意权的保护专家共识》,关于超药品说明书用药中患者知情同意权的保护相关内容详见第三章。

(伍俊妍　郑志华　唐　蕾)

参考文献 ▶ ▶ ▶

[1] HERRING C, MCMANUS A, WEEKS A. Off-label prescribing during pregnancy in the UK: an analysis of 18 000 prescriptions in Liverpool Women's Hospital. Int J Pharm Pract, 2010, 18(4): 226-229.

［2］CONROY S,CHOONARA I,IMPICCIATOR P,et al. Survery of unlicensed and off label drug use in paediatric wards in European Countries. BMJ,2000,320(7227):79-82.

［3］HAMES A,SYNNE H A. Unlicensed and off-label drug use in elderly people. Age ageing, 2001,30(6):530-531.

［4］RADLEY D C,FINKELSTEIN S N,STAFFORD R S. Off-label prescribing among office-abase physicians. Arch Intern Med,2006,166(9):1021-1026.

［5］EASTMAN P. Reimbursement policies discourage off-label drug use. Oncology Times,2005, 27(20):8-10.

［6］OLSSON J,KIMLAND E,PETTERSSON S,et al. Paediatric drug use with focus on off-label prescriptions in Swedish outpatient care-a nation wide study. Acta Paediatr,2011,100(9): 1272-1275.

第三章
超药品说明书用药中患者知情同意权的保护

超药品说明书用药在临床实践中不可避免,但由超药品说明书用药引发的医疗损害赔偿案件近些年不时见诸报端,引起医疗界、法律界和广大民众的关注。目前从法院判决的有关超药品说明书用药的诉讼案例分析,患者主张医方赔偿的主要案由除了药品不良反应带给患者的医疗损害以外,医方在超药品说明书用药的同时未对患者进行充分的知情告知,侵害患方的知情同意权也是患方起诉医院赔偿的常见原因之一。

一、超药品说明书用药行业共识与诉讼现状

1. 超药品说明书用药法律规范与行业共识　在临床药物治疗中,超药品说明书用药是普遍存在的,但是目前不论是《中华人民共和国药品管理法》还是《处方管理办法》等法律法规均没有对超药品说明书用药行为进行规范。

2010年3月,广东省药学会印发《药品未注册用法专家共识》[1],是我国第一个针对超药品说明书用药的行业规范。随后,我国医药学界的多个学术团体也相继印发《超说明书用药专家共识》[2]《抗菌药物超说明书用法专家共识》[3]《中国儿科超说明书用药专家共识》[4]《医疗机构超药品说明书用药管理专家共识》[5]《超药品说明书用药药物经济学评价专家共识》[6]《DPP-4抑

制剂超药物说明书用法专家共识》[7]《风湿免疫疾病(类风湿关节炎)超药品说明书用药专家共识》[8]《风湿免疫疾病(系统性红斑狼疮)超药品用药专家共识》[9]《风湿免疫疾病超药品说明书用药专家共识(之三)——强直性脊柱炎》[10]《抗结核药物超说明书用法专家共识》[11]《广东省抗骨质疏松药物超药品说明书用法专家共识》[12]等一系列有关超药品说明书用药的专家共识,这些专家共识的发布不仅体现了医药学界对这个具有潜在高风险的特殊医疗行为的关注和探索,同时也对规范临床超药品说明书用药行为,保障患者权益和减少医务人员的法律风险起到了良好的指引作用。

2. 超药品说明书用药诉讼现状　2010 年 7 月《中华人民共和国侵权责任法》(以下简称《侵权责任法》)正式实施,随着民众法律意识的不断提高及该法在医疗损害侵权责任纠纷中的广泛适用,医方在超药品说明书用药的同时造成患者人身损害、财产损害及精神损害的,法院判决医方赔偿的案件也越来越多。

《侵权责任法》第五十四条明确规定,患者在诊疗活动中受到损害,医疗机构及其医务人员有过错的,由医疗机构承担赔偿责任。在临床实践中,一方面患者的维权意识增强,另一方面广大医务工作者对《侵权责任法》的理解不够深入,特别对第七章医疗损害责任的相关条款不熟悉、重视程度不足,导致近些年医疗损害赔偿纠纷的案件不断增加。通过分析全国各地法院 10 余年来涉及超药品说明书用药的诉讼案例发现,在医疗损害侵权责任纠纷司法审判中,法学界从立法精神出发并不反对临床医师实施符合患者利益的超药品说明书用药,但诉讼和审判中律师、法官更关注这种特殊医疗行为的规范性,以及对患者知情同意权的侵害。在已判决的涉及超药品说明书用药的诉讼案件中,超过 90% 的医疗损害鉴定结论述及医方侵害患者的知情同意权,未履行特殊治疗的告知义务和应尽的注意义务,或这些方面履行不足[13]。

因此,在众多已发布的有关超药品说明书用药专家共识的基础上,出台有关《超药品说明书用药中患者知情同意权的保护专家共识》[14],进一步规范临床医师的超药品说明书用药行为,在提高临床诊疗效果的同时保护患者的合法权益,减少医疗损害纠纷的发生是迫切而有意义的。

二、患者的知情同意权及其法律意义

1. 患者知情同意权的认知　知情同意权源于"每个人都是自己利益的最佳判断者"的自主权观念。知情同意原则目前被认为是医疗活动中必须遵循的最基本的准则,体现医患互动、沟通的关系,以及医患之间平等的权利、义务关系,也体现对患者的尊重和保护。医方履行告知义务,经患方同意的医疗行为具有正当性,医疗告知及知情同意也具有医患之间分担医疗风险的功能。

2. 患者知情同意权的法律内涵　《侵权责任法》第五十五条规定,医务人员在诊疗活动中应当向患者说明病情和医疗措施。需要实施手术、特殊检查、特殊治疗的,医务人员应当及时向患者说明医疗风险、替代医疗方案等情况,并取得其书面同意;不宜向患者说明的,应当向患者的近亲属说明,并取得其书面同意。医务人员未尽到前款义务,造成患者损害的,医疗机构应当承担赔偿责任。

最高人民法院《关于修改〈民事案件案由规定〉的决定》(法〔2011〕41号)修改后的《民事案件案由规定》新增了三级案由"351、医疗损害责任纠纷",下设"侵害患者知情同意权责任纠纷"和"医疗产品责任纠纷"两个四级案由,该规定明确了医疗损害责任侵害的客体之一为"患者知情同意权",侵害患者知情同意权责任纠纷具有独立性。"知情同意"在理论上和实务中均被作为一种民事权利,受到法律保护。

三、超药品说明书用药中的患者知情同意权及其法律意义

1. 特殊检查、特殊治疗的法律内涵　目前最高人民法院尚未对"特殊检查、特殊治疗"出台明确的司法解释,但2017年中华人民共和国国家卫生和计划生育委员会颁布的《医疗机构管理条例实施细则》第八章第八十八条对特殊检查、特殊治疗进行了明确界定,特殊检查、特殊治疗是指具有下列情形之一的诊断、治疗活动:

(1)有一定危险性,可能产生不良后果的检查和治疗。

(2)由于患者体质特殊或者病情危笃,可能对患者产生不良后果和危险的检查和治疗。

(3)临床试验性检查和治疗。

(4)收费可能对患者造成较大经济负担的检查和治疗。

2. 药品说明书的法律地位　药品说明书编制后经过国家药品监督管理部门核准,全程符合相关法律法规。《处方管理办法》第十四条规定,临床医师应当根据医疗、预防、保健需要,按照诊疗规范、药品说明书中的药品适应证、药理作用、用法、用量、禁忌、不良反应和注意事项等开具处方。《侵权责任法》实施后,临床实践中因用药产生的医疗诉讼、司法鉴定,评判的主要标准之一就是药品说明书,说明书也成为界定医方用药是否规范的一个重要依据。

目前医学界和法学界对药品说明书法律属性的认识仍存有分歧,但从药品使用的安全性、有效性原则出发,从规范使用药品的角度分析,在实践层面多数意见基本认同药品说明书具有类似或等同于行政规范的约束力。

3. 超药品说明书用药带给患者的风险　超药品说明书用药是发生药物不良事件的高风险因素之一,其中,缺乏科学依据的超药品说明书用药不良事件发生率最高,明显高于说明书内用药[15]。在美国,尽管法律法规支持超药品说明书用药,而且这种现象也非常普遍,但仍然存在用药缺乏充分的科学证据支持的情况。有数据显示约73%的超药品说明书用药缺乏研究数据支持[16],这给临床实践带来极大的安全隐患。

在回顾性分析近10年国内法院判决的涉及超药品说明书用药诉讼案例时发现,一些药理作用强、不良反应大的药物,即便有临床诊疗指南的推荐,在超适应证使用时,即使常规剂量也可能造成患者严重人身损害如救治不及时可导致患者死亡,这些案件甚至发生在知名的大型三甲医院。对于一些在说明书内用法用量较安全的药物,但是超剂量使用、超适应证使用,同样会对患者的人身造成损害,有些损害甚至是不可挽回的。

超药品说明书用药也可能由于过度医疗给患者带来较大的经济负担。美国检察官协会指出,专利药物的超药品说明书使用可能是医疗费用支出增加的重要原因[17]。在我国,对于一些价格昂贵的药物,临床医师没有遵循医疗常规,在证据强度不够的情况下扩大适应证范围用药,过度医疗造成患者人身损害、财产损失的,均有可能在医疗损害判决过程中被法官纳入赔偿考量的范畴。

根据《医疗机构管理条例实施细则》的相关规定,医疗损害赔偿纠纷中涉及超药品说明书用药时,部分法官在考量有关超药品说明书用药导致的患者人身损害和财产损害时,认为该行为符合《医疗机构管理条例实施细则》第八十八条中规定的特殊检查、特殊治疗的范畴,因而直接认定超药品说明书用药为特殊治疗。

4. 超药品说明书用药中患者知情同意的必要性　《侵权责任法》第五十五条规定需要实施手术、特殊检查、特殊治疗的,医务人员应当及时向患者说明医疗风险、替代医疗方案等情况,应向患者或其近亲属充分说明,并取得其书面同意。超药品说明书用药应属于特殊治疗,需要在对患者进行充分说明和告知的情况下签署知情同意书。美国、新西兰、英国和其他欧洲国家均明确规定在超药品说明书用药前必须获得患者的知情同意[17,18,19]。国家卫生健康委员会大型医院巡查也将超药品说明书用药相关的医疗事宜列为专门的巡查内容之一,明确规定患者或其近亲属、授权委托人对其病情、诊断、医疗措施和医疗风险等具有知情选择的权利,对涉及患者手术、麻醉、输血、特殊检查、特殊治疗、进行药品和医疗器械临床试验等行为是否签署知情同意书,以及医院是否制定相关制度保证医务人员履行告知义务等内容列入巡查标准。

获得患者的知情同意,其基础在于临床医师充分的说明和告知,也是医师履行医疗合同的内容之一。患者享有的知情同意权是法律赋予患者的合法权利,同时医方的充分说明和告知义务也是法律赋予的法定义务。该告知义务含有一般性告知和个体性告知两个方面。

(1)一般性告知:一般性告知即一般性说明义务。指在诊疗活动中,医务人员就患者的病情和拟采取的医疗措施向患者进行说明的义务,以保障患者全面、准确地了解其病情和拟采取的医疗措施。

告知病情指医务人员将患者所患疾病的诊断、性质、病情程度、可能的预后等信息全面、翔实地告诉患者,在告知病情的过程中应避免对患者产生不利后果;告知医疗措施是指根据患者的病情告知拟采用的诊疗方案,包括治疗方案选择的理由、预期、并发症、风险/受益、费用开支等情况,特别是价格昂贵的药物及价格昂贵的检查方法均需告知患者。

(2)个体性告知:个体性告知即特殊的告知与说明义务。对于需要实施手术、特殊检查、特殊治疗的,医务人员应当及时向患者说明医疗风险、替代医疗方案等情况。

告知医疗风险即告知医疗措施可能出现的并发症、后遗症、不良反应等风险。特别是对超药品说明书用药,除了应告知该治疗的特殊性及患者未必能够达到文献报道的同样效果外,尤其应当告知该医疗行为的典型风险。例如西地那非超药品说明书用药用于治疗儿童肺动脉高压,即便采用国际公认的儿童常规剂量,服用一段时间后也可能造成患儿失聪。这种说明书中已经提及的典型医疗风险,更应在超药品说明书用药中书面明确告知患者,以引起医患双方的注意和警觉,严密监控不良反应的发生。而告知的替代医疗方案主要应根据最新的医学信息如最新的指南共识等,告知患者目前可供选择的医疗方案有哪些、各种医疗方案的风险和预期效果,以及不采取替代医疗方案的理由等[20]。

《侵权责任法》体现的是法律对患者医疗选择权的尊重,患者在完全知情的情况下依个人意愿选择治疗方式,这样也可以避免医方将一些不成熟的治疗方案随意用于患者,进而约束、规范医方的医疗行为,保护患者权益。

因此,超药品说明书用药前应获得患者的知情同意,但签署知情同意书不能成为因医疗过失导致医疗损害的免责事由。知情同意原则的法理基础是患者的自主权和自我决定权,而非健康利益。医学上对患者有益的治疗不能阻却医方未充分履行告知义务而承担的损害赔偿责任;充分履行告知义务也不能免除医方因违反注意义务而治疗失败的损害赔偿责任;对医疗干预本身的同意并不意味着对医方医疗过失的容忍,医方因医疗过失造成损害的,仍应负侵权行为责任。

四、超药品说明书用药知情同意书推荐模板

2010 年广东省药学会发布的《药品未注册用法专家共识》中明确提出,超药品说明书用药的五大原则:在影响患者生活质量或危及生命的情况下,无合理的可替代药品;用药目的不是试验研究;有合理的医学实践证据;经医院药事管理与药物治疗学委员会(组)及伦理委员会批准;保护患者的知情权。在确因紧急抢救情形下不能履行审批手续的,患者的知情告知更显得必要。

目前超药品说明书用药的现象在临床广泛存在,被法院判赔的很多涉及超药品说明书用药的医疗损害赔偿纠纷案件中,法官多提及医方未与患方签署超药品说明书用药知情同意书。为数不多的医疗机构和患方签署了知情同意书,但告知内容不够全面,或在手术等特殊治疗项目的知情同意书中夹杂超药品说明书用药的告知内容。

2019 年广东省药学会在 2010 年发布的《药品未注册用法专家共识》中推荐的药品未注册用法知情同意书模板的基础上进行修订补充,专门增加了在医疗损害诉讼案例中经常被患者提及、被法院判决败诉的相关因素,增加了包括超药品说明书用药剂量、疗程、费用、替代医疗方案等告知内容。为减少填写工作,可针对一些常用的超药品说明书用药,印制其专用的知情同意书,其中的固定内容可事先填好,印刷时一并印入。这样一方面使患者充分了解超药品说明书用药的原因、必要性、危险因素,同时也警示医方注意相关风险可能带给患者的损害,引起医方在治疗中的警惕和重视,增强医疗安全意识。超药品说明书用药知情同意书模板详见附件 1。

附件 1:超药品说明书用药知情同意书模板

医院
超药品说明书用药知情同意书

姓名:　　　　性别:　　　　年龄:

科室:　　　　身份证号:

临床诊断:

涉及超药品说明书用药的药品(以下简称被告知药品)

名称:　　　　剂型:　　　　规格:

药品单价:　　　　用法用量:

疗程:

1. 为了患者健康利益的最大化,针对目前病情,我们建议使用药品说明书之外的用药方法,为了让您更好地理解,我们进行如下善意告知:

替代医疗方案及其疗效:

2. 超药品说明书用药的依据:

3. 针对患者的病情,我们已经按照药品说明书进行了常规药物治疗,目前评估效果不佳。在充分考虑药品不良反应、禁忌证、注意事项,权衡患者获得的利益大于可能出现的危险的情况下,我们认为被告知药品的超说明书用法是适宜的治疗方案。

4. 此处所说的超药品说明书用药不涉及临床试验或医学研究。

5. 您有权利要求医师/药师用通俗的语言对本知情同意书所载内容进行讲解,在讲解后您有权利向其提问,以便充分了解这次治疗用药的剂量、方法、可能的效果及可能的危害等。

6. 您已经被告知并请理解,使用被告知药品可能发生意外或如下不良反应,包括且不限于:

① _____　（详见后附药品说明书）

②说明书之外不可预见的药品不良反应:

　　如果发生医疗意外情况或上述不良反应,医师将按照诊治常规进行积极救治,使您尽快康复。

　　我声明:经医师/药师告知,我已认真倾听和阅读并理解上述全部内容,对此超药品说明书用药存在的风险充分知晓,完全了解该药物治疗的必要性,可能出现的药品不良反应、意外和并发症,了解并自愿承担所做决定的风险及后果。经慎重考虑,**同意**接受被告知药品的超说明书用法,并接受此种治疗可能发生的医疗风险。

_____　（患者手写）

患者或家属（法定代理人）签名:

法定代理人与患者关系:

医师签名:　　　　　药师签名:

　　　　　　　　　　　　　　　日期:　　年　　月　　日

　　如果患者为 18 岁以下未成年人,患者丧失意识或各种原因导致思维障碍,由监护人或近亲属代签本知情同意书。如果患者曾明确告知同意（或法定代理人要求）对其采取隐瞒病情的保护性医疗措施,由患者书面授权的法定代理人签署本知情同意书。

药品说明书粘贴处

注:本知情同意书模版可根据医疗机构的实际情况作适当修改,如按《医疗机构处方审核规范》进行全处方前置审核的医疗机构,可不需药师签名。

(伍俊妍　郑志华　刘玉兴　唐　蕾)

参考文献

[1] 广东省药学会. 关于印发《药品未注册用法专家共识》的通知. 今日药学, 2010, 20(04): 1-3.

[2] 中国药理学会治疗药物监测研究专业委员会药品风险管理学组. 超说明书用药专家共识. 药物不良反应杂志, 2015, 17(02): 101-103.

[3] 中国医药教育协会感染疾病专业委员会, 中华结核和呼吸杂志编辑委员会, 中国药学会药物临床评价研究专业委员. 抗菌药物超说明书用法专家共识. 中华结核和呼吸杂志, 2015, 38(06): 410-444.

[4] 中华医学会儿科学分会临床药理学组, 《中华儿科杂志》编辑委员会, 北京大学第一医院儿科. 中国儿科超说明书用药专家共识. 中华儿科杂志, 2016, 54(02): 101-103.

[5] 广东省药学会. 医疗机构超药品说明书用药管理专家共识. 今日药学, 2014, 24(12): 841-843.

[6] 广东省药学会. 超药品说明书用药药物经济学评价专家共识. 今日药学, 2016, 26(10): 681-683.

[7] 广东省药学会内分泌代谢用药专业委员会. DPP-4抑制剂超药物说明书用法专家共识. 今日药学, 2013, 23(12): 777-782.

[8] 广东省药学会风湿免疫用药专家委员会. 风湿免疫疾病(类风湿关节炎)超药品说明书用药专家共识. 今日药学, 2014, 24(09): 625-629.

[9] 广东省药学会风湿免疫用药专家委员会. 风湿免疫疾病(系统性红斑狼疮)超药品说明书用药专家共识. 今日药学, 2014, 24(09): 630-636.

[10] 广东省药学会. 风湿免疫疾病超药品说明书用药专家共识(之三)——强直性脊柱炎. 今日药学, 2017, 27(01): 1-8.

[11] 中华医学会结核病学分会抗结核药物超说明书用法专家共识编写组. 抗结核药物超说明书用法专家共识. 中华结核和呼吸杂志, 2018, 41(06): 447-460.

［12］广东省药学会.广东省抗骨质疏松药物超药品说明书用法专家共识.今日药学,2019,
29（02）:73-78.

［13］唐蕾,任斌,符忠,等.超说明书用药诉讼案例分析.北京:人民卫生出版社,2017.

［14］广东省药学会.超药品说明书用药中患者知情同意权的保护专家共识.今日药学,
2019,29（06）:361-367.

［15］EGUALE T,BUCKERIDGE D L,VERMA A,et al. Association of off-label drug use and
adverse drug events in an adult population. JAMA internal medicine,2015,176（1）:1-9.

［16］STAFFORD R S. Regulating off-label drug use — rethinking the role of the FDA. The New
England journal of medicine,2008,358（14）:1427-1429.

［17］WILKES M,JOHNS M. Informed consent and shared decision-making:a requirement to
disclose to patients off-label prescriptions. PLoS Medicine,2008,5（11）:e233.

［18］COOK R J. Off-label drug use as a consent and health regulation issue in New Zealand.
Journal of bioethical inquiry,2015,12（2）:251-258.

［19］AAGAARD L,KRISTENSEN K. Off-label and unlicensed prescribing in Europe:
implications for patients' informed consent and liability. International journal of clinical
pharmacy,2018,40（3）:509-512.

［20］赵西巨.医师法研究.北京:法律出版社,2008.

第四章
超药品说明书用药评价的紧迫性

医学和药学是经验科学,更是探索性科学,它们的进步与发展离不开大胆的探索与实践。医学的发展中常常在已有的药物中发展或发现新的用途,这时超药品说明书用药应运而生。在某种程度上,超药品说明书用药满足了临床一些未被满足的需求,从而促进了临床药物治疗学的发展,成为临床发展的先行探索。而随着临床实践经验的积累、临床试验的深入开展、医疗技术水平的提高,某些药品的适应证、功能主治或使用方法等可能会有所变化,说明书也应及时更新。但由于说明书的调整、修订,以及申报过程需花费大量时间、人力和物力,致使产生滞后性,甚至一些制药企业不愿意主动更改说明书,因此,造成药品说明书涵盖的治疗信息不够全面。另外对于老年人、儿童、孕妇等特殊人群,通常无法进行临床药物试验验证,造成药物不能明确是否适用,或者缺乏合适的规格和剂型,不能满足患者需要。因此,超药品说明书用药可能会引发以下问题和风险[1-2]。

一、超药品说明书用药引发的问题

1. 用药安全问题　在临床用药实践中,超药品说明书用药大量存在,既有合理的又有不合理的。相对来说,不合理的超药品说明书用药安全性信息较缺乏,药品不良反应发生风险也高[3]。因此,应规范医院内部管理流程,充分通过医学、药学专家进行论证是否允许使用,并加强超药品说明书用药后的疗效与安全性监测。

2. 监管矛盾问题　作为卫生行政监管机构,更关注的是医疗执业行为的合法合规与临床治疗的规范性。对于超药品说明书用药,医疗行业业内的态度是只要符合临床治疗需求,有充足的循证医学证据,在规范管理的前提下,应该允许适当存在[4]。但对于药品监督管理部门,关注的更多是药品使用的合法性与安全性[5]。在其定期公布的药品不良反应公告中告知未遵照药品说明书使用容易发生药品不良反应,且属于用药错误行为甚至是医疗事故、违规用药。鉴于卫生行政监管与药品监管角度不同,关注的领域不一样,对超药品说明书用药的认知和态度也不一致,这也构成超药品说明书规范管理与使用监管的障碍。

3. 医疗保险报销问题　一般情况下,国家的医保报销目录对药品的使用适应证、用法用量、使用人群等作出了明确要求,以此作为医保机构报销的参考。而超药品说明书用药一般是不在国家医保机构报销范围之内的,因此超药品说明书用药虽然有可能对患者的治疗产生积极作用,但国家医保部门也可能拒绝报销由此产生的“医保”费用,从而加重患者的经济负担[6]。

4. 医患矛盾、医师与药师矛盾问题　一方面,有些制药企业的药品超说明书用法宣传,以及个别医师过分追求经济利益,造成患者医药费用的上涨,使百姓对医师治疗用药决策的不信任程度加大,加剧医师与患者的矛盾,不利于和谐医患关系的建立。

另一方面,在医院内部,药师根据上级有关规定进行处方点评、处方审核等合理用药评价工作,个别药师坚持认为用药应以药品说明书为标准,或者由于自身水平所限,对于一些合理的超药品说明书用药缺乏足够的认识,对这些超药品说明书用药认定为不适宜用药,甚至在未与医师沟通的情况下拒绝调配,也容易影响医师与药师的合作关系。

二、超药品说明书用药引发的风险

1. 患者的风险　药品说明书中的各项指标是药物科研人员多年研究,经过Ⅰ~Ⅳ期临床试验验证,以及医务人员长期经验积累得出的科学结论。严格遵守药品说明书用药,在治疗疾病的同时,还能最大限度地避免风险,为患者提供安全保障。例如,由于儿科药物专用剂型或规格缺乏,当医师开出处方后,药师通常会将成人的大规格药品进行分装给药[7]。而这些分装给药通常缺少精确的器具进行操作,因此分装误差较大,造成剂量不准确,且有可能造成污染,不能保证药品质量。此外,儿童的组织器官尤其是肝肾功能尚未发育完全,超药品说明书用药时,年龄依赖的药动学和药效学变化可能是未知的,有可能会给患儿造成很大的影响。

2. 医务人员的风险 超药品说明书用药在我国尚未有相关法律法规允许或规范使用,因此,超药品说明书行为存在一定的法律风险隐患[8],如果发生药品不良反应或医疗纠纷,一旦被患者起诉,医师又难以证明与该行为无关时,这时就属于违反医疗常规,是不受法律保护的,医师难辞其咎。所以,超药品说明书用药即使从诊疗上看是合理的,但风险依然存在。

3. 公共医疗安全风险 超药品说明书用药有时可能是临床医师想要开展的科研试验活动,由于缺乏充分的循证医学依据,只是凭经验用药,而药品不良反应往往不可预知,因此如果这种超药品说明书用药未经医学委员会严格论证、伦理委员会审核,并制定相关监管规定、流程,容易造成超药品说明书用药的滥用和误用,从而影响社会医疗公共安全。

综上所述,针对超药品说明书用药可能引发的问题和风险,不难发现超药品说明书用药如同一把双刃剑,在一定程度上具有合理性与必要性,同时容易给患者及医疗执业带来风险。一方面,应重点关注超药品说明书用药的风险,政府职能部门应当重视药品上市后再评价工作,验证已有循证医学证据的新适应证,并根据研究结果及时修改药品说明书,对新药的药品说明书应严格审核,避免药品说明书的漏洞,特别应避免"遵医嘱"等模棱两可的情况;另一方面,虽然我国现行制度和司法实践中明确用药应当遵从说明书规定,但是由于临床药物治疗受多种因素影响,导致实践用药不能局限于说明书范围,需针对具体病情病种探讨合法合规的不限于说明书规定的用药行为。

针对以上情况,如何保护合法合规的不限于说明书规定的用药行为,除需要国家出台相应政策或指南来规范外,更需要建立超药品说明书用药评价审核体系。

根据《处方管理办法》和《医院处方点评管理规范(试行)》,每月对一定量的门诊处方和住院医嘱进行点评是医疗机构药学部门的一项常规工作。点评工作中往往会遇到超药品说明书用药的情况,《医院处方点评管理规范(试行)》规定无正当理由超药品说明书用药属于超常处方。相对于不规范和不适宜处方,超常处方的不合理程度更高,相应的处罚力度也更大,因此,有无正当理由是判断超药品说明书用药是否为超常处方的关键,正当理由包括有充足的循证医学证据、药物治疗学基础和指南推荐,而这些依据的科学性、可靠性需要进行循证药学评价。

利用循证药学对超药品说明书用药进行合理性评价,需收集药物使用相关证据及药物使用信息。因药品使用具有专科性,并且由于地区差异,各医疗机构的医疗水平差异大,超药品说明书用药使用情况与当地医疗水平或医疗机构医疗水平及处方医师对于药物的理解不同而有一定差异。应用循证药学评价时应结合当地医疗水平及地域环境,选择类似的实验研究结论,为超药品说明书用药合理性评价提供参考证据。

现阶段我国乃至世界均未形成统一的、规范的超药品说明书用药循证评价体系,超药品说明书用药的合理性缺乏评价标准,患者用药有效性、安全性等合理用药问题得不到保障。为此,建立科学的循证评价体系,选择合适的评价方法,对加强超药品说明书用药管理,促进临床合理用药,保障患者用药安全具有深远的意义。

(伍俊妍　郑志华　唐　蕾)

参考文献 ▶▶▶

[1] HERRING C, MCMANUS A, WEEKS A. Off-label prescribing during pregnancy in the UK: an analysis of 18 000 prescriptions in Liverpool Women's Hospital. International journal of pharmacy practice, 2010, 18(4): 226-229.

[2] HAMES A, WYNNE H A. Unlicensed and off-label drug use in elderly people. Age and ageing, 2001, 30(6): 530-531.

[3] RADLEY D C, FINKELSTEIN S N, STAFFORD R S. Off-label prescribing among office-based physicians. Archives of internal medicine, 2006, 166(9): 1021-1026.

[4] FAIRMAN K A, CURTISS F R. Regulatory actions on the off-label use of prescription drugs: ongoing controversy and contradiction in 2009 and 2010. Journal of managed care and specialty pharmacy, 2010, 16(8): 629-639.

[5] STAFFORD R S. Regulating off-label drug use—rethinking the role of the FDA. The New England journal of medicine, 2008, 358(14): 1427-1429.

[6] EASTMAN P. Reimbursement policies discourage off-label drug use. Oncology times, 2005, 27(20): 8-10.

[7] CONROY S,CHOONARA I,IMPICCIATORE P,et al. Survey of unlicensed and off label drug use in paediatric wards in European countries. The BMJ,2000,320(7227):79-82.

[8] American Society of Hospital Pharmacists. ASHP statement on the use of medications for unlabeled uses. American journal of health - system pharmacy,1992,49(8):2006-2008.

第二篇

超药品说明书用药处方评价

第五章
超药品说明书用药处方评价流程与
循证药学评价体系

　　由于药品说明书的局限性和滞后性,给医疗机构和医师的临床用药带来一定的风险[1],因此明确法律责任,规范超药品说明书用药行为迫在眉睫。目前,全球已有 7 个国家对药品超说明书使用进行相关立法,除印度禁止超药品说明书用药外,其余 6 国(美国、德国、意大利、荷兰、新西兰和日本)均允许合理的超药品说明书用药[2]。但到目前为止,我国尚无相关法律来规范超药品说明书用药行为,广东省药学会先后在 2010 年、2014 对药品未注册用法作出规范之后[3-4],2015 年中国药理学会也发布了《超说明书用药专家共识》,然而均未对具体的超药品说明书用药作出评价,其临床应用价值有限。由于目前多个专家共识未对超药品说明书用药进行综合评价,最终导致超药品说明书用药的管理效果不佳。

　　本章节以循证医学数据库 Micromedex 为基础,建立超药品说明书用药的循证评价方法和流程,为医院超药品说明书用药的最终决策提供科学的证据,规范医院超药品说明书用药管理。

第一节　超药品说明书用药处方评价流程

　　超药品说明书循证药学评价流程为(具体的超药品说明书用药评价流程详见图 5-1):

　　(1)查询相关的具体药品说明书,确定是否为超药品说明书用药。

　　(2)查询相关药物的原研药药品说明书中有无批准相关的内容。

　　(3)若原研药未批准相关内容,查询 Micromedex 数据库,确定其有效性等级与证据强度。

　　(4)若 Micromedex 未予以收载该药物的信息,则查询相关的医学文献,包括临床指南、系统评价、临床研究等。并对系统评价、临床研究进行方法学质量评价后,对所查询的医学文献进行有效性分级与证据分级。

　　(5)将相关文献资料和评价结果填入《超药品说明书用药循证评价表》(表 5-1),然后提交医院药事管理与药物治疗学委员会审核。

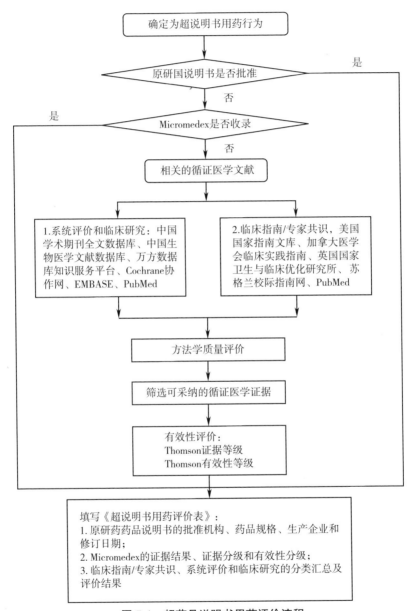

图 5-1 超药品说明书用药评价流程

表 5-1　超药品说明书用药循证评价表

超药品说明书用药循证评价表

超药品说明书用药内容

药品名称：　　　　　　　　　　　　　　　　　　　　剂型：

超药品说明书内容：

超药品说明书用药类别

□ 超适应证　　□ 超用法用量　　□ 超给药途径　　□ 超给药人群

□ 其他＿＿＿＿＿＿＿＿

循证审核

□ 原研国药品说明书批准　　□ Micromedex 收录　　□ 医学文献（注：国外药品说明书未批准以及 Micromedex 未收录，仅在其他文献提到）

1　国外药品说明书循证审核

□ 有　　　　　　　□ 无

国外药品说明书循证审核结论：

通用名	药品剂型	规格	生产企业	批准国家	批准日期	批准内容

2　Micromedex 数据库循证审核

□ 有　　　　　　　□ 无

Micromedex 数据库循证审核结论：

有效性等级

Ⅰ	治疗有效（effective）	□
Ⅱa	证据支持有效（evidence favors efficacy）	□
Ⅱb	有效性具有争议（evidence is inconclusive）	□
Ⅲ	治疗无效（ineffective）	□

推荐等级

Class Ⅰ	推荐（recommended）	□
Class Ⅱa	大多数情况下推荐（recommended, in most）	□
Class Ⅱb	在某些情况下推荐使用（recommended, in some）	□
Class Ⅲ	不推荐使用（not recommended）	□
Class indeterminate	不明确	

<table>
<tr><td colspan="3" align="center">证据等级</td></tr>
<tr><td>Category A</td><td>证据基于以下证据:随机对照试验的荟萃分析;多个、设计良好、大规模的随机临床试验</td><td>□</td></tr>
<tr><td>Category B</td><td>证据基于以下证据:结论冲突的随机对照试验的荟萃分析;小规模或研究方法有显著缺陷的随机对照试验;非随机研究</td><td>□</td></tr>
<tr><td>Category C</td><td>证据基于以下证据:专家意见或共识;个案报道或系列案例</td><td>□</td></tr>
<tr><td>no evidence</td><td>没有证据</td><td>□</td></tr>
</table>

3 医学文献循证审核

□ 临床指南 / 专家共识 □ 系统评价 □ 随机对照试验 □ 非随机对照试验
□ 个案报道 □ 医学书籍 □ 其他

医学文献循证审核结论:

3.1 临床指南 / 专家共识循证审核

□ 有 □ 无

临床指南 / 专家共识循证审核结论:

序号	国家	机构	时间	标题	是否循证制定	推荐等级	证据等级

3.2 系统评价循证审核

□ 有 □ 无

系统评价循证审核结论:

序号	文献	RR(95%CI), P 值	结论	AMSTAR 2评分	1	2	3	4	5	6	7	8	9	10	11

1. 研究问题和纳入标准是否包括 PICOS 各要素?
2. 是否清楚地报告系统评价研究方法在实施前就已确定,是否解释任何与计划书不一致的情况?

3. 系统评价作者是否解释了选择系统评价纳入研究设计类型的原因？

4. 系统评价作者是否采用了全面的文献检索策略？

5. 系统评价作者完成文献筛选是否具有可重复性？

6. 系统评价作者完成数据提取是否具有可重复性？

7. 系统评价作者是否提供排除文献的清单并说明排除的原因？

8. 系统评价作者是否详细描述了纳入研究的基本特征？

9. 作者是否采用合理的工具评估纳入研究的偏倚风险？

10. 作者是否报告了系统评价中纳入研究的资金来源？

11. 如果进行了 meta 分析，系统评价作者是否使用合适的统计方法对结果进行合并？

12. 如果进行了 meta 分析，作者是否评估了纳入研究的偏倚风险对 meta 分析或其他证据整合结果的潜在影响？

13. 当解释 / 讨论系统评价结果时，作者是否解释了纳入研究的偏倚风险？

14. 作者是否对系统评价结果中观察到的异质性给予了满意的解释或讨论？

15. 如果进行了定量合成，作者是否充分调查了发表偏倚，并讨论了其对系统评价结果的可能影响？

16. 作者是否报告了任何潜在的利益冲突来源，包括开展系统评价所接受的任何资助？

各条目用"是""部分是"或"否"评价，分别计 1 分、0.5 分、0 分，共 16 分。0~5 分为低质量，5.5~11.5 分为中等质量，12~16 分为高质量。

3.3　随机对照试验循证审核

□ 有　　　　　　　　□ 无

随机对照试验循证审核结论：

序号	文献	RR（95%CI），P 值	结论	Jadad 评分	随机序列的产生	分配隐藏	盲法	退出与失访

"随机序列的产生""分配隐藏""盲法"用"恰当""不清楚""不恰当"描述，分别计 2 分、1 分、0 分；"退出与失访"用"描述""未描述"描述，分别计 1 分、0 分，共 7 分。1~3 分为低质量，4~7 分为高质量。

（具体评分详见附录 2）

3.4　非随机试验循证审核

□ 有　　　　　　　　□ 无

非随机对照试验循证审核结论：

序号	研究类型	文献	结论

3.5　个案报道循证审核
□ 有　　　　　　　　□ 无

个案报道循证审核结论：

序号	文献	结论

3.6　医学书籍循证审核
□ 有　　　　　　　　□ 无

医学书籍循证审核结论：

序号	主编	书名	出版社	年 / 页	推荐意见

3.7　其他资料循证审核
□ 有　　　　　　　　□ 无

其他资料循证审核结论：

序号	出处	推荐意见

循证评价附表 1　医学文献证据等级判定表

序号	医学文献类型	证据等级判定

续表

序号	医学文献类型	证据等级判定

证据等级判定结论：

注：no evidence 为没有证据。

循证评价附表 2　医学文献有效性等级判定表

序号	有效性结果	有效性等级判定

有效性等级判定结论：

注：Ⅲ为治疗无效（ineffective）。

（何志超　陈广惠）

第二节　超药品说明书用药循证药学评价体系

以 Micromedex 数据库为基础的循证分级标准，依据循证药学评价体系而制定出相应的超药品说明书用药循证药学评价体系，主要包括证据来源、证据质量、证据等级和有效性等级 4 个方面的内容。

一、证据来源

1. 原研药药品说明书　包括美国食品药品管理局、欧洲药品管理局和日本独立行政法人医药品医疗器械综合机构等全球政府机构批准的药品说明书，主要通过各国的官方网站进行查找。

2. Micromedex 数据库　主要用于查找美国 FDA 未批准的超药品说明书用法、证据来源、证据等级和有效性等级，是超药品说明书用药评价体系的重要循证数据库。

3. 医学文献　检索顺序按照证据强度从高到低的原则依次为临床指南、系统评价、随机对照试验、非随机试验、个案报道和专家意见。

检索范围覆盖专业的数据库和指南网,包括 Cochrane 协作网、Embase、PubMed 等大型的医学文献数据库,以及美国国立指南数据库、加拿大医学会临床实践指南、英国国家卫生与临床优化研究所和苏格兰校际指南网、中国循证医学网等高质量的循证指南网。中国学术期刊全文数据库、中国生物医学文献数据库、万方数据知识服务平台作为中文数据库用来查询。

二、参考文献证据质量评价

部分医学证据可能存在方法学上的缺陷,其对循证药学评价结果的可靠性造成一定的影响,因此分别采用 Jadad 量表对 RCT、AMSTAR 2 量表对非 Cochrane 系统评价进行相应的质量评价,以评价引用文献证据质量的高低。

三、证据等级和有效性等级判定

对于原研药药品说明书已收载但中国药品说明书中未有的超药品说明书用药,不再进行证据等级与有效性等级判定。

对于 Micromedex 数据库已经收载的超药品说明书用药,可直接引用 Micromedex 上的证据等级和有效性等级。

对于 Micromedex 数据库没有收载的,以及原研药药品说明书亦未增加的超药品说明书用药,其证据等级与有效性等级可根据 Micromedex 分级定义进行判定。

四、循证医学证据资源

证据的表现形式主要有临床试验、系统评价、meta 分析、临床指南和共识等几种类型。随着循证医学资源的飞速发展,陆续出现 UpToDate 和 Micromedex 等以临床主题形式整合证据的知识库,不仅有最新证据总结,还有专家推荐意见、推荐强度和证据级别。

加拿大 McMaster 大学临床流行病学与生物统计学教授 Haynes 提出循证卫生决策的循证医学证据结构"5S"模型[5]。

第一级循证系统:将医院信息系统整合入循证知识库,主动向医师提供循证的诊断、治疗、护理、药物及其他与患者安全相关的重要信息,主要有 ZynxCare 和 Provation MD,但由于数量极少以及系统尚不够完善,暂未列入我们的超药品说明书用药循证评价系统引用依据。

第二级循证知识库:针对临床问题,提供最新证据总结,以及专家意见、推荐强度和证据级别,主要有 Micromedex。这类数据库是高度整合的知识库,所以作为我们超药品说明书用药评价的首选。

第三级原研国药品说明书查询:部分药物在原研国已取得新的适应证、用法用量或用药人群,但由于 Micromedex 仅收载美国 FDA 批准上市的药物,因此增加了对原研国药品说明书查询作为超药品说明书用法循证查询的重要补充。

第四级临床实践指南:对系统评价和原始研究证据的简要总结,结合专家对证据质量和证据结论的简要点评和推荐意见,主要为临床实践指南。表 5-2 列出目前使用较多的临床实践指南网络资源,其中 SIGN、NICE 和 NZGG 是严格按照循证指南的制作标准来制定并发布指南的,权威性相对较高。

第五级系统评价和原始研究:主要包含系统评价/meta 分析、RCT、非RCT、队列研究、病例对照研究和病案报告。表 5-2 列出覆盖这类证据的主流数据库。

表 5-2　循证医学证据网络资源

分类	具体项目
临床实践指南	
	美国国立指南数据库(NGC)
	国际指南协作网(GIN)
	苏格兰校际指南网(SIGN)
	英国国家卫生与临床优化研究所(NICE)
	新西兰临床实践指南研究组(NZGG)
	美国国立综合癌症网络(NCCN)
	中华医学会及各分会指南
常用数据库或网络资源	
	Cochrane Library
	Embase
	PubMed
	Clinicaltrials
	CNKI
	维普
	万方

五、方法学质量评价工具

1. 评价指南的 AGREE Ⅱ 工具　AGREE 协作组织于 2003 年制定并发布指南研究与评价(AGREE)工具,并将指南质量定义为"对指南制定的潜在偏倚得以充分考虑,以及对指南推荐意见具有内部真实性、外部真实性和实施可行性的信心",并且于 2009 年对 AGREE 工具进行修订工作,发布 AGREE Ⅱ工具。

2. 评价系统评价 /meta 分析的 AMSTAR 2 工具　系统评价 /meta 分析发展至今,已被公认为评价临床疗效、制定临床指南和规范的基石。它是运用减少偏倚的策略,严格评价和综合针对某一具体问题的所有相关研究。由于其自身的设计缺陷或纳入研究本身的质量不高等原因,均可能降低系统评价 /meta 分析的证据强度,而证据强度低的系统评价势必会影响研究结果的价值,从而误导决策。

AMSTAR 是用于衡量系统评价 /meta 分析避免或减少偏倚的程度,即方法学质量的一种量表,是国际强烈推荐的方法学质量评价量表[6]。2017 年 9 月,AMSTAR 工作组对 AMSTAR 进行修订,发布 AMSTAR 2 工具[7],其是用于评价随机或非随机防治性研究系统评价的质量评价工具。

3. 评价随机对照试验(RCT)的 Jadad 量表　RCT 是在人群中进行的、前瞻性的、用于评估医学干预措施效果的试验性随机对照研究,被公认作为评价干预措施的金标准,但低质量的 RCT 可能诱导错误的估计效果。

Jadad 量表又称为 Jadad 评分或牛津评分系统[8]。该量表简单明了,是评价临床试验方法学的质量工具,其定义的临床试验质量只包括内部有效性,即临床试验本身的质量。截至 2008 年,有超过 3 000 篇的科学文献使用 Jadad 量表。

(何志超　陈广惠)

参考文献 ▶▶▶

[1] American Society of Hospital Pharmacists. ASHP statement on the use of medications for unlabeled uses. American journal of health - system pharmacy,1992,49(8):2006-2008.

[2] FAIRMAN K A,CURTISS F R. Regulatory actions on the off-label use of prescription drugs: ongoing controversy and contradiction in 2009 and 2010. Journal of managed care and specialty pharmacy,2010,16(8):629-639.

[3] 广东省药学会.关于印发《药品未注册用法专家共识》的通知.今日药学,2010,20 (04):1-3.

[4] 广东省药学会.医疗机构超药品说明书用药管理专家共识.今日药学,2014,24(12), 841-843.

[5] HAYNES R B. Of studies,syntheses,synopses,summaries,and systems:the "5S" evolution of information services for evidence-based healthcare decisions. Evid Based Nurs,2007,10 (1):6-7.

[6] SHEA B J,GRIMSHAW J M,WELLS G A,et al. Development of AMSTAR:a measurement

tool to assess the methodological quality of systematic reviews. BMC medical research methodology,2007,7(1):10.

［7］SHEA B J,REEVES B C,WELLS G,et al. AMSTAR 2:a critical appraisal tool for systematic reviews that include randomised or non-randomised studies of healthcare interventions,or both. The BMJ,2017,358:j4008.

［8］JADAD A R,MOORE R A,CARROLL D,et al. Assessing the quality of reports of randomized clinical trials:is blinding necessary? Contemporary clinical trials,1996,17(1):1-12.

第六章
原研药药品说明书查询

中国作为仿制药大国之一,现行的仿制药的说明书仅能覆盖其在中国国内所申请的适应证,部分原研药在其原研国却拥有其他一些适应证或者用法用量。随着临床医学的发展,说明书本身就存在一定的滞后性,而仿制药说明书的滞后性尤显得突出,因此,在仿制药中的超药品说明书用药情况占据药品超说明书使用的重要比例。原研国更新后的说明书往往作为临床用药的依据之一,成为临床超药品说明书用法的依据来源。原研国药品监督管理部门官网检索为临床医师、药师及患者查找原研药药品说明书提供了方便、快捷的途径。

各国药品监督管理部门官网中使用较多的包括美国食品药品管理局(Food and Drug Administration,FDA)官网、欧洲药品管理局(European Medicines Agency,EMA)官网、日本独立行政法人医药品医疗器械综合机构(Pharmaceuticals and Medical Devices Agency,PMDA)官网。本章将介绍常见的各国国家药品监督管理部门官网原研药信息的检索查询方法。

第一节　美国食品药品管理局官网及实例介绍

一、美国食品药品管理局简介

美国食品药品管理局(FDA)是国际医疗审核权威机构,由美国国会即联邦政府授权,为专门从事食品与药品管理的最高执法机关;是一个由医师、律师、微生物学家、药理学家、化学家和统计学家等专业人士组成的致力于保护、促进和提高国民健康的政府卫生管制的监控机构。其他许多国家都通过寻求和接受美国 FDA 的帮助来促进并监控其本国产品的安全。

美国 FDA 主管食品、药品（包括兽药）、医疗器械、食品添加剂、化妆品、动物食品及药品、乙醇含量低于 7% 的葡萄酒饮料以及电子产品的监督检验；产品在使用或消费过程中产生的离子、非离子辐射影响人类健康和安全项目的测试、检验和出证。根据规定，上述产品必须经过美国 FDA 检验证明安全后，方可在市场上销售。美国 FDA 有权对生产厂家进行视察，有权对违法者提出起诉[1]。

二、美国食品药品管理局官网的查询

（1）美国 FDA 的官方网址为 http://www.fda.gov，可在药物查询栏（Drug Database）下输入药物商品名或通用名进行说明书查询。

（2）根据需求选择该药物相应的厂家。

（3）在美国 FDA 批准信息栏［Approval Date（s）and history，Letters，Labels，Reviews］下可查询到相应的说明书信息以及既往说明书修改资料及说明。

三、美国食品药品管理局官网实例介绍

以紫杉醇白蛋白结合型为例，查询美国 FDA 官网中紫杉醇白蛋白结合型的说明书。

1. 进入美国 FDA 的官方网址 www.fda.gov，见图 6-1。

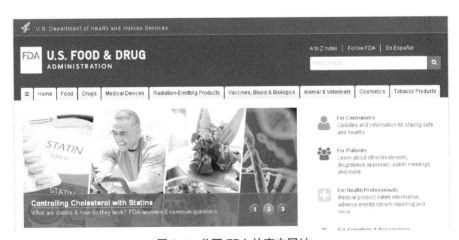

图 6-1　美国 FDA 的官方网址

2. 点击 "Drugs"，进入美国 FDA 药品评价和研究中心，见图 6-2。

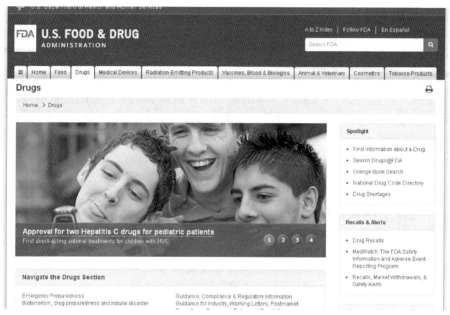

图 6-2　美国 FDA 药品评价和研究中心

3. 点击 "Search Drugs@FDA",进入药品检索界面,见图 6-3。

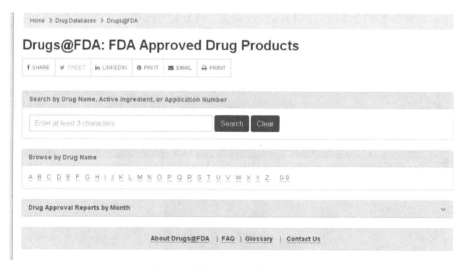

图 6-3　美国 FDA 药品检索界面

4. 输入紫杉醇白蛋白结合型的商品名 abraxane,见图 6-4。

5. 点击 "Approval Date(s) and History,Letters,Labels,Reviews for NDA 021680",即可查询其说明书。

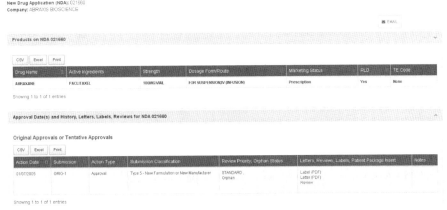

图 6-4　美国 FDA 药品说明书信息界面

第二节　欧洲药品审评管理局官网及实例介绍

一、欧洲药品审评管理局简介

在欧盟,药品监管机构为欧洲药品审评管理局(European Agency for the Evaluation of Medicinal Products,EMEA),EMEA 于 1995 年 1 月 1 日开始正式运作,包括 1 个董事会和 4 个评审委员会,即人用药品委员会(CHMP)、兽用药品委员会(CVMP)、孤儿药委员会(COMP)和草药产品委员会(HMPC)。

2004 年,EMEA 更名为欧洲药品管理局(European Medicines Agency,EMA)。但由于 EMEA 沿用已久,所以 EMA 的不少文件仍使用 EMEA 来代表 EMA。EMA 主要负责欧盟市场药品的审查、批准上市,评估药品科学研究,监督药品在欧盟的安全性、有效性。同时,还负责协调、检查、监督各成员国的 GAP、GMP、GLP、GCP 等工作[2]。

2004 年 9 月 23 日,欧盟根据 2004/24/EC 指令,正式成立草药产品委员会(Committee for Human Medicinal Products,HMPC),专门负责对草药产品的审批和监管[3]。其主要具有以下 3 项职责:制定欧盟草药质量标准;制定欧盟草药物质、草药制品及其复方的目录;协调解决各成员国就传统草药注册提出的有关问题。因此,在 EMA 官网中可以查询多种草药的原研信息。

二、欧洲药品审评管理局官网的查询

(1)欧洲 EMA 的官方网址为 http://www.ema.europa.eu/en,可在药物查询栏(Find medicine)下输入药物商品名或通用名进行说明书查询。

(2)在 3 个药品分类栏[人类药物(Human medicines)、兽药(Veterinary

medicines)、植物类药物（Herbal medicines for human use）]下选择相关药物。

（3）在 EMA 药品信息栏（Name）下可查询到相应的说明书信息以及既往说明书修改资料及说明，同时亦可在语言栏（Language）下选择相应的欧洲各国语言。

三、欧洲药品审评管理局官网实例介绍

继续以紫杉醇白蛋白结合型为例，查询欧洲药品审评管理局（EMA）官网中紫杉醇白蛋白结合型的说明书。

1. 进入 EMA 的官方网址 www.ema.europa.eu/en，见图 6-5。

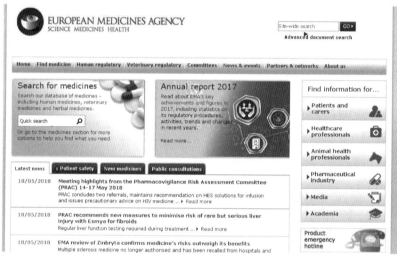

图 6-5 欧洲 EMA 主页

2. 点击"Find medicine"，进入药品检索界面，见图 6-6。

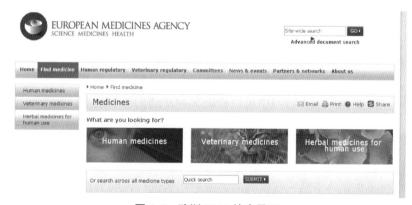

图 6-6 欧洲 EMA 检索界面

3. 输入紫杉醇白蛋白结合型的商品名 abraxane,后点击"Human medicines"下方的"1 medicine that has a European public assessment report",选择人类药物,见图 6-7。

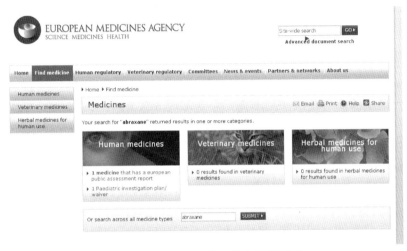

图 6-7　欧洲 EMA 药品检索结果界面

4. 点击"Product information",即可查询其说明书,见图 6-8。

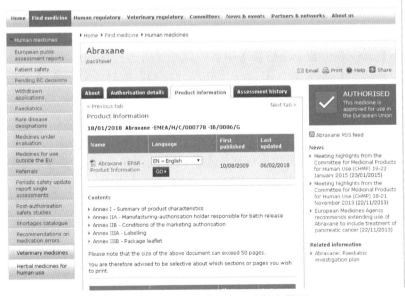

图 6-8　欧洲 EMA 药品说明书信息界面

第三节　日本独立行政法人医药品医疗机械综合机构官网及实例介绍

一、日本独立行政法人医药品医疗机械综合机构简介

日本独立行政法人医药品医疗器械综合机构（Pharmaceuticals and Medical Devices Agency，PMDA），是厚生劳动省医药食品局所管辖的独立行政法人。PMDA 最早的前身是医药品不良反应受害救济基金组织，这个基金组织是在 1974 年"反应停事件"和 1979 年 SMON 综合征（亚急性脊髓视神经神经病）药害事件得到诉讼和解的背景下于 1979 年成立的，严重的药害事件也引发了日本政府为确保药品的质量、有效性和安全性而进行的一系列药事法的修订，包括再审查制度、GMP 的实施（1980 年）、药品的再评价制度（1998 年启动了最为系统的再评价制度），以及企业负有义务报告不良反应的制度。1994 年由于加入了研究调查的机制，改名为医药品不良反应受害救济研究振兴调查机构。1997 年日本开始实施最早版本的 GCP。

2001 年根据日本内阁决定的特殊法人等整理合理化计划，国立医药品食品卫生研究所医药品医疗器械评审中心和医药品不良反应受害救济研究振兴调查机构以及财团法人医疗器械中心的一部分得以整合，并于 2004 年 4 月 1 日成立 PMDA。2005 年研究开发业务移交给独立行政法人医药基盘研究所管理。本着致力于提高国民保健的宗旨，PMDA 的职能之一是针对来自医药品的不良反应和生物制品感染等引起的健康受害进行快速的救济活动（健康受害救济活动）。职能之二是关于医药品、医疗器械等的质量、有效性和安全性，在一体化的制度下，从临床试验前到批准上市为止给予指导、审评（审查业务）。所谓一体化制度是指由同一个审评队伍承担从临床开发的面对面沟通到审评为止各个阶段的工作，所以能够给予准确和具有一贯性的建议、审评和调查，其目的是能够给医疗现场尽快提供所需的医药品、医疗器械、再生医疗产品而开展迅速而且公正的审评工作。职能之三是收集、分析和提供上市后的产品安全性信息（安全对策业务）[4]。

由此可以看出，PMDA 所行使的职责相当于我国的国家药品监督管理局下所属单位国家药典委员会、药品审评中心、审核查验中心中的药品和医疗器械业务工作、药品评价中心、医疗器械技术审评中心所涵盖的业务内容。

二、日本独立行政法人医药品医疗机械综合机构官网的查询

（1）日本 PDMA 的官方网址为 http://www.pmda.go.jp，虽然日本 PMDA 已

经提供了英文版网页,但由于英文版网页未能查询详细的说明书信息,故仅可使用日文版进行查询。

（2）首先选择医疗从事职业方向（医療従事者）进行查询。

（3）在药品信息栏（医療用医薬品の添付文書）下输入相关药物。

（4）在检索结果栏（検索結果）下可查询到相应的药物,其说明书信息以及既往说明书修改资料及说明则在“添付文書”栏下查询,可在选择 PDF 版或 HTML 版下进行查看。

三、日本独立行政法人医药品医疗机械综合机构官网实例介绍

继续以紫杉醇为例,查询日本 PMDA 官网中紫杉醇白蛋白结合型的说明书。

1. 进入 https://www.pmda.go.jp/english/index.html,在“医薬一般品（英文）检索”旁边的空格中填入“paclitaxel”,然后点击“医薬一般品（英文）检索”,进行紫杉醇日文查询,见图 6-9。

日本医薬品一般名称データベース
Japanese Accepted Names for Pharmaceuticals (JAN)

[Japanese|English]

内容
「日本医薬品一般名称データベース」は、医薬行政・研究のための基盤となる情報を提供することを目的として、日本で一般的な名称が付けられたすべての医薬品について、医薬品一般名称（英名および日本名）、日本薬局方収載状況、構造式、化学名、分子式、分子量、CAS登録番号、薬効分類コード、薬効分類名、INN等をデータベース化したものです。「日本医薬品一般名称データベース」は、医薬品の一般的名称について（通知）、日本薬局方、および添付文書情報に基づいて作成しています。現在、3,499品目について医薬品一般名（英名および日本名）、日本薬局方収載状況、分子式、分子量、およびCAS登録番号を入力しています。厚生労働省医薬・生活衛生局医薬品審査管理課通知（平成30年5月11日）分まで掲載されています。

医薬品一般名検索
日本名で検索する場合は、医薬品一般名（日本名）を全角で入力し、「医薬品一般名（日本名）検索」をクリックしてください（ひらがな、カタカナの区別はありません）。英名で検索する場合は、医薬品一般名（英名）を半角で入力し、「医薬品一般名（英名）検索」をクリックしてください（大文字小文字の区別はありません）。また第十七改正日本薬局方収載品については日本名または英名の横に JP17 と表示されます。

［医薬品一般名（日本名）検索］ ［消去］
paclitaxel ［医薬品一般名（英名）検索］ ［消去］
［日本名（あいうえお順）］ ［全項目表示（あいうえお順）表示に時間がかかります］
［英名（アルファベット順）］ ［全項目表示（アルファベット順）表示に時間がかかります］

頭文字による一覧表示
ア イ ウ エ オ　カ キ ク ケ コ　サ シ ス セ ソ　タ チ ツ テ ト　ナ ニ ヌ ネ ノ
ハ ヒ フ ヘ ホ　マ ミ ム メ モ　ヤ イ ユ エ ヨ　ラ リ ル レ ロ

|A|B|C|D|E|F|G|H|I|J|K|L|M|
|N|O|P|Q|R|S|T|U|V|W|X|Y|Z|

CAS登録番号検索
CAS登録番号を入力し、「CAS登録番号検索」をクリックしてください。
［　　　　　　　　　］ ［CAS登録番号検索］ ［消去］

化学名検索
化学名を入力し、「化学名検索」をクリックしてください。
日本語化学名の検索を開始しました。2012年11月2日以降の通知に記載された品目が検索対象です。
［　　　　　　　　　］ ［化学名検索］ ［消去］

图 6-9　药品日文检索界面

2. 紫杉醇日文检索结果为“パクリタキセル”,见图 6-10。

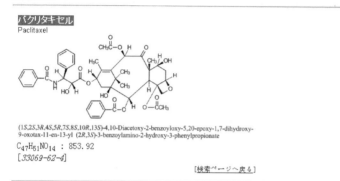

图 6-10　药品日文检索结果界面

3. 进入 PMDA 的官方网址 http://www.pmda.go.jp/，见图 6-11。

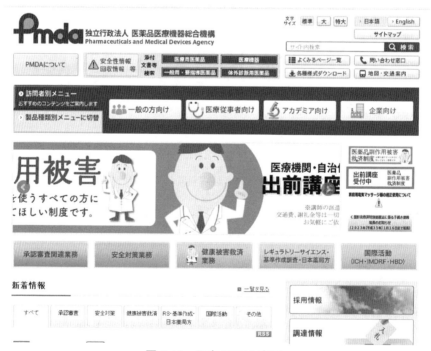

图 6-11　日本 PMDA 官网

4. 点击"医療用医薬品"，进入药品检索界面，见图 6-12。

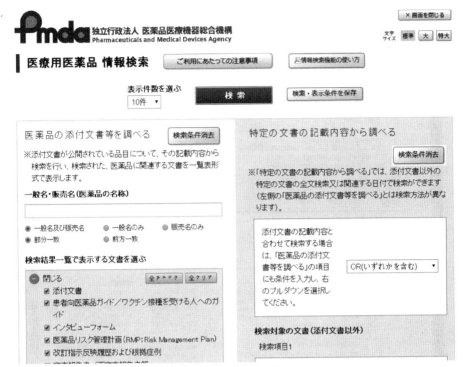

图 6-12　日本 PMDA 检索界面

5. 在"一般名·販売名（医薬品の名称）"输入紫杉醇日文名"パクリタキセル"，后点击"検索"，进入检索结果界面，见图 6-13。

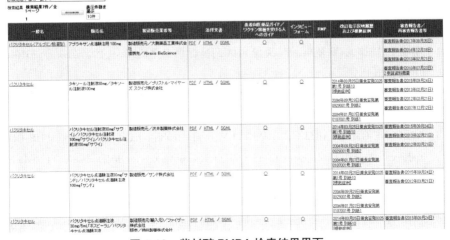

图 6-13　紫杉醇 PMDA 检索结果界面

6. 点击目标的厂家"添付文书",即可查询其说明书,见图 6-14。

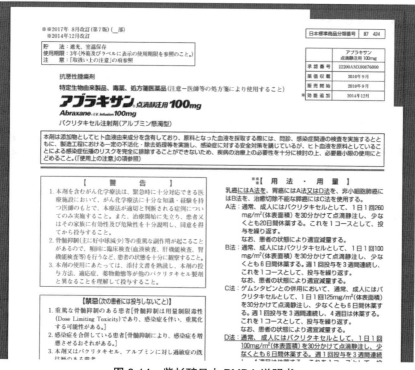

图 6-14　紫杉醇日本 PMDA 说明书

（何志超　张　梅）

参考文献

［1］李晓宇,田德龙,鞠梦琪,等. 美国 FDA 药品标识变更研究. 中国新药杂志,2016,25
　　（16）:1826-1832.

［2］欧洲药品管理局生物类似物指南(欧洲药品管理局 2005 年 10 月 30 日生效版本)概
　　述. 中国新药杂志,2013,22（09）:983-988.

［3］APOLONE G,DE CARLI G,BRUNETTI M,et al. Health-related quality of life（HR-QOL）
　　and regulatory issues. An assessment of the European Agency for the Evaluation of Medicinal
　　Products（EMEA）recommendations on the use of HR-QOL measures in drug approval.
　　PharmacoEconomics,2001,19（2）:187-195.

［4］HOJO T. Regulatory science in practice（Pharmaceuticals and Medical Devices Agency）.
　　Journal of the pharmaceutical society of Japan,2017,137（4）:439-442.

第七章
循证医学数据库

循证医学数据库能够针对临床问题,直接给出相关的专家推荐意见、推荐强度和证据级别,为临床决策提供快速有效的证据检索资源。20 世纪 90 年代后期出现多个高质量的循证医学数据库,为临床医师、药师及患者查找和使用证据提供了方便、有效的工具。

本章将介绍常见的循证医学数据库及证据的分级方法。

第一节 常见循证医学数据库介绍

循证医学数据库中综合评价较高及使用较多的包括 Micromedex Healthcare Series、DynaMed、UpToDate 和 Best Practice。

(一) Micromedex Healthcare Series 数据库

1. 数据库简介 Micromedex Healthcare Series 数据库[1](http://www.micromedexsolutions.com/home/dispatch)[2]是由美国 Thomson Healthcare(汤姆生卫生保健信息集团)于 1974 年生产的世界上最大、最权威的事实型临床医药知识数据库。它是由医药学专家针对全世界 2 000 余种医药学期刊文献进行分类、收集、筛选后,按照临床应用的需求,编写为基于实证的综述文献,主要提供药物咨询、疾病咨询、毒理学咨询等事实信息,供医务人员直接查询解决临床实践问题的答案。

Micromedex 数据库主要包含以下五大主题[3]:

(1) Drug Information(药物咨询数据库):是 Micromedex Healthcare Series 数据库中最主要的数据库资源,为使用者提供药品的详细咨询服务,其中包含药品介绍、使用剂量、药物交互作用等。它包括 DRUGDEX® System(药品咨询)、DRUG-REAX® System(药物交互作用查询)、Index Nominum(全球药品指南)、IV INDEX® System(静脉注射指南)、Martindale(马丁代尔大药典)、P&T QUIK® Reports(药事委员会报道)、PDR® System(医师药物参考书)、USP DI(药品参考指南)、IDENTIDEX® System(药品识别系统)等专门的数据库。

(2) Disease Information(疾病咨询数据库):提供医学上常用的一般疾病与急诊、慢性疾病的循证医学相关信息,资料包括常见与特殊的临床症状、检验结果和用药须知。它包括 DISEASEDEX™ General Medicine System(疾病咨询）和 DISEASEDEX™ Emergency Medicine System（急症咨询）2 个专门的数据库。

（3）Toxicology Information（毒物咨询数据库）：提供药品的毒性分析并提供详细的处理步骤及治疗方法。它包括 POISINDEX System（毒物信息系统）、REPRORISK System（生殖系统风险）和 TOMES System（毒理学、职业医学及环境系列）等专门的数据库。

（4）Complementary & Alternative Medicine Information（另类和传统医学咨询数据库）：此系列涵盖补充食品医学、食疗、传统医疗法及对患者的卫生教育资料，以相关的医学报道方式说明，并提供病患相关的医疗教育信息。它包括 AltMed-REAX™ for the Patient（传统草药与饮食补充品交互作用 - 病患版）、AltMed-REAX™ for the Professional（传统草药与饮食补充品交互作用 - 专家版）、AltMedDex® System（传统药品与饮食补充品咨询）、AltCareDex® System（病患照护）、Herbal Medicines（草药药典）5 个专门的数据库。

（5）Patient Education Information（患者教育数据库）：提供病患关于疾病和用药的常识，以及长期医疗照顾的须知。它包括 Care Notes System（患者教育咨询系统）和 After Care Instruction（外伤及疾病自我护理指南）2 个专门的数据库。

Micromedex 数据库每季度更新，每期补充上千种新资料，新资料涵盖过去 3 个月相关医学杂志中发表的内容，老资料继续保留直至被更新数据取代并对一些重要的实验及临床资料作历史性审视。

2. 证据分级和推荐级别　Micromedex 数据库证据分级标准采用 Thomson 分级，包括有效性等级（表 7-1）、推荐级别（表 7-2）和证据强度（表 7-3）。

表 7-1　Thomson 有效性等级

等级	是否有效	含义
Class Ⅰ	治疗有效（effective）	药物治疗方案对特定适应证的证据和 / 或专家意见表明治疗有效
Class Ⅱa	证据支持有效（evidence favors efficacy）	药物治疗方案对特定适应证有效性的证据和 / 或专家意见存在分歧，但证据和 / 或专家意见倾向有效
Class Ⅱb	有效性具有争议（evidence is inconclusive）	药物治疗方案对特定适应证有效性的证据和 / 或专家意见存在分歧，证据和 / 或专家意见对其有效性存在争议
Class Ⅲ	治疗无效（ineffective）	药物治疗方案对特定适应证的证据和 / 或专家意见表明治疗无效

表 7-2　Thomson 推荐级别

等级	是否推荐	含义
Class Ⅰ	推荐 （recommended）	药物治疗方案已被证实有效,推荐使用
Class Ⅱa	大多数情况下推荐 （recommended,in most）	药物治疗方案通常认为是有用的,在大多数情况下推荐使用
Class Ⅱb	在某些情况下推荐使用 （recommended,in some）	药物治疗方案可能有效,在某些情况下推荐使用,但大多数情况下不推荐使用
Class Ⅲ	在某些情况下不推荐使用 （not recommended）	药物治疗方案没有效果,应避免使用
Class indeterminate	不明确	

表 7-3　Thomson 证据强度

等级	含义
Category A	证据基于以下证据:随机对照试验的荟萃分析;多个、设计良好、大规模的随机临床试验
Category B	证据基于以下证据:结论冲突的随机对照试验的荟萃分析;小规模或研究方法有显著缺陷的随机对照试验;非随机研究
Category C	证据基于以下证据:专家意见或共识;个案报道或系列案例
no evidence	没有证据

（二）DynaMed 数据库

1. 数据库简介　DynaMed 数据库（http://www.dynamed.com/home/）[4]最初是由美国的卫生保健专业医师 Brian S. Alper 博士在校期间创建的。2005 年,DynaMed 数据库被 EBSCO 出版集团收购,凭借 EBSCO 大量的全文文献服务和强大的综合检索功能,DynaMed 数据库得到了快速发展。2011 年,DynaMed 数据库与加拿大 McMaster 大学卫生信息研究所合作,采用更加简洁的网站界面,进一步优化了检索过程,突出了与临床相关的新闻和信息。

DynaMed 数据库提供 3 200 多个主题的临床证据总结。每个"主题"涵盖特定范围内某一领域信息的集合,每个主题下提供 General Information（一般信息）、Causes and Risk Factors（病因和危险因素）、Complications and Associated Conditions（并发症与相关症状）、History and Physical（病史）、Diagnosis（诊断）、Treatment（治疗）、Prognosis（预后）、Prevention and Screening（预防和筛查）、Quality Improvement（质量改进）、Guidelines and Resources（指导和资源）、Patient

Information（患者信息）、ICD-9/ICD-10 Codes（ICD-9/ICD-10 编码）、Reference（参考文献）。DynaMed 数据库的使用是需付费的。

DynaMed 数据库有 3 个独特优势：①系统评估当前所有相关的研究，力求呈现给临床医师最小偏倚的证据；②每天更新，新的研究证据一经发表就会在第一时间被整合到 DynaMed 数据库中；③可采用多种方式进行检索和阅读，DynaMed 数据库可以通过网址（本地和远程）和移动设备等轻松访问。

2. 证据分级和推荐级别　DynaMed 数据库将证据级别分为 3 级。

（1）1 级证据：非常可靠的实证，如随访率至少达 80% 的随机对照试验、关注预后信息的起始队列研究和一级证据报告的系统评价等。

（2）2 级证据：一般可靠的实证，如随访率低于 80% 的随机对照试验、非随机对照试验和缺乏充分参考标准的诊断研究。

（3）3 级证据：缺乏直接的实证，如病例系列、病例报告、专家观点和从科学研究中间接推断的结论等。

DynaMed 数据库应用 GRADE 系统将推荐建议分为强推荐和弱推荐（见第二节）。

（三）UpToDate 数据库

1. 数据库简介　UpToDate 数据库（http://www.uptodate.com/home/）[5]是由美国的 3 名医学博士 Dr.Burton、Dr.Rose 和 Dr.Rush 于 1992 年创建的，目前隶属于荷兰威科（Wolters Kluwer）出版集团。UpToDate 数据库涵盖 20 多个医学领域的 1 万多个医学主题，每个主题之下划分更细的专业类别。目前用户已遍布全球 180 个国家。

UpToDate 数据库可为临床医师、药师提供即时、循证的临床医药信息，快速解答临床专业人员提出的相关临床问题，并提供临床治疗建议，以协助临床医师、药师进行诊疗判断和用药决策。UpToDate 数据库也为患者提供更好的医护信息，帮助患者了解自身健康状况及相关疾病的卫生保健信息。此外，UpToDate 数据库还为临床医师、药师、护理人员和患者提供继续教育服务。

UpToDate 数据库网站界面使用方便，检索方式简单易行。文献附有图片，包括图表、X 线片、相片、影像文件等，以及 MEDLINE 的引用文献摘要。并与药学数据库 Lexi-Comp Online 相结合，可浏览相关药学数据，尤其在药物相互作用部分可作单独查询，极大地方便了用户使用。UpToDate 数据库为每日更新，患者入口不收费，其他用户入口需付费使用。

2. 证据分级和推荐级别　UpToDate 数据库根据评价结果将证据分为 A、B 和 C 3 级。A 级代表高质量证据，即高质量的随机对照试验或其他无可反驳的证据；B 级代表中等质量证据，即有重要局限性的随机对照试验或其他试验中有力的证据；C 级代表低质量证据，即观察性研究证据或有严重缺陷的随机对照试验。

UpToDate 数据库将推荐建议分为 2 级。1 代表强烈推荐，表示对大多数患者而言，利益明显大于风险与负担（反之亦然）；2 表示较弱推荐，即利弊相当和 / 或不确定。例如证据等级标为"1C"表示强烈推荐，但支持推荐的证据质量较低。

（四）Best Practice 数据库

1. 数据库简介　《英国医学会杂志》（BMJ）出版集团于 1999 年推出 Clinical Evidence 数据库（http://www.clinicalevidence.com/x/index.html）。2007 年 BMJ 出版集团对 Clinical Evidence 数据库进行全面改进，于 2009 年推出全新升级的 Best Practice 数据库（http://bestpractice.bmj.com/best-practice/welcome.html）[6]。

Best Practice 数据库不仅整合了 Clinical Evidence 数据库中的临床治疗证据，还增添了由全球知名学者和临床专家执笔撰写的，以个体疾病为单位，涵盖基础、预防、诊断、治疗和随访等各个关键环节的内容（包括临床常见疾病和非常见病），尤其像鉴别诊断、实验室检查、诊断及治疗方法和步骤等。Best Practice 数据库收录上千种临床疾病和上万种诊断方法，还收录数千项国际治疗指南和诊断标准的全文内容，并可在平台上定制中文的指南和标准。此外，其还嵌入国际权威的药物处方数据库，提供最新的药物不良反应和多种药物相互作用的最新证据，以及大量的病症彩色图像和证据表格等资料。

Best Practice 数据库主要是为临床医师提供不同疾病病症的概述，以及用于该病症的预防和治疗干预手段的优缺点总结，同时还强调支持特定干预手段的最佳可得证据，重在为患者带来最佳的诊断和治疗结果。Best Practice 数据库收录的疾病数量和研究证据目前是每月更新，其每年还对已收录的疾病内容进行再审核和更新，使用需付费。

2. 证据分级和推荐级别　Best Practice 数据库将证据分为 A、B 和 C 3 级。A 级证据代表系统评价（SRs）或纳入人数 >200 的随机对照试验（RCT）；B 级证据代表纳入人数 <200 的 RCT、纳入人数 >200 但方法学缺陷的 RCT、方法学缺陷的系统评价或高质量的观察性（队列）研究；C 级证据代表低质量的观察性（队列）研究或纳入人数 <200 且方法学缺陷的 RCT。

Best Practice 数据库应用 GRADE 系统将推荐建议分为强推荐和弱推荐，并以表格的形式列出（见第二节）。

（伍俊妍　苏　晨）

第二节　常见证据分级方法介绍

20 世纪 60 年代，美国的 2 位学者 Campbell 和 Stanley 首次提出证据分级的概念，将随机对照试验的质量定为最高，并引入内部真实性和外部真实性的概念，奠定了证据评价与分级的基础。1979 年，加拿大定期体检工作组（Canadian Task Force on the Periodic Health Examination，CTFPHE）首次对研究证据进行系统分级并给出推荐意见。此后多个机构和组织制定了证据分级和推荐强度标准，但方法和标准各自不一，其中最具代表性的为 2001 年英国牛津大学循证医学中心推出的分级标准。2004 年，"推荐级别的评估、制定与评价"（The Grading of Recommendations Assessment，Development and Evaluation，GRADE）工作组推出国际统一的证据分级和推荐意见标准 GRADE 系统。

一、牛津证据分级与推荐意见强度

2001 年 5 月牛津大学循证医学中心推出牛津证据分级与推荐意见强度（表 7-4）。牛津证据等级标准首次在证据分级的基础上提出分类的概念，涉及治疗、预防、病因、危害、预后、诊断、经济学分析 7 个方面，针对性和适用性强，成为当时广泛使用的标准之一。但这套标准较为复杂，不易理解和掌握，使其在实际推广中存在一定的困难。

表 7-4　2001 年牛津证据分级与推荐意见强度

推荐级别	证据水平	防治与病因
A	Ⅰa	同质随机对照试验的系统评价
	Ⅰb	可信区间小的随机对照试验
	Ⅰc	全或无效应
B	Ⅱa	同质队列研究的系统评价
	Ⅱb	单个队列研究（包括低质量的随机对照试验如随访率 <80% 者）
	Ⅱc	"结局"性研究
	Ⅲa	同质病例对照研究的系统评价
	Ⅲb	单个病例对照研究
C	Ⅳ	病例系列报告、低质量队列研究及病例对照研究
D	Ⅴ	专家意见（缺乏严格评价或仅依据生理学/基础研究/初始概念）

注：引自《循证医学》，李幼平主编[7]。

二、GRADE 分级方法

GRADE 系统[8]是由 2000 年建立的 GRADE 工作组创立的一套证据评级系统,于 2004 年正式推出。GRADE 系统使用易于理解的方式评价证据质量和推荐级别,目前已被 WHO、Cochrane 协作网等 100 多个国际组织或协会采用。

与目前存在的其他众多分级标准相比,GRADE 系统具有以下优势:①由具有广泛代表性的国际指南制定小组制定;②对证据质量和推荐强度有明确的定义;③清楚评价了不同治疗方案的重要结局;④对不同级别证据的升级与降级有明确、综合的标准;⑤从证据分级到推荐强度全过程透明;⑥明确承认患者的价值观和意愿;⑦分别从临床医师、患者、政策制定者的角度对推荐意见的强弱作出明确实用的诠释;⑧适用于系统评价、卫生技术评估和指南的制定。

GRADE 系统将证据质量分为"高、中、低和极低"4 个等级,将推荐强度分为"强推荐和弱推荐"2 个等级,并提供用以描述的符号、字母或数字[9](表 7-5 和表 7-6)。

表 7-5 GRADE 证据质量分级

证据级别	具体描述	研究类型	总分	表达符号 / 字母
高	非常确信真实的效应值接近估计值	随机对照试验;质量升高二级的观察性研究	≥0 分	⊕⊕⊕⊕ /A
中	对效应估计值有中等程度的信心:真实值有可能接近估计值,但也可能差别很大	质量降低一级的随机对照试验;质量升高一级的观察性研究	−1 分	⊕⊕⊕○ /B
低	对效应估计值的确信程度有限:真实值可能与估计值大不相同	质量降低二级的随机对照试验;观察性研究	−2 分	⊕⊕○○ /C
极低	对效应估计值几乎没有信心:真实值很可能与估计值大不相同	质量降低三级的随机对照试验;质量降低一级的观察性研究;系列病例观察;个案报道	≤−3 分	⊕○○○ /D

表 7-6 GRADE 推荐强度分级

证据质量	推荐强度	具体描述	表达符号 / 数字
高	支持使用某项干预措施的强推荐	评价者确信干预措施利大于弊	↑↑ /1

续表

证据质量	推荐强度	具体描述	表达符号/数字
中	支持使用某项干预措施的弱推荐	利弊不确定或无论高低质量的证据均显示利弊相当	↑?/2
低	反对使用某项干预措施的弱推荐		↓?/2
极低	反对使用某项干预措施的强推荐	评价者确信干预措施弊大于利	↓↓/1

（伍俊妍　苏　晨）

第三节　实 例 介 绍

下面以 Micromedex 数据库为例,介绍其常见的检索方式及超药品说明书用药 Micromedex 分级的查询方法。

（一）Micromedex Healthcare Series 数据库的检索方式

由于 Micromedex 数据库检索平台集成 20 多个子系统,数据库提供整合检索及特定工具栏检索 2 种检索方式(图 7-1)。

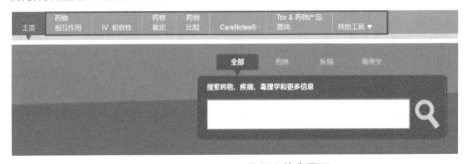

图 7-1　Micromedex 数据库检索界面

1. 整合检索　所谓整合检索即对 Micromedex 数据库所默认的全部数据库进行检索。

在检索栏中输入的关键词可包括:

（1）疾病名称(Diseases names),例如 anthrax,leukemia,tuberculosis,rheumatoid arthritis。

（2）药品名称（Drugs names），例如 cipro，tenormin，insulin，ceclor，cocaine，tylenol，analgesics，verapamil。

（3）症状（Symptoms），例如 fever，rash，blindness，memory loss。

（4）不良反应 / 副作用（Adverse reactions/Side effects），例如 incontinence，vomiting，angioedema。

（5）毒物 / 危险物质（Poisonous substances/Hazardous materials），例如 fertilizer，sulfuric acid，bleach，cleaner，lye，insecticide。

需要注意是，Micromedex 数据库不支持布尔逻辑运算符，输入 2 个检索词，系统默认 2 个检索词之间的关系为"AND"关系，而且系统会自动检索每个词的不同表达形式。

2. 特定工具栏检索 Micromedex 数据库的特定工具栏主要包括：

（1）Drug Interactions（药物相互作用）：主要提供药物 - 药物、复方、药物 - 过敏、药物 - 食物、药物 - 乙醇、药物 - 化验室、药物 - 吸烟、药物 - 妊娠、药物 - 哺乳期相互作用方面的信息。

（2）IV Compatibility（静脉注射相容性）：主要用于检验 2 种或 2 种以上的药物混合是否会兼容，并提供 3 种测试方式，即 Y-site（Y 型管）、Admixture（直接混合）、Syringe（注射器），在 Single Compatibility 中列出一些常见的溶媒与所查询的药物是否兼容。

（3）Drug Identification（药物鉴定）。

（4）Drug Comparison（药物比较）：主要提供不同药物间剂量与适应证、禁忌证 / 警告、药物相互作用（单个）、不良反应、名称信息、作用机制 / 药动学、用法 / 监测、规格、毒性、临床教育等方面信息的比较。

（5）CareNotes®（患者教育咨询）：提供给患者的卫生教育资料，包括疾病和服药的知识、入院前和出院后的注意事项，以及长期医疗照顾须知等。

（6）Tox and Drug Product Lookup（毒物及药物产品查找）。

（7）其他工具：Calculators 提供各式医学公式及计算器。

（二）超药品说明书用药 Micromedex 分级的查询方法

以二甲双胍用于治疗成人多囊卵巢综合征为例。

1. 在 Micromedex 数据库主页整合检索框内输入二甲双胍的英文名"metformin"，点击检索按钮。

2. 进入二甲双胍药物信息界面后，点击左侧工具栏的"Non-FDA Uses"，进入"Non-FDA Uses"界面后，右侧将显示收录的超 FDA 说明书用法（图 7-2）。

3. 查找对应的适应证"Polycystic ovary syndrome"，点击右侧的按钮（图 7-2）。

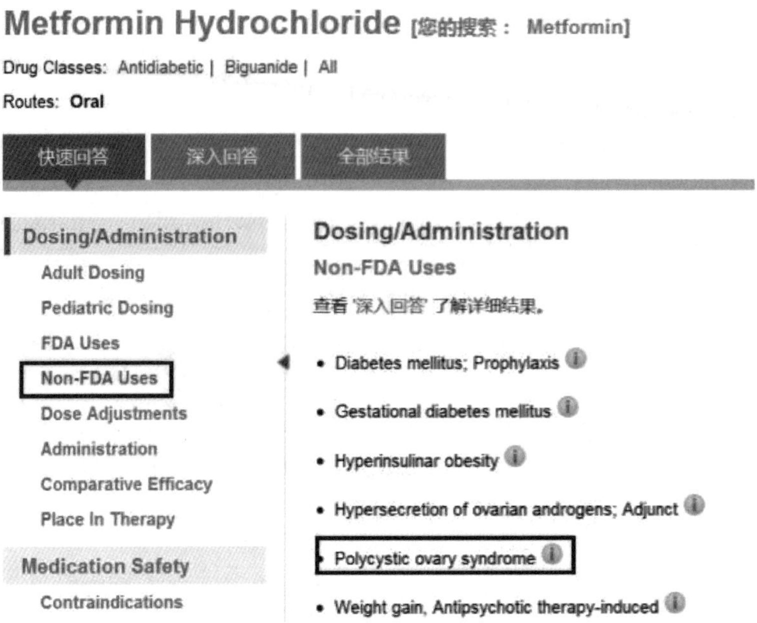

Metformin Hydrochloride [您的搜索： Metformin]

Drug Classes: Antidiabetic | Biguanide | All

Routes: **Oral**

| 快速回答 | 深入回答 | 全部结果 |

Dosing/Administration

Adult Dosing

Pediatric Dosing

FDA Uses

Non-FDA Uses

Dose Adjustments

Administration

Comparative Efficacy

Place In Therapy

Medication Safety

Contraindications

Dosing/Administration

Non-FDA Uses

查看"深入回答"了解详细结果。

- Diabetes mellitus; Prophylaxis ⓘ
- Gestational diabetes mellitus ⓘ
- Hyperinsulinar obesity ⓘ
- Hypersecretion of ovarian androgens; Adjunct ⓘ
- Polycystic ovary syndrome ⓘ
- Weight gain, Antipsychotic therapy-induced ⓘ

图 7-2　二甲双胍"Non-FDA Uses"界面

4. 弹出的对话框内显示的即是二甲双胍用于治疗多囊卵巢综合征的 Thomson 分级（图 7-3）。美国 FDA 未批准二甲双胍用于治疗成人多囊卵巢综合征。其 Thomson 有效性等级为 Class Ⅱa；推荐级别为 Class Ⅱb；证据强度为 Category B。

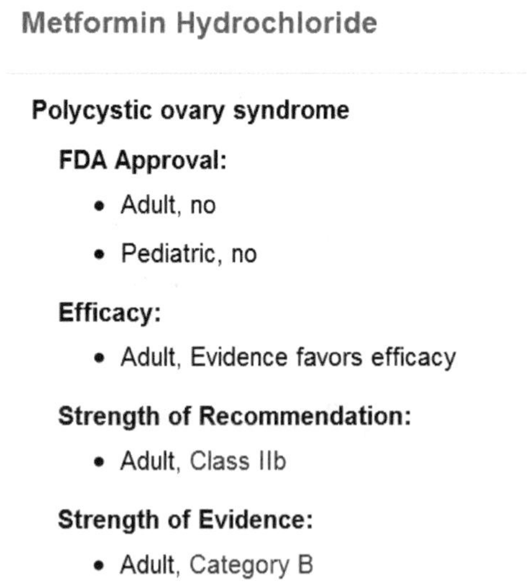

Metformin Hydrochloride

Polycystic ovary syndrome

FDA Approval:
- Adult, no
- Pediatric, no

Efficacy:
- Adult, Evidence favors efficacy

Strength of Recommendation:
- Adult, Class IIb

Strength of Evidence:
- Adult, Category B

图 7-3　二甲双胍用于治疗多囊卵巢综合征的 Thomson 分级

5. 点击"深入回答",可以查看"Non-FDA Uses"收录的全部适应证(图 7-4)。每个适应证下对应的是其临床研究、指南等证据的详细信息(图 7-5)。

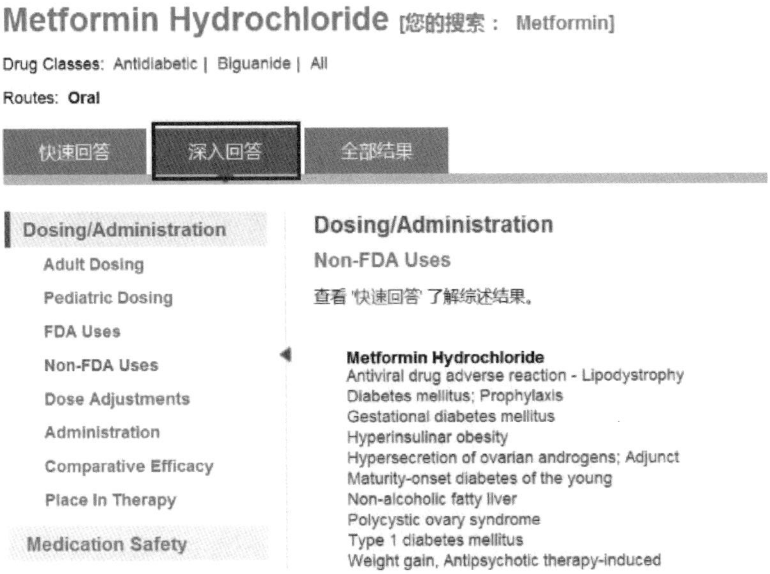

图 7-4 二甲双胍超 FDA 说明书用法的"深入回答"界面

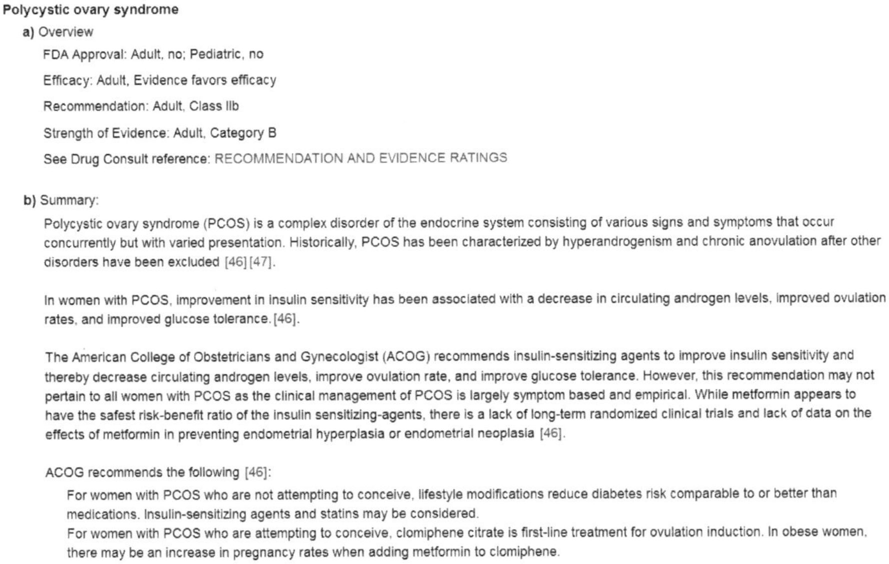

Polycystic ovary syndrome

a) Overview

FDA Approval: Adult, no; Pediatric, no

Efficacy: Adult, Evidence favors efficacy

Recommendation: Adult, Class IIb

Strength of Evidence: Adult, Category B

See Drug Consult reference: RECOMMENDATION AND EVIDENCE RATINGS

b) Summary:

Polycystic ovary syndrome (PCOS) is a complex disorder of the endocrine system consisting of various signs and symptoms that occur concurrently but with varied presentation. Historically, PCOS has been characterized by hyperandrogenism and chronic anovulation after other disorders have been excluded [46][47].

In women with PCOS, improvement in insulin sensitivity has been associated with a decrease in circulating androgen levels, improved ovulation rates, and improved glucose tolerance.[46].

The American College of Obstetricians and Gynecologist (ACOG) recommends insulin-sensitizing agents to improve insulin sensitivity and thereby decrease circulating androgen levels, improve ovulation rate, and improve glucose tolerance. However, this recommendation may not pertain to all women with PCOS as the clinical management of PCOS is largely symptom based and empirical. While metformin appears to have the safest risk-benefit ratio of the insulin sensitizing-agents, there is a lack of long-term randomized clinical trials and lack of data on the effects of metformin in preventing endometrial hyperplasia or endometrial neoplasia [46].

ACOG recommends the following [46]:

For women with PCOS who are not attempting to conceive, lifestyle modifications reduce diabetes risk comparable to or better than medications. Insulin-sensitizing agents and statins may be considered.

For women with PCOS who are attempting to conceive, clomiphene citrate is first-line treatment for ovulation induction. In obese women, there may be an increase in pregnancy rates when adding metformin to clomiphene.

图 7-5 二甲双胍用于治疗多囊卵巢综合征的详细信息

(伍俊妍 苏 晨)

参考文献 ▶▶▶

[1] 董广强. MICROMEDEX 数据库简介. 科技信息,2012(30):296.

[2] Micromedex Healthcare Series 主页.［2016-10-09］. http://www.Micromedexsolutions.com/home/dispatch.

[3] 司富强,丁国武,韦当,等. 四种循证医学数据库比较分析. 中国循证医学杂志,2013,13(05):612-615.

[4] 王琪,姚亮,肖晓娟,等. 循证医学数据库 DynaMed 简介. 中国循证儿科杂志,2012,7(4):302-304.

[5] 钟理,邬娜,向颖,等. UpToDate 数据库在循证医学临床实践教学中的运用. 重庆医学,2016,45(02):275-277.

[6] Best Practice 主页.［2016-10-09］. http://bestpractice.bmj.com/best-practice/welcome.html.

[7] 李幼平. 循证医学. 北京:人民卫生出版社,2014.

[8] GRADE 主页.［2016-10-09］. http://www.gradeworkinggroup.org.

[9] 曾宪涛,冷卫东,李胜,等. 如何正确理解及使用 GRADE 系统. 中国循证医学杂志,2011,11(09):985-990.

第八章
临床实践指南

　　临床实践指南(clinical practice guideline,CPG)是指"针对特定的临床情况,系统制定出以帮助医务人员和患者作出恰当处理的指导性意见(推荐意见)",对规范临床实践行为具有重要的指导意义。早期指南的制定主要是基于专家共识,受专家个人经验和主观判断的影响较大,一定程度上会影响指南的科学性。随着循证医学的发展,采用循证的方法制定指南已成为国际临床指南发展的主流趋势。由于制定方法的不同,不同的指南其质量也存在一定的差异。在应用指南前,应先对指南质量进行评价,以有选择性地应用。本章将介绍临床实践指南的常见查询方法和质量评价工具。

第一节　临床实践指南常见查询方法介绍

临床实践指南可以通过多种渠道获得,包括临床实践指南网站、原始研究数据库、期刊或学会网站等。

一、临床实践指南网站

临床实践指南网站主要为国外建立的一些指南网站,其中比较大型及权威的包括国际指南协作网(GIN)、美国国立指南数据库(NGC)、英国国家卫生与临床优化研究所(NICE)、苏格兰校际指南网(SIGN)等[1]。

(一)国际指南协作网(http://www.g-i-n.net/)

国际指南协作网(Guidelines International Network,GIN)是全球最大的国际指南数据库,建立于2002年,由来自全球多个国家的不同组织和成员组成。

进入GIN主页后,可直接在检索框内输入检索词,选择"Guidelines"进行检索。也可点击"Resources"→"International Guideline Library",选择高级检索功能,对发表语言、发表类型、作者、主题词、发表状态、发表国家等条件进行选择,其中主题词功能可直接对疾病类型或名称进行浏览检索而不用输入检索词,如图8-1所示。检索结果以表格的形式列出,表格中详细列出不同指南的标题、发表机构、发表类型、发表日期、发表国家、发表状态,可根据需求选择。

(二)美国国立指南数据库(http://www.guideline.gov)

美国国立指南数据库(National Guideline Clearinghouse,NGC)是由美国医疗保健研究与质量局(Agency for Healthcare Research and Quality,AHRQ)、美国医学协会(American Medical Association,AMA)和美国医疗计划协会(American Association for Hospital Planning,AAHP)于1998年联合创立的可提供循证临床实践指南的公共资源。NGC收录全球多个机构制定的指南,其更新时间为每周更新,更新的内容为新的或已修改的指南。

进入NGC主页后,可直接在检索框内输入检索词。也可进入高级检索,根据需求选择一个或多个条目,或根据实际情况排除一些不需要的指南类型,如图8-2所示。此外,还可进入"Guidelines"根据疾病种类、治疗措施、制定机构等直接进行浏览检索,如图8-3所示。

NGC的特点有:①提供结构式的摘要,并能进行指南之间的比较;②对指南内容进行分类;③部分指南可链接全文或可订购;④提供电子论坛、交换指南方面的信息交流;⑤对指南的参考文献、制作方法、评价、使用等方面提供链接、说明或注释。

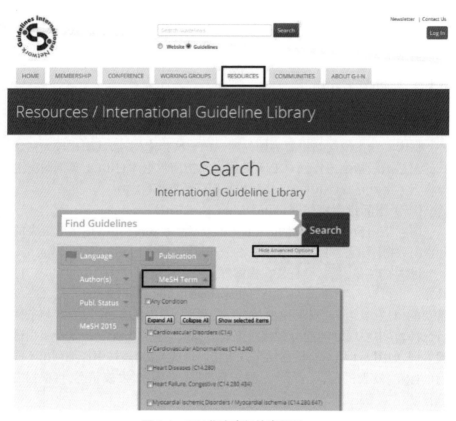

图 8-1 GIN 指南高级检索界面

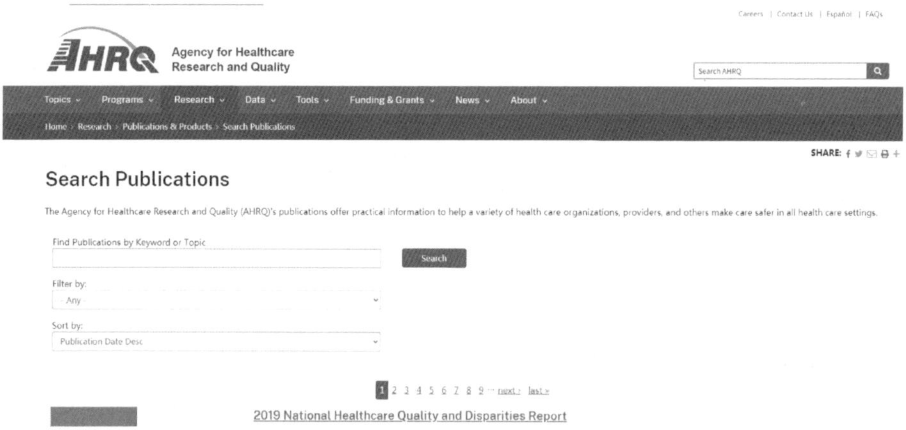

图 8-2 NGC 指南高级检索界面

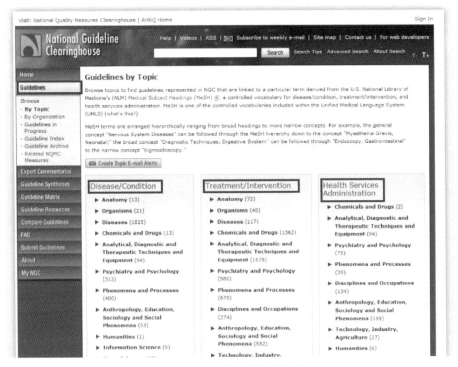

图 8-3　NGC 指南浏览检索界面

（三）英国国家卫生与临床优化研究所（http://www.nice.org.uk）

英国国家卫生与临床优化研究所（National Institute for Health and Care Excellence，NICE）建立于 1999 年，其目的是提供国家指南和提高健康和社会保健的建议。NICE 收录的指南由其独立的专家委员会制定，然后由 NICE 的指南执行委员会审核并批准。

进入 NICE 主页后，可直接在检索框内输入检索词进行检索，并可对指南类型、发表状态、发表时间等进行选择。点击"NICE Guidelines"后，还可根据指南的主题、指南的类型或发表时间等进行浏览或检索，如图 8-4 所示。对检索到的指南，NICE 提供免费的全文。

（四）苏格兰校际指南网（http://www.sign.ac.uk/guidelines）

苏格兰校际指南网（Scottish Intercollegiate Guidelines Network，SIGN）成立于 1993 年，是为苏格兰地区的国家卫生服务系统（NHS）开发的基于证据的临床实践指南。其目的是通过开发和传播包含基于现有证据制定的有效实践建议的国家临床指南，以减少实践和结局中的变化，从而提高苏格兰地区患者的卫生保健质量。

进入 SIGN 主页后，点击"By subject"，可按主题分类浏览指南，SIGN 重

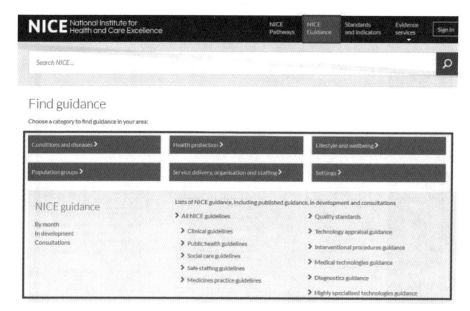

图 8-4　NICE 指南分类浏览界面

点关注肿瘤、心血管、心理卫生等领域。还可点击"By number",按指南的序号浏览指南。在 SIGN 网站中列出历年来制作的指南,并注明这些指南是否是近年的、需要更新的、已被撤销等状态,在选用指南时应考虑以上因素,如图 8-5 所示。SIGN 提供免费的指南全文,分为"Full guideline"和"Quick reference guide"2 种形式。此外,还链接有指南制作的支持材料、患者手册等内容。

其他比较有影响力的国外指南网站还包括新西兰临床实践指南研究组(New Zealand Guidelines Group,NZGG)(http://www.nzgg.org.nz)、加拿大医学会临床实践指南(CMAINFOBASE)(http://mdm.ca/cpgsnew/cpgs/index.asp)等。

二、原始研究数据库

国内外发布的各临床指南一般会发表在各种期刊上。中文指南可以"指南""共识"等为主题词或自由词,计算机检索中国知网(CNKI)、维普、万方等数据库获得;英文指南可计算机检索 PubMed、Embase 等数据库,以"guideline""recommendation"等为主题词或自由词,或选择发表类型为"practice guideline"。

三、期刊或学会网站

国内大多数指南为中华医学会的各分会组织相关专家编写和审核的,部

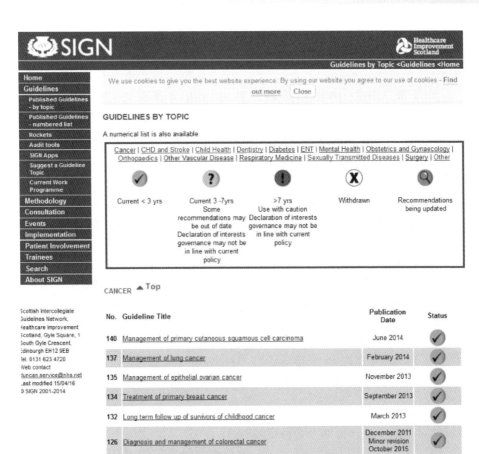

图 8-5　SIGN 指南分类浏览界面

分指南发表在中华医学会系列期刊上。登录中华医学网网站（http://medline.org.cn/index.do）可了解中华医学会系列期刊及近年来相关领域指南的发表情况，网站可链接至各中华医学会系列期刊，必要时可根据需要手工检索相关领域中华医学会系列期刊。

　　国外各学会、研究机构等历年制定的指南和更新情况通常会在其网站上发布，必要时可根据需要登录相关领域机构网站，手工检索相关指南。登录医脉通指南网站（http://guide.medlive.cn/publisher/catelist/1）可了解各个领域的指南制定机构名称[2]。

（伍俊妍　苏　晨）

第二节 临床实践指南质量评价

2003 年,AGREE 协作组织制定并发布指南研究与评价(Appraisal of Guidelines Research and Evaluation,AGREE)工具,并定义指南质量的可靠性包括指南开发的潜在偏倚应准确描述,所作出的推荐建议应在内部和外部都有确实的证据,并在实践中是可行的。为进一步提高 AGREE 工具的可靠性和有效性,由 AGREE 协作组织的几个主要成员组成的 AGREE 协会(AGREE Next Steps Consortium)对 AGREE 工具进行修订,于 2009 年发布 AGREE Ⅱ。

AGREE Ⅱ 评估系统可以用来评价地方、国家、国际组织或联合政府组织发布的指南,适用于一切卫生保健环节中的任何疾病领域,包括诊断、健康促进、治疗或干预。AGREE Ⅱ 的适用人群包括卫生保健提供者、指南开发者、政策制定者和教育工作者。以下对 AGREE Ⅱ 的介绍参考其中文翻译版(中国中医科学院广安门医院循证实践小组翻译,中国中医科学院广安门医院谢利民教授审校),更多详细内容也可查阅 AGREE 主页(http://www.agreetrust.org/)[3]。

一、AGREE Ⅱ的结构和内容

AGREE Ⅱ 评估系统包括 6 个领域 23 个条目及 2 个总体评估条目。每个领域针对指南质量评价的一个特定问题。

领域 1. 范围和目的(条目 1~3):涉及指南的总目的、特定卫生问题和目标人群。

领域 2. 参与人员(条目 4~6):涉及指南开发小组成员组成的合理程度,并能代表目标使用人群的观点。

领域 3. 严谨性(条目 7~14):涉及证据的收集和综合过程,陈述和更新推荐建议的方法。

领域 4. 清晰性(条目 15~17):涉及指南的语言、结构及表现形式。

领域 5. 应用性(条目 18~21):涉及指南实施过程中的有利条件和潜在不利因素及其改进策略,以及应用指南涉及的相关资源问题。

领域 6. 独立性(条目 22~23):涉及指南推荐建议的产生不受相关利益竞争的影响和左右。

全面评价包括对指南质量的全面评估,以及是否推荐在实践中使用该指南。

AGREE Ⅱ 各条目的具体内容及说明见表 8-1[4-5]。

表 8-1　AGREE Ⅱ 的评价条目及说明

领域	条目	内容	说明
范围和目的	1	明确描述指南的总目的	涉及指南对社会和患病人群可能的健康影响。应该详细描述指南的目的,指南预期得到的益处应针对明确的临床问题或卫生项目
	2	明确描述指南涵盖的卫生问题	涉及指南所涵盖的卫生问题,即使没必要以提问的形式来表达,也必须详细描述有关的卫生问题,尤其是关键的推荐建议(见条目 17)
	3	明确描述指南适用的人群(患者、公众等)	对指南涵盖的人群(患者、公众等)应有明确描述,应提供年龄范围、性别、临床类型及并发症
参与人员	4	指南开发小组包括所有相关专业的人员	该条目是关于指南开发过程中涉及的专业人员,可以包括发起小组、挑选和评估证据的研究组,以及参与形成最终推荐建议的个人,但不包括对指南进行外部评估的个人(见条目 13)和目标人群代表(见条目 5);同时,应提供指南开发小组的组成、原则和有关专家经验方面的信息
	5	收集目标人群(患者、公众等)的观点和选择意愿	临床指南的开发应考虑目标人群对卫生服务的体验和期望,在指南开发的不同阶段可以采取多种方法保证做到这一点。例如通过正式的患者 / 公众咨询来决定优先项目;让目标人群参与指南开发小组;或参与指南初稿的外部评审;通过访谈目标人群或者对有关目标人群的价值观念、选择意愿及体验进行文献综述来获得相关信息。应当有证据表明采取了某些举措并考虑了目标人群的观点
	6	明确规定指南的适用者	指南中必须明确规定指南的适用者,以便读者迅速判断该指南是否适合他们使用
严谨性	7	应用系统方法检索证据	应提供检索证据的详细策略,包括使用的检索词、信息来源、文献涵盖的时间。信息资源包括电子数据库(如 PubMed)、系统综述数据库(如 Cochrane Library)、手工检索的期刊、会议论文集及其他的指南数据库。检索策略应尽可能地详尽、便于理解并避免潜在的偏倚,使其具有可重复性
	8	清楚描述选择证据的标准	应提供检索时纳入和排除证据的标准,并清楚地描述这些标准及纳入 / 排除证据的理由
	9	清楚描述证据的强度和局限性	应该明确说明证据强度和局限性,使用正式的或非正式的工具 / 方法评估单个研究偏倚产生的风险和 / 或特殊的结局,和 / 或评价合并所有研究的证据

领域	条目	内容	说明
严谨性	10	清楚描述形成推荐建议的方法	应当描述形成推荐建议的方法和如何得出最终的决定。方法可以包括投票法、非正式共识法、正式共识会议(如特尔菲法、Glaser方法)。还应详细说明有争议的部分和解决争议的方法
	11	形成推荐建议时考虑对健康的益处、不良反应和危险	指南在开发推荐建议时应考虑对健康的益处、不良反应和危险。例如一个乳腺癌的指南可能包括对多种最终结局的总效率的讨论,这些讨论可能包括生存率、生活质量、不良反应、症状管理或2种治疗选择的对照,这些问题都应提出来作为证据
	12	推荐建议和支持证据之间有明确的联系	指南中推荐建议和支持证据之间应当有明确的联系。指南用户能识别与每个推荐建议相关的证据
	13	指南在发布前经过外部专家评审	指南在发布前应经过专家的外部评审。评审人员不应是指南开发小组成员,评审人员应包括临床领域的专家、方法学专家,也可以包括目标人群代表(患者、公众等)。指南应对外部评审的方法学进行描述,列出评审人员名单及其机构
	14	提供指南更新的步骤	指南需要反映当今最新的研究成果,应提供指南更新步骤的清楚陈述
清晰性	15	推荐建议明确,不含糊	指南应具体精确地描述推荐建议适用于何种情况,针对何种人群。在某些情况下,证据不总是明确的,有时难以确定最好的方法。在这种情况下,在指南中应该指出这些不确定性,这十分重要
	16	明确列出不同的选择或卫生问题	疾病管理的指南应考虑临床筛查、预防、诊断或治疗存在各种不同的选择,在指南中应该明确提到这些可能的选择
	17	容易识别重要的推荐建议	能容易发现最相关的推荐建议。这些推荐建议能回答指南包括的主要问题,且能以不同的方法识别
应用性	18	指南描述应用时的促进和阻碍因素	指南应用过程中可能存在某些促进或阻碍因素而影响指南推荐建议的实施。例如一个卒中的指南可能建议护理工作应该通过卒中单元和卒中服务的合作来实现,这就可能需要专门的资助机制,以在这一区域建立卒中单元;一个糖尿病的初级保健指南可能需要患者定期到糖尿病诊所就诊、复查,在一个临床医师数量不足的区域,会促使诊所的建立

续表

领域	条目	内容	说明
应用性	19	指南提供应用推荐建议的意见和/或工具	要使一个指南更为有效,需要一些附加的材料使之易于推广实施。这些附加的材料可能包括总结性的文件、快速参考手册、教具、来自探索试验的结果、患者活页或计算机支持。指南应提供任何的附加材料
	20	指南考虑推荐建议应用时潜在的相关资源	推荐建议可能需要应用额外的资源。例如可能需要一个更专业的团队、新的设备、昂贵的药物治疗。这可能与卫生预算费用相关,应在指南中讨论推荐建议可能对资源的潜在影响
	21	指南提供监督和/或审计标准	测量指南推荐建议的应用有助于推荐建议的持续使用,这要求有清晰确定的并源自指南中重要推荐建议的标准。标准可包括过程测量、行为测量、临床或健康结局的测量
独立性	22	赞助单位的观点不影响指南的内容	许多指南开发时有外部赞助(比如政府、专业协会、慈善机构、制药公司)。支持可能以财政捐款的形式对整个开发进行支持,也可能是部分的(如指南的印刷)。应有一个明确的声明:赞助单位的观点或利益不会影响最终推荐建议的形成
	23	指南开发小组成员的利益冲突要记载并公布	指南开发小组成员可能会存在利益冲突。例如指南开发小组成员所研究的主题也是由制药公司赞助的,这个原则就可能应用。所以,必须明确指出参与指南开发小组的所有成员都应声明他们是否存在利益冲突
指南全面评价	问题一	指南总体质量的评分	全面评价要求 AGREE Ⅱ用户针对指南质量全面考虑评价过的所有条目,作出一个综合判断
	问题二	我愿意推荐使用该指南	

二、AGREE Ⅱ的使用方法

(一) AGREE Ⅱ使用前的准备

在使用 AGREE Ⅱ评价指南质量之前,评估者应先仔细阅读整个指南文件,并尽可能获得指南开发过程中的所有信息。这些信息可能作为指南的推荐建议与指南存在于同一个文件中,也可能汇总在一个单独的技术报告、方法学手册或指南开发者的政策声明中。评估者应将这些资料作为评估时必要材料的一部分,以便作出恰当的评估。

（二）评估员的数量

推荐至少 2 个，最好 4 个评估员来评价每个指南，以增加评价的可靠性。

（三）评价方法

1. 评分表　AGREE Ⅱ 的所有条目均按 7 分等级量表进行评分。如果没有与 AGREE Ⅱ 条目相关的信息或者报告的概念非常差，则为 1 分；如果报告的质量很高，满足用户手册要求的所有标准和条件，则为 7 分；如果条目报告不能满足全部标准或条件，则根据不同情况给予 2~6 分。分值分配取决于报告的完整性和质量。当更多的标准被满足且理由更充分时，则分值增加。

2. AGREE Ⅱ 各个领域得分的计算方法　AGREE Ⅱ 分别计算各个领域的质量分值。6 个领域的分值是独立的，不能将其合并为一个单一的质量分值。每个领域得分等于该领域中每个条目分数的总和，并标准化为该领域可能的最高分数的百分比。

例如 4 位评价者给领域 1（范围和目的）的评分见表 8-2，则最大可能得分 =7（很同意）×3（条目）×4（评价者）=84，最小可能得分 =1（很不同意）×3（条目）×4（评价者）=12。领域分值为（实际得分 – 最小可能得分）/（最大可能得分 – 最小可能得分）=（53–12）/（84–12）×100%=0.569 4×100% ≈ 57%。如果评价过程中没有包括某些条目，则需要适当修改最大可能得分和最小可能得分的计算方法。

表 8-2　领域 1 评分表举例

	条目 1	条目 2	条目 3	总计
评价者 1	5	6	6	17
评价者 2	6	6	7	19
评价者 3	2	4	3	9
评价者 4	3	3	2	8
总分	16	19	18	53

（四）全面评价

在完成 23 个条目评价之后，评估者还应当完成 2 个指南的全面评价条目。全面评价需要评估者考虑到每个评估标准，对指南质量作出一个准确的综合判断，并要求回答是否推荐使用该指南。

（五）应用 AGREE Ⅱ 的其他注意事项

有时，AGREE Ⅱ 的某些条目可能并不适用于一些特定的指南。例如，范围较小的指南可能不会提供疾病的所有可能的处理方法（见条目 16）。AGREE Ⅱ 评分表中没有"不适用"这一选项；对此，可用不同的办法进行处理，包括评估者在评价过程中跳过这个条目,或者评分为1分(信息缺失),并提供关于这个分值的文本。不管如何处理,必须提前作出决定,并明确描述。如果跳过条目,适当修改后再计算这个领域的分值。原则上,不主张在评价过程中剔除某个条目。

(伍俊妍　苏　晨)

第三节　实例介绍

以卫生部新生儿疾病重点实验室的《足月儿缺氧缺血性脑病循证治疗指南(2011-标准版)》为例[6],对 AGREE Ⅱ工具进行逐条解读,以期为读者更清晰地理解和正确使用 AGREE Ⅱ工具提供参考。下面将对其具体内容进行介绍。该篇指南的总评分较高,属于高质量的指南。

领域 1. 范围和目的

条目	内容	解读	评分
条目 1	2. 围产期窒息和与其相关的缺氧缺血性脑病(HIE)仍然是导致足月儿获得性脑损伤的重要原因,新生儿 HIE 的发病率为 2‰~9‰,是目前发展中国家和欠发达国家新生儿围产期死亡和严重伤残的主要原因;国内不同医院间足月儿 HIE 的治疗方法存在极大的差异。 引言:评价当前的足月儿 HIE 治疗方法的疗效和安全性(尤其是对于发育中的脑损伤),既是对中国过分积极的足月儿 HIE 特殊神经保护治疗的反思,也是对未来更科学的足月儿 HIE 治疗方法的探索	虽然该指南没有在正文中明确提出其总目标或目的,但在背景部分较为清晰地说明了指南的总目的	5~6
条目 2	10.4　文献研究对象:胎龄≥36 周(近)足月儿 HIE;干预措施:支持对症治疗和特殊神经保护治疗;结局指标:死亡和 6 个月以上的严重伤残(神经运动落后、神经发育迟缓、脑瘫、耳聋和失明等)	虽然该指南未在正文中明确提出,但仍根据 PICOS 原则,较为准确地定义了所涉及的卫生问题(没有明确指出 C,即对照措施)	5~6
条目 3	5. 计划目标人群:胎龄≥36 周(近)足月儿 HIE。 7. HIE 诊断标准:HIE 诊断标准符合文献的定义	该指南应用人群的年龄限制于胎龄≥36 周(近),临床症状为 HIE 表现,且 HIE 的诊断需符合相关文献定义,描述充分	6~7

领域 2. 参与人员

条目	内容	解读	评分
条目 4	8. 指南工作组成员:新生儿专家、医师,医学编辑,循证医学专家,临床流行病学专家,国际 GRADE 工作组中国中心成员,新生儿专业的研究生。 10.6 国际 GRADE 工作组中国中心对文献证据评价进行质量控制。 10.8 由新生儿专业的研究生依据本指南制定的文献纳入和排除标准进行评价……。 结尾:足月儿 HIE 循证治疗指南工作组成员:复旦大学附属儿科医院新生儿科	该指南清晰描述了参与制定指南的相关人员的姓名、研究领域和所在单位,同时介绍了相关人员的职责和工作内容,描述充分	6~7
条目 5	15. 指南的局限性和不足:……也缺少社会工作者和患儿家长的参与	该指南在局限性部分明确提出未考虑目标人群的观点和选择	1
条目 6	6. 计划应用人群:任何等级医院的儿科医师、新生儿科医师及其护理人员、产科医师及其护理人员	该指南明确描述了其适用者包括各级儿科、产科医护人员,描述充分	6~7

领域 3. 严谨性

条目	内容	解读	评分
条目 7	10.3 文献检索策略:①确定文献检索分为 4 个步骤……;②确定文献检索语种为英文和中文……;③确定英文检索数据库为……,中文数据库为……	该指南本部分描述充分	6~7
条目 8	10.4 文献纳入标准:①文献类型:meta 分析、RCT、非随机对照试验、观察性研究和病例报告……。 10.5 文献排除标准:①对照组除给予支持对症治疗外,还包括特殊神经保护治疗……	该指南从文献类型、疾病诊断标准、结局指标等方面阐述了文献的纳入标准,从对照组及观察组的疗法、研究类型等方面描述了文献的排除标准	5~6
条目 9	10.6 GRADE 证据质量评价;根据纳入和排除标准筛选出的文献均以 GRADE 为评价标准(表 1)……。 13. GRADE 证据概要:……GRADE 证据概要见表 4	该指南运用 GRADE 评价证据群的质量,列表说明了证据质量级别的含义,阐明了影响证据质量升高和降低的因素;同时制作了证据概要表,使读者清晰了解纳入证据的具体情况	6~7

续表

条目	内容	解读	评分
条目 10	10.7　GRADE 证据推荐强度标准：干预措施的推荐强度依据 GRADE 中的相关内容，推荐强度的主要决定因素是治疗利弊关系（表2），同时也要兼顾文献证据质量、患儿家长及监护人的价值观和意愿、医疗成本。 11. 足月儿 HIE 循证治疗指南专家研讨会：研究会对本指南进行了充分的讨论，并对指南制定中文献检索难以找到证据或证据质量低无法被采纳的、11 个重要且难以确定的足月新生儿 HIE 治疗问题，通过德尔菲法表决……	该指南较为清晰地记录和描述了基于 GRADE 系统形成推荐意见的方法，同时对于难以找到证据或证据质量低无法被采纳的治疗问题等，则通过德尔菲法表决，且描述了执行该方法的具体过程	5~7
条目 11	1.2　推荐亚低温治疗足月儿中、重度 HIE（1A）：……亚低温治疗可引起心律失常、血小板减少的发生率升高	该指南对绝大多数推荐意见中的干预措施，如亚低温，就其可能的不良反应和风险予以较充分的说明	5~6
条目 12	13. 表4足月儿 HIE 在对症支持治疗及其特殊神经保护治疗的 GRADE 证据概要表。 1.1　推荐维持适当的通气和氧合（1D）：来自经典专著认为……。 1.2　不建议别嘌醇治疗足月儿 HIE（2C）：1 项 meta 分析（纳入 3 篇 RCT 文献）结果显示……	该指南对纳入的证据汇总形成证据概要表，并标明证据等级。而针对每项治疗的每个结局指标，在纳入证据质量的基础上，考虑了资源和平衡利弊，得出每条推荐意见	6~7
条目 13	/	该指南未清楚报告指南完稿后是否独立送外部专家进行评审，也没有交代外审方法和专家信息	1~2
条目 14	/	该指南未描述关于更新的信息	1

领域 4. 清晰性

条目	内容	解读	评分
条目 15	1.2　不建议硫酸镁治疗足月儿 HIE（2D）。推荐说明：1项 RCT 研究（$n=36$）采用硫酸镁治疗新生儿重度窒息，结果显示不能降低病死率（RR=1）	该指南清晰注明推荐意见及其适用人群，且内容明确不含糊，同时标明了证据来源	6~7

续表

条目	内容	解读	评分
条目 16	1.2　对症支持治疗下予特殊神经保护治疗:推荐亚低温治疗足月儿中、重度 HIE(1A)	该指南描述对于足月儿 HIE 的神经保护治疗仅有亚低温作为推荐,尚不存在不同选择情况	6~7
条目 17	1. 指南推荐意见 1.1　支持对症治疗:推荐维持适当的通气和氧合(1D)。推荐说明:来自经典专著认为,低氧血症和重度高碳酸血症均可损害脑血流自主调节功能……	该指南在文件开头对其推荐意见进行了汇总描述,且在每条推荐意见后对该推荐进行了说明,读者能够快速获取和理解指南的推荐意见	6~7

领域 5. 应用性

条目	内容	解读	评分
条目 18	14.1　有利因素:①随着基于医学伦理学的临床研究被高度重视,也随着循证医学的思想在中国儿科医师中的普及和深入,临床医师对高质量的循证指南的需求意愿更强烈了……。 14.2　不利因素:①本指南的语种为中文,可能限制了在非汉语国家和地区的应用……	该指南从应用性和需求性描述了应用时的促进因素,从语种、不同层次医师的知识背景和新技术推广等方面描述了应用时的阻碍因素。但同时需要注意,该指南提出其适用于各个级别医院,却并未在指南中特别提到,在一些基层医院,可能会缺乏亚低温设备及专科儿科医师,这将有可能成为指南实施的不利因素	4~5
条目 19	1.2　亚低温治疗新生儿 HIE 的具体方案见本刊本期第 337 页	该指南提供了部分相关文件如亚低温治疗新生儿 HIE 的具体方案的获取来源,但未就其他相关文件如文献检索的结果等给出来源	4~6
条目 20	/	该指南未描述关于资源投入的信息	1
条目 21	1.1　推荐维持适当的血糖水平(1D)。推荐说明:来自经典专著认为……血糖维持在 4.2~5.6mmol/L……。 推荐适量限制入液量,预防脑水肿(1D)。推荐说明:来自经典专著认为……应维持尿量 >1ml/(kg·h)。 亚低温治疗新生儿 HIE 的具体方案见本刊本期第 337 页	该指南描述血糖水平应维持在 4.2~5.6mmol/L,让读者明确何谓适当的血糖水平;同时对于脑水肿的防治,尿量应 >1ml/(kg·h)。同时刊发了亚低温治疗新生儿缺氧缺血性脑病方案	6~7

领域 6. 独立性

条目	内容	解读	评分
条目 22	9. 利益关系与冲突的声明：本指南制定过程中，未接受任何来自药商和器械商的资助，包括资金和会务服务支持。指南工作组成员、指南修改过程与药商、器械商不存在任何利益关系和冲突……	该指南描述在指南的制定过程中未受到任何基金、药商或器械商的资助，故基金会、药商或器械商的观点不影响指南的内容	6~7
条目 23	9. 参与本指南专家研讨会的专家医师和护士均签署书面声明，表示与药商、器械商没有利益关系与冲突	该指南记录并强调了指南制定小组成员的利益冲突	6~7

（伍俊妍　苏　晨）

参考文献 ▶▶▶

［1］钟丽萍 . 临床实践指南网络资源分布及利用 . 循证医学，2008，8（6）：356-359.

［2］汪宏，包旭 . 临床诊疗指南的获取、评价与应用 . 中国执业药师，2012，9（4）：47-50.

［3］AGREE 主页 . ［2016-10-08］. http://www.agreetrust.org/.

［4］谢利民，王文岳 .《临床指南研究与评价系统Ⅱ》简介 . 中西医结合学报，2012，10（2）：160-165.

［5］韦当，王聪尧，肖晓娟，等 . 指南研究与评价（AGREE Ⅱ）工具实例解读 . 中国循证儿科杂志，2013，8（04）；316-319.

［6］卫生部新生儿疾病重点实验室，复旦大学附属儿科医院，《中国循证儿科杂志》编辑部，等 . 足月儿缺氧缺血性脑病循证治疗指南（2011- 标准版）. 中国循证儿科杂志，2011，6（05）；327-335.

第九章
系统评价

　　基于随机对照试验的系统评价被认为是最高级别的证据，但由于系统评价是对原始文献的二次分析和评价，其质量受原始文献质量、系统评价方法和评价者自身水平的影响,因此在运用系统评价的结论和观点时应对其质量进行评价,谨慎对待其研究结果。本章将对系统评价的报告规范及其方法学质量评价方法进行介绍。

第一节　概　　述

一、概念[1]

系统评价(systematic review)是指针对某一具体的问题,系统全面地收集所有相关的临床研究(包括已发表的和未发表的),采用系统、明确的方法搜索、选择和评估,筛选出符合纳入标准的研究,并从中提取数据进行定性或定量分析,最终得出当前的最佳结论,为疾病的诊治提供科学的依据。系统评价的研究内容可包括病因、诊断、治疗、预后、预防、卫生经济等。

meta 分析(meta-analysis,荟萃分析)是由心理学家 Glass 在 1976 年首次命名的,其是指采用统计分析方法,将多个独立、针对同一临床问题、可合成的临床研究综合起来进行定量分析。目前系统评价与 meta 分析 2 个名词常被混用。系统评价可以是定性的,也可以是定量的。当系统评价采用定量合成的方法对资料进行统计学分析时即称为 meta 分析。

Cochrane 系统评价是 1979 年由英国流行病学家 Archie Cochrane 首先提出的,其是 Cochrane 系统评价者在 Cochrane 手册(*Cochrane handbook*)的指导和帮助下,采用固定的格式与内容、统一的系统评价软件(RevMan)录入和分析数据,撰写计划书,最终完成系统评价全文,并在发表后定期更新。Cochrane 系统评价的质量通常高于非 Cochrane 系统评价。

二、系统评价的报告规范——PRISMA

1. 背景　为提高系统评价/meta 分析文章报告的质量,1996 年 David Moher 等在 Lancet 上发表基于随机对照试验 meta 分析的报告质量规范 QUOROM(quality of reporting of meta-analysis)声明。2009 年,David Moher 等对 QUOROM 进行修订和总结,加入对系统评价的关注,将其更名为"系统评价和 meta 分析优先报告的条目:PRISMA(preferred reporting items for systematic review and meta-analysis)声明"。该标准的制定对于改进和提高系统评价/meta 分析的报告质量起到重要作用。PRISMA 声明虽主要针对的是随机对照试验系统评价/meta 分析,但其也适合作为其他类型研究系统评价报告的基础规范,尤其是对干预措施进行评价的研究[2-3]。

PRISMA 声明自发表后,受到国际社会的广泛关注和认可。据 PRISMA 网站（http://www.prisma-statement.org/Endorsement/PRISMAEndorsers.aspx#b）公布的信息显示，目前 PRISMA 声明已获得 Centre for Reviews and Dissemination、Cochrane Collaboration、Council of Science Editors、National Evidence-based Healthcare Collaborating Agency（NECA）、World Association of Medical Editors 5 个国际组织及 179 种期刊的支持。

2. PRISMA 声明报告清单和流程图　PRISMA 声明由 27 个条目组成的清单（表 9-1）和 1 个四阶段的流程图（图 9-1）组成。PRISMA 清单包括 7 个方面的规范，流程图要求作者明确描述选择纳入文献的过程以及每步排除文献的数量及排除原因，以供读者分析该系统评价/meta 分析的质量[4]。

表 9-1　PRISMA 清单[4]

项目	编号	条目清单
标题		
标题	1	确定本研究报告是系统评价、meta 分析，还是两者的结合
摘要		
结构式摘要	2	提供结构式摘要，包括以下内容：背景、目的、资料来源、研究的纳入标准、研究对象、干预措施、研究评价和合成的方法、结果、局限性、结论和对主要结果的分析、系统评价的注册号
前言		
理论基础	3	介绍在当前已知背景下系统评价相关的理论基础
目的	4	根据 PICOS 原则即研究对象、干预措施、对照措施、结局指标和研究设计 5 个方面，明确阐述系统评价所提出的问题
方法		
方案和注册	5	指出是否已有研究方案、研究方案能否获取以及该研究方案如何获取（如网址）。若可获取注册信息，则须提供现有的注册信息，包括注册号
纳入标准	6	详细列明作为纳入标准的研究特征（如 PICOS 和随访期限）和报告特征（如检索年限、语种和发表状态），并提供合理的说明
信息来源	7	在检索中对所有文献的信息来源（如数据库及检索的时间范围、与研究作者联系获取补充的研究）和最后检索日期进行描述
检索	8	至少介绍 1 个数据库的完整检索策略，包括所有限制措施，使检索结果可以得到重现
研究选择	9	表明研究筛选的过程（包括初筛、是否符合纳入标准、纳入系统评价，如果可以进行 meta 分析，还包括纳入 meta 分析）
资料提取	10	对从原始研究中提取资料的方法（如预提取表格、独立提取、重复提取），以及任何向原始研究作者获取或确定资料的过程进行描述

续表

项目	编号	条目清单
资料条目	11	定义和列出所有资料获取的变量(如 PICOS 和资金来源)及作出的任何假设和简化
单个研究的偏倚风险	12	描述用于评价单个研究偏倚风险的方法(包括明确说明该方法是用于研究阶段还是结局阶段),以及在数据合并时如何利用评估结果
合并效应量	13	说明主要的合并效应量,如危险度、均数差
结果综合	14	描述数据处理和合并研究结果的方法,若进行了 meta 分析,则提供每个 meta 分析中异质性检验的效应量(如 I^2)
研究间的偏倚风险	15	详细列出任何可能影响累积证据的偏倚风险评估(如发表偏倚和研究中的选择性报告偏倚)
其他分析	16	对研究中其他的分析方法进行描述(如敏感性分析或亚组分析、meta 回归),并且说明该分析是否预先制定

结果

项目	编号	条目清单
研究选择	17	报告初筛的文献数量,评估符合纳入标准的文献数量,以及最终纳入系统评价的文献数量,同时给出在每一阶段排除文献的原因,最好提供流程图
研究特征	18	说明每个研究的提取资料特征(如样本量、PICOS 和随访时间),并提供引文出处
研究内部的偏倚风险	19	提供每个研究中偏倚风险的相关数据,如有可能,还需说明结局的评价(见条目 12)
单个研究的结果	20	针对所有结局指标(有益的或有害的),提供每个研究的(a)各干预组简单的数据汇总,以及(b)效应估计值及其可信区间,最好提供森林图
结果综合	21	提供每个 meta 分析的结果,包括可信区间及异质性检验的效应量
研究间的偏倚风险	22	提供研究间任何偏倚风险的评估结果(见条目 15)
其他分析	23	若有其他分析,应给出其他分析的结果(如敏感性分析或亚组分析、meta 回归,见条目 16)

讨论

项目	编号	条目清单
证据总结	24	总结研究的主要发现,包括每个主要结局的证据强度;分析其与主要利益团体的相关影响(如医疗保健的提供者、使用者及政策决策者)
局限性	25	讨论研究和结局的局限性(如偏倚风险),以及系统评价水平的局限性(如检索不全面、报告偏倚等)
结论	26	结合其他证据对结果给出大体解释,并提出对未来研究的启示

续表

项目	编号	条目清单
资金支持		
资金	27	提供本系统评价的资金来源和其他支持（如提供资料），以及资助者在完成系统评价中所扮演的角色

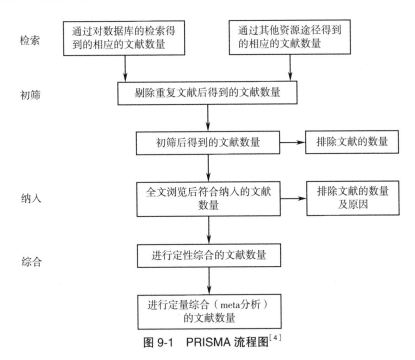

图 9-1　PRISMA 流程图[4]

（伍俊妍　苏　晨）

第二节　系统评价的质量评价

尽管系统评价/meta 分析是临床最佳证据的来源之一，但只有高质量的系统评价/meta 分析才能为临床医师、药师及其他决策者提供科学的依据；反之，则可能产生误导。因此，进行有效的质量评价是正确运用系统评价/meta 分析，以及谨慎对待其研究结果的重要环节。

系统评价/meta 分析的质量评价包括两个方面：方法学质量评价和报告质量评价。方法学质量评价工具包括 OQAQ（overview quality assessment questionnaire）、SQAC（Sack's quality assessment checklist），以及在前 2 个工具的基础上制定的 AMSTAR（assessment of multiple systematic reviews）等。报告质

量评价工具可利用其报告规范 PRISMA 声明。

本节将对系统评价/meta 分析的方法学质量评价工具 AMSTAR 2 进行介绍。

一、背景[5]

2007 年,荷兰 Vrije Universiteit 大学医学研究中心和加拿大渥太华大学的临床流行病学专家在 *BMC Medical Research Methodology* 上发表名为 "*Development of AMSTAR:a measurement tool to assess systematic reviews*" 的文章,AMSTAR 因此而得名。AMSTAR 是用于衡量系统评价/meta 分析以避免或减少偏倚程度的一种量表,它的条目形成是基于 OQAQ 的 10 个条目、SQAC 的 24 个条目,以及另外 3 个考虑文种偏倚、发表偏倚和灰色文献的条目。AMSTAR 一经发表,被广泛用于系统评价的质量评价,也收到众多评论和反馈。

2017 年 9 月,AMSTAR 工作组在 BMJ 上发表 "*AMSTAR 2:a critical appraisal tool for systematic reviews that include randomised or non-randomised studies of healthcare interventions,or both*"。AMSTAR 2 是用于评价随机或非随机防治性研究系统评价的质量评价工具。AMSTAR 2 共包括 16 个条目,其保留 AMSTAR 的 10 个条目,并对文字进行适当的修改,可通过 http://www.amstar.ca/Amstar_Checklist.php 查看和下载。

二、AMSTAR 2 条目[6-7]

AMSTAR 2 共包括 16 个条目,其主要内容包括系统评价的研究问题、纳入标准、系统评价计划书、纳入的研究设计类型、文献检索、文献筛选、数据提取、排除文献的具体细节、纳入研究的偏倚风险评估、统计分析方法是否合理、结果解释是否准确,以及资金支持和利益冲突几个方面,每个评价条目都给予明确的说明(表 9-2)。若该条目回答正确且依据充分,则评价为"是";若该条目回答正确但依据不充分,则评价为"部分是";若该条目无相关评价内容或评价不当,则评价为"否"。"是""部分是""否"分别计 1、0.5 和 0 分,共 16 分。0~5 分为低质量,5.5~11.5 分为中等质量,12~16 分为高质量。

表 9-2　AMSTAR 2 质量评价工具条目

条目	内容	说明	评价结果
1	研究问题和纳入标准是否包括 PICOS 各要素?	是:作者详细描述研究对象(P)、干预措施(I)、对照措施(C)和结局指标(O);选择性描述随访时间	□ 是 □ 否

续表

条目	内容	说明	评价结果
2	是否清楚地报告系统评价研究方法在实施前就已确定,是否解释任何与计划书不一致的情况?	部分是:作者陈述系统评价已事先写好研究计划,包括研究问题、检索策略、纳入/排除标准、偏倚风险评估; 是:在部分是内容的基础上,还包括提前注册研究计划,并详细描述 meta 分析数据合成的方法、查找引起异质性原因的方法、解释与计划书不一致的原因	□ 是 □ 部分是 □ 否
3	系统评价作者是否解释了选择系统评价纳入研究设计类型的原因。	是:作者详细解释了以下中的 1 种,包括只纳入 RCT 干预研究的原因;或只纳入非随机干预研究的原因;或 2 种研究类型均纳入的原因	□ 是 □ 否
4	系统评价作者是否采用了全面的文献检索策略。	部分是:至少检索了 2 个与研究问题相关的数据库,提供关键词和/或检索策略,对检索限制(如语言)给予合理的解释; 是:在部分是内容的基础上,还包括补充检索了纳入研究的参考文献,检索临床试验/研究注册平台,咨询相关领域的专家,检索灰色文献,在 24 个月内完成系统评价	□ 是 □ 部分是 □ 否
5	系统评价作者完成文献筛选是否具有可重复性。	是:至少有 2 名研究者独立完成文献筛选,并对纳入的研究达成共识;或由 2 名研究者至少完成 80% 的文献筛选并达成一致,剩下的部分由 1 名研究者完成	□ 是 □ 否
6	系统评价作者完成数据提取是否具有可重复性。	是:至少有 2 名研究者对提取的数据达成一致; 或由 2 名研究者至少完成 80% 的数据提取并达成一致,剩下的部分由 1 名研究者完成	□ 是 □ 否
7	系统评价作者是否提供排除文献的清单并说明排除的原因。	部分是:提供了所有阅读全文进行筛选但被排除的相关研究的清单; 是:在部分是内容的基础上,还包括说明排除相关研究的原因	□ 是 □ 部分是 □ 否
8	系统评价作者是否详细描述了纳入研究的基本特征。	部分是:描述了研究对象、干预措施、对照措施、结局指标、研究设计等基本特征; 是:详细描述了研究对象、干预/对照措施(包括相关剂量)、结局指标、研究设计、研究设置、随访时间	□ 是 □ 部分是 □ 否

条目	内容	说明	评价结果
9	作者是否采用合理的工具评估纳入研究的偏倚风险？	RCT： 部分是：对未隐藏的分配、结局测量时患者与评估者的非双盲（对客观的结局如全因死亡率不是必需的）所致的偏倚进行评估； 是：在部分是的基础上，还包括对非真正的随机分配、从某一特定结局的多个测量或分析结果中选择性报告所致的偏倚进行评估	□ 是 □ 部分是 □ 否 □ 只纳入了非随机研究
		NRSI： 部分是：对混杂因素所致的偏倚、选择性偏倚进行评估； 是：在部分是的基础上，还包括对确定暴露和结局的方法、从某一特定结局的多个测量或分析结果中选择性报告所致的偏倚进行评估	□ 是 □ 部分是 □ 否 □ 只纳入了 RCT
10	作者是否报告了系统评价中纳入研究的资金来源？	是：作者报告了系统评价中纳入研究的资金来源；或文中报告了作者查找了这些信息但未报告	□ 是 □ 否
11	如果进行了 meta 分析，系统评价作者是否使用合适的统计方法对结果进行合并。	RCT： 是：作者选择合适的效应量、统计方式对研究结果进行合并，对存在的异质性进行了校正，并调查了引起异质性的原因。 NRSI： 是：作者选择合适的效应量、统计方式对研究结果进行合并，并对存在的异质性进行了校正。同时，作者对经过混杂因素校正的效应估计量而不是原始数据进行统计学合并；或者当不可获得调整效应估计量时，对原始数据进行合理的合并。当一个系统评价中同时纳入 RCT 和 NRSI 时，作者分别报告各自的效应量	□ 是 □ 否 □ 未进行 meta 分析
12	如果进行了 meta 分析，作者是否评估了纳入研究的偏倚风险对 meta 分析或其他证据整合结果的潜在影响？	是：只纳入了低偏倚风险的 RCT；或作者纳入不同偏倚风险的 RCT 和 / 或 NRSI，且作者调查了偏倚风险对总效应产生的可能影响	□ 是 □ 否 □ 未进行 meta 分析

条目	内容	说明	评价结果
13	当解释/讨论系统评价结果时,作者是否解释了纳入研究的偏倚风险?	是:只纳入了低偏倚风险的 RCT;或如果纳入了中高偏倚风险的 RCT 或 NRSI,系统评价讨论了偏倚风险对结果可能的影响	□ 是 □ 否
14	作者是否对系统评价结果中观察到的异质性给予了满意的解释或讨论?	是:结果中不存在显著的异质性;或如果存在异质性,作者调查了结果中异质性的来源并讨论了异质性对系统评价结果的影响	□ 是 □ 否
15	如果进行了定量合成,作者是否充分调查了发表偏倚,并讨论了其对系统评价结果的可能影响?	是:采用图形或统计学检验发表偏倚,并讨论了发表偏倚的可能性和对结果的影响大小	□ 是 □ 否 □ 未进行 meta 分析
16	作者是否报告了任何潜在的利益冲突来源,包括开展系统评价所接受的任何资助?	是:作者报告了无利益冲突或作者描述了资助来源并说明如何处理潜在的利益冲突	□ 是 □ 否

注:RCT 为随机对照试验;NRSI 为非随机干预研究。

（伍俊妍　苏　晨）

第三节　实 例 介 绍

　　胸腺肽 α_1 用于脓毒症的治疗属于超药品说明书用药。Liu 等发表的随机对照试验系统评价结果显示,对脓毒症患者,胸腺肽 α_1 可降低患者的死亡率并能调节炎症反应[8]。利用 AMSTAR 2 量表对该篇系统评价进行方法学质量评价,各条目分别作出"是""部分是"或"否"的评价(表 9-3)。16 个条目中回答正确且依据充分的有 10 个,回答正确但依据不充分的有 1 个,无相关评价内容或评价不当的有 5 个,共计 10.5 分。因此,对于胸腺肽 α_1 用于治疗脓毒症,该篇系统评价的结论仅可作为中等质量的证据。

表 9-3 AMSTAR 2 评价结果

条目	评价结果	依据
1 研究问题和纳入标准是否包括 PICOS 各要素?	√ 是 □ 否	作者详细描述了 PICOS 各要素
2 是否清楚地报告系统评价研究方法在实施前就已确定,是否解释任何与计划书不一致的情况?	□ 是 □ 部分是 √ 否	该系统评价并未描述是否提前撰写研究计划,研究计划是否提前注册或提前发表或发表时将其作为补充材料提供给读者
3 系统评价作者是否解释了选择系统评价纳入研究设计类型的原因。	□ 是 √ 否	作者并未对为何纳入 RCT 进行解释
4 系统评价作者是否采用了全面的文献检索策略。	□ 是 √ 部分是 □ 否	作者检索的数据库包括英文数据库 CENTRAL、MEDLINE、Embase、Clinicaltrials,中文数据库 CBM、VIP、CNKI、万方,日文数据库 ICHUSHI,韩文数据库,并补充检索了 RCT、综述、meta 分析的参考文献,并提供了检索关键词,但未描述检索灰色文献及是否在 24 个月内完成系统评价
5 系统评价作者完成文献筛选是否具有可重复性。	√ 是 □ 否	2 名研究者独立进行文献筛选,对存在的分歧通过讨论或咨询第三人的方法解决
6 系统评价作者完成数据提取是否具有可重复性。	√ 是 □ 否	2 名研究者独立进行数据提取,对存在的分歧通过讨论或咨询第三人的方法解决
7 系统评价作者是否提供排除文献的清单并说明排除的原因。	□ 是 □ 部分是 √ 否	作者仅提供了文献筛选的流程图,并未提供排除文献的具体清单和排除理由
8 系统评价作者是否详细描述了纳入研究的基本特征?	√ 是 □ 部分是 □ 否	作者详细描述了纳入研究的研究对象、例数、干预/对照措施(包括剂量)、结局指标、研究设计等特征
9 作者是否采用合理的工具评估纳入研究的偏倚风险?	√ 是 □ 部分是 □ 否 □ 只纳入了 NRSI	作者采用 Cochrane 手册 5.0.2 对纳入的 RCT 进行了随机序列产生方法、分配隐藏、盲法、结果数据的完整性、选择性报告、其他偏倚的偏倚风险评价
10 作者是否报告了系统评价中纳入研究的资金来源?	√ 是 □ 否	资金来源:由中国国家自然科学基金(81372043)和北京自然科学基金资助(7162199)

续表

条目	评价结果	依据
11　如果进行了 meta 分析，系统评价作者是否使用合适的统计方法对结果进行合并？	√ 是 □ 否 □ 未进行 meta 分析	对于二分类变量，以相对危险度（RR）加 95%CI 表示；对于连续变量，以均数差（MDs）加 95%CI 表示；异质性采用 Chi^2 检验（$P<0.1$）和 I^2 统计数进行评估；采用固定效应模型合并比较相似方案的试验，如果存在显著的异质性，采用随机效应模型
12　如果进行了 meta 分析，作者是否评估了纳入研究的偏倚风险对 meta 分析或其他证据整合结果的潜在影响？	√ 是 □ 否 □ 未进行 meta 分析	作者采取排除单个研究进行敏感性分析；以胸腺肽 α_1 的剂量进行亚组分析
13　当解释/讨论系统评价结果时，作者是否解释了纳入研究的偏倚风险？	□ 是 √ 否	作者描述了纳入研究的偏倚风险，但未讨论偏倚风险对结果可能的影响
14　作者是否对系统评价结果中观察到的异质性给予了满意的解释或讨论？	√ 是 □ 否	解释了异质性可能是由纳入研究不同的测量方法所引起的
15　如果进行了定量合成，作者是否充分调查了发表偏倚，并讨论了其对系统评价结果的可能影响？	√ 是 □ 否 □ 未进行 meta 分析	采用漏斗图和失安全数（Nfs）评估发表偏倚
16　作者是否报告了任何潜在的利益冲突来源，包括开展系统评价所接受的任何资助？	□ 是 √ 否	作者报告了资金来源，但并未报告潜在的利益冲突

（伍俊妍　苏　晨）

参考文献 ▶▶▶▶

［1］李幼平. 循证医学. 北京：人民卫生出版社，2014.

［2］MOHER D，LIBERATI A，TETZLAFF J，et al. 系统综述和荟萃分析优先报告的条目：PRISMA 声明. 中西医结合学报，2009，7（09）：889-896.

［3］张珺，葛龙，赵晔，等. PRISMA 系列报告规范简介. 中国药物评价，2015，32（05）：257-261.

［4］PRISMA 主页.［2016-10-13］.http://www.prisma-statement.org.

［5］熊俊,陈日新.系统评价/Meta 分析方法学质量的评价工具 AMSTAR.中国循证医学杂志,2011,11(09):1084-1089.

［6］SHEA B J,REEVES B C,WELLS G,et al. AMSTAR 2:a critical appraisal tool for systematic reviews that include randomised or non-randomised studies of healthcare interventions,or both. The BMJ,2017,358:j4008.

［7］陶欢,杨乐天,平安,等.随机或非随机防治性研究系统评价的质量评价工具 AMSTAR 2 解读.中国循证医学杂志,2018,18(01):101-108.

［8］LIU F,WANG H-M,WANG T S,et al. The efficacy of thymosin α_1 as immunomodulatory treatment for sepsis:a systematic review of randomized controlled trials. BMC infectious diseases,2016,16(1):488.

第十章
随机对照试验

如果设计合理并得以恰当实施和报告,随机对照试验是评价医学干预措施效果的"金标准"。但如果方法学方面不严谨,随机对照试验则会产生结果偏倚。因此,在运用随机对照试验的结论前,应对其质量进行评价,以判断试验结果的真实可靠性。本章将对随机对照试验的报告规范及其方法学质量评价方法进行介绍。

第一节　概　　述

一、概念[1-2]

随机对照试验(randomized controlled trial,RCT)是在人群中进行的、前瞻性的、用于评估医学干预措施效果的实验性对照研究。它将研究对象随机分配到不同的比较组,每组施加不同的干预措施,然后通过适当时间的随访观察,估计比较组间重要临床结局发生频率的差别,以定量估计不同措施的作用或效果的差别。除对照和随机分组外,随机对照试验通常还会采用分组隐藏、安慰剂、盲法、提高依从性和随访率、使用维持原随机分组分析等降低偏倚的措施。随机对照试验是目前评估医学干预措施效果的最严谨、最可靠的科学方法。

与观察性研究相比,随机对照试验的最大特点是研究者用特定的方式即随机的方式将研究对象分成两组或多组,随机分组形成的比较组彼此完全可比,完美解决了观察性研究中的混杂问题。

二、随机对照试验的报告规范——CONSORT

1. 背景[3-4] 1993 年,试验报告标准(the standards of reporting trials, SORT)小组发表由一个包含32个条目的清单和一份流程图组成的SORT声明,以指导研究者如何规范报告 RCT[4]。1994 年,Aislomar 工作小组针对临床试验报告,提出应该在临床试验报告中包括的一系列条目,并提供给作者一些指导性建议。

1995 年,SORT 小组和 Aislomar 小组对 2 个小组的提案进行详细讨论,探讨将 2 份清单合二为一,最后于 1996 年发表临床试验报告的统一标准(consolidated standards of reporting trials,CONSORT)声明。1999 和 2000 年,CONSORT 工作组先后 2 次召开会议,对 CONSORT 声明进行修订,并于 2001 年发表修订版的 CONSORT 声明。CONSORT 声明由对照检查清单和流程图组成,供作者在报告 RCT 时使用。许多核心医学期刊和主要国际性编辑组织都已认可 CONSORT 声明。该声明促进了对 RCT 的严格评价和解释。

2007 年,CONSORT 工作组再次召开工作会议,对 CONSORT 声明进行进一步修订,并于 2010 年发表《CONSORT 2010 声明》。这次更新对原版对照检查清单进行了文字上的修改,使其更为明晰,并收入了一些与新近认识到的主题相关的建议。

2.《CONSORT 2010 声明》报告清单和流程图[5-6]《CONSORT 2010 声明》包括一张含有 25 项条目的对照检查清单(表 10-1)和一张流程图(图 10-1)。《CONSORT 2010 声明》可为报告各种随机对照临床试验提供指导,但主要针对最常用的设计类型,即两组平行随机对照试验。《CONSORT 2010 声明》不包含任何对试验设计、实施和结果分析的建议,仅仅是说明如何报告已完成的工作和获得的结果。

表 10-1 《CONSORT 2010 声明》对照检查清单

内容与主题	条目	描述
标题和摘要		
	1a	标题能识别是随机试验

续表

内容与主题	条目	描述
	1b	结构式摘要,包括试验设计、方法、结果、结论(具体的指导建议见"CONSORT for abstracts")
引言		
背景和目的	2a	科学背景和原理解释
	2b	具体目的或假设
方法		
试验设计	3a	描述试验设计(如平行设计、析因设计),包括受试者分配入各组的比例
	3b	试验开始后对试验方法所作的重要改变(如合格受试者的选择标准),并说明原因
研究对象	4a	合格受试者的选择标准
	4b	资料收集的场所和地点
干预措施	5	详细描述各组干预措施的细节以使他人能够重复,包括它们实际上是如何和在何时实施的
结局指标	6a	完整定义预先设定的主要和次要结局指标,包括它们是如何和在何时测评的
	6b	试验开始后对试验结局所作的任何改变,并说明原因
样本量	7a	如何确定样本量
	7b	如果存在中期分析和试验终止的情况,应对其条件进行解释
随机方法		
序列的产生	8a	产生随机分配序列的方法
	8b	随机化类型;详细描述任何限制措施(如区组和区组样本量)
分配隐藏	9	用于执行随机分配序列的方法(如按顺序编码的容器),描述干预措施分配前为隐藏序列所采取的步骤
实施	10	谁产生随机分配序列,谁招募受试者,谁将受试者分配到各干预组
盲法	11a	如果实施了盲法,分配干预措施之后对谁设盲(如受试者、医疗服务提供者、结局评估者),以及盲法是如何实施的
	11b	如有必要,描述干预措施的相似之处

内容与主题	条目	描述
统计学方法	12a	用于比较各组主要和次要结局指标的统计学方法
	12b	附加分析的方法,如亚组分析和校正分析
结果		
受试者流程(强烈推荐使用流程图)	13a	随机分配到各组的受试者例数,接受已分配治疗的例数,纳入主要结局分析的例数
	13b	随机分组后,各组失访和排除的例数,并说明原因
招募受试者	14a	招募期和随访时间的具体日期
	14b	试验结束或停止的原因
基线资料	15	用表格列出各组的基线资料,包括人口学资料和临床特征
纳入分析的例数	16	各组纳入每种分析的受试者例数(分母),以及是否按最初的分组分析
结局和估计值	17a	各组每项主要和次要结局指标的结果,估计效应量及其精确度(如 95% 置信区间)
	17b	对于二分类结局,建议同时提供绝对和相对效应量
辅助分析	18	所作的其他分析的结果,包括亚组分析和校正分析,说明哪些是预先设定的分析、哪些是探索性的分析
危害	19	各组出现的所有重要危害或非预期效应(具体的指导建议参见"CONSORT for harms")
讨论		
局限性	20	试验的局限性,报告潜在偏倚的来源、不精确性、多重分析(如果存在这种情况)
可推广性	21	试验结果的可推广性(外部真实性、适用性)
解释	22	与结果相符合的解释,权衡利弊,并且考虑其他相关证据
其他信息		
试验注册	23	试验注册号和注册机构名称
试验方案	24	如果有试验方案,在何处可以获取完整的试验方案
资助	25	资助和其他支持(如提供药品)的来源,资助者的角色

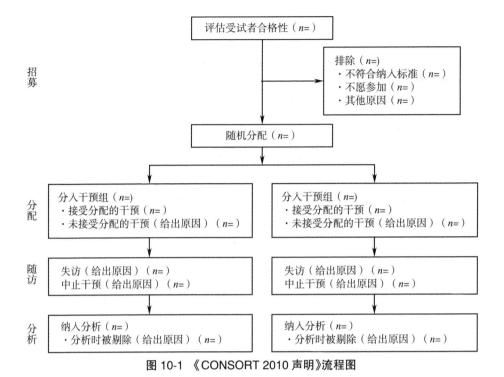

图 10-1　《CONSORT 2010 声明》流程图

对各条目的详细阐述可参见《CONSORT 2010 说明与详述》[6]。

(伍俊妍　苏　晨)

第二节　随机对照试验的质量评价

随机临床试验在设计、实施和分析中存在的缺陷会导致偏倚,严格设计和实施的研究更能得到接近真实的结果。因此,对随机对照试验进行偏倚风险的评估十分重要。

临床试验的偏倚评价包含 2 个方面的内容:一是外部真实性,指研究结果是否可以应用于研究对象以外的其他人群,即结果的实用价值与推广应用情况,主要与研究对象的特征、研究措施的实施方法和结果的选择密切相关;二是内部真实性,指单个研究结果接近真实值的程度,即受各种偏倚因素的影响情况。内部真实性评价通常描述为"方法学质量评价"或"质量评价",但 Cochrane 系统评价手册认为"研究质量"和"研究偏倚"是有区别的,"偏倚"更能真实地反映研究存在的缺陷。本节将对随机对照试验常用的方法学质量评价工具 Jadad 量表和 Cochrane 偏倚风险评估工具进行简单介绍。

一、评估工具类型[7-8]

目前用于临床试验的评价工具,大多数是评价量表(scales),其每个评价条目都有一个量化的评分,最后以总分来评价该临床试验的质量,如 Jadad 量表;还有一些是评价清单(checklist),由具体的问题构成,仅能逐个条目进行评价。相比评价清单,评价量表的优势是对临床试验进行总体评价,并且纳入与内部真实性没有直接联系的评估标准。

Jadad 量表是被广泛用于评价随机对照试验的量表。Jadad 量表的最大的优点在于直接评价那些经过验证的、与试验效应估计中的偏倚有直接关系的试验特征,在实际应用中简单易行,具有一定的科学性,尤其是在以药物临床试验为主的非开放式随机对照试验质量评价中发挥重要作用,得到大多数学者的认可。但其最大的一个缺陷是质量的评定时依赖于报告中可以获得的信息,其强调的是研究报告而非实施过程。

Cochrane 协作网推荐的偏倚风险评估工具既不是量表也不是清单,而是基于"维度评估",即对研究质量的不同方面进行严格独立评估。Cochrane 偏倚风险评估工具更注重临床试验的"实施",其评价的是临床试验的实施情况,而不是简单地评价临床试验报道情况。目前,多数学者推荐使用 Cochrane 偏倚风险评估工具评价随机对照试验的质量。

二、Jadad 量表[7-8]

Jadad 量表(Jadad scale)是由 Jadad 等于 1996 年发布的,其最初目的是评价疼痛治疗的随机对照试验的质量。Jadad 量表从随机序列的产生、盲法、退出与失访 3 个方面进行评价,采用 0~5 分记分法,≤2 分视为低质量研究,≥3分则为高质量研究(表 10-2)。

表 10-2　Jadad 量表(5 分)

评价指标	标准	评分
随机序列的产生	恰当:通过计算机产生的随机序列或随机数表产生的序列	2 分
	不清楚:试验提到随机分配,但产生随机序列的方法未予交代	1 分
	不恰当:半随机或准随机试验,指采用交替分配病例的方法,如入院顺序、出生日期单双数	0 分
盲法	恰当:描述了实施双盲的具体方法并且被认为是恰当的,如采用完全一致的安慰剂等	2 分
	不清楚:试验仅提及采用双盲法	1 分

续表

评价指标	标准	评分
盲法	不恰当:试验提及采用双盲,但方法不恰当,如比较片剂与注射剂而未提及使用双伪法	0分
退出与失访	对退出与失访的病例数和退出理由进行了详细的描述	1分
	未描述退出与失访的病例数或理由	0分

　　Jadad 量表虽然简单实用,但仍存在一定的缺陷。由于 Jadad 量表未涉及随机隐藏的评价,故在使用该量表时应加上随机化隐藏作为补充,从而形成改良的 Jadad 量表(表 10-3)。改良的 Jadad 量表采用 0~7 分记分法,1~3 分被认为是低质量研究,4~7 分被认为是高质量研究。

表 10-3　改良的 Jadad 量表(7 分)

评价指标	标准	评分
随机序列的产生	恰当:计算机产生的随机数字或类似方法	2分
	不清楚:随机试验但未描述随机分配的方法	1分
	不恰当:采用交替分配的方法如单双号	0分
随机化隐藏	恰当:中心或药房控制分配方案,或用序列编号一致的容器、现场计算机控制、密封不透光的信封或其他使临床医师和受试者无法预知分配序列的方法	2分
	不清楚:只表明使用随机数字表或其他随机分配方案	1分
	不恰当:交替分配、病例号、星期日数、开放式隐藏、随机号码表、系列编码信封以及任何不能防止分组的可预测性的措施未使用	0分
盲法	恰当:采用了完全一致的安慰剂片或类似方法	2分
	不清楚:试验陈述为盲法,但未描述方法	1分
	不恰当:未采用双盲或设盲的方法不恰当,如片剂和注射剂比较	0分
撤出与退出	描述了撤出或退出的数目和理由	1分
	未描述撤出或退出的数目或理由	0分

三、Cochrane 偏倚风险评估工具[9]

　　Cochrane 偏倚风险评估工具是由方法学家、编辑和评价者组成的工作小组在 2005—2007 年制定的。Cochrane 手册 5.1.0 版的偏倚风险评估工具主要评价 7 个重要的偏倚来源,即随机序列的产生、分配隐藏、对受试者及试验人员实施盲法、对结局评估者实施盲法、结果数据不完整、选择性报告结果、偏倚的其他来源(表 10-4)。工具的每一维度在"偏倚风险"表中至少包含 1 个条目。每个条目中,工具的第一部分是研究报告中该条目的具体描述,以支持偏倚风险的评价;工具的第二部分是对该条目偏倚风险的判断,通过判断为"低风险""高风险""风险不清楚"完成(表 10-5)。对偏倚风险结果的总结见表 10-6。

表 10-4　Cochrane 偏倚风险评估工具

领域	判断依据	评估者的判断
选择性偏倚		
随机序列的产生	详细描述随机分配序列产生的方法,以便评估不同分配组是否具有可比性	由于产生随机分配方案的方法不正确导致的选择性偏倚(干预措施分配偏倚)
分配隐藏	详细描述隐藏随机分配方案的方法,确定干预措施的分配方法在分组前、期间是否被预知	由于随机分配方案隐藏不完善导致的选择性偏倚(干预措施分配偏倚)
实施偏倚		
对受试者及试验人员实施盲法(需对各项主要结局或结局的种类分别评估)	描述所有对受试者和试验人员实施盲法的方法。提供所有与盲法是否有效相关的信息	由于研究中干预措施的分配情况被受试者及试验人员知晓导致的实施偏倚
测量偏倚		
对结局评估者实施盲法(需对各项主要结局或结局的种类分别评估)	描述所有对结局评估者实施盲法的方式。提供所有与盲法是否有效相关的信息	由于干预措施的分配情况被结局评估者知晓导致的测量偏倚
随访偏倚		
结果数据不完整(需对各项主要结局或结局的种类分别评估)	描述每个主要结局指标结果数据的完整性,包括失访、排除分析的数据。明确是否报告失访和排除分析数据的情况,每个干预组的人数(与分配入组时的人数比较),是否报告失访与排除的原因,以及系统评价员再纳入分析的数据	由于不完整结果数据的数量、种类及处理导致的随访偏倚
报告偏倚		
选择性报告结果	阐明系统评价员如何检查可能发生的选择性结果报告,发现了什么	由于选择性报告结果导致的报告偏倚

续表

领域	判断依据	评估者的判断
其他偏倚		
偏倚的其他来源	工具中没提到的与偏倚有重要关联的情况。如果系统评价的计划书中有预先设定的问题或条目,需——回答	其他引起偏倚风险的因素

表 10-5　Cochrane 偏倚风险评估工具的偏倚风险评价标准

评价条目	评价结果	评价标准
随机序列的产生	低风险	研究者在序列产生过程中描述了随机方法,如: ● 随机数字表 ● 计算机产生随机数字 ● 抛硬币法 ● 洗牌或信封 ● 掷骰子 ● 抽签法 ● 最小化法(可以不按随机方法实施,但等同于随机)
	高风险	研究者在序列产生过程中描述了非随机方法。通常,该描述包括一些系统的、非随机的方法,如: ● 根据生日的奇数或偶数产生分配序列 ● 由入院日期(或天数)产生 ● 由住院或就诊号码产生 其他非随机方法较以上这几种系统方法少见,通常包括主观判断或其他一些非随机分组方法,如: ● 根据临床医师的判断分配 ● 根据受试者的意愿分配 ● 基于实验室检查结果或一系列检查结果分配 ● 根据干预措施的有效性分配
	风险不清楚	序列产生的信息不详,难以判断是"低风险"还是"高风险"
分配隐藏	低风险	受试者及招募受试者的研究人员不能预知分配情况,因为采用以下原因或者等效的方法来隐藏随机分配方案: ● 中心分配(包括电话、网站和药房控制随机) ● 外形相同且有序的药物容器 ● 有序的、不透光的密封信封
	高风险	受试者或招募受试者的研究人员可能会预知分配情况而导致选择性偏倚,如以下的分配方法:

续表

评价条目	评价结果	评价标准
分配隐藏	高风险	• 运用开放性随机分配表(如随机数字表) • 信封缺乏恰当的保护(即信封不是密封的,或不是有序的,或是透明的) • 交替或轮流分配 • 出生日期 • 病例号 • 其他明确不能隐藏的方法
	风险不清楚	无充分信息判断"低风险"或"高风险"。通常是隐藏的方法没描述或者没充分地描述而不能给出明确的判断,例如描述了使用信封分配,但不确定是否按顺序编号、是否透明、是否密封等
对受试者、试验人员实施盲法	低风险	存在以下任一项: • 无盲法或盲法不完善,但系统评价员判断结局不会受到未施盲法的影响 • 对受试者和主要研究人员实施盲法,且盲法不会被破坏
	高风险	存在以下任一项: • 未采用盲法或盲法不完善,结果判断或测量会受到影响 • 对受试者和主要研究人员实施盲法,但该盲法可能被破坏
	风险不清楚	存在以下任一项: • 无充分信息判断为"是"或"否" • 研究中没有报告该结局指标
对结局评估者实施盲法	低风险	存在以下任一项: • 未实施盲法,但系统评价员判断结局测量不会受到未施盲法的影响 • 对结局评估者实施盲法,且盲法不会被破坏
	高风险	存在以下任一项: • 未采用盲法或盲法不完善,结果判断或测量会受到影响 • 对结局评估者实施盲法,但该盲法可能被破坏
	风险不清楚	存在以下任一项: • 无充分信息判断为"是"或"否" • 研究中没有报告该结局指标
结果数据不完整	低风险	存在以下任一项: • 无缺失数据 • 缺失数据不影响结果分析(如生存分析中的缺失值) • 组间缺失的人数和原因相似

续表

评价条目	评价结果	评价标准
结果数据不完整	低风险	• 对二分类数据,缺失数据的比例与观察到的事件相比,不足以严重影响干预措施效应值 • 对于连续性变量数据,缺失数据的效应值(均数差值或标准化均数差值)不足以严重影响观察到的效应值 • 采用恰当的方法处理了缺失数据
	高风险	存在以下任一项: • 组间缺失的人数和原因不平衡 • 对于二分类数据,缺失数据的比例与观察到的事件相比,足以严重影响干预措施效应值 • 对于连续性变量数据,缺失数据的效应值(均数差值或标准化均数差值)足以严重影响观察到的效应值 • 采用"视为治疗(as-treated)"分析,但改变随机分配的干预措施的人数较多 • 不恰当的方法处理缺失数据
	风险不清楚	存在以下任一项: • 信息不全,难以判断数据是否完整(如缺失人数或原因未报告) • 研究未提及完整性的问题
选择性报告结果	低风险	存在以下任一项: • 有研究计划书,且系统评价均按预定的方式报告了所有预定的结局指标(主要和次要结局) • 无研究计划书,但发表的研究报告中所有期望的结局(包括了预定的结局)均已报告,包括那些预先设定的(有说服力的文本较少见)
	高风险	存在以下任一项: • 未报告所有预先指定的主要结局指标 • 报告的一个或多个主要结局指标采用预先未指定的测量、数据分析方法或数据子集(如子量表) • 报告的一个或多个主要结局指标未预先设定(除非证实报告它们是必需的,如没有预料到的不良反应) • 系统评价关心的一个或多个结局指标报告不完善,以致不能纳入 meta 分析 • 未报告此研究应当报告的重要结局指标
	风险不清楚	信息不全,难以判断是否存在选择性报告结果的风险。可能大部分的研究属于这一类别

续表

评价条目	评价结果	评价标准
偏倚的其他来源	低风险	研究无其他偏倚来源
	高风险	至少有 1 个重要的偏倚风险。如该研究 ● 有与特殊研究设计有关的潜在偏倚 ● 声明有造假行为 ● 一些其他问题
	风险不清楚	可能存在偏倚风险,也可能是其他 ● 没有充分的信息判断是否存在重要偏倚风险 ● 无充分理由或证据证明这个问题可以导致偏倚

表 10-6 偏倚风险结果总结

偏倚风险	解释	评估结果
低偏倚风险	存在的偏倚不可能严重影响研究结果	所有条目的评估结果均为低偏倚风险
偏倚风险不确定	存在的偏倚引起对研究结果的怀疑	一个或多个条目的评估结果为偏倚风险不确定
高偏倚风险	存在的偏倚严重减弱研究结果的可信度	一个或多个条目的评估结果为高偏倚风险

（伍俊妍 苏 晨）

第三节 实 例 介 绍

　　胸腺肽 α_1 用于脓毒症的治疗属于超药品说明书用药。Wu J 等发表的随机对照试验结果显示[10],对严重脓毒症患者使用胸腺肽 α_1 治疗能降低 28 天病死率。分别利用改良的 Jadad 量表和 Cochrane 偏倚风险评估工具对其方法学质量进行评价,结果分别见表 10-7 和表 10-8[10]。该篇 RCT 采用改良的 Jadad 量表,评分为 5 分,属于高质量研究。采用 Cochrane 偏倚风险评估工具 5 个条目(4 类偏倚)评估结果为低偏倚风险,2 个条目(2 类偏倚)评估结果为高偏倚风险,属于高偏倚风险。因此,对于胸腺肽 α_1 用于治疗脓毒症,该篇随机对照试验的结论尚不能作为高级别的证据。

表 10-7 Jadad 评分结果

评价标准	依据	评分
随机序列的产生	分层结合计算机产生区组随机	2分
随机化隐藏	随机化中心电话核实	2分
盲法	单盲,仅对受试者实施盲法	0分
撤出与退出	描述了撤出或退出的数目和理由	1分
总分		5分

表 10-8 Cochrane 偏倚风险评估结果

评价条目	评价结果	依据
随机序列的产生	低风险	分层结合计算机产生区组随机
分配隐藏	低风险	随机化中心电话核实
对受试者、试验人员实施盲法	高风险	仅对受试者实施盲法
对结局评估者实施盲法	高风险	未对结局评估者实施盲法
结果数据不完整	低风险	采用恰当的方法处理了缺失数据
选择性报告结果	低风险	未发现
偏倚的其他来源	低风险	未发现

（伍俊妍　苏　晨）

参考文献 ▶▶▶

［1］李立明.流行病学.6版.北京:人民卫生出版社,2007.

［2］李幼平.循证医学.北京:人民卫生出版社,2014.

［3］刘玉秀,姚晨,盛梅.随机对照试验的统一报告格式——CONSORT 声明.中国临床药理学杂志,2004,20(01):76-80.

［4］CONSORT 主页.[2016-10-18].http://www.consort-statement.org.

［5］SCHULZ K F,ALTMAN D G,MOHER D,et al.CONSORT 2010 声明:报告平行对照随机临床试验指南的更新.中西医结合学报,2010,8(07):604-612.

［6］MOHER D,HOPEWELL S,SCHULZ K F,et al.CONSORT 2010 说明与详述:报告平行对照随机临床试验指南的更新.中西医结合学报,2010,8(08):701-741.

［7］马捷,刘莹,钟来平,等.Jadad 量表与 Cochrane 偏倚风险评估工具在随机对照试验质量评价中的应用与比较.中国口腔颌面外科杂志,2012,10(05):417-422.

［8］曾宪涛,包翠萍,曹世义,等. Meta 分析系列之三:随机对照试验的质量评价工具. 中国循证心血管医学杂志,2012,4(03):183-185.

［9］HIGGINS J P T,ALTMAN D G. Chapter 8:assessing risk of bias in included studies//Higgins JPT,Green S. Cochrane handbook for systematic reviews of interventions. Version 5.1.0［updated March 2011］. The Cochrane Collaboration,2011. Available from www.cochrane-handbook.org.

［10］WU J F,ZHOU L X,LIU J Y,et al. The efficacy of thymosin alpha 1 for severe sepsis (ETASS):a multicenter,single-blind,randomized and controlled trial. Critical care,2013,17(1):R8.

第十一章
非随机对照试验

在循证医学中,随机对照试验被认为是评价临床治疗干预措施效果的"金标准"。RCT 的基本特征是研究对象的随机化分组,最大限度地保证干预组与对照组间其他非处理因素的均衡性,使得最终观察到的干预效果的组间差异不会受到其他混杂因素的影响。但临床试验是以人为研究对象的,在实践过程会受到各种实际条件、研究费用和伦理学等因素的限制,RCT 有时难以实现。因此,恰当应用非随机对照临床试验在评价临床治疗方面显现出极其重要的价值。

第一节　概　　述

一、概念[1]

从广义上来讲,除 RCT 外的其他类型的研究都可以称为非随机对照试验,如前瞻性对照研究、队列研究、病例对照研究、病例系列与个案报道等,可用于病因、诊断、治疗和预防以及预后等研究。因为随机对照试验主要应用于治疗和预防性研究,所以狭义的非随机对照试验是与随机对照试验相对的用于治疗和预防的研究,设计模式见图 11-1。常包括非随机同期对照试验、非随机交叉试验和自身前后对照试验等,其与随机对照试验的主要区别见表 11-1。

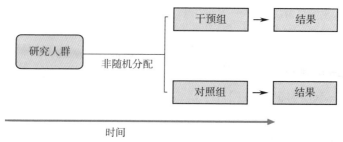

图 11-1 非随机对照试验的设计模式

表 11-1 非随机与随机对照试验的主要区别

	研究指向	分配方法	对照	证据级别
随机对照试验	前瞻性	随机分配	同期对照	Ⅰ 级
非随机对照试验	前瞻性或回顾性	非随机分配	同期或历史性对照	Ⅱ-1 级

美国预防服务工作组（U.S. Preventive Services Task Force，USPSTF）和加拿大定期体检工作组（Canadian Task Force on the Periodic Health Examination，CTFPHE）将非随机对照试验分类为Ⅱ-1类证据，指出这种设计不如随机对照试验的证据级别高，但显著高于其他分析性研究的质量。下面对各种主要类型的非随机对照试验进行简短介绍。

非随机同期对照试验是指试验组与对照组的研究人群不是采用随机方法分组，而是由医师或患者根据病情或其他相关因素人为地分配到试验组或对照组，设计模式见图 11-2。优点是方便、简单，容易被医护人员和患者接受，依从性较高；缺点是难以保证各组基线资料的可比性。试验组和对照组在基线资料和主要预后因素方面分布不均，可能导致最终研究结果的明显偏倚。

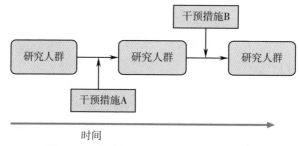

图 11-2 非随机同期对照试验的设计模式

非随机交叉试验是指在临床试验中，研究者将不同的 2 个试验因素先后施加于每个受试者，然后相互交换处理措施，最后比较结果的试验方法，以达到节省研究对象的目的,设计模式见图 11-3。优点是每例患者先后接受试验组或对照组的治疗,消除不同个体间的差异,同时可以节省研究人群数量;缺点是应用病种范围受限,对于各种急性病种重症患者或不能回到第一阶段治疗前状况的疾病(如慢性阻塞性肺疾病急性加重期),及那些为让病情回到第一阶段而自行停止治疗的疾病(如心力衰竭),均不能采用此类交叉对照试验。

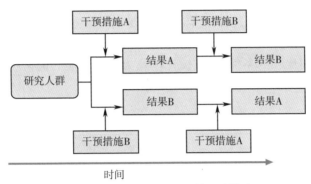

图 11-3　非随机交叉试验的设计模式

自身前后对照试验是指每个研究对象先后接受试验和对照 2 种不同措施进行试验研究,最后将 2 次先后观测的结果进行比较,设计模式见图 11-4。自身前后对照试验是以同一个体为研究对象,可以避免个体差异对结果的影响。每例受试者都要在前后不同阶段接受相同的试验和对照 2 种治疗措施,因此和交叉试验一样仅适用于慢性反复发作的疾病研究。

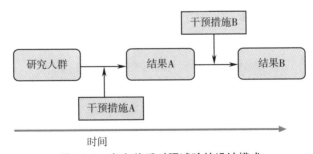

图 11-4　自身前后对照试验的设计模式

二、报告规范

非随机对照试验由于缺少随机化分组这个临床研究的最基本的特征,研究结果可能存在某些偏倚。因此对于此类研究,只有详细和清晰的报告,提供足够的研究设计、实施方案、技术路线和结果信息,非随机对照试验研究才可发挥其作为循证医学证据的价值。

2003 年 7 月 24—25 日,美国疾病控制与预防中心(Centers for Disease Control and Prevention,CDC)HIV/AIDS 综合防治研究(PRS)小组在亚特兰大召开相关会议,会议结果认为更清晰和标准的研究评价报告不应只局限于RCT,还要扩展到非随机对照试验,由此提出非随机对照试验的报告规范——TREND(transparent reporting of evaluations with nonrandomized designs)清单。TREND 清单包括 22 个条目,有标题和摘要、前言、方法、结果、讨论各部分内容,强调非随机对照试验的研究报告要详细报告研究的假设(理论基础)、干预措施和组间比较的条件、研究设计以及为调整可能的偏倚所采用的方法,具体见表 11-2[2]。

表 11-2　TREND 写作清单

内容与主题	条目	描述
标题与摘要		
	1	说明研究对象单位如何分配到各干预组;采用结构式摘要;描述目标人群与研究样本人群的基本信息
前言		
背景	2	科学背景与原理的解释;设计行为干预研究的理论基础
方法		
研究对象	3	对研究对象进行描述;研究对象征集和抽样时研究对象的纳入标准;征集研究对象的方法,如采用随机抽样则描述抽样方法;征集研究对象、数据收集的单位和场所
干预措施	4	对各干预组及对照组的干预措施进行详细描述
研究目的	5	描述具体的研究目的与研究假设
结局	6	明确定义主要和次要结局指标;详细描述数据收集的方法和为提高测量质量所采取的方法;描述有关方法学有效性的信息,如有关心理学和生物学测量
样本量	7	样本量如何确定;如果可能,描述中期分析以及终止分析的指征
分配方法	8	分配单位,如可以按个体、组或者社区分组;分配方法,包括描述区组、分层和最小化;为减少因非随机化而导致的偏倚所采取的措施,如配比
盲法	9	研究对象、干预实施者和结局评估人员是否被"盲"试验分组;如果是,描述盲法如何实现和评估

续表

内容与主题	条目	描述
分析单位	10	描述用于评估干预效果的最小分析单位(如个体、组或社区);如果分析单位与分配单位不同,描述采用何种方法调整,如分配单位为组,分析单位为个体,可采用多水平模型分析控制组内个体的相关性
统计分析方法	11	描述比较组间主要结局变量所采用的统计方法,包括处理非独立数据的复杂统计方法;描述其他用于亚组分析和调整混杂变量的分析方法;必要时,描述处理缺失数据的方法;说明采用的统计软件或程序
结果		
研究对象流程	12	研究各阶段(登记、分组、干预措施分配、实施干预、随访和分析)研究对象的数目变化(建议使用研究对象流程图)
征集研究对象	13	研究对象征集开始与结束日期,随访开始与结束时间
基线数据	14	描述各组研究对象在基线时的人口学信息和临床特征;说明与特定疾病预防研究有关的每个状况的基线特征;描述失访者与在访者基线特征的总体比较,或按某个研究特征分层比较;描述研究人群与研究目标人群的基线特征比较
基线均衡性	15	不同研究组间基线的均衡性分析结果,以及用于控制组间基线差异的方法
分析的数字	16	描述纳入各分析组的研究对象总数(分母),尤其是当针对不同结局变量研究对象数目有变化时,必要时研究结果用绝对数表示;说明是否采用了 ITT 分析策略,如未采用,描述分析中如何处理失访者
结局和效应估计	17	首先描述各组主要和次要结局变量水平,同时给出干预效应大小的点估计和区间估计;同时报告无效和隐性结果;报告其他事先设计并通过分配干预措施所要检验的因果关系的分析结果
辅助分析	18	总结报告其他亚组分析和调整分析,指出哪些为事先设计的、哪些是探索性的
不良反应事件	19	总结描述各组重要不良事件和非预期效应的水平,并说明分析方法和效应大小,并给出区间估计
讨论		
解释	20	在考虑研究假设、可能的偏倚、测量的误差、多重比较分析和局限性不足后,对研究结果进行合理的解释;结果的讨论应考虑干预措施发挥效应的机制(因果通路),以及其他可能的机制和解释;讨论实施干预的有利因素和不利因素,以及保真性;讨论研究在计划性和政策研究方面的意义

续表

内容与主题	条目	描述
外推性	21	在考虑研究人群、干预措施的特点、随访时间长短、激励性、顺应性、研究实施的场所和机构的特殊性等因素的基础上,讨论研究结果的外推性(外部有效性)
证据总体	22	结合现有证据和理论,对结果进行全面的解释

（郑志华　朱建红）

第二节　非随机对照试验的质量评价

不同于随机对照试验,非随机对照试验由于缺少随机化分组这个临床研究的最基本的特征,研究结果可能存在某些偏倚。因此,在阅读文献时需对文献质量进行评价,以降低偏倚,得到真正有实用价值、科学可靠的临床证据。目前用于非随机对照试验的工具主要有 MINORS 条目、Reisch 评价工具。此外,TREND 清单也可以用来评价非随机试验研究的质量。

Reisch 评价工具用于非随机对照试验的质量评价需结合实际研究进行一些调整以发挥该工具的评价功能。现被 Cochrane 肠道炎症性疾病小组使用,因其条目繁多,使用耗时,使用性不强,在此不详细介绍。

非随机对照试验方法学评价指标(methodological index for non-randomized studies,MINORS)是由法国外科医师 Slim 等在 2007 年全面回顾文献及专家共识的基础上制定的临床干预研究的质量评价工具,特别适用于外科非随机对照干预性研究(non-randomized surgical studies)的质量评价。评价指标共 12 条,每条分为 0~2 分。前 8 条针对无对照组的研究,最高分为 16 分;后 4 条与前 8 条一起针对有对照组的研究,最高分共 24 分。总分 0~12 分为低质量文献,13~18 为中等质量文献,19~24 为高质量文献。0 分表示未报道;1 分表示报道了但信息不充分;2 分表示报道了且提供了充分的信息(表 11-3)[3]。

表 11-3　MINORS 评价条目

序号	条目	提示
1	明确地给出了研究目的	所定义的问题应该是精确的且与可获得的文献有关
2	纳入患者的连贯性	所有具有潜在可能的患者(满足纳入标准)都在研究期间被纳入了(无排除或给出了排除的理由)

续表

序号	条目	提示
3	预期数据的收集	收集了根据研究开始前制订的研究方案中设定的数据
4	终点指标能恰当地反映研究目的	明确地解释用来评价与所定义的问题一致的结局指标标准。同时应在意向性治疗分析的基础上对终点指标进行评估
5	终点指标评估的客观性	对客观终点指标的评价采用评价者单盲法,主观终点指标采用双盲法。否则,应给出未行盲法的理由
6	随访时间是否充足	随访时间应足够长,以使得能对终点指标及可能的不良事件进行分析
7	失访率低于 5%	应对所有的患者进行随访。失访比例不得超过反映主要终点指标的患者比例
8	是否估算了样本量	根据预期结局事件的发生率,计算了可测出不同研究结局的样本量及其 95% 可信区间;且提供的信息能够从显著统计学差异及估算把握水平对预期结果与试验结果进行比较
9~12 条	用于评价有对照组研究的附加标准	
9	对照组的选择是否恰当	对于诊断性试验,应为诊断的"金标准";对于治疗干预试验,干预措施应是能从已发表研究中获取的最佳干预。
10	对照组是否同步	对照组与试验组应该是同期进行的(非历史对照)
11	组间基线是否可比	不同于研究终点,对照组与试验组起点的基线标准应该具有相似性。无可能导致使结果解释产生偏倚的混杂因素
12	统计分析是否恰当	用于计算可信区间或相对危险度的统计资料是否与研究类型相匹配

（郑志华　朱建红）

第三节　实 例 介 绍

本节以王军等发表的《新辅助放化疗对中低位直肠癌患者勃起功能和排尿功能影响的前瞻性非随机对照研究》为例[4],利用 MINORS 条目评价其方法学质量,评价指标共 12 条,每条分为 0~2 分,0 分表示未报道,1 分表示报道了但信息不充分,2 分表示报道了且提供了充分的信息。该篇非随机对照试验的总评分为 20 分,方法学质量为高质量,结果见表 11-4。

表 11-4　MINORS 评价结果

序号	条目	内容	评分
1	明确地给出了研究目的	给出了明确的研究目的	2
2	纳入患者的连贯性	有明确的纳入排除标准	2
3	预期数据的收集	收集了根据研究开始前制订的研究方案中设定的数据	2
4	终点指标能恰当地反映研究目的	有明确的结局指标标准	2
5	终点指标评估的客观性	未描述	0
6	随访时间是否充足	随访时间应足够长	2
7	失访率低于 5%	失访率 4.3%	2
8	是否估算了样本量	未估算	0
9~12 条	用于评价有对照组研究的附加标准		
9	对照组的选择是否恰当	对照组选择恰当	2
10	对照组是否同步	对照组与试验组同期进行	2
11	组间基线是否可比	无可能导致使结果解释产生偏倚的混杂因素	2
12	统计分析是否恰当	统计分析恰当	2
	总得分		20

（郑志华　朱建红）

参考文献 ▶▶▶

[1] 李幼平 . 循证医学 . 北京：人民卫生出版社，2014.

[2] 严卫丽 . 第六讲：非随机对照试验研究报告规范——TREND 清单解读 . 中国循证儿科杂志，2010，5（06）：458-460.

[3] 曾宪涛，庄丽萍，杨宗国，等 . Meta 分析系列之七：非随机实验性研究、诊断性试验及动物实验的质量评价工具 . 中国循证心血管医学杂志，2012，4（06）：496-499.

[4] 王军，康亮，雷育清，等 . 新辅助放化疗对中低位直肠癌患者勃起功能和排尿功能影响的前瞻性非随机对照研究 . 中华胃肠外科杂志，2016，19（01）：45-49.

第十二章
队列研究与病例对照研究

观察性研究（observational study）又称非实验性研究或对比研究，是指不对研究对象施加任何干预而获得事实材料的研究方法，多用于评估教育项目和研究可能造成疾病或损害的危险因素。观察性研究主要包括 3 种类型，即横断面研究（cross-sectional study）、病例对照研究（case-control study）和队列研究（cohort study）。观察性研究是阐述疾病分布特征、认识疾病病因及影响因素的重要研究方法。本章将对病例对照研究和队列研究的报告规范及其方法学质量评价方法进行介绍。

第一节　概　　述

一、概念

队列研究（设计模式见图 12-1）是将一群研究对象按是否暴露于某种因素分为暴露组与非暴露组，追踪其各自发病的结局，比较两者发病结局的差

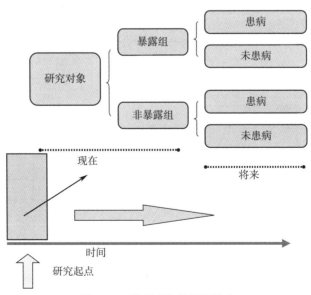

图 12-1　队列研究的设计模式

异,以研究疾病与暴露之间的因果关系,分为前瞻性队列研究和回顾性队列研究。前瞻性队列研究是以因素分组,开始观察时病例还未出现,需追踪观察一段时间才可得到最终的分析结果。性质是前瞻性的,从现在一直追踪到将来,是队列研究的一般形式,设计模式见图 12-2。回顾性队列研究又称历史性队列研究,是追溯过去某个时期的人群对某种因素的暴露史,然后追查到现在的发病或死亡情况。研究开始时事件已经发生,因此性质是回顾性的,时间是从过去追查到现在,设计模式见图 12-3。队列研究的优点为可设立前瞻性的同期对照,可信度较高,是临床最常见的研究类型之一;局限性为时间长,失访率高,费用高;入选与排除标准较为严格,使分组具有可比性。

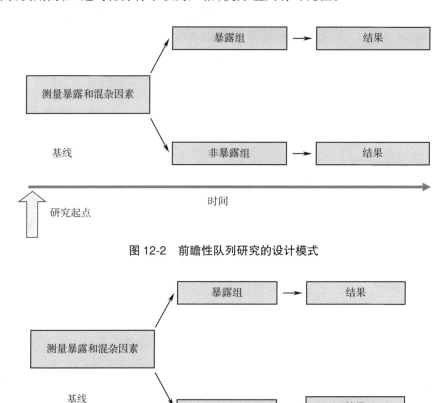

图 12-2　前瞻性队列研究的设计模式

图 12-3　回顾性队列研究的设计模式

病例对照研究是选择患有特定疾病的人群作为病例组和未患这种疾病的

人群作为对照组,调查两组人群过去暴露于某种(或某些)可能危险因素的比例,判断暴露于危险因素是否与疾病有关联及关联程度大小的一种观察性研究方法,设计模式见图 12-4。病例对照研究选择病例(一般是新发病例),并为病例选择合适的对照(对照要来自产生病例源人群的非患者,具有可比性),看暴露的比例在病例组和对照组的比值(OR),以此来判断暴露对疾病的影响。病例对照研究的优点为省人、省时、省钱,可分析多个因素;局限性为极易产生偏倚。

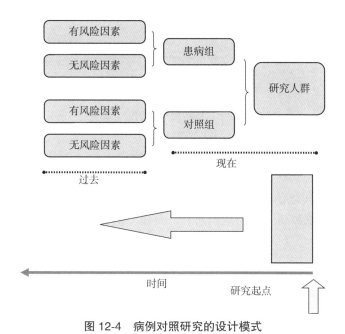

图 12-4　病例对照研究的设计模式

横断面研究是在某一时点或相当短的时间内(如 1 天、1 周或 1 个月)对某一人群中有关疾病或临床事件的患病(或发生)状况及影响因素进行调查分析(普查、抽样调查),只调查该时间点,没有随访,没有跟踪,设计模式见图 12-5。研究目的是了解某一疾病或临床事件的发生状况及其影响因素,围绕研究目的开展调查。它的特点是对暴露因素和患病情况同时进行调查,调查的对象是具有某种特征的自然人群。优点为一次研究可同时观察多种因素,可以形成较多的成果,还可以为后续研究提供基础;缺点为难以判断因果的时相关系,极易产生偏倚。

病例对照研究 vs 队列研究:当我们先知道结局,回头去寻找不同结局患者的暴露因素时(如基于某一时间点的结局,回溯患者是否具有某些危险因素),这时的研究就是病例对照研究。病例对照研究的一大特点是我们是从结局

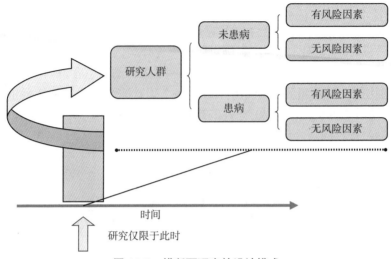

图 12-5　横断面研究的设计模式

回追暴露,因此我们只能得到出现结局与未出现结局这 2 类患者的暴露情况。而如果在一个观察性研究中,我们一开始就只收集暴露情况,这样就能明确暴露因素是在患病之前。经过一段时间的观察,我们看看暴露与否是否会影响结局的发生。这种研究称为队列研究。具体差别见表 12-1。

表 12-1　队列研究与病例对照研究的区别

内容	队列研究	病例对照研究
研究目的	寻找和验证疾病危险因素、预后因素	病例与对照过去的暴露情况
研究顺序	前瞻性(由因到果) 回顾性(由果到因)	回顾性(由果到因)
研究分组	暴露组和非暴露组	病例组和对照组
分组标准	是否暴露	是否患病
因果关系论证强度	较强	一般
观察指标	发病(死亡)率	暴露率
效应指标	RR	OR
应用	检验病因假设	初步病因研究
适用病种	常见病	主要是罕见病
主要偏倚	失访偏倚	信息偏倚

二、报告规范

目前观察性研究普遍存在报告不完整和不规范的问题,准确、翔实地报道观察性研究的设计、方法、实施及结果对于客观反映论文的学术水平、应用价值及成果推广、利用等具有重要意义。为了规范观察性研究的报告,2004年一个由方法学家、科研人员及编辑组成的国际性合作小组成立,就3种主要的流行病学观察性研究(队列研究、病例对照研究、横断面研究)的报告内容制定规范,即STROBE(strengthening the reporting of observational studies in epidemiology)声明[1-2]。随着研究的不断深入,工作组经过反复讨论、磋商,并于2005年4月、2005年9月和2007年10月分别对STROBE声明进行修订,使其更加全面、细致,更具科学性、合理性。STROBE清单第4版(2007年10月修订)包括六大部分共22个条目,具体见表12-2。

表 12-2　STROBE 声明清单[1-2]

内容与主题	条目	推荐
文题和摘要	1	(1)采用专业术语描述研究类型。 (2)摘要内容丰富,能准确表述研究的方法和结果
前言		
背景	2	解释研究的科学背景和依据
研究目的	3	阐明研究目的,包括任何预先确定的假设
方法		
研究设计	4	描述研究设计的要素
研究地点	5	描述研究环境,包括具体场所和相关时间(研究对象征集、暴露、随访和数据收集时间)
研究对象	6	(1)队列研究描述研究对象的入选标准、来源和方法,描述随访方法;病例对照研究描述病例和对照的入选标准、来源和方法,描述选择病例和对照的原理。 (2)队列研究:配对研究需描述配对标准、暴露与非暴露数量;病例对照研究:配对研究需描述配对标准和与每个病例匹配的对照
研究变量	7	明确界定结局指标、暴露因素、预测指标、潜在混杂因素及效应修饰因子,如有可能,应给出诊断标准
资料来源与评估	8	描述每一研究变量的数据来源和详细的测定、评估方法(如有多组,应描述各组之间评估方法的可比性)
偏倚	9	描述潜在的偏倚及消除方法

内容与主题	条目	推荐
样本量	10	解释样本大小的确定方法
定量指标	11	解释定量指标的分析方法,如有可能应描述如何选择分组及其原因
统计学方法	12	(1)描述所用的统计学方法,包括控制混杂因素的方法。 (2)描述亚组分析和交互作用所用的方法。 (3)描述缺失值的处理方法。 (4)如有可能,队列研究应解释失访资料的处理方法,病例对照研究应解释病例和对照的匹配方法。 (5)描述敏感性分析方法
结果		
研究对象	13	(1)报告各阶段研究对象的数量,包括征集者、接受检验者、检验合格者、纳入研究者、完成随访者和进行分析者的数量。 (2)描述各阶段研究对象退出的原因。 (3)可考虑使用流程图
描述性资料	14	(1)描述研究对象的特征(如人口学、临床和社会特征),以及暴露因素和潜在混杂因素的信息。 (2)描述各相关变量有缺失值的研究对象数量。 (3)队列研究描述随访时间(如平均随访时间、总随访时间)
结局资料	15	(1)队列研究报告发生结局事件的数量或根据时间总结发生结局事件的数量。 (2)病例对照研究报告各暴露类别的数量或暴露的综合指标
主要结果	16	(1)给出未校正和校正混杂因素的关联强度估计值、精确度(如95%CI);阐明哪些混杂因素被校正及其原因。 (2)对连续性变量分组时报告分组界值(切分点)。 (3)如果有关联,可将有意义时期内的相对危险度转换成绝对危险度
其他分析	17	报告其他分析结果,如亚组和交互作用分析、敏感度分析
讨论		
重要结果	18	概括与研究目的有关的重要结果
局限性	19	结合潜在偏倚和误差的来源,讨论研究的局限性及潜在偏倚的方向和大小
解释	20	结合研究目的、局限性、多因素分析、类似研究的结果和其他相关证据,客观、全面地解释结果
可推广性	21	讨论研究结果的普适性及可推广性(外推有效性)

续表

内容与主题	条目	推荐
其他信息		
资助	22	给出本研究的资助来源和资助者的角色,如果本文是基于先前研究开展的,给出先前研究的资助来源和资助者的角色

(朱建红　鲁雨心)

第二节　队列研究与病例对照研究的质量评价

由于人的内在特点或实施条件涉及医学伦理等原因,这类研究通常不能实现随机化。因此,与随机对照试验相比,观察性研究更容易受到偏倚风险的影响,发生选择性偏倚的风险大于实验性研究。本节将对队列研究与病例对照研究的质量评价工具进行简介。

1. 纽卡斯尔-渥太华量表量表　纽卡斯尔-渥太华量表(the Newcastle-Ottawa scale,NOS)适用于评价病例对照研究和队列研究[3-4]。它通过三大块共 8 个条目的方法评价队列研究(表 12-3)和病例对照研究(表 12-4),具体包括研究人群选择(selection)、组间可比性(comparability)、暴露(exposure)评价或结果(outcome)评价。NOS 对文献质量的评价采用星级系统的半量化原则,满分为 10 颗星。

表 12-3　队列研究的 NOS 评价标准[1,3]

栏目	条目	评价标准
研究人群选择	暴露组的代表性如何(1分)	①真正代表人群中暴露组的特征*;②在一定程度上代表人群中暴露组的特征*;③选择某类人群,如护士、志愿者;④未描述暴露组的来源情况
	非暴露组的选择方法(1分)	①与暴露组来自同一人群*;②与暴露组来自不同人群;③未描述非暴露组的来源情况
	暴露因素的确定方法(1分)	①固定的档案记录(如外科手术记录)*;②采用结构式访谈*;③研究对象自己写的报告;④未描述
	确定研究起始时尚无要观察的结局指标(1分)	①是*;②否
组间可比性	设计和统计分析时考虑暴露组和未暴露组的可比性(2分)	①研究控制了最重要的混杂因素*;②研究控制了任何其他的混杂因素*(此条可以进行修改,用以说明特定控制第二重要因素)

续表

栏目	条目	评价标准
结果评价	结果测量研究对于结果的评价是否充分(1分)	①盲法独立评价*;②有档案记录*;③自我报告;④未描述
	结果发生后随访是否足够长(1分)	①是(评价前规定恰当的随访时间)*;②否
	暴露组和非暴露组的随访是否充分(1分)	①随访完整*;②有少量研究对象失访,但不至于引入偏倚(规定失访率或描述失访情况)*;③有失访(规定失访率),但未行描述;④未描述随访情况

注:*给分点;从队列的选择、可比性和结果测量3个方面进行评价,评价后星数(☆)越多质量越好。

表 12-4　病例对照研究的 NOS 评价标准[1,4]

栏目	条目	评价标准
研究人群选择	病例确定是否恰当(1分)	①恰当,有独立的确定方法或人员*;②恰当,如基于档案记录或自我报告;③未描述
	病例的代表性(1分)	①连续或有代表性的系列病例*;②有潜在选择偏倚或未描述
	对照的选择(1分)	①与病例同一人群的对照*;②与病例同一人群的住院人员的对照;③未描述
	对照的确定(1分)	①无目标疾病史(端点)*;②未描述来源
组间可比性	设计和统计分析时考虑病例和对照的可比性(2分)	①研究控制了最重要的混杂因素*;②研究控制了任何其他的混杂因素*(此条可以进行修改,用以说明特定控制第二重要因素)
暴露因素的测量	暴露因素的确定(1分)	①固定的档案记录(如外科手术记录)*;②采用结构式访谈且不知访谈者是病例或对照*;③采用未实施盲法的访谈(即知道病例或对照的情况);④未描述
	采用相同的方法确定病例和对照组的暴露因素(1分)	①是*;②否
	无应答率(1分)	①病例和对照组的无应答率相同*;②描述了无应答者的情况;③病例和对照组的无应答率不同且未描述

注:*给分点;该标准包括3个方面的评价,即病例组与对照组的选择方法、病例组与对照组的可比性、接触暴露评估方法,评价后星数(☆)越多质量越好。

　　NOS 的制作很好地结合了病例对照研究和队列研究的实际,从随机对照试验评价方法中得以引申,能较好地应用于非随机对照试验的系统评价,已被 Cochrane 协作网的非随机研究方法学组用于培训中并推荐使用。

2. AHRQ 横断面研究评价标准　美国医疗保健研究与质量局(Agency for Healthcare Research and Quality,AHRQ)对观察性研究的质量评价标准进行推荐[5-6],其中推荐 NOS 量表作为评价队列研究和病例对照研究的标准;推荐评价横断面研究(cross-sectional study)的标准包括 11 个条目,分别用"是""否"及"不清楚"作答,见表 12-5。

表 12-5　AHRQ 横断面研究质量评价条目[5]

评价条目	是	否	不清楚
1. 是否明确了资料的来源(调查、文献回顾)			
2. 是否列出了暴露组和非暴露组(病例和对照)的纳入及排除标准或参考以往的出版物			
3. 是否给出了鉴别患者的时间阶段			
4. 如果不是人群来源的话,研究对象是否连续			
5. 评价者的主观因素是否掩盖了研究对象其他方面的情况			
6. 描述了任何为保证质量而进行的评估(如对主要结局指标的检测/再检测)			
7. 解释了排除分析的任何患者的理由			
8. 描述了如何评价和/或控制混杂因素的措施			
9. 如果可能,解释了分析中是如何处理丢失数据的			
10. 总结了患者的应答率及数据收集的完整性			
11. 如果有随访,查明预期的患者不完整数据所占的百分比或随访结果			

(朱建红　鲁雨心)

第三节　实 例 介 绍

本文以《中华传染病杂志》2015 年第 12 期发表的《抗结核药物所致肝损伤的危险因素及其对结核病患者治疗结局影响的回顾性队列研究》为例,对 NOS 评价标准进行解读。需要注意的是,这一研究属于病例对照研究而非队列研究。

一、研究人群选择

1. 病例确定是否恰当

实例:由该例方法部分的纳入与排除标准可知,病例的确定恰当,判定为给 1 分。

2. 病例的代表性

实例:由该例方法部分可知,纳入的病例为一段时间内的连续病例,判定为给 1 分。

3. 对照的选择

实例:由该例方法部分可知,对照人群与病例组来自同一人群和同一段时间,判定为给 1 分。

4. 对照的确定

实例:由该例的纳入与排除标准可知,对照人群无目标疾病史,判定为给 1 分。

二、组间可比性

设计和统计分析时考虑病例和对照的可比性

实例:由该例方法部分可知,统计分析采用单因素和多因素分析,并计算入选变量的校正 OR 值和 95%CI,判定为给 2 分。

三、暴露因素的测量

1. 暴露因素的确定

实例:由该例方法部分可知,对结果的测量是根据档案记录,判定为给 1 分。

2. 采用相同的方法确定病例和对照组的暴露因素

实例:由该例方法部分可知,对结果的测量是根据档案记录,判定为给 1 分。

3. 无应答率

实例:由该例方法部分可知,对失访等情况进行了描述,判定为给 1 分。

（朱建红　鲁雨心）

参考文献 ▶▶▶

［1］曾宪涛,刘慧,陈曦,等. Meta 分析系列之四:观察性研究的质量评价工具. 中国循证心血管医学杂志,2012,4(04):297-299.

［2］VANDENBROUCKE J P,VON ELM E,ALTMAN D G,et al. Strengthening the reporting of observational studies in epidemiology（STROBE）:explanation and elaboration. PLoS Medicine,2007,4（10）:e297.

［3］STANG A. Critical evaluation of the Newcastle-Ottawa scale for the assessment of the quality of nonrandomized studies in meta-analyses. Eur J Epidemiol,2010,25（9）:603-605.

［4］WELLS G,SHEA B,O'CONNELL J,et al. The Newcastle-Ottawa scale（NOS）for assessing the quality of nonrandomised studies in meta-analysis. http://www.ohri.ca/programs/clinical_epidemiology/oxfordasp.

［5］ROSTOM A,DUBE C,CRANNEY A,et al. Celiac Disease. Rockville（MD）:Agency for Healthcare Research and Quality（US）,2004（Evidence Reports/Technology Assessments,No. 104.）Appendix D. Quality Assessment Forms. http://www.ncbi.nlm.nih.gov/books/NBK35156.

［6］李幼平.循证医学.北京:人民卫生出版社,2014.

第十三章
病例系列研究与病例报告

病例报告与病例系列属于叙述性研究,通常只有 1 个或 1 组病例而没有对照。病例报告个案报道（case report）是对单个患者接受某种诊治措施所产生的某种结果进行描述和评价;病例系列（case series）是对曾接受某种相同治疗的一批患者的临床结果进行描述和评价。在某些情况下（如涉及伦理学问题）,对照试验（RCT、病例对照或队列研究）可能不适用或尚未开展,病例系列可能是唯一可获得的循证医学证据。

第一节　概　　述

一、概念

病例报告与病例系列按照研究目的不同可分为教育性病例报告／系列、诊断性病例报告／系列、治疗性病例报告／系列;按照时间不同可分为回顾性病例报告／系列、前瞻性病例报告／系列。其中最为常见的是回顾性的治疗性病例报告,撰写于医疗结束后,详细、深入地报告病例诊断和治疗的全过程。病例系列是无对照的观察性研究,涉及对多个患者同一种干预、疾病或结局的描述,主要用于以下 3 个方面:①报告药物治疗的潜在危害和不良反应;②描述一种新出现的疾病或罕见病的临床表现、诊治措施,新的手术方法、护理方法或其他保健措施;③观察某药物或疗法的效果。

病例报告与病例系列具有以下优点:包含丰富、细致、整体、深入的医疗信息;更加贴近临床实际,能够更加准确而透明地反映某一特定患者的具体情况,而这些情况是其他高等级临床研究容易忽略或者根本无法探知的;信息的可读性强,更容易引起读者的兴趣,更容易被理解和吸收,也就更容易被其他医师所借鉴。然而也存在以下局限性:没有对照组,不能够进行因果推断;结果的混杂性较高;结果的可推广性较低;存在严重的发表偏倚等。

相比于其他研究类型,病例系列由于未随机分组和设置对照,可能受到多种潜在偏倚的影响。按照牛津证据分级系统或 GRADE 分级系统等,病例系列在证据等级中处于低级别。需要注意的是,病例系列中有一种“全或无病例系列”(all or none),是指病例系列中报告的病例在治疗与不治疗之间发生非常显著的差异。包括 2 种情况:一种是指在没有采用此种治疗方法之前,全部患者都会发生某种不良结局,如死亡,而采用此种治疗方法之后,部分患者生存下来;另一种情况是指在使用此种治疗方法之前,一些患者因病死亡,而使用此种治疗方法之后,无一患者因该病而死亡。“全或无病例系列”设计属于循证医学的 I c 级证据。最经典的例子就是青霉素的使用,在青霉素出现之前,肺炎被视为绝症,而青霉素开始使用后,大多数病例得以存活。因此,在拥有高质量的“全或无病例系列”结果时,不需要再进行随机对照试验证明其疗效。

二、报告规范

病例报告的基本框架包括题目(明确说明“病例报告”“病例系列”或“个案”);摘要(背景、报告正文要点、结论要点和讨论要点);背景(病例报告的目的、背景信息、文献检索的策略和文献分析的结果、介绍病例及相关背景信息);病例报告(介绍病例、诊疗经过、结局指标、病情变化等);讨论及结论。病例系列不要求像病例报告那样详细地描述每个病例的资料,而是将这些病例作为一个总体,针对其总体特征进行描述。建议参考观察性研究的报告格式(STROBE 清单),在此不详细列出。

(朱建红　何志超)

第二节　病例系列研究与病例报告的质量评价

同其他临床研究一样,病例系列研究的设计、实施、解释都是评价其质量的关键环节。当前没有非常明确、公认的病例系列的评价标准。英国国家卫生与临床优化研究所（National Institute for Clinical Excellence，NICE）对病例系列的质量评价进行如下推荐[1]：①为了提高研究结果的代表性，病例系列中的病例最好来自不同级别的医疗机构，开展多中心的研究；②清楚明确地描述研究的假说或目的、目标；③清楚地报告纳入和排除标准；④对测量的结局作出明确的定义；⑤收集的数据应达到预期目标；⑥准确地描述患者是连续招募的；⑦清楚明确地描述研究的主要发现；⑧将结局进行分层分析及报告，如按照疾病分期、化验结果异常、患者的特征等。

加拿大卫生经济研究所（Institute of Health Economics，IHE）于 2012 年制定了针对病例系列的较为系统全面的质量评价工具，该工具的制定共分为 4步[2-3]。第一步对现有的病例系列质量评价工具进行文献综述，搜集条目并按研究问题、研究人群、干预措施、结局指标测量、统计学分析和结果 6 个领域进行分析。第二步确定初始条目及遴选参与确定条目的专家。第三步应用德尔菲法形成最终条目清单。第四步是应用条目清单进行预评价，并根据评价结果完善解释说明文件。考虑到对条目的符合情况进行打分可能具有一定的误导性，因此 IHE 病例系列方法学质量评价清单不建议使用打分法，而是将每个条目都给出相应选项[4]。虽然专家组尚没有制定相应的质量评价系统，但基于终版清单评价了 13 个病例系列，提出满足 14 条（70%）以上即算可接受的质量的建议。IHE 病例系列方法学质量评价工具的清单见表 13-1[2]。

表 13-1　IHE 病例系列方法学质量评价工具及其说明[2-4]

条目	内容	说明
领域 1：研究目的		
1	是否清晰地说明了研究的假设、目的、目标	**是**：清晰地给出了研究的假设、目的、目标 **不清楚**：研究的假设、目的、目标模糊或描述不清楚 **否**：未给出研究的假设、目的、目标
领域 2：研究人群		
2	是否描述了患者特点	**是**：描述了患者的人口学特征和病因相关的基线特征 **部分报告**：只给出了患者例数 **未报告**：无相关特点
3	是否在多个中心收集病例	**是**：在 1 个以上的中心收集病例 **不清楚**：未说明患者来源 **否**：患者来自单中心
4	研究纳入和排除标准是否明确且合理	**是**：给出了纳入和排除标准 **部分报告**：只给出了纳入或排除标准中的 1 个 **否**：纳入和排除标准均未给出

条目	内容	说明
5	患者的纳入是否连续	**是**：方法学中详细描述了统计学检验且应用恰当（如对正态分布人群采用参数检验、非正态分布人群采用非参数检验），或虽没有用统计学检验但说明了原因 **不清楚**：方法学中未描述统计学检验或无统计分析信息 **否**：统计学检验应用不合理
6	患者的病情是否一致	**是**：明确阐述纳入患者病情的一致性，包括临床状况、发病时间、干预之前的暴露、疾病严重程度、合并疾病或并发症情况 **不清楚**：未说明纳入患者的病情是否一致 **否**：患者的病情不一致，其发病时间等特点的差异很大

领域 3：干预与联合干预

条目	内容	说明
7	是否清楚描述了主要的干预措施	**是**：主要的干预措施描述清楚（如剂量、实施频率、疗程、持续或临时干预、技术参数或设备特点） **部分报告**：只提到了干预名称 **否**：没有描述相关干预情况
8	是否明确描述了联合干预措施	**是**：患者接受了联合干预 **不清楚**：可能有联合干预，但是未给出相关信息 **否**：明确说明没有联合干预，或从文中看出没有联合干预

领域 4：结局测量

条目	内容	说明
9	是否事先确定研究要测量的结局	**是**：在背景或方法部分给出了所有相关结局指标的标准（如可测量的改善或效果、症状缓解、功能改善等） **部分报告**：只在背景或方法中简单给出了部分相关结局 **否**：结局测量首次出现是在结果、讨论或结论部分
10	是否应用合理的客观和 / 或主观方法测量了相关结局指标	**是**：方法学中描述所有相关结局指标均用合理的方法进行测量 **不清楚**：不清楚结局指标是如何测量的 **否**：测量结局指标的方法不合适
11	干预前后是否均测量了结局指标	**是**：干预前后均测量了相关结局指标 **不清楚**：不清楚何时测量的结局指标 **否**：仅在干预后测量了结局指标

领域 5：统计分析

条目	内容	说明
12	是否应用了合理的统计学检验来评价相关结局指标	**是**：方法学中详细描述了统计学检验且应用恰当（如对正态分布人群采用参数检验、非正态分布人群采用非参数检验），或虽没有用统计学检验但说明了原因 **不清楚**：方法学中未描述统计学检验或无统计分析信息 **否**：统计学检验应用不合理

条目	内容	说明
领域 6：结果与结论		
13	是否报告了随访时间	**是**：清楚描述了随访时间，提供了均数、标准差或中位数、范围的数据 **不清楚**：随访时间描述不清晰 **否**：未描述随访时间
14	是否报告了失访情况	**是**：明确报告了失访的例数或比例，或明确报告了所有纳入患者的结果，或通过纳入人数和实际分析人数可以获得失访人数 **不清楚**：失访患者的信息不清晰，或失访报告不一致（如描述的信息和表格数据不一致） **否**：没有报告失访例数或比例
15	是否在相关结局指标的数据分析中提供了随机变量估计	**是**：研究报告了所有结局指标的随机变量的估计（如标准误、标准差、正态分布数据的可信区间、非正态分布数据的范围和四分位距） **部分报告**：随机变量的呈现不清楚（如报告了分布情况，但未说明标准误或标准差） **否**：没有报告结局指标随机变量的估计
16	是否报告了干预相关的不良事件	**是**：给出了研究或特定时间段内出现的干预相关的不良事件，或明确无不良事件发生 **部分报告**：从报告中可推断出只给出了部分而非全部潜在的不良事件 **否**：没有关于是否发生不良事件的信息
17	研究的结果是否支持其结论	**是**：研究结论（包括患者、干预和结局指标）基于研究的结果和讨论得出 **部分报告**：研究结论（括患者、干预和结局指标）并非完全基于研究的结果和讨论得出 **否**：研究结论不是基于研究的结果和讨论得出
领域 7：利益冲突和资金来源		
18	是否说明了研究的利益冲突和支持来源	**是**：报告了利益冲突和资金（或其他）来源，或明确说明无利益冲突或无支持来源 **部分报告**：只给出了利益冲突或支持来源 1 个方面的信息 **否**：利益冲突和支持来源均未报告
新增条目		
19	该研究是否为前瞻性研究	**是**：明确说明为前瞻性研究 **不清楚**：未提及研究设计或描述不清楚 **否**：明确说明为回顾性研究

续表

条目	内容	说明
20	是否对结局评价人员 实施盲法	**是:**结局评价人员不知道干预情况 **不清楚:**未报告结局评价人员是否知道干预情况 **否:**明确说明或明显可判断结局评价人员知道干预情况

注:①评价员在应用前应确定哪些方面是重要的,如有必要则咨询专家;②预评价后新提出的条目。

（朱建红　何志超）

第三节　实 例 介 绍

本文以《中华外科杂志》2014年第11期发表的《贝伐珠单抗联合同期放化疗新辅助治疗局部晚期直肠癌的病例系列研究》的病例系列为例[5],对该评价工具的条目进行解读。

一、领域 1:研究目的

条目 1　是否清晰地说明了研究的假设、目的、目标

实例:该例在其摘要部分均明确了研究目的,即"贝伐珠单抗联合同期放化疗治疗局部晚期直肠癌的安全性和有效性。"判定为"是"。

二、领域 2:研究人群

条目 2　是否描述了患者特点

实例:该例在"资料与方法"部分明确地阐述了纳入人群的特点,即"其中男性7例,女性5例;年龄21~66岁,中位年龄44岁,美国东部肿瘤协作组体能状态评分为0~1。腺癌分化程度:中分化7例,高分化3例,低分化2例。影像学评估病灶位置,位于低位直肠5例,中段直肠4例,上段直肠3例。区域淋巴结转移10例,原发灶侵犯周围器官7例。"判定为"是"。

条目 3　是否在多个中心收集病例

实例:该例中的研究人群来源于单中心,判定为"否"。

条目 4　研究的纳入和排除标准是否明确且合理

实例:该例未提到纳入与排除标准,判定为"否"。

条目 5　患者的招募是否连续

实例:虽然该例在方法学中描述纳入2011年1月—2012年6月在该院就诊的患者,但未明确是否连续病例或该时间段内符合标准的患者全部纳入,故判定为"不清楚"。

条目6　患者的病情是否一致

实例:该例纳入患者的疾病严重程度明显不同,故判定为"否"。

三、领域3:干预与联合干预

条目7　是否清楚描述了主要的干预措施

实例:该例全面描述了治疗方法及其细节,具有可重复性,即"患者首先接受1周期含贝伐珠单抗的诱导化疗(贝伐珠单抗5mg/kg,奥沙利铂85mg/m²,亚叶酸钙400mg/m²,氟尿嘧啶400mg/m²静脉注射,氟尿嘧啶2 400mg/m²静脉泵注)。"故判定为"是"。

条目8　是否明确描述了其他或联合干预措施

实例:该例描述了联合干预,即"2周后开始同期放化疗[放疗50Gy,放疗第1、15和29天分别给予贝伐珠单抗5mg/kg,放疗同期给予氟尿嘧啶持续静脉泵注200mg/(m·d)]";放疗结束后2周予1周期巩固化疗(奥沙利铂85mg/m²,亚叶酸钙400mg/m²,氟尿嘧啶400mg/m²静脉注射,氟尿嘧啶2 400mg/m²静脉泵注)。"故判定为"是"。

四、领域4:结局测量

条目9　是否事先确定研究要测量的结局指标

实例:该例在方法学中明确了要测量的结局,并定义了疗效评价标准,即"患者治疗前和手术前2周内进行影像学评估,包括胸腹部增强CT扫描及盆腔增强MRI扫描。治疗过程中每2周行体格检查、常规血液检查及毒性评估。毒性评估根据美国国立癌症研究院毒性评估标准4.0版本。手术标本根据AJCC第7版的分期标准进行评估。病理完全缓解指手术标本在镜下完全没有肿瘤细胞。R0切除指肿瘤标本远端、近端及环周面1mm内均未见肿瘤细胞。肿瘤病理退缩分级采用Ryan法,评价结果分为0~3级,0为肿瘤完全坏死,3为镜下见大量肿瘤细胞残留。研究主要观察指标为新辅助治疗的安全性,次要观察指标包括肿瘤病理退缩分级和初步的生存情况。"故判定为"是"。

条目10　是否应用合理的客观和/或主观的方法测量了相关结局指标

实例:该例在方法学部分描述了结局指标,也在结果部分体现了测量相关结局指标的方法,故判定为"是"。

条目11　干预前后是否均测量了结局指标

实例:该例在方法学中给出了结局评价标准,即"患者治疗前和手术前2周内进行影像学评估,包括胸腹部增强CT扫描及盆腔增强MRI扫描。治疗过程中每2周行体格检查、常规血液检查及毒性评估。"故判定为"是"。

五、领域 5：统计分析

条目 12　是否应用了合理的统计学检验评价相关结局指标

实例：该例中没有描述采用相关统计学检验方法，也没有说明为何不使用，故判定为"否"。

六、领域 6：结果与结论

条目 13　是否报告了随访时间

实例：该例描述了随访时间，即"截至 2014 年 7 月 17 日，12 例患者的随访时间为 25~42 个月，中位随访时间为 28 个月。"故判定为"是"。

条目 14　是否报告了失访情况

实例：该例描述了随访结果，即"12 例患者均完成了治疗计划。"通过以上信息可判断该研究没有失访，故判定为"是"。

条目 15　是否在相关结局的数据分析中提供了随机变量的估计

实例：该例未描述对任何结局指标进行随机变量估计，故判定为"否"。

条目 16　是否报告了干预相关的不良事件

实例：该例在结果部分给出了相关信息，即"最严重的毒性为Ⅲ度放射性皮炎和Ⅲ度腹泻，各有 4 例。Ⅱ度毒性有放射性皮炎 8 例、腹泻 6 例、疲乏 4 例、贫血 2 例及体重减轻 1 例。Ⅰ度毒性较为普遍，有骨髓抑制、胃肠道反应、疲乏及肝损害等，均无须特殊处理。"故判定为"是"。

条目 17　研究的结果是否支持其结论

实例：本例结果为"含贝伐珠单抗的夹心式新辅助治疗方案对局部晚期直肠癌有较好的安全性且病理完全缓解率高。然而，由于样本较小，结果存在一定的偶然性。"本例的研究结论紧密围绕结果得出，同时也表明还需要更大样本的研究来确认，较为客观，故判定为"是"。

七、领域 7：利益冲突和资金来源

条目 18　是否说明了研究的利益冲突和支持来源

实例：该例未提供任何利益冲突和资金来源的相关信息，故判定为"否"。

八、新增条目

条目 19　该研究是否为前瞻性研究

实例：该例是直接分析的临床病例资料，不属于前瞻性研究，故判定为"否"。

条目 20　是否对结局评价人员实施盲法

实例:该例未提及是否对结局评价人员实施盲法,故判定为"不清楚"。

(陈广惠　朱建红)

参考文献 ▶▶▶

[1] National Institute for Health and Clinical Excellence. NICE clinical guidelines,Appendix 4 Quality of case series form. http://www.nice.org.uk/nicemedia/pdf/Appendix_04_qualityofcase_series_form_preop.pdf.

[2] 王小琴,陈耀龙,渠清源,等.病例系列研究方法学质量评价工具解读.中国循证儿科杂志,2015,10(05):381-385.

[3] MOGA C,GUO B,SCHOPFLOCHER D,et al. Development of a quality appraisal tool for case series studies using a modified Delphi technique. Edmonton AB:Institute of Health Economics,2012.

[4] 李幼平.循证医学.北京:人民卫生出版社,2014.

[5] 肖健,郑坚,黄艳,等.贝伐珠单抗联合同期放化疗新辅助治疗局部晚期直肠癌的病例系列研究.中华外科杂志,2014,52(11):861-862.

第十四章
其 他 研 究

作为针对药物疗效的评价,临床研究的证据可以简要分为 5 级。其中,基于随机对照试验的系统评价 /meta 归为一级证据。但是 RCT 有非常严格的纳入与排除标准、严格的执行方案,因此基于 RCT 的证据用于临床,通常是以 20% 的信息用于 80% 的患者。近几年来,医学研究领域进入一个"高概念"的时期,新生的概念和理念层出不穷。从早期效力(efficacy)研究到效果(effectiveness)研究之争,再从临床流行病学衍生的循证医学到现如今的真实世界研究(real world study),医学研究的发展导向已经从理想状态走向现实和实际。具体来说,研究者们不再一味追求经典 RCT 解决一切问题,而是真实世界研究。本章将对真实世界研究进行介绍。

第一节 真实世界研究介绍

一、概述

真实世界研究(real world study,RWS)起源于实用性临床试验,是指在较大的样本量(覆盖具有代表性的更大受试人群)的基础上,根据患者的实际病情和意愿非随机选择治疗措施,开展长期评价,并注重有意义的结局治疗,以进一步评价干预措施的外部有效性和安全性。其涵盖的范围较随机对照试验更宽,除治疗性研究外,还可用于诊断、预后、病因等方面的研究。

真实世界研究具备多种优势[1]:①真实世界研究对研究对象常采用相对较少的排除条件,使纳入的人群有较好的代表性,研究结果的外部真实性相对更好;②真实世界研究的样本量通常较大,利于解决罕见疾病和事件所带来的问题,也可更好地处理治疗效应在不同人群之间的差异;③真实世界研究采集的数据可利用快速数据设计技术实现多个研究目标,效率较高;④真实世界研究相对传统临床随机对照试验,尽量减少人为干预,容易被研究对象接受,较容易通过伦理审查,成本 - 效益更优;⑤最重要的是真实世界研究提供传统随机对照试验无法提供的证据,包括真实环境下干预措施的疗效、长期用药的安全性、依从性、疾病负担等证据,是对传统临床研究模式的重要补充。

真实世界研究自身也存在一定的局限性,这些局限性来自数据本身和相关设计。针对治疗结局的评价,除实效性随机对照试验外,观察性真实世界研究由于没有采用随机设计方案,组间的基线、预后差异总是或多或少地存在,可能导致结果偏倚;即便使用复杂的统计学方法尽量消除可能的混杂,其在最大程度上也仅能处理已知的混杂因素(无法处理未知的混杂)。此外,数据的准确性、完整性是真实世界研究可能存在的另一主要问题,在基于回顾性数据库开展研究时该问题尤其突出。样本量增大和使用复杂的统计学处理并不能消除数据质量本身缺陷可能导致的偏倚。最后,基于回顾性数据的真实世界研究还面临事后分析、数据挖掘是否满足因果准则的问题。

二、真实世界研究与随机对照试验的异同

随机对照试验关注效力研究(efficacy trials),即药物与干预措施能否在理想、严格控制的环境下产生预期的效果,着重于内部有效性,不易普遍化。真实世界研究关注效果研究(effectiveness trials),即评价药物在真实临床环境下的治疗效果,重在外部有效性。在具体的设计和各自的局限性上,RCT 和RWS 有很大的差别(表 14-1)。

表 14-1 RCT 与 RWS 设计的区别和局限性

指标	RCT	RWS
研究目的	理想环境下的结局(efficacy/效能)	真实环境下是否有效(effectiveness/效果)
研究用途	常用于药物上市前的管理决策(FDA)	常用于药品上市后的临床医疗/宏观决策
研究环境	研究环境严格控制条件下的研究(通常遵从 GCP 规范)	临床实际条件下的研究环境,对研究者和研究单位的限制相对较少
实施方案	固定方案,严格的设定	可调整方案
患病人群	严格有限样本,设计者制定纳入标准和排除标准	宽泛大样本,不需制定纳入标准和排除标准,符合治疗适应证的患者均可纳入
分组方法	按随机、安慰剂对照的原则将样本分为治疗组及安慰剂对照组	在非随机开放、无安慰剂对照的情况下将患者分为暴露组和公认有效的对照组
研究过程	在较短的时间内通过研究方案的治疗和随访得出结果	通过长时间专门的治疗和随访(质控伦理),在完备注册信息和数据库支持下得出结果
局限性	结论的外推性差,这一直是制约其发展的重要原因	观察者偏倚,且样本量大,随访时间长造成其研究成本高,庞大的数据收集量也增大工作难度,并有可能存在潜在编码错误和数据丢失的问题

虽然两者差别巨大,但并不是对立关系,而是互补与承启关系。RCT 是评价任何临床干预措施的基础,用于评价有效性和安全性,没有 RCT,任何外部有效性的结果都将受到质疑。在 RCT 的基础上制定相应的治疗指南,新的临床干预措施得以真正用于临床,但指南是一种推荐,它告诉医师哪些应该做或可以做,而不是哪些必须做,指南不能替代临床经验。所以,就需要 RWS 作为有效补充,RWS 用于决定效应性,能够用于决定临床实践中真实的效益、风险和治疗价值,使临床研究的结论在 RCT 后回归真实世界。

三、真实世界研究与观察性研究的异同

真实世界研究有时会被简单地理解为观察性研究,这种认识并不全面[1]。从本质上讲,研究问题决定研究设计,研究设计决定数据获取方式和过程。尽管真实世界数据来自真实条件下的数据,这不代表真实世界研究设计局限于

观察性研究。

　　真实世界研究的基本设计通常包括干预性和观察性。在真实世界条件下开展干预性研究的常见方式是对临床已使用的不同干预措施进行随机分组，在尽量贴近临床实际情况下对患者进行干预和随访，并针对患者、临床医师或医疗卫生决策者有重要价值的结局进行评价，常被称为实效性或实用性随机对照试验（pragmatic randomized controlled trial，pRCT）。在 pRCT 的设计中，尽管使用了随机手段，但患者在研究中所处的环境、干预实施和随访过程、数据和结局的收集方式在尽可能贴近真实条件下进行，与真实世界研究的核心实质较好地契合。因此，其仍然属于真实世界研究的范畴。当然，真实世界条件下的干预性研究并非仅有 pRCT，非随机的实效性试验、自适应设计等其他设计也是真实世界研究的可用选择。

　　当然，观察性研究设计是真实世界研究中广泛使用的设计类型之一。在真实条件下收集相关数据（如患者登记、医院电子病历数据、医保数据和流行病学调查等），建立数据库，并针对具体研究问题，运用观察性设计，开展数据分析，是观察性真实世界研究的自然过程。真实世界研究中的观察性设计包括横断面研究、队列研究（前瞻性、回顾性或双向设计）、病例对照研究及其衍生设计（如巢式病例对照、病例队列研究）等常用的设计类型。此外，一些新的设计（如续断性时间序列）也被用于观察性真实世界研究。

　　需要明确的是，没有任何一种设计一定优于其他设计，每种设计都有优势和不足。没有任何一种研究设计能回答所有的研究问题，相同的研究问题可以采用不同的研究设计来解决。应该注意的是研究设计的选择首先要基于研究问题，何种研究设计能最准确和精确地回答该科学问题。此外，研究数据的可得性、难度、质量，研究资源的多少，研究者的经验和研究合作网络也会影响研究设计。

（伍俊妍　朱建红）

第二节　真实世界研究质量评价

　　近年来对于国内大样本观察性研究，特别是来自真实世界电子医疗数据等临床日常实践的数据如何进行规范的研究报告，国内研究者尚缺乏这方面的意识。本节就真实世界研究的 2 种质量评价工具（RECORD 声明和 GRACE 清单）进行介绍。

　　1. RECORD 声明　随着医疗电子信息化发展，研究者越来越青睐于"常规医疗信息和数据"（routine data），这些数据有用于决策分析的医疗保险数据和医疗相关管理数据（如初级医疗数据），临床管理数据如电子医疗数据、疾病注册登记数据（disease registries），临床流行病学调研数据以及其他各种社会人口学数据。这些数据已经"客观"存在，而非因为某种科研目的而设计出来，它们往往能够为特定的科研问题提供有关创新、高效、效益方面的信息。然而如何科学规范地研究这些信息，对于现今研究者和决策者以及临床医师来说还存在诸多挑战。如这些数据本来存在的优劣势以及各种偏倚并不被熟知，加之对于使用这些数据的研究由于缺乏规范报告更加使得这类研究缺乏论证力度。2008 年研发的"STROBE（strengthening the reporting of observational studies in epidemiology）声明"是现今世界公认的用于有关观察性研究的报告规范，但是却没有对上述"日常常规医疗数据"的研究进行明确规范。基于此，在 STROBE 工作组成员的支持下，RECORD（reporting of studies conducted using routinely collected data）声明应需而生，旨在规定如何报告使用"日常常规医疗数据和信息"的研究[2]。

根据 STROBE 大纲，RECORD 工作组主要从 6 个方面对基于"常规医疗数据和信息"的观察性研究报告进行规范：标题 / 摘要；前言；方法；结果；讨论；其他。涉及"常规医疗数据和信息"使用的特殊规定有 15 个条目。由于 RECORD 的开发是基于 STROBE 的拓展，因此应用于 STROBE 的其他相关条目同样也适用于 RECORD，见表 14-2。

表 14-2　RECORD 声明[2-3]

内容与主题	条目	描述
标题 / 摘要		
	1	（a）报告数据类型，如有可能标明数据库名称。 （b）如果适用，应报告研究的地点和时间。 （c）如果链接了不同数据库，应在此明确说明
前言		
背景	2	解释所报告的研究开展的科学背景以及理由
目的	3	阐明研究目的以及相关研究假说
方法		
研究设计	4	尽早报告研究设计的关键内容
研究场所	5	描述研究机构、研究地点以及相关日期，如招募的时间范围、暴露、随访以及数据采集时间
研究对象	6	（a）人群选择方法（如用于识别研究对象的编码或规则）必须翔实报告。如果无法报告，则需解释原因。

内容与主题	条目	描述
研究对象	6	(b) 提供用于选择人群编码或规则的研究参考文献。如验证研究已做但未发表,需详细报告验证研究的方法与结果。 (c) 如果链接了不同数据库,则应使用流程图或其他示意图展示数据库链接过程,需包含每个阶段数据链接的人数
研究变量	7	详细提供识别暴露、结局、混杂,以及效应修正因素的所有编码和规则。如果无法报告,则需解释原因
数据来源/测量	8	对每个有意义的变量,给出数据来源和详细的测量方法;如果有1个以上的组,描述各组之间测量方法的可比性
偏倚	9	描述解决潜在偏倚的方法
样本量	10	描述样本量确定的方法
定量变量	11	解释定量变量是如何分析的,如果相关,描述分组的方法和原因
统计方法	12	(a) 描述所用的所有统计方法,包括减少混杂因素的方法。 (b) 描述所有分析亚组和交互作用的方法。 (c) 解释如何解决数据缺失。 (d) 队列设计:如果相关,描述解决失访问题的方法;病例对照设计:如果相关,描述如何对病例和对照进行配对;横断面设计:如果相关,描述考虑到抽样策略的分析方法。 (e) 描述所用的敏感性分析方法
数据获取和清理方法	12.1	报告研究者在何种程度获得数据库人群进而抽取研究人群。报告数据清理方法
数据链接	12.2	注明研究是基于个体数据、机构水平,还是2个以上的数据库链接。提供数据库链接的方法及质量评估
结果		
研究对象	13	详述本研究中研究对象的选择过程(如研究人群选择),包括如果基于数据质量、数据可及以及链接来过滤研究对象。研究对象的选择过程可通过文字描述和/或流程图展示
基线资料	14	(a) 描述研究人群的特征(人口学特征、临床与社会特征),以及暴露和潜在混杂因素的相关信息。 (b) 描述每个研究变量数据的完整程度。 (c) 队列设计:总结随访时间(如平均随访时间和全部随访时间)
结局资料	15	队列研究:报告随时间变化的结局事件数量或综合指标;病例对照研究:报告各种暴露类别的人数或暴露综合指标;横断面研究:报告结局事件数量或综合指标

内容与主题	条目	描述
主要结果	16	（a）报告未校正的估计值，如果相关，给出混杂因素校正后的估计值（如 95% 可信区间）。阐明按照哪些混杂因素进行了校正以及选择这些因素进行校正的原因。 （b）如对连续变量进行分组，要报告每组观察值的范围。 （c）对有意义的危险因素，最好将相对危险度转化成针对有意义的时间范围的绝对危险度
其他分析	17	报告已做的其他分析，如亚组分析、交互作用分析和敏感性分析
讨论		
关键结果	18	根据研究目标概括重要结果
局限性	19	讨论这些数据不是为某特定研究所创建或收集的潜在影响，包含因错分偏倚、未测量混杂、缺失数据以及随时间变化的适用性的讨论
解释	20	结合研究目标、研究局限性和多重分析，相似研究的结果和其他相关证据，谨慎给出一个总体的结果解释
可推广性	21	讨论研究结果的普适性（外推有效性）
其他		
资助	22	提供当前研究的资助来源和资助者，如果可能，提供资助机构在本文基于的原始研究中的作用
研究方案、原始数据以及程序编码是否可获得	22.1	提供如何获取补充信息（如研究方案、原始数据或编程代码）的途径

2. GRACE 清单　GRACE（good research for comparative effectiveness）清单旨在评价比较效益研究（comparative effective research，CER）领域中真实世界研究的质量[4]。GRACE 的结构主要由 3 组问题构成，且主要从评价的角度针对 CER 观察性研究制定一系列准则。3 组问题为是否在实施前已经详细制订了研究计划？研究的执行、分析和报告是否从好的临床实践出发，报告是否足够详细可以用来准确评价和重复？CER 结果的解释对研究人群来说能有多大程度的真实有效？该清单主要围绕数据和方法 2 个方面的内容制定 11 条评价条目，其中 6 条关于数据评价、5 条关于方法评价。评价者以是否的形式作答，并需给出评语，见表 14-3。

表 14-3　GRACE 清单[3]

主题	条目	描述
数据	D1. 在数据 / 资料收集部分有没有根据研究目的充分描述相关的治疗措施或暴露？注意：并不是所有的研究问题都需要详细描述治疗措施	是，根据研究目的，有关治疗措施或干预措施进行了必要信息的描述和记录（如对于药物，充分描述了剂量、使用天数、途径或其他重要信息；对于疫苗，则描述批次、剂量、途径和使用地方等；对于器械，则描述器械类型、所使用的地方、外科手术过程、序列号等） 否，在文中数据 / 资料部分缺乏描述或者信息描述不充分
	D2. 是否根据研究目的充分描述了主要结局指标（如在数据 / 资料收集部分对主要结局进行了充分描述）	是，在数据收集部分对于结局指标有明确充分的描述（如临床结局是在保险数据库中以 ICD-9-CM 诊断编码确定的，那么由编码所获得的敏感性和特异性水平可以充分用于评估结局） 否，数据收集部分明显缺少（如编码所涉及的疾病范围要么太宽、要么太窄，且来自诸如病历记录中的补充信息无法获取）；或者信息描述不充分
	D3. 主要临床结局的测量是否客观而非依赖于主观判断（如有关患者的疾病状态是否有所改进的主观意见）	是，结果的测量是客观的（如住院、死亡） 不适用，主要结果非临床指标 否，如患者的状态是否改善的主观意见，或信息描述不充分
	D4. 主要结局是否具备一定的效度和可评判性，或者说是否在小样本人群中被验证过	是，结局指标具有一定的效度和可评判性，或者是基于清晰定义的病历记录摘要，如校正后的工具用于评价 PROs（如 SF-12 生存量表）；通过相关医学委员会正式评判审定病历记录后使用 ICD-9-CM 编码的临床诊断，以此来证实诊断或其他过程以便获得合理的敏感性和特异性；收支数据被用来评估卫生资源的使用度等 否，或信息描述不充分
	D5. 主要结局指标在组间的测量和识别是否是同等的	是 否，或信息描述不充分
	D6. 一些重要的可能是已知混杂因素或效应修正的协变量是否被记录了？协变量的重要性在于其是否和治疗措施和 / 或结局有因果关系（如对于糖尿病研究来说体重指数是应该有所记录的，而对于高血压和青光眼研究来说种族是应该有所记录的）	是，大部分已知重要的混杂因素和效应修正被考虑了（如药物剂量和疗程的测量） 否，至少有 1 个可能已知的混杂因素或效应修正没被考虑（已被作者提及或通过临床知识可以推得），或整个这方面的信息描述不充分

主题	条目	描述
方法		
	M1. 该研究（或分析）人群是否限定为首次使用该治疗措施或那些开始新疗程的人群？对于仅纳入初次使用治疗措施者的研究在研究开始之前,需要对入选队列的人群限定洗脱期（即特定的无药物使用时期）	**是**,仅对初次使用该治疗措施的患者纳入队列,或者首次进行外科手术和使用器械。即仅在进行随访前这些患者从未接受过该治疗 **否**,或信息描述不充分
	M2. 如果是一组或多组进行对照,那么这些对照是否是平行对照？如果不是,研究者是否阐述了使用历史对照的理由	**是**,数据采集来自同时间段,或者是有合适理由使用了历史对照（如研究者无法识别旧治疗措施的当下使用者时,或者同时段对照组无法形成,因为新产品使用是如此之快以至于同时段对照组对影响结果的因素差异非常大） **否**,没有科学依据地使用了历史对照,或信息描述不充分
	M3. 重要的混杂变量或效应修正是否在设计或分析阶段被考虑到？处理这些变量的措施可以由限制法、分层法、交互项法、多变量分析法、倾向性评分匹配法、工具变量或其他方法	**是**,大多数有可能会改变效应量估计的协变量都被考虑到了（如对于药物使用剂量和周期的测量） **否**,有些重要的协变量没有被恰当地分析,或者至少有 1 个重要的协变量没有被测量,或者信息描述不充分
	M4. 暴露和非暴露"人时"分类是否避免了"永恒时间"偏倚（"永恒时间"在流行病学中是指队列随访时间,在该时间内死亡或某个决定随访结束的结局不会发生）	**是** **否**,或信息描述不充分
	M5. 是否对基于主要结果的重要假说进行了有意义的检验分析（如有没有一些分析是用于评价有关暴露和结局潜在偏倚的,比如对不同暴露和/或结局定义的影响进行检验用于检查该影响对结果的作用）	**是**,主要结局并没有本质改变 **是**,主要结局有本质改变 **未提及**,或信息描述不充分

（伍俊妍　朱建红）

第三节　实例介绍

本文以《中华肝脏病杂志》2016 年第 5 期发表的《HBeAg 阳性慢性乙型肝炎患者 HBsAg 清除率：基于真实世界的比较效果研究》的真实世界研究为例，对 GRACE 清单进行解读。

一、数据

D1. 在数据 / 资料收集部分有没有根据研究目的充分描述相关的治疗措施或暴露

实例：该例在其方法部分没有根据研究目的充分描述相关的治疗措施或暴露，判定为"否"。

D2. 是否根据研究目的充分描述了主要结局指标（如在数据 / 资料收集部分对主要结局进行了充分描述）

实例：该例在其方法部分均明确了主要结局指标，即"结局事件是在随访期间发生 HBsAg 清除"，判定为"是"。

D3. 主要临床结局的测量是否客观而非依赖于主观判断（如有关患者的疾病状态是否有所改进的主观意见）

实例：该例的主要结局指标客观，该例在其方法部分提到"定义连续两次检测为 HBsAg 阴性包括出现或未出现抗 -HBs 阳性"，判定为"是"。

D4. 主要结局是否具备一定的效度和可评判性，或者说是否在小样本人群中被验证过

实例：结局指标 HBsAg 清除具有一定的效度和可评判性，判定为"是"。

D5. 主要结局指标在组间的测量和识别是否是同等的

实例：结局指标组间测量同等，判定为"是"。

D6. 一些重要的可能是已知混杂因素或效应修正的协变量是否被记录了？协变量的重要性在于其是否和治疗措施和 / 或结局有因果关系（如对于糖尿病研究来说体重指数是应该有所记录的，而对于高血压和青光眼研究来说种族是应该有所记录的）

实例：该例在其方法部分均明确了一些能是已知混杂因素，即"同时收集基线人口学特征（ID 号、性别、出生日期、医保类型等）、随访期间的抗病毒药物、取药量和取药时间、病毒学指标（血清 HBV DNA）、乙型肝炎血清学指标和生物化学指标的检查结果和检查时间。"判定为"是"。

二、方法

M1. 该研究(或分析)人群是否限定为首次使用该治疗措施或那些开始新疗程的人群? 对于仅纳入初次使用治疗措施者的研究在研究开始之前,需要对入选队列的人群限定洗脱期(即特定的无药物使用时期)。

实例:该例在"资料与方法"部分明确地阐述了纳入人群的特点,即"收集2008 年 2 月 14 日至 2012 年 12 月 31 日在北京佑安医院门诊就诊的 HBeAg 阳性慢性乙型肝炎初治患者资料,即入组前 6 个月无抗病毒用药。"判定为"是"。

M2. 如果是一组或多组进行对照,那么这些对照是否是平行对照? 如果不是,研究者是否阐述了使用历史对照的理由。

实例:该例中的各组研究人群采集于同一时间段"2008 年 2 月 14 日至2012 年 12 月 31 日",判定为"是"。

M3. 重要的混杂变量或效应修正是否在设计或分析阶段被考虑到? 处理这些变量的措施可以由限制法、分层法、交互项法、多变量分析法、倾向性评分匹配法、工具变量或其他方法。

实例:该例方法部分提到"采用 COX 回归模型校正患者基线特征后探讨影响 HBsAg 清除的因素",判定为"是"。

M4. 暴露和非暴露"人时"分类是否避免了"永恒时间"偏倚("永恒时间"在流行病学中是指队列随访时间,在该时间内死亡或某个决定随访结束的结局不会发生)。

实例:该例未充分描述,判定为"否"。

M5. 是否对基于主要结果的重要假说进行了有意义的检验分析(如有没有一些分析是用于评价有关暴露和结局潜在偏倚的,比如对不同暴露和 / 或结局定义的影响进行检验用于检查该影响对结果的作用)。

实例:该例未充分描述,判定为"否"。

(陈广惠　朱建红)

参考文献 ▶▶▶

[1] 孙鑫,谭婧,唐立,等 . 重新认识真实世界研究 . 中国循证医学杂志,2017,17(02):126-130.

[2] BENCHIMOL E I,SMEETH L,GUTTMANN A,et al. The reporting of studies conducted using observational routinely-collected health data(RECORD)statement. PLoS Medicine,2015,12(10):e1001885.

［3］廖星,章轶立,谢雁鸣.真实世界研究标准:RECORD 清单和 GRACE 清单的解读.中国中药杂志,2015,40(24):4734-4738.

第十五章
风湿免疫疾病超药品说明书用药处方评价

第一节　类风湿关节炎

一、概述

类风湿关节炎(rheumatoid arthritis,RA)是一种常见的以关节慢性炎症性病变为主要表现的全身性自身免疫病,我国的患病率为 0.32%~0.36%。类风湿关节炎可以发生于任何年龄,但多见于 30 岁以上的人群,女性的高发年龄为 45~54 岁,男性则随着年龄增加而上升。女性的患病率显著高于男性,比例为 3∶1。该病的临床主要表现为对称性、慢性、进行性多关节炎,可造成关节软骨、骨及关节囊破坏,最终导致关节结构破坏、畸形和功能丧失,是造成人群劳动力丧失和致残的主要疾病之一,病情严重者的寿命缩短达 10~15 年。

目前研究已证实 RA 是由于免疫系统活化对关节的攻击所致,早期、积极、正规的治疗可使大部分患者的病情控制良好。由于临床上 RA 患者的表现、病情轻重不一,治疗上应强调个体化治疗。临床上治疗 RA 的常用药物有五大类,包括非甾体抗炎药(nonsteroidal anti-inflammatory drug,NSAID)、改善病情抗风湿药(disease-modifying antirheumatic drug,DMARD)、生物制剂、糖皮质激素(简称"激素")和植物药,此外,国内核素药物锝[99Tc]亚甲基二膦酸盐注射液也有治疗 RA 的适应证。NSAID 具有抗炎镇痛作用,可控制关节肿痛症状,但不能控制关节破坏的进展。DMARD 具有改善和延缓 RA 病情进展的作用,但起效慢。RA 一经确诊,都应早期使用 DMARD 治疗。2013 年欧洲抗风湿病联盟(EULAR)更新的 RA 治疗推荐[1]将 DMARD 分为合成类化合物(synthetic chemical compound,sDMARD)和生物制剂(biological agent,bDMARD),其中sDMARD 又分为传统合成类(conventional sDMARD,csDMARD)如甲氨蝶呤(methotrexate,MTX)、来氟米特、柳氮磺吡啶、羟氯喹等和靶向合成类(target sDMARD,tsDMARD）如托法替尼；bDMARD 又分为生物原研药（biological originator,boDMARD）和生物类似物（biological similar,bsDMARD）。已用于临床的 bDMARD 包括肿瘤坏死因子（TNF）-α 拮抗剂（如依那西普及其生物类似物重组人 II 型肿瘤坏死因子受体 - 抗体融合蛋白、英夫利西单抗、阿达木单抗、赛妥珠单抗、戈利木单抗）、白细胞介素 -6 拮抗剂（如托珠单抗）、抗 CD20 单抗（如利妥昔单抗）、白细胞介素 -1 拮抗剂（如阿那白滞素）及阿巴西普等。csDMARD 中，金诺芬、氯喹等因不良反应明显，目前国内已不再使用或极少用于临床治疗 RA。米诺环素（美满霉素）在国外指南有 RA 适应证[2]，但在国内临床极少使用。

二、类风湿关节炎超药品说明书用药情况及循证证据

（一）国家药品监督管理局（National Medical Products Administration, NMPA）**批准用于治疗 RA 的药品**

NMPA 批准用于治疗 RA 的药品主要有以下五大类：糖皮质激素类、csDMARD、bDMARD、植物药制剂、核素药物。但由于厂家上市前研究的差异，导致并非所有相同成分的药品都有 RA 适应证。如成分同为柳氮磺吡啶（维柳芬、舒腹捷）的说明书中有 RA 适应证，而柳氮磺吡啶肠溶片（长建宁）的说明书中则无RA适应证；成分同为硫酸羟氯喹（赛能）的说明书中有RA适应证，而硫酸羟氯喹（纷乐）的说明书中则无 RA 适应证。

（二）国内药品说明书外用法用于治疗 RA 的药品

目前国内临床治疗 RA 属药品说明书外用法的风湿免疫科药品主要有泼尼松、甲氨蝶呤、复方环磷酰胺片和利妥昔单抗（表 15-1）。

三、处方评价示例

（一）门诊处方

处方 1　年龄：35 岁　　性别：女　　诊断：类风湿关节炎

（1）甲氨蝶呤片：10mg，口服，每周 1 次。

（2）醋酸泼尼松片：5mg，口服，每日早上顿服。

（3）叶酸片：5mg，口服，每日 1 次。

（4）兰索拉唑肠溶片：30mg，口服，每日 1 次。

（5）雷公藤多苷片：10mg，口服，每日 3 次。

【处方评价】

（1）超说明书药品及类别

1）甲氨蝶呤片（超适应证）。

2）醋酸泼尼松片（超适应证）。

表 15-1　国内药品说明书外用法用于治疗 RA 的药品常用用法及循证证据*

药品名称	国内已批准的适应证	规格	用法用量	原研国说明书	依据及其等级**		
					有效性等级	推荐级别**	证据强度
醋酸泼尼松片	主要用于过敏性与自身免疫性炎症性疾病。适用于结缔组织病,系统性红斑狼疮,严重支气管哮喘,皮肌炎,血管炎等过敏性疾病,急性白血病,恶性淋巴瘤,以及其他肾上腺皮质激素病症等	5mg/片	通常为小剂量(≤7.5mg/d)口服	美国 FDA 已批准泼尼松用于治疗成人 RA,幼年 RA	成人:Class I 儿童:Class I	成人:Class IIa 儿童:Class IIa	成人:Category B 儿童:Category B
甲氨蝶呤片	各型急性白血病,特别是急性淋巴细胞白血病,恶性淋巴瘤,非霍奇金淋巴瘤和蕈样肉芽肿,多发性骨髓瘤;头颈部癌,肺癌,各种软组织肉瘤,银屑病;乳腺癌,卵巢癌,宫颈癌,恶性葡萄胎,绒毛膜上皮癌,睾丸癌	2.5mg/片	7.5~25mg 口服,q.w.	美国 FDA 已批准 MTX 用于治疗对一线治疗包括足剂量 NSAID 效果不佳或不耐受的成人严重 RA	Class I	Class IIb	Category B
环磷酰胺(cyclophospha-mide,CTX)片/复方环磷酰胺片	环磷酰胺对恶性淋巴瘤,急性或慢性淋巴细胞白血病,多发性骨髓瘤有较好的疗效,对乳腺癌,睾丸肿瘤,卵巢癌,肺癌,头颈部鳞癌,鼻咽癌,神经母细胞瘤,横纹肌肉瘤及骨肉瘤均有一定的疗效。复方制剂适用于恶性淋巴瘤,多发性骨髓瘤,淋巴细胞白血病,神经母细胞瘤,卵巢癌,乳腺癌,以及各种肉瘤及肺癌等	每片含环磷酰胺 50mg	环磷酰胺成分 1~2mg/(kg·d)口服,q.d.	美国 FDA 未批准 CTX 用于治疗成人或儿童 RA	成人:Class IIb	成人:Class IIb	成人:Category B

续表

药品名称	国内已批准的适应证	规格	用法用量	依据及其等级**			
				原研国说明书	有效性等级	推荐级别	证据强度
利妥昔单抗注射液	1. 复发或耐药的滤泡性中央型淋巴瘤（国际工作分类 B、C 和 D 亚型的 B 细胞非霍奇金淋巴瘤）的治疗。 2. 先前未经治疗的 CD20 阳性Ⅲ～Ⅳ期滤泡性非霍奇金淋巴瘤，患者应与标准 CVP 化疗（CTX、长春新碱和泼尼松）8 个周期联合治疗。 3. CD20 阳性弥漫大 B 细胞性非霍奇金淋巴瘤（DLBCL）应与标准 CHOP 化疗（CTX、多柔比星、长春新碱、泼尼松）8 个周期联合治疗	10ml:100mg、50ml:500mg	第 1 个疗程给予静脉滴注 500～1 000mg/ 次，第 0 和第 2 周各 1 次；根据病情可在 6~12 个月后接受第 3 个疗程	1. 美国 FDA 未批准利妥昔单抗用于与 MTX 联合治疗对 MTX 疗效欠佳的成人 RA。 2. 美国 FDA 已批准利妥昔单抗用于与一种或多种 TNF 拮抗剂治疗对治疗疗效欠佳的成人中至重度 RA，需与 MTX 联合治疗	Class Ⅱ a Class Ⅱ a	Class Ⅱ b Class Ⅱ b	Category B Category B

注：* 临床提供证据来源[1-3]；** 证据等级分级来自美国 Micromedex 数据库。

3）雷公藤多苷片（超用法用量）。

（2）循证分级情况

1）美国 FDA 已批准 MTX 用于治疗对一线治疗包括足剂量 NSAID 效果欠佳或不耐受的成人严重 RA。有效性等级 Class Ⅰ，推荐级别 Class Ⅱb，证据强度 Category B。

2）美国 FDA 已批准泼尼松用于治疗成人 RA、幼年 RA。①成人 RA：有效性等级 Class Ⅰ，推荐级别 Class Ⅱa，证据强度 Category B；②幼年 RA：有效性等级 Class Ⅰ，推荐级别 Class Ⅱa，证据强度 Category B。

3）美国 FDA 没有批准雷公藤多苷，Micromedex 中亦未收载雷公藤多苷。虽然雷公藤多苷有 RA 适应证，但其疗效是建立在标准剂量 1~1.5mg/（kg·d）之上的，本处方中的剂量低于标准剂量，其有效性等级、推荐级别、证据强度需要进行系统化的循证药学评价。

首先查阅国内外指南，由于为中药制剂，国际权威苏格兰校际指南网（SIGN）未予以收载，因此查阅中华医学会指南数据库。2010 年中华医学会《类风湿关节炎诊断及治疗指南》推荐雷公藤多苷 30~60mg/d 的用法，本处方中的剂量用法符合指南规定，如参照该指南，则雷公藤多苷 10mg/ 次，每日 3 次的有效性等级为 Class Ⅱa，证据强度为 Category C，无推荐级别。

（3）指南推荐情况

1）MTX 是国内、美国及欧洲 RA 治疗指南[1-3]公认的首选 DMARD，是治疗 RA 的"锚药物（anchor drug）"。国外的 MTX 说明书中有 RA 适应证，美国 FDA 批准 MTX 用于治疗成人严重 RA。国内的 MTX 有口服片剂和注射液，其中临床上最常用的 MTX 口服剂型国内说明书中无 RA 适应证，注射剂型中 MTX 注射液（密都）的说明书中有 RA 适应证。另外，由于国产 MTX 说明书中的主要适应证为各型急性白血病及多种恶性肿瘤，因此往往容易给 RA 患者造成误解及恐慌。

2010 年 EULAR/ 美国风湿病学会（ACR）关于 RA 治疗推荐[4]中明确提出 MTX 应作为活动期 RA 患者起始治疗方案的一部分，2013 年 EULAR 更新的 RA 治疗推荐中仍保留上述推荐[1]。EULAR 推荐的 MTX 最佳剂量为 25~30mg/w（当存在限制剂量的不良反应时，应减少 MTX 的给药剂量）[1,5]。考虑到中国人的平均体型及体表面积较外国人相对要小，因此 2010 年中华医学会《类风湿关节炎诊断及治疗指南》[3]推荐的 MTX 常用剂量为 7.5~20mg/w。MTX 治疗 RA 可口服或注射给药。目前国内注射用 MTX 可用于静脉注射、肌内注射、鞘内注射等，国外说明书尚有皮下注射的用法。皮下注射 MTX 治疗 RA 的生物利用度显著高于口服，且胃肠道不良反应发生率更低[6]。国内临床已逐步开始应用皮下注射 MTX 治疗 RA[7-8]。

2）2010 年中华医学会《类风湿关节炎诊断及治疗指南》[3]推荐激素治疗 RA 的指征主要包括：①伴有血管炎等关节外表现的重症 RA；②不能耐受 NSAID 的 RA 患者作为"桥梁"治疗；③其他治疗方法效果不佳的 RA 患者；④伴局部激素治疗指征（如关节腔内注射）。目前已证实激素联合 DMARD 可提高 RA 患者临床、功能及结构的疗效[9]，包括起始高剂量而后快速减量，或较低剂量维持 1~2 年。然而，考虑到长期使用低剂量激素治疗的安全性问题（如骨质疏松、动脉粥样硬化等），目前已不主张长期使用低剂量激素治疗 RA。2010 年 EULAR/ACR 关于 RA 治疗推荐[5]建议小至中剂量的激素联合 sDMARD 治疗作为初始短期治疗可取得良好疗效。2013 年 EULAR 更新的 RA 治疗推荐[1,4]进一步明确，小剂量激素（泼尼松≤7.5mg/d 或其他等效剂量的激素）可作为 RA 起始治疗方案的一部分，疗程最长不超过 6 个月，并应采取补充钙剂、维生素 D 等减少激素副作用的措施；对于伴有血管炎、心、肺或神经系统等受累的重症 RA 患者，可使用中至高剂量的激素。

目前国内临床常用的口服激素包括醋酸可的松、醋酸泼尼松、甲泼尼龙及醋酸地塞米松，其中可的松因抗炎作用弱、疗效较差且不良反应较大，很少用于自身免疫病的抗感染治疗；地塞米松片因长期口服对下丘脑 - 垂体 - 肾上腺轴的影响较大，也很少长期口服。甲泼尼龙（美卓乐、尤金）有 RA 适应证，而临床最常用的口服激素泼尼松片尽管国外有 RA 适应证，但在国内仍无 RA 适应证（表 15-1）。注射用激素绝大多数药品说明书均有 RA 适应证，除外氢化可的松注射液和倍他米松磷酸钠注射液（川欣）。

关节腔内注射激素有利于减轻关节炎症状。国内可用于关节腔内注射的激素包括倍他米松、曲安奈德、地塞米松、泼尼松龙及氢化可的松等，说明书均有 RA 适应证。需要注意的是，不是所有的有国内 RA 适应证的注射用激素都可以关节腔内注射，如国内甲泼尼龙只能静脉注射，不能关节腔内注射，而国外有专门用于关节腔内注射的甲泼尼龙。关节腔内注射激素应注意 2 次间隔时间至少 3 个月，并且每年不应超过 3 次。过频的关节腔穿刺可能增加感染风险，并可发生类固醇晶体性关节炎。

3）2010 年中华医学会《类风湿关节炎诊断及治疗指南》[3]提到，雷公藤对缓解关节肿痛有效，是否减缓关节破坏尚缺乏研究。一般给予雷公藤多苷 30~60mg/d，分 3 次餐后服用。该指南推荐雷公藤多苷 10~20mg/ 次，本例处方中亦采用 30mg/d 的用法，与指南相符却与说明书不符。

雷公藤多苷的主要不良反应是性腺抑制，导致男性不育和女性闭经，一般不用于生育期患者；其他不良反应包括皮疹、色素沉着、指甲变软、脱发、头痛、纳差、恶心、呕吐、腹痛、腹泻、骨髓抑制、氨基转移酶升高和血肌酐升高等。

（4）剂量推荐范围

1）甲氨蝶呤片：7.5~25mg，q.w.，口服。

2）醋酸泼尼松片：通常为小剂量（≤7.5mg/d），口服。

3）雷公藤多苷片：一般给予雷公藤多苷 30~60mg/d，分 3 次餐后服用。

（5）超药品说明书用药作用机制

1）MTX 可抑制细胞内的二氢叶酸还原酶，使嘌呤合成受抑，同时具有抗炎作用。

2）糖皮质激素具有强大的抗炎作用，能迅速改善关节肿痛和全身症状。

3）雷公藤多苷有抗炎及抑制细胞免疫和体液免疫等作用，用于风湿热瘀、毒邪阻滞所致的类风湿关节炎。

（6）药物配伍：处方中 MTX 与糖皮质激素联用治疗类风湿关节炎。在 2013EULAR 指南中，将甲氨蝶呤单药或与其他传统合成 DMARD、糖皮质激素联用作为治疗 RA 的唯一一线选择。

兰索拉唑：糖皮质激素可能会引起胃溃疡，本处方使用质子泵抑制剂兰索拉唑以保护胃黏膜。

叶酸：甲氨蝶呤影响叶酸代谢，补充叶酸能满足机体正常代谢的需求，这可能是同时服用叶酸能显著降低甲氨蝶呤不良反应的原因。但是同时服用叶酸亦会影响 MTX 的疗效，因此叶酸需在 MTX 服用 6 小时后使用，不能与 MTX 同服。

（7）黑框警告：甲氨蝶呤只能由有抗代谢药化疗经验的内科医师使用，如果是非肿瘤的情况则必须由专业的内科医师使用。因为有致命或严重的毒性反应的可能性，内科医师必须充分告知患者存在的风险，并且应该在其监督下用药。

1）甲氨蝶呤可以引起显著的骨髓抑制、贫血、再生障碍性贫血、白细胞减少、中性粒细胞减少、血小板减少和出血。

2）甲氨蝶呤可能具有肝脏毒性，特别是在大剂量或长时间治疗的情况下，曾报道有肝萎缩、肝坏死、肝硬化、脂肪变性和门静脉周围纤维化。由于这些反应可以在没有胃肠道或血液学毒性的预兆下发生，所以必须在治疗开始前评估肝功能，并且在治疗过程中定期监测。在已有肝细胞损害或肝功能受损的情况下要特别注意。必须避免同时使用其他有潜在肝脏毒性的药物（包括乙醇）。

3）甲氨蝶呤停药后恶性淋巴瘤可能消退，上述情况可发生在接受低剂量甲氨蝶呤治疗的患者中，这些患者可能不需要细胞毒性药物治疗，应首先停止使用甲氨蝶呤，如果淋巴瘤没有消退须制订适当的治疗方案。

4）潜在的致死性的机会性感染，特别是肺孢子菌肺炎，可以发生在甲氨蝶呤治疗过程中。

5）使用甲氨蝶呤的同时进行放射治疗可能会增加软组织坏死和骨坏死的风险。

6）肾功能损害是常见的禁忌证。

7）腹泻和溃疡性口腔炎是常见的毒性反应,需要中断治疗。此外,也可能发生出血性肠炎和致死性的肠穿孔。

8）曾有报道滴注甲氨蝶呤(通常为大剂量)的同时使用非甾体抗炎药(NSAID)后出现不可预知的严重的(有时是致死性的)骨髓抑制、再生障碍性贫血和胃肠道毒性。

9）甲氨蝶呤诱发的肺部疾病,包括急性或慢性的间质性肺炎是一种潜在的危险损害,有报道在低剂量用药时它们可能急性发作于治疗的任何时期。这种损伤并不都是完全可逆的,并且有因此死亡的报道。如出现肺部症状(尤其是无痰性干咳、呼吸困难),可能需要中断治疗并且给予仔细检查。肺部损伤在任何剂量甚至低至每周 7.5mg 的剂量下都会发生,需要排除感染(包括肺炎),并密切监测患者的肺部症状。

10）大剂量甲氨蝶呤结合亚叶酸(亚叶酸钙)解救用于特定的肿瘤性疾病的实验性治疗,上述操作程序尚在研究中并且是危险的。在没有必要的专业技术和资源组合的设施下不能尝试使用大剂量甲氨蝶呤,有必要查阅最新发表的文献。

（8）禁忌证

1）甲氨蝶呤禁用于以下患者:患银屑病的孕妇;哺乳期妇女;有严重肝功能不全的银屑病患者;有严重肾功能不全的患者;有酒精中毒或酒精性肝病的银屑病患者;有明显的或实验室检查证实的免疫缺陷患者;有骨髓抑制或已存在血恶病质的银屑病患者,如骨髓发育不全、白细胞减少、血小板减少或贫血;存在严重感染的银屑病患者;已知对甲氨蝶呤或任何辅料过敏的患者;有消化性溃疡病或溃疡性结肠炎的银屑病患者。

2）泼尼松禁用于以下患者:对本品及肾上腺皮质激素类药物有过敏史的患者;真菌和病毒感染者。

（9）注意事项

1）MTX 的常见不良反应有恶心、呕吐、口腔炎、腹泻、脱发、皮疹和肝损害,少数出现骨髓抑制,偶见肺间质病变。用药期间应适当补充叶酸,可降低皮肤黏膜损害、胃肠道不良反应及氨基转移酶升高的发生率[10-11]。一项为期48周的随机、双盲、安慰剂对照临床试验推荐的补充叶酸用法为 MTX 用量 <15mg/w 时服叶酸 1mg/d 或使用 MTX24 小时后服亚叶酸 2.5mg/w[11]。

2）结核病、急性细菌或病毒感染患者(如乙型肝炎患者)应用醋酸泼尼松时,必须给予适当的抗感染治疗。长期服药后,停药时应逐渐减量。糖尿病、骨质疏松症、肝硬化、肾功能不良、甲状腺功能低下患者慎用。

（10）用药交代及用药教育

1）注意交代糖皮质激素要在晨起顿服,由于人体正常分泌的激素在早晨8点时血液中的浓度最高,而晚上12点浓度最低,早晨顿服激素类药物与人体的生理状态同步,可减少药物对下丘脑 - 垂体 - 肾上腺轴的抑制,减少药物不良反应。另外仍需留意有无黑粪、便血等情况,预防消化道溃疡出血。

2）服用兰索拉唑片时请不要嚼碎,应整片用水吞服。

3）服用雷公藤多苷片可引起月经紊乱、白细胞和血小板减少,停药后可恢复。

4）治疗期间定期复查血常规、肾功能、肝功能。

5）如出现皮疹、瘙痒等症状,及时复诊。

6）治疗期间和治疗后至少 6 个月内应采取适当的避孕措施。

处方 2　年龄:34 岁　性别:男　诊断:类风湿关节炎

（1）复方环磷酰胺片:50mg,口服,每日 1 次。

（2）甲泼尼龙片:8mg,口服,每日早上顿服。

（3）兰索拉唑肠溶片:15mg,口服,每日早上 1 次。

（4）碳酸钙 D_3 片:600mg,口服,每日 1 次。

（5）阿法骨化醇胶囊:0.5g,口服,每日 1 次。

【处方评价】

（1）超说明书药品及类别:复方环磷酰胺片（超适应证）。

（2）循证分级情况:美国 FDA 未批准 CTX 用于治疗成人 RA。有效性等级 Class Ⅱb,推荐级别 Class Ⅱb,证据强度 CategoryB。

（3）指南推荐情况:2010 年中华医学会《类风湿关节炎诊断及治疗指南》[3]指出 CTX 较少用于治疗 RA,仅对于重症患者,在多种药物治疗难以缓解时可酌情试用。

国内常用的复方环磷酰胺片每片含环磷酰胺 50mg、人参茎叶总皂苷 50mg。其国内药品说明书中无 RA 适应证,适应证为恶性淋巴瘤、多发性骨髓瘤、淋巴细胞白血病、神经母细胞瘤、卵巢癌、乳癌,以及各种肉瘤及肺癌等,因此往往容易给 RA 患者造成误解及恐慌。

CTX 最常见的不良反应为骨髓抑制,白细胞往往在给药后 10~14 天最低,多在第 21 天恢复正常,血小板减少比其他烷化剂少见;常见不良反应还有恶心、呕吐,严重程度与剂量有关;其他不良反应还有出血性膀胱炎、膀胱纤维化、生殖系统毒性、高尿酸血症、尿酸性肾病、继发性肿瘤、发热、过敏、皮肤及指甲色素沉着、黏膜溃疡、谷丙转氨酶升高、荨麻疹、口咽部感觉异常或视物模糊等。

（4）剂量推荐范围：复方环磷酰胺片 CTX 成分 1~2mg/（kg·d）口服[3]。

（5）超药品说明书用药作用机制：CTX 是主要作用于 S 期的细胞周期非特异性烷化剂，通过影响 DNA 合成发挥细胞毒作用。其对体液免疫的抑制作用较强，能抑制 B 细胞增殖和抗体生成，且抑制作用较持久。低剂量环磷酰胺具有明显的抗炎作用。

（6）药物配伍：处方中 CTX 与糖皮质激素联用治疗类风湿关节炎。2010年中华医学会《类风湿关节炎诊断及治疗指南》[3]指出，传统合成 DMARD 与糖皮质激素联用治疗 RA。

兰索拉唑：糖皮质激素可能会引起胃溃疡，本处方使用质子泵抑制剂兰索拉唑的目的是保护胃黏膜。

碳酸钙 D_3 片、阿法骨化醇胶囊：2010 年中华医学会《类风湿关节炎诊断及治疗指南》[3]指出，在激素治疗过程中应补充钙剂和维生素 D，以预防骨质疏松。

（7）黑框警告

1）环磷酰胺：只能由有抗代谢药化疗经验的内科医师使用，如果是非肿瘤的情况则必须由专业的内科医师使用。因为有致命或严重的毒性反应的可能性，内科医师必须充分告知患者存在的风险，并且应该在其监督下用药。

环磷酰胺治疗可能会引起骨髓抑制和显著的免疫抑制反应。环磷酰胺引起的骨髓抑制会导致白细胞减少、中性粒细胞减少、血小板减少（伴随高风险的出血事件）和贫血。严重的免疫抑制可能导致严重的，有时甚至致命的感染。脓毒症和脓毒性休克也有报道。与环磷酰胺有关的感染还包括肺炎和其他细菌、真菌、病毒、原虫和寄生虫感染。潜在的感染可能会被重新激发，必须对感染进行适当治疗。

严重骨髓功能受损和免疫抑制患者使用环磷酰胺时需特别慎重。

发生严重感染的患者，环磷酰胺治疗不宜采用，或应中断，或降低剂量。必须定期进行白细胞监控，接受长期治疗的患者建议每 2 周监测，必要时每日进行。

环磷酰胺治疗时有报道发生出血性膀胱炎、肾盂炎、输尿管炎、血尿。有可能发生膀胱溃疡/坏死、纤维化/挛缩和继发肿瘤。有报道出现致命性的尿道毒性病例。尿道毒性可能迫使治疗中断。尿道毒性可能发生于短期或长期使用环磷酰胺。有报道单次使用环磷酰胺后出现出血性膀胱炎。应定期检查尿中的沉积物，以检测是否有红细胞存在或其他尿道和肾脏毒性迹象。对于有尿道感染的患者应小心使用环磷酰胺。

有报道使用环磷酰胺治疗时出现心肌炎和心肌心包炎，可能会伴有明显的心包积液和心脏压塞,并可导致严重、有时致命的充血性心力衰竭。已知有心脏毒性风险和心脏疾病既往史的患者在使用环磷酰胺时要特别慎重。

如同所有细胞毒性药物治疗,环磷酰胺治疗的远期后遗症包括癌前病变及继发肿瘤。

环磷酰胺有遗传毒性和致突变性,作用于体细胞和男性及女性的生殖细胞。因此,环磷酰胺治疗期间,女性不应怀孕,男性也不应生育孩子。育龄期男性和女性患者在治疗期间和治疗后至少6个月内应采取适当的避孕措施。不育的发生取决于环磷酰胺的剂量、疗程和治疗期间生殖腺的功能状况。环磷酰胺造成的不育在某些患者中可能是不可逆性的。

2）女性患者:接受环磷酰胺治疗的大部分妇女会出现暂时性或永久性闭经,并伴有雌激素下降和促性腺激素分泌增加。特别对大龄女性,闭经可能是永久性的。也有报道与环磷酰胺治疗有关的月经稀发。青春期前接受环磷酰胺治疗的女孩通常会正常发育第二性征和有规律的月经;在治疗后有可能怀孕。接受环磷酰胺治疗并保留卵巢功能的女孩,发生早闭经的风险会增加(40岁前月经停止)。

3）男性患者:接受环磷酰胺治疗的男性可能会发生精子减少症或无精子症,通常会伴随促性腺激素分泌增加,但睾丸激素分泌正常,性交能力和性欲通常不会受损。青春期前接受环磷酰胺治疗的男性可能会正常发育第二性征,也可能会有少精和无精子症,并且可能会发生某种程度的睾丸萎缩。

(8）禁忌证:环磷酰胺禁用于孕妇及哺乳期妇女。孕妇用药,特别在妊娠初期的3个月,由于环磷酰胺有致突变或畸胎作用,可造成胎儿死亡或先天畸形。环磷酰胺能由乳汁中排出,哺乳期妇女必须终止哺乳。对本品过敏者禁用。凡有骨髓移植、感染、肝肾功能损害者禁用或慎用。

(9）注意事项:①下列情况应慎用环磷酰胺,包括骨髓抑制、有痛风病史、肝功能损害、感染、肾功能损害、肿瘤细胞浸润骨髓、有泌尿系统结石史、以前曾接受过化疗或放射治疗;②用药期间须定期检查白细胞计数及分类、血小板计数、肾功能(尿素氮、肌酐清除率)、肝功能(血清胆红素、谷丙转氨酶)及血清尿酸水平;③如有明显的白细胞减少(特别是粒细胞减少)或血小板减少,应停用本品;④本品的代谢产物对尿路有刺激性,应用时应鼓励患者多饮水;⑤对诊断的干扰包括本品可使血清胆碱酯酶减少、血及尿中的尿酸水平增加。

(10）用药交代及用药教育

1）注意交代糖皮质激素要在晨起顿服,由于人体正常分泌的激素在早晨8点时血液中的浓度最高,而晚上12点浓度最低,早晨顿服激素类药物与人体的生理状态同步,可减少药物对下丘脑 - 垂体 - 肾上腺轴的抑制,减少药物不良反应。另外仍需留意有无黑粪、便血等情况,预防消化道溃疡出血。

2)服用环磷酰胺期间应嘱患者适量饮水,以促进药物从尿中排泄。定期复诊,进行白细胞监测,接受长期治疗的患者建议每 2 周监测,必要时每日进行。

3)服用兰索拉唑片时请不要嚼碎,应整片用水吞服。

4)治疗期间定期复查肾功能、肝功能。

5)如有出现皮疹、瘙痒等症状,及时复诊。

6)在治疗期间和治疗后至少 6 个月内应采取适当的避孕措施。

(二)住院医嘱

【病史摘要】

患者,女,64 岁,因"多关节肿痛 14 年,双膝关节肿痛加重 15 天"入院。

患者 14 年前无明显诱因出现双踝关节肿痛,呈持续性,可耐受,不影响正常生活。3 年前肿痛加剧,并累及双膝关节,无发热、皮疹、光过敏、瘙痒,轻度活动受限。在当地医院诊断为"类风湿关节炎",予以"甲氨蝶呤 10mg/w,泼尼松 5mg/d"口服治疗,自觉症状无明显缓解。2 年前肿痛累及双肩、肘、腕、掌指及近端指间关节,肿痛剧烈,呈持续性,并出现双踝、膝、掌指及近端指间关节肿胀,双手及右膝关节变形,各关节出现晨僵,超过 1 小时,张口受限,四肢关节活动受限,不可行走,严重影响正常生活。遂住院治疗,住院期间予甲泼尼龙联合甲氨蝶呤等治疗,症状明显改善后出院。出院时的治疗方案为"来氟米特片 10mg q.d.,甲氨蝶呤片 12.5mg q.w.,叶酸片 10mg q.w.,甲泼尼龙片 8mg q.d.,碳酸钙 D$_3$ 片 600mg q.n.,阿法骨化醇胶丸 0.5μg q.d."。15 天前无明显诱因出现双膝关节肿痛加重,伴皮肤色素沉着较深,皮温升高,关节活动受限,无口干、眼干,无皮疹、红斑,无光过敏、口腔溃疡,无畏寒、发热,无咳嗽、咳痰、胸痛、胸闷、气促,无恶心、呕吐、腹痛、腹泻。患者自行停甲泼尼龙 1 年,甲氨蝶呤 1 个月。门诊拟"类风湿关节炎"收入院。入院查体:体温 36.3℃,脉搏 103 次/min,呼吸 22 次/min,血压 16.3/10.4kPa(122/78mmHg)。查体:双手有尺侧偏斜,无示指呈纽扣花畸形,左手第 2 和 3 掌指关节及近端指间关节肿胀 1 级,压痛 1 级;右手第 2、3 和 4 掌指关节及近端指间关节肿胀 1 级,压痛 1 级;双肘关节、肩关节有肿胀、压痛;双侧膝关节肿胀 1 级,压痛 1 级。辅助检查:类风湿二项示抗环瓜氨酸肽抗体 >300U/ml;血细胞分析(静脉血):白细胞计数 3.13×10^9/L,红细胞计数 2.52×10^{12}/L,血红蛋白 74g/L,血小板计数 215×10^9/L,中性粒细胞百分比 55.9%;双手腕、双足、双膝 X 线片:双手腕、双足、双膝所见符合类风湿关节炎改变,并退行性变。胸片:①右下肺少许慢性间质性病变;②主动脉迂曲、硬化。

【诊断】

类风湿关节炎,右侧乳腺癌根治术后。

【医嘱】

(1)利妥昔单抗注射液:500mg,静脉滴注,第 0 和第 2 周各 1 次。

(2)甲氨蝶呤片:10mg,口服,每周 1 次。

【处方评价】

(1)超说明书药品及类别

1)利妥昔单抗注射液(超适应证)。

2)甲氨蝶呤片(超适应证)。

(2)循证分级情况

1)美国 FDA 未批准利妥昔单抗用于与 MTX 联合治疗对 MTX 疗效欠佳的成人 RA。有效性等级 Class Ⅱa,推荐级别 Class Ⅱb,证据强度 Category B。

2)美国 FDA 已批准 MTX 用于治疗对一线治疗包括足剂量 NSAID 效果欠佳或不耐受的成人严重 RA。有效性等级 Class Ⅰ,推荐级别 Class Ⅱa,证据强度 Category B。

(3)指南推荐情况

1)国内、亚太、美国及欧洲 RA 治疗指南[1-3,12-13]推荐利妥昔单抗用于治疗中至重度或者难治性 RA。美国 FDA 已批准利妥昔单抗用于治疗对一种或多种 TNF 拮抗剂疗效欠佳的成人中至重度 RA,需与 MTX 联合治疗;但未批准利妥昔单抗用于与 MTX 联合治疗对 MTX 疗效欠佳的成人 RA。2013 年 EULAR 更新的 RA 治疗建议指出,利妥昔单抗在某些特定情况下(淋巴瘤或脱髓鞘疾病病史)被认为与 TNF 抑制剂、阿巴西普、托珠单抗等药物具有相似的有效性及安全性。2015 年亚洲太平洋地区风湿病学学会联盟 RA 治疗建议[13]指出,传统的 DMARD 治疗不充分或者不耐受时,可选用一种生物类 DMARD 治疗,生物类 DMARD 的选择包括 TNF 抑制剂、阿巴西普、利妥昔单抗和托珠单抗。国内 2010 年中华医学会《类风湿关节炎诊断及治疗指南》[3]推荐利妥昔单抗主要用于 TNF-α 拮抗剂疗效欠佳的活动性 RA。

2)MTX 是国内、美国及欧洲 RA 治疗指南[1-3]公认的首选 DMARD,是治疗 RA 的"锚药物(anchor drug)"。国外的 MTX 说明书中有 RA 适应证,美国 FDA 批准 MTX 用于治疗成人严重 RA。国内的 MTX 有口服片剂和注射液,其中临床上最常用的 MTX 口服剂型国内说明书中无 RA 适应证,注射剂型中 MTX 注射液(密都)的说明书中有 RA 适应证(详情参见上文"处方 1"MTX 相关内容)。

(4)剂量推荐范围

1)利妥昔单抗注射液的推荐剂量和用法[3]:第 1 个疗程可先予静脉滴注

500~1 000mg,2 周后重复 1 次。根据病情可在 6~12 个月后接受第 2 个疗程。每次注射利妥昔单抗之前的半小时内先静脉给予适量甲泼尼龙。

2）甲氨蝶呤片:7.5~25mg,q.w.,口服。

（5）超药品说明书用药作用机制

1）利妥昔单抗通过对患者体内的 B 淋巴细胞进行暂时清除来治疗难治性 RA。

2）MTX 可抑制细胞内的二氢叶酸还原酶,使嘌呤合成受抑,同时具有抗炎作用。

（6）药物配伍:医嘱中利妥昔单抗与 MTX 联用治疗难治性类风湿关节炎。2015 年亚洲太平洋地区风湿病学学会联盟 RA 治疗建议[13]指出,生物类 DMARD 与 MTX 联用时疗效最佳。

（7）黑框警告

1）利妥昔单抗治疗 RA 的临床试验中,有出现进行性多灶性白质脑病（PML）并导致死亡的病例。乙型肝炎病毒携带患者使用利妥昔单抗治疗可能出现肝功能不全。

2）只能由有抗代谢药化疗经验的内科医师使用,如果是非肿瘤的情况则必须由专业的内科医师使用。因为有致命或严重的毒性反应的可能性,内科医师必须充分告知患者存在的风险,并且应该在其监督下用药。

MTX 黑框警告内容详见上文"处方 1"之 MTX 项下。

（8）禁忌证

1）对处方中的活性成分或任何辅料过敏者禁用。

严重活动性感染或免疫应答严重损害（如低球蛋白血症、CD4 或 CD8 细胞计数严重下降）的患者不应使用利妥昔单抗治疗。

同样,严重心力衰竭（NYHA 分级Ⅳ级）患者不应使用利妥昔单抗治疗。

妊娠期间禁止利妥昔单抗与甲氨蝶呤联合用药。

2）MTX 详情参见上文"处方 1"MTX 相关内容。

（9）注意事项[14]

1）RA 的各项研究中,患者对利妥昔单抗治疗大多都能耐受,仅少数患者因为病情加重或严重不良反应而治疗失败。

输液反应:对于 RA 患者,接受利妥昔单抗治疗后最常见的不良反应是输液反应。大部分输液反应是常见毒性标准（Common Toxicity Criteria,CTC）1 或 2 级事件。上市后,有致死的严重输液反应的报告。在临床试验中,各剂量的利妥昔单抗滴注时出现严重输液反应的 RA 患者不到 1%。最常见的症状包括头痛、瘙痒、咽喉刺激、面红、皮疹、荨麻疹、高血压和发热。一般而言,任何治疗周期中,第 1 次滴注时输液反应的发生率高于第 2 次滴注。3 095 例患者在首次使用利妥昔单抗治疗后,其中的 720 例患者(23%)观察到急性输液反应的症状和体征(恶心、瘙痒症、发热、风疹 / 皮疹、畏寒、热病、寒战、喷嚏、血管神经性水肿、咽喉刺激、咳嗽和支气管痉挛,同时伴有或不伴有与药物治疗相关的低血压或高血压)。治疗前静脉给予糖皮质激素可明显降低这些事件的发生率和严重性。当减慢或中断利妥昔单抗滴注时或予以退热药、抗组胺药,所报告的反应一般可消退,个别病例如需要可给予吸氧、静脉予以盐水溶液或支气管扩张药和皮质激素。根据输液反应的严重程度和所需的干预治疗,暂时性或永久性停止利妥昔单抗治疗。在大多数情况下,当症状和体征完全消退后,可通过降低 50% 的滴注速度(如从 100mg/h 降低至 50mg/h)继续进行滴注。

感染:使用利妥昔单抗治疗可能增加感染的风险。由于对体内 B 淋巴细胞的清除,使得在一段时间内 B 淋巴细胞数维持在很低的水平,从而对免疫系统造成一定的影响。虽然有资料表明,利妥昔单抗治疗淋巴瘤时并不影响抗体水平,但在 RA 患者,随着 B 淋巴细胞的清除,部分患者的球蛋白显著下降,这可能成为引发感染的因素。活动性感染或免疫应答严重损害(如 CD4 或 CD8 细胞计数严重下降)的患者不应使用利妥昔单抗。有复发性或慢性感染史,或有易引起严重感染的基础病的患者应慎用利妥昔单抗。使用利妥昔单抗治疗后发生感染的患者应立即进行研究,并进行适当的治疗。

在采用利妥昔单抗治疗的患者中,总感染率约为 97/100 人年。大部分感染事件是轻至中度的,主要包括上呼吸道感染和尿道感染。常见感染还包括支气管炎、鼻窦炎、胃肠炎、脚癣、肺炎等。严重感染的发生率约为 4/100 人年,其中有些是致命性事件。

低丙种球蛋白血症:在使用利妥昔单抗治疗的 RA 患者中已观察到低丙种球蛋白血症(IgG 或 IgM 低于正常值下限)。低 IgG 或 IgM 发生后总感染或严重感染的发生率并不增加。

中性粒细胞减少症:在 RA 患者接受首个疗程治疗后的临床试验中,已观察到与利妥昔单抗治疗有关的中性粒细胞减少症,其大部分持续时间短暂并且为轻度或中度。中性粒细胞减少症可以考虑仅为首次疗程的严重不良反应。中性粒细胞减少症发生的时间不一。在临床研究中,中性粒细胞减少症与观察到的严重感染增长无关,大部分患者在中性粒细胞减少症发生后继续接受其他利妥昔单抗疗程。

对既往有心脏疾病和先前有心肺不良反应的患者进行密切监护。

接受利妥昔单抗治疗的 RA 患者,进行性多灶性白质脑病(PML)、血清病样反应和乙型肝炎复发在上市后经验中有报道。

2)MTX 详情参见上文"处方 1"MTX 相关内容。

（10）用药交代及用药教育

1）用药过程中如有不适（如有头痛、瘙痒、咽喉刺激、面红、皮疹、荨麻疹、高血压和发热等反应）应及时告知医护人员。

2）用药期间注意定期监测血压、血常规、肾功能等指标。

（伍俊妍　李剑芳）

参考文献 ▶▶▶

［1］SMOLEN J S,LANDEW R,BREEDVELD F C,et al. EULAR recommendations for the management of rheumatoid arthritis with synthetic and biological disease-modifying antirheumatic drugs：2013 update. Annals of the rheumatic diseases,2014,73（3）：492-450.

［2］SINGH J A,FURST D E,BHARAT A,et al. 2012 update of the 2008 American College of Rheumatology recommendations for the use of disease-modifying antirheumatic drugs and biologic agents in the treatment of rheumatoid arthritis. Arthritis care & research,2012,64（5）：625-639.

［3］中华医学会风湿病学分会.类风湿关节炎诊断及治疗指南.中华风湿病学杂志,2010,14（04）：265-270.

［4］ALETAHA D,NEOGI T,SILMAN A J,et al. 2010 rheumatoid arthritis classification criteria：an American College of Rheumatology/European League Against Rheumatism collaborative initiative. Arthritis & rheumatology,2010,62（9）：2569-2581.

［5］VISSER K,VAN DER HEIJDE D. Optimal dosage and route of administration of methotrexate in rheumatoid arthritis：a systematic review of the literature. Annals of the rheumatic diseases,2009,68（7）：1094-1099.

［6］SCHIFF M H,JAFFE J S,FREUNDLICH B. Head-to-head,randomised,crossover study of oral versus subcutaneous methotrexate in patients with rheumatoid arthritis：drug-exposure limitations of oral methotrexate at doses ≥15mg may be overcome with subcutaneous administration. Annals of the rheumatic diseases,2014,73（8）：1549-1551.

［7］冯艳广,魏琴,刘小军,等.甲氨蝶呤皮下注射治疗类风湿关节炎的临床研究.中国现代药物应用,2012,6（21）：73-74.

［8］温媛媛,刘升云,张磊,等.比较皮下注射大剂量甲氨蝶呤针与口服小剂量甲氨蝶呤片治疗类风湿关节炎疗效及安全性观察.医学与哲学（B）,2012,33（03）：26-27.

［9］GAUJOUX-VIALA C,NAM J,RAMIRO S,et al. Efficacy of conventional synthetic disease-modifying antirheumatic drugs,glucocorticoids and tofacitinib：a systematic literature review informing the 2013 update of the EULAR recommendations for management of rheumatoid arthritis.Annals of the rheumatic diseases,2014,73(3):510-515.

[10] ORTIZ Z,SHEA B,SUAREZ-ALMAZOR M E,et al. The efficacy of folic acid and folinic acid in reducing methotrexate gastrointestinal toxicity in rheumatoid arthritis. A metaanalysis of randomized controlled trials. Journal of rheumatology,1998,25(1):36-43.

[11] VAN EDE A E,LAAN R F,ROOD M J,et al. Effect of folic or folinic acid supplementation on the toxicity and efficacy of methotrexate in rheumatoid arthritis:a forty-eight week, multicenter,randomized,double-blind,placebo-controlled study. Arthritis & rheumatology, 2001,44(7):1515-1524.

[12] BUKHARI M,ABERNETHY R,DEIGHTON C,et al. BSR and BHPR guidelines on the use of rituximab in rheumatoid arthritis. Rheumatology,2011,50(12):2311-2313.

[13] LAU C S,CHIA F,HARRISON A,et al. APLAR rheumatoid arthritis treatment recommendations. International journal of rheumatic diseases,2015,18(7):685-713.

[14] 利妥昔单抗注射液说明书,Roche Pharma(Schweiz)Ltd,修订日期:2012年04月12日.

第二节　系统性红斑狼疮

一、概述

系统性红斑狼疮(systemic lupus erythematosus,SLE)是自身免疫介导的,以全身症状、骨骼肌肉及内脏炎症为主要表现的多系统疾病。SLE 的 2 个主要临床特征是血清中出现以抗核抗体为代表的多种自身抗体和多系统、多器官受累。SLE 好发于育龄妇女,多见于 15~45 岁年龄段,发病率女∶男为(7~9)∶1。在美国多地区的流行病学调查报告显示,SLE 的患病率为(14.6~122)/10 万人;我国大样本的一次性调查(>3 万人)显示 SLE 的患病率为 70/10 万人,妇女中则高达 113/10 万人。SLE 的临床表现复杂多样,预后差异较大,其自然病程多表现为病情加重与缓解交替。目前 SLE 还没有根治的办法,早期诊断和早期治疗具有非常重要的意义。SLE 患者明确诊断后可通过综合评估疾病严重程度和活动性及脏器受损情况,制订个体化、合理的治疗方案,从而使大多数患者达到病情缓解[1]。

二、系统性红斑狼疮超药品说明书用药情况及循证证据

(一)NMPA 批准用于治疗 SLE 的药品

目前 NMPA 批准可用于治疗 SLE 的药品主要有以下五大类:糖皮质激素(泼尼松、甲泼尼龙等)、免疫抑制剂(硫唑嘌呤、环磷酰胺、环孢素、来氟米特等)、抗疟药(氯喹、羟氯喹)、植物药(雷公藤)、雄激素(达那唑)等。其中抗疟

药中的氯喹因其不良反应大,目前国内已极少用于临床治疗 SLE。

国内说明书含有 SLE 适应证的药物详见表 15-2。需要注意的是,不同药物狼疮适应证的内涵是有所不同的。例如环孢素、来氟米特仅有狼疮肾炎(lupus nephritis,LN)适应证而无 SLE 适应证。美国 Micromedex 数据库也仅推荐环孢素用于治疗 LN,并无用于治疗 SLE 其他表现的依据及其等级。2010年中华医学会风湿病学分会《系统性红斑狼疮诊断及治疗指南》[2]指出由于环孢素无明显的骨髓抑制作用,常用于 SLE 合并血小板减少性紫癜的联合治疗。另外,并非所有相同成分的药品都有类似的狼疮适应证,如进口 CTX 针剂安道生(Endoxan)的说明书中有 SLE 适应证,国产注射用 CTX 的说明书中无 SLE 适应证;成分同为环孢素的强盛、新赛斯平(口服溶液)有 LN 适应证,而新山地明、环孢素胶囊和新赛斯平(胶囊)的说明书中则无 LN 适应证;成分同为来氟米特的爱若华有 LN 适应证,而关平、妥抒的说明书中则无 LN 适应证。此外,2010 年国内《系统性红斑狼疮诊断及治疗指南》[2]指出非甾体抗炎药(NSAID)可用于控制 SLE 的关节炎,也是临床治疗 SLE 的一类常用药物。美国 FDA 也推荐非甾体抗炎药(NSAID)用于治疗 SLE。

表 15-2 国内说明书中有 SLE 适应证的药物

类型	药物(通用名)	有 SLE 适应证的药物(别名)	无 SLE 适应证的药物(别名)
糖皮质激素	醋酸可的松	醋酸可的松片	
	醋酸泼尼松	醋酸泼尼松片、强的松	
	泼尼松龙	氢化泼尼松注射液△、赣鹰△、利君△、强的松龙*△	
	甲泼尼龙	美卓乐、尤金、甲强龙、米乐松	
	曲安奈德*	痛息通、康宁克通-A△	醋酸曲安奈德注射液
	地塞米松	地塞米松磷酸钠注射液△、地塞米松钠注射液△、息洛安△	利美达松
	倍他米松	得宝松*▲	川欣
免疫抑制剂	硫唑嘌呤	依木兰、硫唑嘌呤片	
	环磷酰胺	安道生	注射用环磷酰胺
	环孢素	强盛#、新赛斯平(口服溶液)#	新山地明、环孢素胶囊、新赛斯平(胶囊)
	来氟米特	爱若华#	关平、妥抒
抗疟药	羟氯喹	纷乐、赛能	

149

续表

类型	药物（通用名）	有 SLE 适应证的药物（别名）	无 SLE 适应证的药物（别名）
植物药	雷公藤	昆明山海棠片	雷公藤片、昆仙胶囊 雷公藤多苷片[&]
雄激素	达那唑	达那唑胶囊	

注：* 仅限于肌内注射或关节腔内注射，不能用于静脉注射；△ 适应证为红斑狼疮；▲ 适应证为盘状红斑狼疮、播散性红斑狼疮；# 仅有 LN 适应证；& 植物药成分复杂，各种制剂的成分、作用和不良反应均可能不一样，使用时应予以考虑。

（二）国内药品说明书外用法用于治疗 SLE 的药品

目前国内临床治疗 SLE 属药品说明书外用法的风湿免疫科药品主要有地塞米松、沙利度胺、甲氨蝶呤（MTX）、口服环磷酰胺（CTX）、吗替麦考酚酯（mycophenolate mofetil，MMF、霉酚酸酯）、丙种球蛋白、利妥昔单抗等（表 15-3）。

地塞米松片国内说明书适应证为主要用于过敏性与自身免疫性炎症性疾病，如结缔组织病、严重支气管哮喘、皮炎等过敏性疾病，溃疡性结肠炎，急性白血病，恶性淋巴瘤等，未专门列出 SLE（表 15-3）。由于地塞米松属于长效类激素，长期口服对下丘脑 - 垂体 - 肾上腺轴的影响较大，目前指南[1]已不主张长期使用地塞米松等长效和超长效激素用于治疗 SLE。

国内临床有用他克莫司（tacrolimus，FK506）、苯丁酸氮芥治疗 LN，长春新碱联合治疗 SLE 合并重症血小板减少，但美国 Micromedex 数据库尚未查到其治疗 SLE 的依据及其等级，故不对这几个药物进行深入分析。2012 年改善全球肾脏病预后组织（Kidney Disease：Improving Global Outcomes，KDIGO）关于 LN 治疗指南[3]提出激素联合 FK506 和 MMF 多靶点治疗可作为备选的 LN 起始治疗方案，但证据十分有限。2012 年 EULAR/ 欧洲肾脏协会与欧洲透析和移植协会联合会议（ERA-EDTA）关于 LN 治疗指南[4]也提出激素联合 FK506 可以作为治疗 LN 的备选初始治疗方案或者治疗无反应时的替代治疗，但证据强度较低。

三、处方评价示例

（一）门诊处方

处方 1　年龄：20 岁　性别：女　诊断：系统性红斑狼疮

（1）沙利度胺片：50mg，口服，每晚 1 次。

（2）复方环磷酰胺片：2 片，口服，每日 1 次。

（3）泼尼松片：10mg，口服，每日早上顿服。

（4）羟氯喹片：0.2g，口服，每日 1 次。

表 15-3 国内药品说明书外用法用于治疗 SLE 的药品常用用法及循证证据*

药品名称	国内已批准的适应证	规格	用法用量	原研国说明书	依据及其等级**		
					有效性等级	推荐级别	证据强度
醋酸地塞米松片	主要用于过敏性与自身免疫性炎症性疾病，如结缔组织病，严重支气管哮喘，皮炎等过敏性疾病，溃疡性结肠炎，急性白血病，恶性淋巴瘤等。此外，本药还用于某些肾上腺皮质疾病的诊断——地塞米松抑制试验	0.75mg/片	参照泼尼松的用量（0.75mg 地塞米松相当于 5mg 泼尼松）	美国 FDA 已批准地塞米松片用于治疗成人、儿童原发性或红斑狼疮导致的肾病综合征（非尿毒症期）	成人：Class I 儿童：Class IIa	成人：Class IIa 儿童：Class IIb	成人：Category B 儿童：Category B
沙利度胺片	用于控制瘤型麻风反应症	25mg/片	50~100mg/d	美国 FDA 批准沙利度胺用于治疗和预防成人及 12 岁以上儿童的结节性红斑	治疗：成人：Class I 预防：成人：Class IIa 儿童：Class IIa	治疗：成人：Class IIb 预防：成人：Class IIb 儿童：Class IIb	治疗：成人：Category B 预防：成人：Category B 儿童：Category B
甲氨蝶呤片/注射用甲氨蝶呤/甲氨蝶呤注射液	各型急性白血病，特别是急性淋巴细胞白血病，恶性淋巴瘤如霍奇金淋巴瘤和蕈样肉芽肿，多发性骨髓瘤；头颈部癌、肺癌，各种软组织肉瘤，银屑病，乳腺癌、卵	片剂：2.5mg/片 注射用粉针：5mg、0.1g、1g	7.5-15mg/w，口服，皮下注射，静脉注射	美国 FDA 未批准 MTX 用于治疗 SLE	成人：Class IIa	成人：Class IIb	成人：Category B

续表

药品名称	国内已批准的适应证	规格	用法用量	依据及其等级**			
				原研国说明书	有效性等级	推荐级别	证据强度
	巢癌、宫颈癌、恶性葡萄胎、绒毛膜上皮癌、睾丸癌	注射液：1ml:5mg, 1ml:10mg, 5ml:50mg, 5ml:0.5g, 10ml:1g, 50ml:5g					
环磷酰胺片/复方环磷酰胺片	适用于恶性淋巴瘤、多发性骨髓瘤、淋巴细胞白血病、神经母细胞瘤、卵巢癌、乳腺癌，以及各种肉瘤及肺癌等	每片含环磷酰胺 50mg	CTX 成分 1.0~1.5mg/(kg·d)（最大剂量为 150mg/d）	美国 FDA 未批准 CTX 用于治疗 SLE	成人：Class IIa	成人：Class IIb	成人：Category B
吗替麦考酚酯片/分散片/胶囊	适用于接受同种异体肾脏或肝脏移植的患者中预防器官排斥反应	片剂:0.5g/片 分散片:0.25g/片 胶囊:0.25g/粒	1~2g/d，分 2 次口服	美国 FDA 未批准 MMF 用于治疗成人或儿童 LN	成人：Class I 儿童：Class I	成人：Class IIa 儿童：Class IIa	成人：Category A 儿童：Category B
免疫球蛋白	原发性免疫球蛋白缺乏症，如 X 连锁低免疫球蛋白血症，常见变异性免疫缺陷病、免疫球蛋白 G 亚型缺陷病；继发性免疫球蛋白缺乏病等	10ml:0.5g, 20ml:1g, 25ml:1.25g, 50ml:2.5g	0.4g/(kg·d)，静脉滴注，连续 3~5 日为 1 个疗程	美国 FDA 未批准免疫球蛋白用于治疗成人或儿童 SLE	成人：Class IIb	成人：Class IIb	成人：Category B

续表

药品名称	国内已批准的适应证	规格	用法用量	原研国说明书	依据及其等级**		
					有效性等级**	推荐级别**	证据强度
	白缺陷病，如重症感染、新生儿吸血症症等；自身免疫病，如原发性血小板减少性紫癜，川崎病	100ml:5g，200ml:10g；IgG 含量为 5%					
利妥昔单抗注射液	1. 复发或耐药的滤泡性中央型淋巴瘤（国际工作分类 B、C 和 D 亚型的 B 细胞型非霍奇金淋巴瘤）的治疗。 2. 先前未经治疗的 CD20 阳性Ⅲ～Ⅳ期滤泡性非霍奇金淋巴瘤，患者应与标准 CVP 化疗（CTX、长春新碱和泼尼松）8 个周期联合治疗。 3. CD20 阳性弥漫大 B 细胞性非霍奇金淋巴瘤（DLBCL）应与标准 CHOP 化疗（CTX、多柔比星、长春新碱、泼尼松）8 个周期联合治疗	10ml:100mg，50ml:500mg	375mg/m²，静脉注射，每周 1 次，共 4 周；或静脉 1 000mg，静脉注射，2 周后重复 1 次	美国 FDA 未批准利妥昔单抗用于治疗不能耐受免疫抑制剂治疗或治疗效果欠佳的成人、儿童 SLE	成人：Class Ⅱb 儿童：Class Ⅱa	成人：Class Ⅱb 儿童：Class Ⅱb	成人：Category B 儿童：Category B

注：* 临床提供证据来源[1-5]；** 证据等级分级来自美国 Micromedex 数据库。

153

（5）碳酸钙 D$_3$ 片：600mg，口服，每日 1 次。

（6）奥美拉唑钠肠溶片：10mg 口服，每日 1 次。

【处方评价】

（1）超说明书药品及类别

1）沙利度胺片（超适应证）。

2）复方环磷酰胺片（超适应证）。

（2）循证分级情况

1）美国 FDA 已批准沙利度胺用于治疗成人及 12 岁以上儿童的结节性红斑。有效性等级 Class Ⅱa，推荐级别 Class Ⅱb，证据强度 Category B。

2）美国 FDA 未批准 CTX 用于治疗 SLE。有效性等级 Class Ⅱa，推荐级别 Class Ⅱb，证据强度 Category B。

（3）指南推荐情况

1）2010 年国内《系统性红斑狼疮诊断及治疗指南》[1]推荐沙利度胺可用于治疗 SLE 患者对抗疟药不敏感的顽固性皮损（即皮肤型狼疮），常用剂量为50~100mg/d。临床已证实沙利度胺可有效治疗包括皮肤型红斑狼疮在内的多种伴潜在自身免疫发病机制的炎症性皮损[6]。

2）CTX 是治疗重症 SLE 的有效药物之一，尤其是在 LN 和血管炎患者中，CTX 与激素联合治疗时能有效地诱导疾病缓解，阻止和逆转病变发展，改善远期预后。临床应用 CTX 治疗 SLE 已经 30 多年，不同给药途径或剂量均显示肯定的治疗效果，主要差别是其导致不良反应的严重程度和发生率不同。由于口服 CTX 的不良反应常见，近来已经很少采用此种给药方法，而多采用CTX 静脉冲击治疗。目前普遍采用的标准 CTX 冲击疗法[1]是从经典的美国国立卫生研究院（National Institutes of Health，NIH）方案演变而来的，即每次使用 CTX 0.5~1.0g/m^2 加入 250ml0.9% 氯化钠注射液中静脉滴注，每 3~4 周 1 次；多数患者 6~12 个月后病情缓解，其后每 3 个月 1 次，维持 1~2 年。2012 年ACR 关于 LN 的诊疗指南[2]推荐 CTX 作为Ⅲ/Ⅳ型 LN 患者诱导期的一线免疫抑制剂之一，其用法除前述 CTX 冲击疗法外，还有低剂量 CTX 方案，即欧洲方案，每次静脉用 CTX 0.5g，每 2 周 1 次，共 6 次。2012 年改善全球肾脏病预后组织（KDIGO）关于 LN 治疗指南[3]推荐Ⅲ和Ⅳ型 LN 诱导治疗除前述 2 种静脉用 CTX 方案外，还增加口服 CTX 方案，即 1.0~1.5mg/（kg·d）（最大剂量为150mg/d），一般诱导缓解 2~4 个月。目前国内临床还有 CTX 0.2g 隔天 1 次静脉注射的小剂量脉冲疗法。由于 LN 的病情复杂，每个患者受累组织和器官的损伤程度与范围各不相同，临床应用 CTX 充分权衡利弊，选择个体化方案显得尤为重要。

CTX 有骨髓抑制的风险，使用前后建议监测血象，尤其是白细胞计数。对于胃肠道反应明显者,可在 CTX 治疗前应用中枢性止呕药。CTX 治疗后建议多饮水,以加速 CTX 排泄及降低出血性膀胱炎的风险。不建议长期使用 CTX,主要由于其对性腺的抑制(尤其是女性卵巢功能衰竭),以及少见的远期致癌作用,应向患者告知风险。SLE 病情缓解后进入巩固维持治疗阶段,可改用其他免疫抑制剂如硫唑嘌呤、MMF 等维持治疗,预防复发。

(4)剂量推荐范围

1)沙利度胺片 50~100mg/d,口服。

2)每次使用 CTX $0.5~1.0g/m^2$ 加入 250ml 0.9% 氯化钠注射液中静脉滴注,每 3~4 周 1 次;多数患者 6~12 个月后病情缓解,其后每 3 个月 1 次,维持 1~2 年。

(5)超药品说明书用药作用机制

1)沙利度胺能够抑制炎症细胞的趋化和吞噬作用,抑制 TNF-α、IL-8 和 IL-12 等细胞因子的表达,稳定溶酶体膜,阻止中性粒细胞释放过氧化物,具有免疫抑制、抗炎、抑制血管生成等作用。

2)CTX 是主要作用于 S 期的细胞周期非特异性烷化剂,通过影响 DNA 合成发挥细胞毒作用。其对体液免疫的抑制作用较强,能抑制 B 细胞增殖和抗体生成,且抑制作用较持久。低剂量环磷酰胺具有明显的抗炎作用。

(6)药物配伍:处方中,激素(泼尼松片)联合复方环磷酰胺片、羟氯喹片、沙利度胺片治疗 SLE。2010 年国内《系统性红斑狼疮诊断及治疗指南》[1]推荐激素联合免疫抑制剂(MTX、AZA、CTX 等)应用以便更快地诱导病情缓解和巩固疗效,并减少激素的用量以避免长期使用较大剂量激素导致的严重不良反应。沙利度胺片和羟氯喹片联合应用可控制皮疹和减轻光敏感。

碳酸钙 D_3 片:在激素治疗过程中应补充钙剂等,以预防骨质疏松。

奥美拉唑:糖皮质激素可能会引起胃溃疡,本处方使用质子泵抑制剂奥美拉唑以保护胃黏膜。

(7)黑框警告

1)沙利度胺有严重的致畸作用。如果在怀孕期间服用本品,对未出生的胎儿会引起严重的出生缺陷和死亡。孕妇即使在孕期仅服用单次剂量的本品也会引起严重的出生缺陷。

2)环磷酰胺:只能由有抗代谢药化疗经验的内科医师使用,如果是非肿瘤的情况则必须由专业的内科医师使用。因为有致命或严重的毒性反应的可能性,内科医师必须充分告知患者存在的风险,并且应该在其监督下用药。

环磷酰胺治疗可能会引起骨髓抑制和显著的免疫反应抑制。环磷酰胺引起的骨髓抑制会导致白细胞减少、中性粒细胞减少、血小板减少(伴随高风险的出血事件)和贫血。严重的免疫抑制可能导致严重的,有时甚至致命的感染。脓毒症和脓毒性休克也有报道。与环磷酰胺有关的感染还包括肺炎和其他细菌、真菌、病毒、原虫和寄生虫感染。潜在的感染可能会被重新激发，必须对感染进行适当治疗。严重骨髓功能受损和免疫抑制患者使用环磷酰胺时需特别慎重。

患有或发生严重感染的患者，环磷酰胺治疗不宜采用，或应中断，或降低剂量。

必须定期进行白细胞监控，接受长期治疗的患者建议每 2 周监测，必要时每日进行。

环磷酰胺治疗时有报道发生出血性膀胱炎、肾盂炎、输尿管炎、血尿。有可能发生膀胱溃疡 / 坏死、纤维化 / 挛缩和继发肿瘤。有报道出现致命性的尿道毒性病例。尿道毒性可能迫使治疗中断。尿道毒性可能发生于短期或长期使用环磷酰胺后。有报道单次使用环磷酰胺后出现出血性膀胱炎。应定期检查尿中的沉积物，以检测是否有红细胞存在或其他尿道和肾脏毒性迹象。对于有尿道感染的患者应小心使用环磷酰胺。

有报道使用环磷酰胺治疗时出现心肌炎和心肌心包炎，可能会伴有明显的心包积液和心脏压塞，并可导致严重、有时致命的充血性心力衰竭。已知有心脏毒性风险和心脏疾病既往史的患者在使用环磷酰胺时要特别慎重。

如同所有细胞毒性药物治疗，环磷酰胺治疗的远期后遗症包括癌前病变及继发肿瘤。

环磷酰胺有遗传毒性和致突变性，作用于体细胞和男性及女性的生殖细胞。因此，环磷酰胺治疗期间，女性不应怀孕，男性也不应生育孩子。育龄期男性和女性患者在治疗期间和治疗后至少 6 个月内应采取适当的避孕措施。不育的发生取决于环磷酰胺的剂量、疗程和治疗期间生殖腺的功能状况。环磷酰胺造成的不育在某些患者中可能是不可逆性的。

3）女性患者：接受环磷酰胺治疗的大部分妇女会出现暂时性或永久性闭经，并伴有雌激素下降和促性腺激素分泌增加。特别对大龄女性，闭经可能是永久性的。也有报道与环磷酰胺治疗有关的月经稀发。青春期前接受环磷酰胺治疗的女孩通常会正常发育第二性征和有规律的月经。青春期前接受环磷酰胺的女孩在治疗后有可能怀孕。接受环磷酰胺治疗并保留卵巢功能的女孩，发生早闭经的风险会增加（40 岁前月经停止）。

4）男性患者：接受环磷酰胺治疗的男性可能会发生精子减少症或无精子症，通常会伴随促性腺激素分泌增加，但睾丸激素分泌正常，性交能力和性欲通常不会受损。青春期前接受环磷酰胺治疗的男性可能会正常发育第二性征，但可能会有少精和无精子症。可能会发生某种程度的睾丸萎缩。

（8）禁忌证

1）沙利度胺：①孕妇及哺乳期妇女禁用；②儿童禁用；③对本品有过敏反

应的患者禁用;④本品可导致倦怠和嗜睡,从事危险工作者如驾驶员、机器操纵者禁用等。

2)环磷酰胺禁用于孕妇及哺乳期妇女。孕妇用药,特别在妊娠初期的3个月,由于环磷酰胺有致突变或畸胎作用,可造成胎儿死亡或先天畸形。环磷酰胺能由乳汁中排出,哺乳期妇女必须终止哺乳。对本品过敏者禁用。凡有骨髓抑制、感染、肝肾功能损害者禁用或慎用。

(9)注意事项

1)沙利度胺:①患者在使用沙利度胺前应被告知本品对育龄妇女存在的风险。②因在怀孕期间服用沙利度胺会对未出生胎儿引起严重的出生缺陷和死亡,所以在怀孕期间不应服用本品。③如果在治疗期间怀孕,必须立即停止使用沙利度胺,并咨询医师对胎儿进行相应处理。④服用本品可能会引起外周神经病变,其早期有手足麻木、麻刺感或灼烧样痛感,出现上述情况应及时告知医师。⑤患者在服用本品期间不可以献血。

2)环磷酰胺:①下列情况应慎用。骨髓抑制、有痛风病史、肝功能损害、感染、肾功能损害、肿瘤细胞浸润骨髓、有泌尿系统结石史、以前曾接受过化疗或放射治疗。②用药期间须定期检查白细胞计数及分类、血小板计数、肾功能(尿素氮、肌酐清除率)、肝功能(血清胆红素、谷丙转氨酶)及血清尿酸水平。③如有明显的白细胞减少(特别是粒细胞减少)或血小板减少,应停用本品。④本品的代谢产物对尿路有刺激性,应用时应鼓励患者多饮水。⑤对诊断的干扰:本品可使血清胆碱酯酶减少、血及尿中的尿酸水平增加。⑥在遵循治疗指南的前提下,应提倡在 SLE 治疗中重视 CTX 剂量的个体化。

3)服用羟氯喹片应进行初次(基线)以及定期(每3个月1次)的眼科检查(包括视敏度、输出裂隙灯、检眼镜以及视野检查)。

(10)用药交代及用药教育

1)沙利度胺:①告知育龄期女性患者使用沙利度胺对育龄妇女存在的风险,在怀孕期间不应服用本品;如果在治疗期间怀孕,必须立即停止使用沙利度胺,并咨询医师对胎儿进行相应处理。②服用本品可能会引起外周神经病变,其早期有手足麻木、麻刺感或灼烧样痛感,出现上述情况应及时告知医师。③患者在服用本品期间不可以献血。

2)环磷酰胺:①嘱患者在用药期间须定期复诊,检查白细胞计数及分类、血小板计数、肾功能(尿素氮、肌酐清除率)、肝功能(血清胆红素、谷丙转氨酶)及血清尿酸水平等;②本品的代谢产物对尿路有刺激性,服药期间应嘱患者多饮水;③在治疗期间和治疗后至少6个月内应采取适当的避孕措施。

3)注意交代糖皮质激素要在晨起顿服,由于人体正常分泌的激素在早晨8点时血液中的浓度最高,而晚上12点浓度最低,早晨顿服激素类药物与人体的生理状态同步,可减少药物对下丘脑 - 垂体 - 肾上腺轴的抑制,减少药物不良反应。另外仍需留意有无黑粪、便血等情况,预防消化道溃疡出血。

4)治疗期间定期复查进行眼科检查。如有出现皮疹、瘙痒等症状,及时复诊。

处方 2　年龄:25 岁　性别:女　诊断:系统性红斑狼疮

(1)甲氨蝶呤片:15mg 口服,每周 1 次。

(2)甲泼尼龙片:4mg 口服,每日早上顿服。

(3)吗替麦考酚酯(霉酚酸酯)胶囊:250mg 口服,每日 1 次。

(4)羟氯喹片:0.2g 口服,每日 1 次。

(5)奥美拉唑钠肠溶片:10mg 口服,每日 1 次。

【处方评价】

(1)超说明书药品及类别

1)甲氨蝶呤片(超适应证)。

2)吗替麦考酚酯胶囊(超适应证)。

(2)循证分级情况

1)美国 FDA 未批准甲氨蝶呤用于治疗 SLE。有效性等级 Class Ⅱa,推荐级别 Class Ⅱb,证据强度 Category B。

2)美国 FDA 未批准 MMF 用于治疗 LN。美国 Micromedex 数据库仅推荐 MMF 治疗 LN,尚无用于治疗 SLE 其他表现的依据及其等级。有效性等级 Class Ⅰ,推荐级别 Class Ⅱa,证据强度 Category A。

(3)指南推荐情况

1)2008 年 EULAR 推荐[5],对于治疗无反应或激素不能减至较低维持剂量的 SLE 患者,MTX 也是可选用的免疫抑制剂之一。2010 年国内指南[1]指出,对于轻型 SLE 患者必要时可使用 MTX,但需权衡利弊;对于中度活动型 SLE 患者,MTX 的推荐剂量为 7.5~15mg/w,主要用于以关节炎、肌炎、浆膜炎和皮肤损害为主的 SLE;对于激素不能减至较低维持剂量的重型 SLE 患者,可加用 MTX 联合治疗。MTX 可口服或注射给药。目前国内注射用 MTX 可用于静脉注射、肌内注射、鞘内注射等,国外说明书尚有皮下注射的用法。皮下注射 MTX 的生物利用度高而不良反应更低[7]。

2)MMF 是多个指南推荐的另一种可用于Ⅲ/Ⅳ型 LN 患者诱导期治疗的一线免疫抑制剂[2-4],MMF 治疗 LN 的地位与 CTX 相当,也可用于经 CTX 治疗而病情未能缓解者。2012 年 ACR 关于 LN 的诊疗指南[2]提到由于非裔和拉美裔的美国 LN 患者对静脉用 CTX 的反应较白人和亚裔人差[8-10],因此建议非裔和拉美裔的美国Ⅲ/Ⅳ型 LN 患者首选 MMF 作为诱导期治疗药物[10];并且对于无增殖型病变的单纯Ⅴ型 LN 伴肾病范围蛋白尿(>3g/24h)患者,推荐使用激素［泼尼松 0.5mg/（kg·d）或其他等效剂量的激素］联合 MMF 诱导治疗（A 级证据）。与 CTX 不同的是，MMF 不仅可用于 LN 诱导缓解期，还可用于巩固治疗期[2-4]。然而，值得注意的是，随着 MMF 剂量增加，感染的风险也随之增加，因此 ACR 指南特别指出，亚裔人的 MMF 剂量（建议 MMF 不超过 2g/d）要低于非亚裔人（建议不超过 3g/d，C 级证据）[2]。另外，2008 年 EULAR 关于 SLE 治疗推荐对于治疗无反应或激素不能减至较低维持剂量的 SLE 患者，MMF 是可选用的免疫抑制剂之一[5]。2010 年国内《系统性红斑狼疮诊断及治疗指南》[1]指出，MMF 治疗 LN 有效，能够有效地控制Ⅳ型 LN 活动；其不良反应总体低于 CTX，但尚不能替代 CTX。其常用剂量为 1~2g/d，分 2 次口服。在 LN 维持治疗阶段，由 CTX 转换为 MMF 或硫唑嘌呤的序贯治疗方案，在保证巩固疗效的基础上安全性更好。

（4）剂量推荐范围

1）MTX：7.5~15mg/w，口服。

2）MMF：1~2g/d，分 2 次口服。

（5）超药品说明书用药作用机制

1）MTX 为二氢叶酸还原酶拮抗剂，通过抑制核酸的合成发挥细胞毒作用。

2）MMF 为次黄嘌呤单核苷酸脱氢酶抑制剂，可抑制嘌呤从头合成途径，从而抑制淋巴细胞活化。

（6）药物配伍：处方中糖皮质激素（甲泼尼龙）联合 MTX、MMF、羟氯喹治疗 SLE。

使用质子泵抑制剂奥美拉唑以保护胃黏膜，减轻胃肠道不良反应。

（7）黑框警告：甲氨蝶呤只能由有抗代谢药化疗经验的内科医师使用，如果是非肿瘤的情况则必须由专业的内科医师使用。因为有致命或严重的毒性反应的可能性，内科医师必须充分告知患者存在的风险，并且应该在其监督下用药。

有使用甲氨蝶呤后死亡的报道。

1）甲氨蝶呤可以引起显著的骨髓抑制、贫血、再生障碍性贫血、白细胞减少、中性粒细胞减少、血小板减少和出血。

2）甲氨蝶呤可能具有肝脏毒性，特别是在大剂量或长时间治疗的情况下。曾报道有肝萎缩、肝坏死、肝硬化、脂肪变性和门静脉周围纤维化。由于这些反应可以在没有胃肠道或血液学毒性的预兆下发生，所以必须在治疗开始前评估肝功能，并且在治疗过程中定期监测。在已有肝细胞损害或肝功能受损的情况下要特别注意。必须避免同时使用其他有潜在肝脏毒性的药物（包括乙醇）。

3）甲氨蝶呤停药后恶性淋巴瘤可能消退，上述情况可发生在接受低剂量甲氨蝶呤治疗的患者中,这些患者可能不需要细胞毒性药物治疗,应首先停止使用甲氨蝶呤,如果淋巴瘤没有消退须制订适当的治疗方案。

4)潜在的致死性的机会性感染,特别是肺孢子菌肺炎,可以发生在甲氨蝶呤治疗过程中。

5)使用甲氨蝶呤的同时进行放射治疗可能会增加软组织坏死和骨坏死的风险。

6)肾功能损害是常见的禁忌证。

7)腹泻和溃疡性口腔炎是常见的毒性反应,需要中断治疗。此外,也可能发生出血性肠炎和致死性的肠穿孔。

8)曾有报道滴注甲氨蝶呤(通常为大剂量)的同时使用非甾体抗炎药(NSAID)后出现不可预知的严重的(有时是致死性的)骨髓抑制、再生障碍性贫血和胃肠道毒性。

9)甲氨蝶呤诱发的肺部疾病,包括急性或慢性的间质性肺炎是一种潜在的危险损害,有报道在低剂量用药时它们可能急性发作于治疗的任何时期。这种损伤并不都是完全可逆的,并且有因此死亡的报道。如出现肺部症状(尤其是无痰性干咳、呼吸困难),可能需要中断治疗并且给予仔细检查。肺部损伤在任何剂量甚至低至每周 7.5mg 的剂量下都会发生,需要排除感染(包括肺炎),并密切监测患者的肺部症状。

10)大剂量甲氨蝶呤结合亚叶酸(叶酸钙)解救用于特定的肿瘤性疾病的实验性治疗,上述操作程序尚在研究中并且是危险的。在没有必要的专业技术和资源组合的设施下不能尝试使用大剂量甲氨蝶呤,有必要查阅最新发表的文献。

(8)禁忌证

1)甲氨蝶呤禁用于以下患者:①患银屑病的孕妇;②哺乳期妇女;③有严重肝功能不全的银屑病患者;④有严重肾功能不全的患者;⑤有酒精中毒或酒精性肝病的银屑病患者;⑥有明显的或实验室检查证实的免疫缺陷患者;⑦有骨髓抑制或已存在血恶病质的银屑病患者,如骨髓发育不全、白细胞减少、血小板减少或贫血;⑧存在严重感染的银屑病患者;⑨已知对甲氨蝶呤或任何辅料过敏的患者;⑩有消化性溃疡病或溃疡性结肠炎的银屑病患者。

2)吗替麦考酚酯禁用于以下患者:对吗替麦考酚酯和霉酚酸或药物中的其他成分有过敏反应的患者禁用。吗替麦考酚酯静脉制剂禁用于对聚山梨酯80(吐温)有超敏反应的患者。

(9)注意事项

1)MTX 的常见不良反应有恶心、呕吐、口炎、腹泻、脱发、皮疹和肝损害,少数出现骨髓抑制,偶见肺间质病变。用药期间应适当补充叶酸,可降低皮肤黏膜损害、胃肠道不良反应及氨基转移酶升高的发生率[11-12]。

2）MMF 的常见不良反应包括消化道症状、血液系统损害和感染。

消化道症状主要是与剂量有关的恶心、呕吐、腹泻，多呈自限性，停药后可恢复；严重者可出现胰腺炎和出血性胃炎。应慎用于有活动性严重消化系统疾病的患者。

血液系统损害常表现为贫血和白细胞减少，其中贫血常发生于 MMF 治疗后 30 天内，通常在 1 周后缓解；白细胞减少一般出现在治疗后 30~180 天，但多无临床意义。中性粒细胞减少症的发展可能与吗替麦考酚酯、合并用药、病毒感染或者以上因素综合作用有关。如出现中性粒细胞减少症（绝对中性粒细胞计数 $<1.3 \times 10^9/L$），应中断 MMF 治疗或者减量，并且对患者进行密切观察。接受吗替麦考酚酯治疗的患者应检查全血计数，治疗第 1 个月每周 1 次，第 2 和第 3 个月内每月 2 次，之后每月 1 次至 1 年。

常见感染包括尿路感染、系统感染、巨细胞病毒感染、疱疹病毒感染等，个别患者可能发生严重的威胁生命的感染。

接受免疫抑制剂治疗的患者，包括联合用药、接受吗替麦考酚酯作为部分免疫抑制治疗，发生淋巴瘤及其他恶性肿瘤的风险增加，尤其是皮肤癌的发生风险增加。风险与免疫抑制的强度和疗程有关，而与特定的免疫抑制剂无关。

MMF 治疗过程中进行疫苗接种可能效果欠佳，应当避免使用减毒活疫苗。流感疫苗接种是有益的。流感疫苗接种时，处方者应当参考国家指南。

理论上讲，因为吗替麦考酚酯是次黄嘌呤单核苷酸脱氢酶（inosine monophosphate dehydrogenase inhibitor，IMPDH）抑制剂，应避免用于罕见的次黄嘌呤 - 鸟嘌呤磷酸核糖转移酶（hypoxanthine-guanine phosphoribosyl transferase，HGPRT）遗传缺陷的患者，如莱施 - 奈恩综合征和 Kelley-Seegmiller 综合征。

不推荐吗替麦考酚酯和硫唑嘌呤联合使用，因为两者都可能引起骨髓抑制，联合给药尚未进行临床研究。

考来烯胺会明显降低麦考酚酸（MPA）的 AUC，当吗替麦考酚酯与其他干扰肠肝循环的药物联合使用时应当注意，其疗效可能会降低。同时服用含氢氧化镁和氢氧化铝的抗酸药可减少 MMF 的吸收。

与年轻人相比，老年患者发生不良事件的风险更高。

在动物中具有致畸作用并可从乳汁中分泌，孕妇使用可能对胎儿产生伤害，对哺乳的新生儿也可产生潜在的严重不良反应。所以，应当避免给孕妇及哺乳期妇女使用吗替麦考酚酯，除非潜在益处大于潜在的风险。

3）服用羟氯喹片应进行初次（基线）以及定期（每 3 个月 1 次）的眼科检查（包括视敏度、输出裂隙灯、检眼镜以及视野检查）。

（10）用药交代及用药教育

1）注意交代糖皮质激素要在晨起顿服,由于人体正常分泌的激素在早晨8点时血液中的浓度最高,而晚上12点浓度最低,早晨顿服激素类药物与人体的生理状态同步,可减少药物对下丘脑-垂体-肾上腺轴的抑制,减少药物不良反应。另外仍需留意有无黑粪、便血等情况,预防消化道溃疡出血。

2）由于服用MMF患者发生皮肤癌的风险增加,应嘱患者尽量减少暴露于阳光和紫外线下的机会,可穿防护衣或使用含高防护因子的防晒霜。

3）告知患者MMF治疗过程中进行疫苗接种可能效果欠佳,应当避免使用减毒活疫苗。流感疫苗接种是有益的。

4）告知患者药物治疗期间对孕妇、哺乳期妇女有一定危害,应采取合理的避孕措施。

5）告知患者,在出现任何感染症状、意外青肿、出血或其他骨髓抑制表征时立即汇报主管医师。

6）治疗期间定期复查血常规、肾功能、肝功能,定期进行眼科检查。

处方3　年龄:30岁　性别:女　诊断:系统性红斑狼疮

（1）甲泼尼龙片:20mg 口服,每日早上顿服。

（2）利妥昔单抗注射液:1 000mg,静脉滴注1次（2周后重复1次）。

（3）奥美拉唑肠溶片:10mg,口服,每日1次。

【处方评价】

（1）超说明书药品及类别:利妥昔单抗注射液（超适应证）。

（2）循证分级情况:美国FDA未批准利妥昔单抗用于治疗不能耐受免疫抑制剂治疗或治疗效果欠佳的成人、儿童SLE。成人有效性等级Class Ⅱb,推荐级别Class Ⅱb,证据强度Category B;儿童有效性等级Class Ⅱa,推荐级别Class Ⅱb,证据强度CategoryB。

（3）指南推荐情况:利妥昔单抗（抗CD20单克隆抗体）是一种新型的生物制剂。2012年KIDGO指南[4]、2012年ACR指南[2]均建议,在诱导治疗6个月后肾炎未得到改善甚至恶化的LN患者,或CTX和MMF治疗均失败的患者,可考虑使用利妥昔单抗。利妥昔单抗已在一些非对照性试验中被用于常规治疗无法达到病情缓解的多种SLE表现（肾、中枢神经系统、血细胞减少、浆膜炎、抗磷脂抗体综合征）。在一项19例患者参加的临床Ⅰ/Ⅱ期试验中,将患者随机分为3组,分别给予利妥昔单抗100mg/m² 静脉滴注1次、375mg/m² 静脉滴注1次和375mg/m² 每周静脉滴注4次。在完成试验的17例SLE患者中有11例获得明显的B细胞清除。SLEDAI评分在治疗2~3个月时明显下降,并持续12个月。其中1例Ⅳ型狼疮肾炎患者蛋白尿消失超过1年,肾活检提示以前的增殖性改变完全消失,未见明显的不良反应[13]。有研究[14]显示对至少经 3 个月常规治疗无效的 24 例严重 SLE 患者使用大剂量糖皮质激素和 CTX 750mg 静脉冲击 2 次的同时,应用利妥昔单抗 1 000mg 治疗 2 次(第 0 和第 2 周),对其中 19 例随访 6 个月,患者的病情活动程度明显降低,抗 ds-DNA 和 C3 水平明显改善,泼尼松的日均用量从 13.8mg 减至 10mg。利妥昔单抗有望成为新的 SLE 诱导缓解药物。

(4)剂量推荐范围:利妥昔单抗注射液诱导缓解的治疗方案为 375mg/m^2,静脉注射,每周 1 次,共 4 周;或 1 000mg,静脉注射,2 周后重复 1 次。

(5)超药品说明书用药作用机制:利妥昔单抗是一种抗 CD20 的嵌合人/鼠单克隆抗体,能清除 B 细胞,使多数患者出现至少持续 4~12 个月的外周血 B 淋巴细胞减少,但其治疗效果并不完全与 B 细胞清除相关。

(6)药物配伍

1)处方中激素联合利妥昔单抗治疗难治性重症 SLE。

2)奥美拉唑作为质子泵抑制剂保护胃黏膜,以防止糖皮质激素可能导致的胃溃疡。

(7)黑框警告:利妥昔单抗治疗 RA 的临床试验中,有出现进行性多灶性白质脑病(progressive multifocal leukoencephalopathy,PML)并导致死亡的病例。乙型肝炎病毒携带患者使用利妥昔单抗治疗可能出现肝功能不全。

(8)禁忌证

1)对处方中的活性成分或任何辅料过敏者禁用。

2)严重活动性感染或免疫应答严重损害(如低球蛋白血症、CD4 或 CD8 细胞计数严重下降)的患者不应使用利妥昔单抗治疗。同样,严重心力衰竭(NYHA 分级Ⅳ级)患者不应使用利妥昔单抗治疗。

3)妊娠期间禁止利妥昔单抗与甲氨蝶呤联合用药。

(9)注意事项[15]

1)输液反应:临床试验中,接受利妥昔单抗治疗后最常见的不良反应是输液反应。大部分输液反应是 CTC1 或 2 级事件。上市后使用中,有致死的严重输液反应的报告。在临床试验中,各剂量的利妥昔单抗滴注时出现严重输液反应的 RA 患者不到 1%。最常见的症状包括头痛、瘙痒、咽喉刺激、面红、皮疹、荨麻疹、高血压和发热。一般而言,任何治疗周期中,第 1 次滴注时输液反应的发生率高于第 2 次滴注。3 095 例患者在首次使用利妥昔单抗治疗后,其中的 720 例患者(23%)观察到急性输液反应的症状和体征(恶心、瘙痒症、发热、风疹/皮疹、畏寒、热病、寒战、喷嚏、血管神经性水肿、咽喉刺激、咳嗽和支气管痉挛,同时伴有或不伴有与药物治疗相关的低血压或高血压)。治疗前静脉给予糖皮质激素可明显降低这些事件的发生率和严重性。当减慢或中断利妥昔单抗滴注时或予以退热药、抗组胺药,所报告的反应一般可消退,个别病例如需要可给予吸氧、静脉给予盐水溶液或支气管扩张药和皮质激素。根据输液反应的严重程度和所需的干预治疗,暂时性或永久性停止利妥昔单抗的治疗。在大多数情况下,当症状和体征完全消退后可通过降低 50% 的滴注速度(如从 100mg/h 降低至 50mg/h)继续进行滴注。

2)感染:使用利妥昔单抗治疗可能增加感染的风险。由于对体内 B 淋巴细胞的清除,使得在一段时间内 B 淋巴细胞数维持在很低的水平,从而对免疫系统造成一定的影响。虽然有资料表明,利妥昔单抗治疗淋巴瘤时并不影响抗体水平,但在 RA 患者,随着 B 淋巴细胞的清除,部分患者的球蛋白显著下降,这可能成为引发感染的因素。活动性感染或免疫应答严重损害(如 CD4 或 CD8 细胞计数严重下降)的患者不应使用利妥昔单抗。有复发性或慢性感染史,或有易引起严重感染的基础病的患者应慎用利妥昔单抗。使用利妥昔单抗治疗后发生感染的患者应立即进行研究,并进行适当的治疗。在采用利妥昔单抗治疗的患者中,总感染率约为 97/100 人年。大部分感染事件是轻至中度的,主要包括上呼吸道感染和尿道感染。常见感染还包括支气管炎、鼻窦炎、胃肠炎、脚癣、肺炎等。严重感染的发生率约为 4/100 人年,其中有些是致命性事件。

3)低丙种球蛋白血症:在使用利妥昔单抗治疗的 RA 患者中已观察到低丙种球蛋白血症(IgG 或 IgM 低于正常值下限)。低 IgG 或 IgM 发生后总感染或严重感染的发生率并不增加。

4)中性粒细胞减少症:在 RA 患者接受首个疗程治疗后的临床试验中,已观察到与利妥昔单抗治疗有关的中性粒细胞减少症,其大部分持续时间短暂并且为轻度或中度。中性粒细胞减少症可以考虑仅为首次疗程的严重不良反应。中性粒细胞减少症发生的时间不一。在临床研究中,中性粒细胞减少症与观察到的严重感染增长无关,大部分患者在中性粒细胞减少症发生后继续接受其他的利妥昔单抗疗程。

5)对既往有心脏疾病和先前有心肺不良反应的患者进行密切监护。

6)接受利妥昔单抗治疗的 RA 患者,进行性多灶性白质脑病(PML)、血清病样反应和乙型肝炎复发在上市后经验中有报道。

(10)用药交代及用药教育

1)注意交代糖皮质激素要在晨起顿服,由于人体正常分泌的激素在早晨 8 点时血液中的浓度最高,而晚上 12 点浓度最低,早晨顿服激素类药物与人体的生理状态同步,可减少药物对下丘脑 - 垂体 - 肾上腺轴的抑制,减少药物不良反应。另外仍需留意有无黑粪、便血等情况,预防消化道溃疡出血。

2)用药过程中如有不适(如有头痛、瘙痒、咽喉刺激、面红、皮疹、荨麻疹、高血压和发热等反应)应及时告知医护人员。

（二）住院医嘱

【病史摘要】

患者,女,18 岁,体重 50kg,因"反复皮肤瘀点、鼻出血约 2 个月"住院。入院查血常规:WBC 5.4×10^9/L,Hb 60g/L,PLT 2×10^9/L;骨髓涂片符合特发性血小板减少性紫癜(idiopathic thrombocytopenic purpura,ITP);梅毒抗体血清试验 1∶2 阳性(+),梅毒螺旋体凝集试验阴性;血小板相关抗体阳性;Coombs 试验直接抗体阳性,间接抗体阴性;狼疮四项:抗核抗体 2.926 S/CO 值,抗 dsDNA 1∶20;补体 C4 92mg/L 等。患者起病以来,无发热,无骨关节痛,精神、睡眠、食欲尚可,大小便正常,体重无明显变化。既往史、个人史、家族史无特殊。无药物与食物过敏史。

【诊断】

系统性红斑狼疮。

【医嘱】

（1）醋酸泼尼松片:100mg,口服,每日早上顿服。

（2）冻干静注人免疫球蛋白:20g,静脉滴注,每日 1 次连用 5 日。

（3）环孢素胶囊:100mg,口服,每日 2 次。

（4）奥美拉唑肠溶片:10mg,口服,每日 1 次。

【处方评价】

（1）超说明书药品及类别:冻干静注人免疫球蛋白(超适应证)。

（2）循证分级情况:美国 FDA 未批准免疫球蛋白用于治疗成人 SLE。有效性等级 Class Ⅱb,推荐级别 Class Ⅱb,证据强度 Category B。

（3）指南推荐情况:大剂量静注人免疫球蛋白(IVIG)不仅对 SLE 本身具有免疫治疗作用,还具有非特异性抗感染作用,对于使用大剂量免疫抑制剂的患者有一定的保护作用。2010 年国内指南[1]将 IVIG 作为重度活动型狼疮的治疗药物之一,尤其对重症血小板减少性紫癜有效。

（4）剂量推荐范围:静注人免疫球蛋白可按 0.4g/(kg·d)静脉滴注,连续 3~5 日为 1 个疗程[1]。

（5）超药品说明书用药作用机制:静注人免疫球蛋白的主要成分为 IgG,也有一定量的 IgM 和 IgA。本品主要是给受者补充抗体,以增强机体的体液免疫功能,提高机体的抗感染能力。

（6）药物配伍:处方中激素联合静注人免疫球蛋白、环孢素治疗系统性红斑狼疮合并血小板减少性紫癜。2010 年国内《系统性红斑狼疮诊断及治疗指南》[1]指出环孢素由于无明显的骨髓抑制作用,常用于 SLE 合并血小板减少性紫癜的联合治疗。对于重度活动性 SLE,激素的标准剂量为泼尼松 1~2mg/(kg·d)或其他等效剂量的激素,病情稳定后 2 周或疗程 8 周内开始减量,需联用免疫抑制剂。免疫抑制剂的作用比较缓慢但持久,同时可以减少激素的用量,从而减少长期大剂量使用激素带来的严重不良反应。

奥美拉唑:糖皮质激素可能会引起胃溃疡,使用质子泵抑制剂奥美拉唑以保护胃黏膜。

（7）禁忌证

1）静注人免疫球蛋白禁用于以下患者:①对人免疫球蛋白过敏或有其他严重过敏史者;②有抗 IgA 抗体的选择性 IgA 缺乏者。

2）环孢素禁用于以下患者:①病毒感染时禁用本品,如水痘、带状疱疹等;②对环孢素过敏者禁用;③严重肝肾损害、未控制的高血压、感染及恶性肿瘤者忌用或慎用。

（8）注意事项

1）静注人免疫球蛋白:①本品专供静脉滴注用,并应单独滴注,不得与其他药物混合滴注。②严禁用含氯化钠的溶液溶解本品。如需要,可以用 5% 葡萄糖注射液稀释本品。③本品溶解后如药液呈现混浊、沉淀、异物或瓶子有裂纹、过期失效,不得使用。④本品开启后应一次滴注完毕,不得分次或给第二人用。⑤本品稀释后开始滴注速度为 1.0ml/min（约 20 滴 /min）,持续 15 分钟后若无不良反应,可逐渐加快速度,最快滴注速度不得超过 3.0ml/min（约 60 滴 /min）。⑥有严重酸碱代谢紊乱的患者应慎用。⑦对孕妇或可能怀孕妇女的用药应慎重。

2）环孢素:①本品经动物实验证明有增加致癌的风险。在人类虽也有并发淋巴瘤、皮肤恶性肿瘤的报告,但尚无导致诱变性的证据。②本品可以通过胎盘。应用 2~5 倍于人类的剂量对鼠、兔胚胎及胎儿可产生毒性,但按人类常规剂量用药,未见到该类动物的胚胎有致死或致畸的发生。③下列情况慎用:肝功能不全、高钾血症、感染、肠道吸收不良、肾功能不全、对服用本品不耐受等。④对诊断的干扰:a. 使用本品的最初几日,血尿素氮及肌酐可升高,这并不一定表明是肾脏移植的排斥反应;b. 血清谷丙转氨酶（GPT）、谷草转氨酶（GOT）、淀粉酶、碱性磷酸酶、血胆红素可因本品对肝脏的毒性而升高;c. 血清镁浓度可减低,此与本品的肾毒性有关;d. 血清钾、血尿酸可能升高。⑤若本品已引起肾功能不全或有持续的负氮平衡,应立即减量或至停用。⑥若发生感染,应立即用抗生素治疗,本品亦应减量或停用。

（9）用药交代及用药教育

1）注意交代糖皮质激素要在晨起顿服,由于人体正常分泌的激素在早晨 8 点时血液中的浓度最高,而晚上 12 点浓度最低,早晨顿服激素类药物与人体的生理状态同步,可减少药物对下丘脑 - 垂体 - 肾上腺轴的抑制,减少药物不良反应。另外仍需留意有无黑粪、便血等情况,预防消化道溃疡出血。

2）告知患者用药期间可能出现畏食、恶心、呕吐等胃肠道反应，牙龈增生伴出血、疼痛等不良反应，一般可耐受，停药后会逐渐消失，如症状严重不能耐受，及时汇报主管医师。

3）用药期间定期监测血常规、肝功能、肾功能。

（邱凯锋　李剑芳）

参考文献 ▶▶▶

［1］HAHN B H,MCMAHON M A,WILKINSON A,et al. American College of Rheumatology guidelines for screening,treatment,and management of lupus nephritis. Arthritis care & research,2012,64(6):797-808.

［2］中华医学会风湿病学分会. 系统性红斑狼疮诊断及治疗指南. 中华风湿病学杂志，2010,14(05):342-346.

［3］Kidney Disease:Improving Global Outcomes (KDIGO) Glomerulonephritis Work Group. KDIGO clinical practice guideline for glomerulonephritis. Kidney international supplements,2012,2(2):139-274.

［4］BERTSAIS G K,TEKTONIDOU M,AMOURA Z,et al. Joint European League Against Rheumatism and European Renal Association-European Dialysis and Transplant Association (EULAR/ERA-EDTA) recommendations for the management of adult and paediatric lupus nephritis. Annals of the rheumatic diseases,2012,71(11):1771-1782.

［5］BERTSIAS G,IOANNIDIS J P,BOLETIS J,et al. EULAR recommendations for the management of systemic lupus erythematosus. Report of a Task Force of the EULAR Standing Committee for International Clinical Studies Including Therapeutics. Annals of the rheumatic diseases,2008,67(2):195-205.

［6］PRIVETTE E D,WERTH V P. Update on pathogenesis and treatment of CLE. Current opinion in rheumatology,2013,25(5):584-590.

［7］SCHIFF M H,JAFFE J S,FREUNDLICH B. Head-to-head,randomised,crossover study of oral versus subcutaneous methotrexate in patients with rheumatoid arthritis:drug-exposure limitations of oral methotrexate at doses ≥15mg may be overcome with subcutaneous administration. Annals of the rheumatic diseases,2014,73(8):1549-1451.

［8］DOOLEY M A,HOGAN S,JENNETTE C,et al. Cyclophosphamide therapy for lupus nephritis:poor renal survival in black Americans. Glomerular Disease Collaborative Network. Kidney international,1997,51(4):1188-1195.

［9］APPEL G B,CONTRERAS G,DOOLEY M A,et al. Mycophenolate mofetil versus cyclophosphamide for induction treatment of lupus nephritis. Journal of the American society of nephrology,2009,20(5):1103-1112.

[10] ISENBERG D,APPEL G B,CONTRERAS G,et al. Influence of race/ethnicity on response to lupus nephritis treatment:the ALMS study. Rheumatology,2010,49(1):128-140.

[11] ORTIZ Z,SHEA B,SUAREZ-ALMAZOR M E,et al. The efficacy of folic acid and folinic acid in reducing methotrexate gastrointestinal toxicity in rheumatoid arthritis. A meta analysis of randomized controlled trials. The journal of rheumatology,1998,25(1):36-43.

[12] VAN EDE A E,LAANRF,ROOD M J,et al. Effect of folic or folinic acid supplementation on the toxicity and efficacy of methotrexate in rheumatoid arthritis:a forty-eight week, multicenter,randomized,double-blind,placebo-controlled study. Arthritis & rheumatology, 2001,44(7):1515-1524.

[13] LOONEY R J,ANOLIK J H,CAMPBELL D,et al. B cell depletion as a novel treatment for systemic lupus erythematosus:a phase I/II dose-escalation trial of rituximab. Arthritis & rheumatology,2004,50(8):2580-2589.

[14] LEANDRO M J,CAMBRIDGE G,EDWARDS J C,et al. B-cell depletion in the treatment of patients with systemic lupus erythematosu:a longitudinal analysis of 24 patients. Rheumatology,2005,44(12):1542-1545.

[15] 利妥昔单抗注射液说明书,Roche Pharma(Schweiz)Ltd,修订日期:2012年04月12日.

第十六章
皮肤科疾病超药品说明书用药处方评价

第一节　痤　疮

一、概述

痤疮(acne)通常指的是寻常痤疮(acne vulgaris),是一种毛囊皮脂腺的慢性炎症性疾病,具有一定的损容性。各年龄段人群均可患病,但以青少年中的发病率为高,我国的患病率为70%~87%[1]。其发病特征包括皮脂分泌增加、毛囊角化、痤疮丙酸杆菌繁殖以及局部炎症。临床表现包括开放或闭合的粉刺(黑头粉刺和白头粉刺)和炎症损伤,如丘疹、脓疱、结节脓肿或囊肿。痤疮对青少年的心理和社交有极大的负面影响,可能会导致焦虑、抑郁及皮肤永久性瘢痕等各种不良后遗症。

　　痤疮的发病机制并未完全阐明,遗传、雄激素诱导的皮脂大量分泌、毛囊皮脂腺导管角化、痤疮丙酸杆菌繁殖、炎症和免疫反应等因素都可能与之相关。痤疮分级是痤疮治疗及疗效评价的重要依据。临床上大多使用 Pillsbury 分类法[2],即依据皮损性质和严重程度将痤疮分为 3 度 4 级:轻度(Ⅰ级)——仅有粉刺;中度(Ⅱ级)——炎性丘疹;中度(Ⅲ级)——脓疱;重度(Ⅳ级)——结节、囊肿。但 2016 年美国皮肤病学会(American Academy of Dermatology, AAD)指南对痤疮的分级和分类不再统一推荐[3]。痤疮的治疗方法包括局部治疗用药、系统治疗用药、光动力学疗法。局部治疗用药分为维 A 酸类药物(retinoids),如维 A 酸霜/凝胶、异维 A 酸凝胶、阿达帕林凝胶、他扎罗汀凝胶;过氧苯甲酰;外用抗生素(antibiotics),如红霉素、氯霉素、林可霉素、克林霉素等用乙醇或丙二醇配制成的溶液,夫西地酸乳膏;二硫化硒、壬二酸和其他可抑制痤疮丙酸杆菌和有轻微剥脱作用的药物,如硫黄洗剂、水杨酸。系统治疗用药分为维 A 酸类药物,如异维 A 酸;抗生素类药物,如四环素类、大环内酯类、克林霉素、复方磺胺甲噁唑等;植物药(vegetable)如丹参酮等和激素类(hormonal)药物。其中激素类药物又分为抗雄激素(antiandrogen)和糖皮质激素(glucocorticoid)。抗雄激素药物有环丙孕酮、炔雌醇等口服避孕药和螺内酯。抗雄激素制剂可使男性患者出现乳房发育,只用于女性患者。

二、痤疮超药品说明书用药情况及循证证据

(一)NMPA 批准用于治疗痤疮的药品

　　NMPA 批准用于治疗痤疮的药品主要有维 A 酸类药物、植物药、口服避孕药、过氧苯甲酰、壬二酸、复方吲哚美辛酊。

　　由于厂家上市前研究的差异,并非所有相同成分的药品都有痤疮适应证。如同为环丙孕酮的复方制剂,达英-35 有痤疮适应证,而国产的复方环丙孕酮和法国的克龄蒙则无痤疮适应证;同样成分为他扎罗汀的药品,乳膏剂(商品名乐为)有寻常痤疮适应证,而凝胶剂(商品名炔维)则无痤疮适应证。

(二)国内药品说明书外用法用于治疗痤疮的药品

　　目前国内治疗痤疮的属于药品说明书外用法的药品主要有水杨酸、二硫化硒、泼尼松、地塞米松、螺内酯、氟他胺(表 16-1)。

表 16-1　国内药品说明书外用法用于治疗痤疮的药品常用用法及循证证据

药品名称	国内已批准的适应证	规格	用法用量	依据及其等级			
				国外说明书适应证	有效性等级	推荐级别	证据强度
二硫化硒	用于去头屑,防治皮脂溢出,头皮皮脂溢性皮炎,花斑癣(汗斑)	2.5%洗剂	外用	美国 FDA 未批准二硫化硒用于治疗成人痤疮	无	无	无
醋酸泼尼松片	主要用于过敏性与自身免疫性疾病。适用于结缔组织病、系统性红斑狼疮、重症多肌炎、严重支气管哮喘、皮肌炎、血管炎等过敏性疾病,急性白血病、恶性淋巴瘤,以及适用于其他肾上腺皮质激素类药物的病症等	5mg/片	5~30mg/d	美国 FDA 未批准泼尼松用于治疗成人或儿童聚合性痤疮	成人:Class II b	成人:Class II b	成人:Category C
醋酸地塞米松片	主要用于过敏性与自身免疫性炎症性疾病。多用于结缔组织病、活动性风湿病、类风湿关节炎、红斑狼疮、严重支气管哮喘、严重皮炎、溃疡性结肠炎、急性白血病等,也用于某些严重感染及中毒、恶性淋巴瘤的综合治疗	0.75mg/片	2.25~0.75mg/d	美国 FDA 未批准地塞米松用于治疗成人寻常痤疮	无	无	无

续表

药品名称	国内已批准的适应证	规格	用法用量	国外说明书适应证	依据及其等级		
					有效性等级	推荐级别	证据强度
螺内酯片	①水肿性疾病：与其他利尿药合用，治疗充血性水肿，肝硬化腹水，肾性水肿等水肿性疾病，其目的在于纠正上述疾病时伴发的继发性醛固酮分泌增多，并对抗其他利尿药的排钾作用；也用于特发性水肿的治疗。②高血压：作为治疗高血压增多症的辅助用药物。③原发性醛固酮增多症：螺内酯可用于此病的诊断和治疗。④低钾血症的预防：与噻嗪类利尿药合用，增强利尿效应和预防低钾血症	20mg/片	1~2mg/kg	美国FDA未批准螺内酯用于治疗成人或儿童寻常痤疮	成人：Class IIa	成人：Class IIb	成人：Category B
氟他胺片	用于以前未经治疗，或对激素控制疗法无效或失效的晚期前列腺癌症患者，它可被单独使用（睾丸切除或不切除）或与促黄体素释放激素（LHRH）激动剂合用。作为治疗局限性B2~C2（$T_{2b\sim4}$）型前列腺癌症的一部分，本品也可缩小肿瘤体积和加强对肿瘤的控制，以及延长无病生存期	250mg/片	250mg，每日2次	美国FDA未批准氟他胺用于治疗成人痤疮	Class IIb	Class III	Category B

三、处方评价示例

处方 1　年龄：21 岁　性别：女　诊断：痤疮

（1）米诺环素：50mg 口服，每日 2 次。

（2）螺内酯片：20mg 口服，每日 3 次餐中或餐后服。

（3）醋酸泼尼松片：10mg 口服，每日 2 次。

（4）过氧苯甲酰凝胶：0.2g 外用，每日 1 次。

（5）2.5% 二硫化硒洗剂：5g 外用，每日 1 次。

【处方评价】

（1）超说明书药品及类别

1）螺内酯片（超适应证）。

2）醋酸泼尼松片（超适应证）。

3）2.5% 二硫化硒洗剂（超适应证）。

（2）循证分级情况

1）美国 FDA 未批准螺内酯用于治疗成人寻常痤疮。有效性等级 Class Ⅱa，推荐级别 Class Ⅱb，证据强度 Category B。

2）美国 FDA 未批准泼尼松用于治疗成人聚合性痤疮。有效性等级 Class Ⅱb，推荐级别 Class Ⅱb，证据强度 Category C。

3）美国 FDA 未批准二硫化硒用于治疗成人寻常痤疮，Micromedex 数据库中没有给予循证等级推荐。二硫化硒的用法用量有效性等级、推荐级别、证据强度需要进行系统化的循证药学评价。

2019 版《中国痤疮治疗指南》[1]推荐 2.5% 二硫化硒洗剂外用均匀涂布于脂溢显著的部位，本处方中的用法用量符合指南推荐。参照该指南，该药的使用有效性等级为 Class Ⅱb，证据强度为 Category C，无推荐级别。

（3）指南推荐情况

1）螺内酯是国内、美国、欧洲痤疮治疗管理指南中公认的耐受性良好的抗雄激素药物。2016 年美国皮肤病学会（AAD）《寻常痤疮的管理》[3]中推荐螺内酯与抗生素和 / 或口服避孕药联合系统性治疗成人寻常痤疮，并提示大多数人对 50~100mg/d 都有较好的耐受性。一项关于亚洲人的 RCT 研究提示螺内酯剂量 200mg/d 治疗 8 周后以 50mg/d 维持治疗 20 周，痤疮能得到较明显的改善，有明显的临床疗效[4]。2019 版《中国痤疮治疗指南》[1]推荐螺内酯使用剂量为每日 1~2mg/kg，疗程为 3~6 个月。

螺内酯用于治疗痤疮的不良反应主要有多尿、月经不调（发生概率与剂量呈正相关）、恶心、嗜睡、疲劳、头昏、头痛和高钾血症。孕妇禁用。男性患者使用后可能出现乳房发育、乳房胀痛等症状，故不推荐使用。

2）2016年美国AAD[3]对系统性治疗痤疮中糖皮质激素的推荐为小剂量（5~15mg/d）泼尼松单药或与口服避孕药联合治疗寻常痤疮和脂溢性皮炎，而0.5~1mg/（kg·d）的剂量对于防治暴发性痤疮有较好的疗效。2019版《中国痤疮治疗指南》[1]推荐泼尼松用于治疗痤疮的使用方法为①暴发性痤疮：20~30mg/d，分2~3次口服，持续4~6周后逐渐减量，并开始联合或更换为异维A酸；②聚合性痤疮：20~30mg/d，持续2~3周，于6周内逐渐减量至停药；③生理剂量为5mg，每晚服用，可抑制肾上腺皮质和卵巢产生雄激素前体。对于经前期痤疮患者，每次月经前7~10日开始服用泼尼松至月经来潮为止。应避免长期大剂量使用糖皮质激素，以免发生不良反应，包括激素性痤疮或毛囊炎，使病情复杂化。AAD和国内指南对于严重的结节或囊肿型痤疮均推荐可选择皮损内注射糖皮质激素，常用1%曲安奈德或泼尼松龙混悬液0.3~1.0ml加等量2%利多卡因或1%普鲁卡因，每2周1次，3~4次后有较好的效果，不宜长期反复使用。

泼尼松大剂量易引起糖尿病、消化性溃疡和类库欣综合征症状，对下丘脑-垂体-肾上腺轴的抑制作用较强。还可合并感染。

3）痤疮的发病机制之一是皮脂分泌增加，二硫化硒有抗皮脂溢出作用，还具有一定的抗真菌作用。2019版《中国痤疮治疗指南》[1]推荐2.5%二硫化硒洗剂作为痤疮局部治疗用药，用法为洁净皮肤后，将药液略加稀释均匀地涂布于脂溢显著的部位，3~5分钟后用清水清洗。二硫化硒本例处方的用法与指南相符却与说明书不符。

二硫化硒洗剂用于治疗痤疮的主要不良反应是可引起接触性皮炎。

（4）剂量推荐范围

1）螺内酯片：1~2mg/kg，口服，疗程为3~6个月。

2）醋酸泼尼松片：15~30mg/d，口服。

3）2.5%二硫化硒洗剂：外用，每次3~5g涂于脂溢显著的部位，3~5分钟后用清水清洗。

（5）超药品说明书用药作用机制

1）螺内酯可以竞争性地抑制二氢睾酮与皮肤靶器官的受体结合，同时能抑制5α-还原酶，减少睾酮向二氢睾酮转化，从而影响其作用，抑制皮脂腺生长和皮脂分泌。

2）生理性小剂量糖皮质激素有抑制肾上腺源性雄激素分泌的作用，可用于抗肾上腺源性雄激素治疗；较大剂量的糖皮质激素具有抗炎及免疫抑制作用，短疗程使用；较高剂量的糖皮质激素可控制重度痤疮患者的炎症。

3）二硫化硒洗剂具有抑制真菌、寄生虫及细菌的作用，可降低皮肤游离脂肪酸含量。

（6）药物配伍：处方中抗生素与糖皮质激素联合抗雄激素药物合用，系统性治疗重度痤疮符合国内外指南的推荐治疗方案。

口服四环素可以抑制痤疮丙酸杆菌和抑制中性粒细胞趋化，降低面部皮脂中的游离脂肪酸浓度，糖皮质激素的使用必须配合在有效的抗菌治疗方案下，否则有可能引发或扩大痤疮的感染。

糖皮质激素与螺内酯合用时能减弱螺内酯的利尿作用，而拮抗其潴钾作用。使用螺内酯治疗痤疮时，不必常规检测血钾。

（7）黑框警告：在大鼠的毒理学研究中，已证实螺内酯有致癌性。螺内酯仅应用在适应证的情况下，应避免不必要的使用。

（8）禁忌证

1）螺内酯被禁用于高钾血症、肾衰竭患者。

2）泼尼松禁用于对甾体激素类药物过敏者、真菌和病毒感染者。高血压、血栓症、胃与十二指肠溃疡、精神病、电解质代谢异常、心肌梗死、内脏手术、青光眼等患者不宜使用。

3）二硫化硒洗剂禁用于过敏者。当药品性状发生改变时禁止使用。

（9）注意事项

1）螺内酯慎用于无尿或肝肾功能不全者、低钠血症者、酸中毒者、乳房增大或月经失调者、运动员。

2）结核病、急性细菌或病毒感染患者使用泼尼松时，必须给予适当的抗感染治疗。长期服药后，停药时应逐渐减量。糖尿病、骨质疏松症、肝硬化、肾功能不良、甲状腺功能低下患者慎用。运动员慎用。

3）皮肤有炎症、渗出者慎用二硫化硒洗剂。避免接触眼睛。

（10）用药交代及用药教育

1）螺内酯应于进食时或餐后服用，以减少胃肠道反应，并可能提高本药的生物利用度。如每日服用1次，应于早晨服药，以免夜间排尿次数增多。

2）每日2次的泼尼松应该安排在早上和中午服用。由于人体正常分泌的激素在早晨8点时血液中的浓度最高，而晚上12点浓度最低，早上和中午服用可以更接近于人体的生理状态，减少药物对下丘脑-垂体-肾上腺轴的抑制，减少药物不良反应。另外需留意有无黑粪、便血等情况，预防消化道溃疡出血。

3）使用二硫化硒洗剂前应充分摇匀，如遇天冷药液变稠可温热后使用。不要用金属器件接触药液，以免影响药效。外用部位如有灼烧感、瘙痒、红肿等情况，应停止用药，并咨询医师。

处方2　年龄：28岁　性别：男　诊断：痤疮

（1）盐酸克林霉素棕榈酸酯分散片：150mg 口服，每日4次。

（2）<u>氟他胺片</u>：250mg，口服，每日 2 次。

（3）<u>醋酸地塞米松片</u>：1.5mg，口服，每日 1 次。

（4）<u>羚羊角滴丸</u>：10 粒，口服，每日 2 次。

（5）阿达帕林凝胶：0.3g，外用，每日 1 次。

【处方评价】

（1）超说明书药品及类别

1）氟他胺片（超适应证）。

2）醋酸地塞米松片（超适应证）。

3）羚羊角滴丸（超适应证）。

（2）循证分级情况

1）美国 FDA 未批准氟他胺用于治疗成人痤疮。有效性等级 Class Ⅱb，推荐级别 Class Ⅲ，证据强度 Category B。

2）美国 FDA 未批准地塞米松用于治疗痤疮。Micromedex 数据库中没有给予循证等级推荐。其他权威国外循证医学数据库如英国国家卫生与临床优化研究所（NICE）和苏格兰校际指南网（SIGN）均亦未予以收载。地塞米松的用法用量有效性等级、推荐级别、证据强度需要进行系统化的循证药学评价。

2019 版《中国痤疮治疗指南》[1]中推荐生理剂量的地塞米松每晚 0.75mg 的用法抑制肾上腺皮质和卵巢产生雄激素前体从而治疗痤疮，使用大剂量的糖皮质激素类药物用于控制重度痤疮的炎症发展。本处方中地塞米松 1.5mg/d 的用法符合推荐范围，参照指南，评价其有效性等级为 Class Ⅱa，证据强度为 C，无推荐级别。

3）羚羊角滴丸为中药制剂，美国 FDA 未批准羚羊角滴丸在该国上市，Micromedex 数据库中亦没有收载，其他权威国外循证医学数据库如 NICE 和 SIGN 均亦未予以收载。2019 版《中国痤疮治疗指南》[1]中推荐可以用疏风宣肺，清热散结，清热利湿，通腑解毒的中草药治疗痤疮。羚羊角滴丸有清热解毒、凉血等功效，本处方的用法符合指南推荐，参照该指南，评价其有效性等级为 Class Ⅱa，证据强度为 Category C，无推荐级别。

（3）指南推荐情况

1）2016 年 AAD 对氟他胺治疗痤疮的剂量推荐范围在 250mg，每日 2 次逐步减量至 62.5mg/d，氟他胺联合口服避孕药对于减少痤疮的疗效比螺内酯联合口服避孕药的疗效更好。在联合使用治疗过程中，氟他胺的常见不良反应为胃肠道反应、潮热、性欲减低、胸痛、头痛、干燥症等。在使用时有可能发生致命性的肝毒性，而这种严重的肝毒性与年龄和剂量相关。使用过程中需要监测肝功能。

2）2019 版《中国痤疮治疗指南》[1]推荐使用生理性小剂量糖皮质激素用

于抗肾上腺源性雄激素治疗,有抑制肾上腺源性雄激素分泌的作用;较大剂量的糖皮质激素具有抗炎及免疫抑制作用,疗程短、较高剂量的糖皮质激素可控制重度痤疮患者的炎症。指南推荐每晚服用生理剂量地塞米松 0.75mg 或泼尼松 5mg 可抑制肾上腺皮质和卵巢产生雄激素前体。对于经前期痤疮患者,每次月经前 7~10 日开始服用至月经来潮为止。应避免长期大剂量使用糖皮质激素,以免发生不良反应,包括激素性痤疮或毛囊炎,使病情复杂化。

3)2019 版《中国痤疮治疗指南》[1]中推荐使用中草药治疗痤疮应该根据痤疮发病时间长短、皮损形态等不同表现分型论治,随证加减。当皮损以红色或肤色丘疹、粉刺为主,或有痒痛,小便黄,大便秘结,口干,舌质红,苔薄黄,脉浮数,则为肺经风热证,相当于痤疮分级中的 Ⅰ、Ⅱ 级,应疏风宣肺、清热散结。羚羊角滴丸有清热解毒、凉血等功效,符合中医内科治疗辨证。

(4)剂量推荐范围

1)氟他胺片:250mg,口服,每日 2 次。

2)醋酸地塞米松片:0.75~2.25mg/d,口服。

3)羚羊角滴丸:10 粒,口服,每日 2 次。

(5)超药品说明书用药作用机制

1)氟他胺:为选择性非甾体类雄激素受体拮抗剂。

2)醋酸地塞米松:生理性小剂量糖皮质激素具有抑制肾上腺源性雄激素分泌的作用,可用于抗肾上腺源性雄激素治疗;较大剂量的糖皮质激素具有抗炎及免疫抑制作用,较高剂量的糖皮质激素可控制重度痤疮患者的炎症。

3)羚羊角滴丸:通过平肝息风,散血解毒,凉血等功效治疗痤疮。

(6)药物配伍:无。

(7)黑框警告:有报道服用氟他胺可引起肝衰竭。肝脏损害通常发生在开始用药后的前 3 个月内,包括血清氨基转移酶升高、黄疸、肝性脑病及致死性急性肝衰竭。在开始治疗前应先检测血清氨基转移酶水平,开始治疗后的前 4 个月应每月进行血清氨基转移酶检测,并在之后定期检测。不推荐 GPT 值超过正常上限 2 倍的患者使用氟他胺治疗。如果患者在治疗期间 GPT 值超过正常上限 2 倍或发生黄疸,应停药。

(8)禁忌证

1)氟他胺:对本品成分过敏者禁用。

2)地塞米松:对本品及肾上腺皮质激素类药物有过敏史的患者禁用。高血压、血栓症、胃与十二指肠溃疡、精神病、电解质代谢异常、心肌梗死、内脏手术、青光眼等患者一般不宜使用。特殊情况下权衡利弊使用,但应注意病情恶化的可能性。

（9）注意事项

1）氟他胺：本品有可能造成肝功能损害，氨基转移酶高于正常值 2~3 倍的患者不能服用本品。所有患者必须定期化验肝功能。在前 4 个月应每月进行相应的实验室检查之后进行定期检查，在出现肝功能异常的症状 / 体征时（例如瘙痒、尿液变深、恶心、呕吐、持久性畏食、黄疸、右上腹触痛或有不能解释之类似于流感的症状者），应该采取适当的实验室检查。在实验室检查结果显示患者肝脏有损伤或黄疸，但并没有证实肝转移的情况下，如果患者黄疸加重或氨基转移酶高于正常值 2~3 倍，即使无临床症状，亦应停用。

单一使用氟他胺时男子乳房女性化高发，而在联合治疗时大大减少。

2）地塞米松：结核病、急性细菌或病毒感染患者慎用，必要应用时，必须给予适当的抗感染治疗。长期服药后，停药前应逐渐减量。糖尿病、骨质疏松症、肝硬化、肾功能不良、甲状腺功能低下患者慎用。运动员慎用。

（10）用药交代及用药教育

1）氟他胺宜餐后服用。在治疗前，应告知所有患者，药物有可能造成肝功能损害，告诉患者如果出现肝功能损害的症状应立即向医师咨询，这些症状包括皮肤瘙痒、深色尿（不包括淡黄色或黄绿色尿）、恶心、呕吐、持续食欲减退、巩膜黄染或皮肤黄疸、上腹压痛或"流感"样症状。

2）交代地塞米松片要在晨起顿服，由于人体正常分泌的激素在早晨 8 点时血液中的浓度最高，晚上 12 点浓度最低，早晨顿服糖皮质激素类药物可以与人体的生理状态同步，减少药物对下丘脑 - 垂体 - 肾上腺轴的抑制，减少药物不良反应。另外需留意有无黑粪、便血等情况，预防消化道溃疡出血。

3）盐酸克林霉素棕榈酸酯分散片宜用温水送服，或温水溶解后服用。

（林　茵　叶穗雯）

参考文献 ▶▶▶

［1］中国痤疮治疗指南专家组 . 中国痤疮治疗指南（2019 修订版）. 临床皮肤科杂志，2019，48（09）：583-588.

［2］张学军 . 皮肤性病学 . 8 版 . 北京：人民卫生出版社，2013.

［3］ZAENGLEIN A L, PATHY A L, SCHLOSSER B J. Guidelines of care for the management of acne vulgaris. Journal of the American academy of dermatology, 2016, 74（5）: 945-973.

［4］SATO K, MATSUMOTO D, IIZUKA F, et al. Anti-androgenic therapy using oral spironolactone for acne vulgaris in Asians. Aesthetic plastic surgery, 2006, 30（6）: 689-694.

第二节　天　疱　疮

一、概述

天疱疮(pemphigus)是一组由表皮棘层细胞间抗体沉积引起棘层细胞松解,以形成表皮内水疱为特征的重症自身免疫性大疱性皮肤病。临床主要表现为在皮肤及黏膜上出现松弛性水疱或大疱,疱易破,形成糜烂面引起感染综合征,棘细胞松解征(Nikolsky sign,尼氏征)阳性。天疱疮好发于中年人,男性多于女性,不同地区及种族人群的发病率有明显差异。天疱疮的病情呈慢性,容易复发,可因病情持续发展导致大量体液丢失、低蛋白血症、恶病质而危及生命。

天疱疮的病因尚不完全清楚,目前认为是表皮细胞间 IgG 型抗桥粒芯糖蛋白抗体(天疱疮抗体)介导的自身免疫反应。根据临床和组织病理学特点,本病主要分为寻常型天疱疮(pemphigus vulgaris,PV)、落叶型天疱疮(pemphigus foliaceus,PF)和其他特殊类型天疱疮。其中 PV 的预后最差,在应用糖皮质激素治疗前死亡率可达 75%,使用激素治疗后死亡率仍有 21.4%。由于病情严重且易复发,故天疱疮的治疗以早诊断、早治疗、规律服药、长期随访为原则。由于天疱疮是一种自身免疫病,因此最常见的治疗方法是口服类固醇制剂,结合局部药物的使用,防止病灶感染,促进上皮形成。其他伴随的疗法包括使用免疫抑制剂、血浆置换和大剂量注射人血丙种球蛋白,目的是能提高疗效、减少类固醇制剂的用量。临床上治疗天疱疮的常用药物有四大类,包括糖皮质激素、免疫抑制剂、免疫球蛋白和生物制剂。由于该病较少见,大样本随机、双盲、安慰剂对照的前瞻性研究较少。2014 年欧洲皮肤病学论坛(EDF)联合欧洲皮肤病与性病学会(EADV)发布《天疱疮诊断和治疗指南》[1]。2014 年日本皮肤病协会(JDA)发布《天疱疮管理指南》[2]。我国在综合不同国家和地区共识性文献的基础上,结合中国国情形成 2016 年《寻常型天疱疮诊断和治疗的专家建议》[3]。三大指南中均推荐糖皮质激素(glucocorticoid)作为天疱疮的一线治疗药物,如醋酸泼尼松(prednisone acetate);免疫抑制剂(immunosuppressor)如硫唑嘌呤、环磷酰胺(CTX)、甲氨蝶呤(MTX)、环孢素(CsA)、吗替麦考酚酯(MMF)等;免疫球蛋白(immune globulin)如丙种球蛋白;生物制剂(biological agents,bDMARD)中的抗 CD20 单抗(利妥昔单抗)。当发生继发感染时应给予相应的抗菌药治疗。

二、天疱疮超药品说明书用药情况及循证证据

（一）NMPA 批准用于治疗天疱疮的药品

NMPA 批准用于治疗天疱疮的药品是甲泼尼龙片及注射液。

（二）国内药品说明书外用法用于治疗天疱疮的药品

目前临床治疗天疱疮属超药品说明书用法的药品主要有醋酸泼尼松、硫唑嘌呤、甲氨蝶呤、环孢素、环磷酰胺、吗替麦考酚酯、丙种球蛋白、利妥昔单抗（表 16-2）。

三、处方评价示例

处方 1　年龄：55 岁　性别：男　诊断：天疱疮

（1）醋酸泼尼松片：20mg，口服，每日 2 次。

（2）吗替麦考酚酯分散片：0.5g，口服，每日 2 次。

（3）环磷酰胺片：50mg，口服，每日 2 次。

（4）奥美拉唑肠溶胶囊：20mg，口服，每日 1 次。

（5）夫西地酸乳膏：0.2g，外用，每日 2 次。

【处方评价】

（1）超说明书药品及类别

1）醋酸泼尼松片（超适应证）。

2）吗替麦考酚酯分散片（超适应证）。

3）环磷酰胺片（超适应证）。

（2）循证分级情况

1）美国 FDA 未批准醋酸泼尼松用于治疗成人天疱疮，Micromedex 数据库中没有泼尼松用于治疗天疱疮的评价，其有效性等级、推荐级别、证据强度需要进行系统化的循证药学评价。

2014 年欧洲皮肤病学论坛（EDF）联合欧洲皮肤病与性病学会（EADV）共同发布的《天疱疮诊断和治疗指南》[1]、2014 年日本皮肤病协会（JDA）发布的《天疱疮管理指南》[2]、2016 年中国《寻常型天疱疮诊断和治疗的专家建议》[3]同时推荐全身用糖皮质激素是天疱疮的一线治疗方案。因此，泼尼松治疗天疱疮的有效性等级为 Class Ⅱb，证据强度为 Category C，无推荐级别。

2）美国 FDA 未批准吗替麦考酚酯（MMF）用于治疗成人天疱疮，Micromedex 数据库中没有吗替麦考酚酯用于治疗天疱疮的评价，其有效性等级、推荐级别、证据强度需要进行系统化的循证药学评价。

2014 年 EDF/EADV《天疱疮诊断和治疗指南》[1]和 2014 年 JDA《天疱疮管理指南》[2]同时推荐免疫抑制剂 MMF 作为天疱疮治疗用药，是激素治疗的

表 16-2 国内药品说明书外用法用于治疗成人天疱疮的药品常用用法及循证证据

药品名称	国内已批准的适应证	规格	用法用量	国外说明书适应证	依据及其等级		
					有效性等级	推荐级别	证据强度
醋酸泼尼松片	主要用于过敏性与自身免疫性炎症性疾病。适用于结缔组织病,系统性红斑狼疮、重症多肌炎,严重支气管哮喘,皮肌炎、血管炎等过敏性疾病,急性白血病,恶性淋巴瘤,以及其他肾上腺皮质激素类病症等	5mg/片	0.5~1.5mg/(kg·d)	美国 FDA 未批准醋酸泼尼松用于治疗成人天疱疮	无	无	无
硫唑嘌呤片	本品与皮质激素和/或其他免疫抑制剂及治疗措施联用,可防止器官移植(肾移植、心脏移植及肝移植)患者发生的排斥反应,并可减少肾移植患者对皮质激素的需求。并对严重的类风湿关节炎,系统性红斑狼疮,皮肌炎,自身免疫性慢性活动性肝炎,结节性多动脉炎,自身免疫性溶血性贫血,自发性血小板减少性紫癜有临床疗效	50mg/片	50~200mg/d	美国 FDA 未批准硫唑嘌呤用于治疗成人或儿童天疱疮	成人:Class II b	成人:Class II b	成人:Category B
甲氨蝶呤片/注射用甲氨蝶呤/甲氨蝶呤注射液	各型急性白血病,特别是急性淋巴细胞白血病,恶性淋巴瘤,非霍奇金淋巴瘤和蕈样肉芽肿,多发性骨髓瘤;头颈部癌、肺癌、各种软组织肉瘤,银屑病;乳腺癌、卵巢癌、宫颈癌、恶性葡萄胎、绒毛膜上皮癌、睾丸癌	片剂:2.5mg/片 注射用粉针:5mg、0.1g、1g 注射液:1ml:5mg、	10~25mg,每周 1 次口服,病情稳定后 5~7.5mg/w 维持	美国 FDA 未批准甲氨蝶呤用于治疗成人天疱疮	无	无	无

续表

药品名称	国内已批准的适应证	用法用量	规格	依据及其等级			
				国外说明书适应证	有效性等级	推荐级别	证据强度
			1ml:10mg、5ml:50mg、5ml:0.5g、10ml:1g、50ml:5g				
环孢素软胶囊/口服液/注射液	**移植、器官移植** 1. 预防异体移植物的排斥反应,包括肾、肝、心、肺、心肺联合和胰移植。 2. 治疗曾接受其他免疫抑制剂的患者所发生的移植物排斥反应。 **骨髓移植** 1. 预防骨髓移植排斥反应。 2. 预防和治疗移植物抗宿主病(GVHD)。 **内源性葡萄膜炎** 1. 活动性有致盲危险的中部或后部非感染性葡萄膜炎,而常规疗法无效或产生不可接受的不良反应者。 2. 7~70岁肾功能正常的伴复发性视网膜炎的白塞综合征患者。	3~5mg/(kg·d)	软胶囊:25mg/粒、50mg/粒 口服液:50ml:5g 注射液:5ml:250mg	美国FDA未批准环孢素用于治疗成人或儿童天疱疮	成人:Class Ⅱa	成人:Class Ⅱb	成人:Category C

续表

药品名称	国内已批准的适应证	规格	用法用量	国外说明书适应证	依据及其等级		
					有效性等级	推荐级别	证据强度
	银屑病 交替疗法无效或不适用的严重病例。 **特应性皮炎** 传统疗法无效或不适用的严重病例。 **类风湿关节炎** **其他可能用途** **肾病综合征** 特发性皮质激素依赖性和拮抗性肾病综合征[活检证实大多数病例为微小病变型肾病（MCD）或局灶性节段性肾小球硬化症（FSGS）]。传统细胞抑制剂治疗无效，但至少尚存在50%以上的正常肾功能的患者。应用本品后可缓解病情，或维持由其他药物包括皮质激素所产生的缓解作用，从而停用其他药物						
环磷酰胺片/注射用环磷酰胺	对恶性淋巴瘤、急性或慢性淋巴细胞白血病、多发性骨髓瘤有较好的疗效，对乳腺癌、睾丸肿瘤、卵巢癌、肺癌、头颈部鳞癌、鼻咽癌、神经母细胞瘤、横纹肌肉瘤及骨肉瘤均有一定的疗效	片剂：50mg 注射用粉针：0.1g、0.2g	口服：2mg/(kg·d)；注射液：500~1 000mg，每月1次	美国FDA未批准环磷酰胺用于治疗成人或儿童天疱疮	成人：Class II b	成人：Class II b	成人：Category B

续表

药品名称	国内已批准的适应证	规格	用法用量	国外说明书适应证	依据及其等级		
					有效性等级	推荐级别	证据强度
吗替麦考酚酯片	适用于接受同种异体肾脏或肝脏移植的患者中预防器官排斥反应。吗替麦考酚酯应与环孢素或他克莫司同和皮质激素同时应用	250mg/片、500mg/片	2g/d	美国FDA未批准吗替麦考酚酯用于治疗成人或儿童天疱疮	无	无	无
静注人免疫球蛋白	适用于原发性免疫球蛋白缺乏症,如X连锁低免疫球蛋白血症,常见变异性免疫缺陷病,免疫球蛋白G亚型缺陷病等;继发性免疫球蛋白缺陷病,如重症感染、新生儿败血症等;自身免疫病,如原发性血小板减少性紫癜、川崎病	2.5g	400mg/(kg·d),连用5日。病情如未缓解,可每月使用1次,直至病情控制	美国FDA未批准丙种球蛋白用于治疗成人天疱疮	Class Ⅱa	Class Ⅱb	Category B
利妥昔单抗注射液	1. 复发或耐药的滤泡性中央型淋巴瘤(国际工作分类B,C和D亚型的B细胞非霍奇金淋巴瘤)的治疗。2. 先前未经治疗的CD20阳性Ⅲ~Ⅳ期滤泡性非霍奇金淋巴瘤,患者应与标准CVP化疗(CTX、长春新碱和泼尼松)8个周期联合治疗。3. CD20阳性弥漫大B细胞性非霍奇金淋巴瘤(DLBCL)应与标准CHOP化疗(CTX、多柔比星、长春新碱,泼尼松)8个周期联合治疗	10ml:100mg、50ml:500mg	375mg/m²	美国FDA已批准利妥昔单抗用于治疗成人寻常型天疱疮(中至重度)	成人:Class Ⅰ 儿童:Class Ⅱa	成人:Class Ⅱa 儿童:Class Ⅱb	成人:Category B 儿童:Category C

有效辅助治疗药物。2016 年中国《寻常型天疱疮诊断和治疗的专家建议》[3] 推荐 MMF 是治疗 PV 的一线免疫抑制剂。因此，MMF 治疗天疱疮的有效性等级为 Class Ⅱb，证据强度为 Category C，无推荐级别。

3）美国 FDA 未批准环磷酰胺用于治疗成人天疱疮。有效性等级 Class Ⅱb，推荐级别 Class Ⅱb，证据强度 Category B。

（3）指南推荐情况

1）由于天疱疮是自身免疫病，全身应用糖皮质激素是治疗天疱疮的首选方案，国内外指南均肯定了糖皮质激素的一线治疗地位。病情控制一般需数周，完全消退需数月，停止治疗需 2 年或更长时间。对于激素的最佳剂量众说纷纭，目前比较统一的观点是根据天疱疮类型、损害范围而决定剂量。寻常型天疱疮可高些，其他类型的天疱疮应低些；黏膜损害重、皮损范围广者可选择静脉给药。

2016 年中国《寻常型天疱疮诊断和治疗的专家建议》[3] 推荐轻度 PV 患者的初始剂量为泼尼松为 0.5mg/(kg·d)；中度患者为 1.0mg/(kg·d)，如果 2 周内没有控制病情，剂量升至 1.5mg/(kg·d)，不需继续增加剂量；重度患者为 1.5mg/(kg·d)，不再增加剂量，并同时应用免疫抑制剂。病情控制后开始减量，激素减量的方法国内外差别较大。欧美国家的减量速度较快，而国内学者的减量较慢。2016 年中国《寻常型天疱疮诊断和治疗的专家建议》[3] 推荐泼尼松 60~90mg/d 时，每 1~2 周减 20%；40~60mg/d 时，每 1~2 周减 10mg；20~40mg/d 时，每月减 5mg；达 20mg/d 时，每 3 个月减 5mg，直至减至 0.2mg/(kg·d) 或 10mg/d 长期维持，部分患者可用更低剂量维持。自初始治疗到维持治疗的时间一般在 2 年左右。当激素和免疫抑制剂合用时，应首先降低激素的剂量，当激素减至 0.2mg/(kg·d) 或 10mg/d 时，可逐渐降低免疫抑制剂的剂量。如果在减量过程中出现新发水疱，数量 <3 个，首先外用强效激素，如果 1 周后没有控制，仍有新发水疱 1~3 个，将剂量升至减量前的剂量；如果新发水疱 >3 个，将剂量升至减量前 2 个剂量。在应用上述推荐剂量激素联合免疫抑制剂治疗失败的患者，可考虑下列冲击治疗。在冲击治疗的多种方案中，以甲泼尼龙冲击治疗最常用。甲泼尼龙 500 或 1 000mg 静脉滴注，连用 3 日，然后恢复到冲击前的激素治疗剂量。如果效果不好，3 周后可重复冲击 1 次，一般 2 个周期后皮损基本消退。冲击治疗前多与免疫抑制剂联用，冲击治疗期间免疫抑制剂不需停药。部分患者冲击治疗好转后会复发，再次冲击仍然有效。

2014 年 EDF/EADV《天疱疮诊断和治疗指南》[1] 推荐的激素剂量为相当于泼尼松 0.5~1.5mg/(kg·d)，每 2 周减少 25% 的剂量，逐渐达到日剂量 <20mg/d，推荐控制 PV 的剂量比其他类型要高些。在治疗 PV 时，如果使用初始剂量在 2 周内仍未控制病情，则可以增加治疗剂量至 2m/kg，比中国指南推荐的剂

量要高一些,并推荐在进行激素治疗时,建议补充维生素 D 和钙剂以防止骨质疏松症。2014 年 JDA《天疱疮管理指南》[2]推荐泼尼松在治疗早期的剂量为 0.2 或 10mg/d,中期为 0.4~1mg/(kg·d)或 20~60mg/d,后期为 0.4mg/(kg·d)或≤20mg/d,维持剂量为 0.2mg/(kg·d)或≤10mg/d。中至重度患者的初始剂量为 1.0mg/(kg·d),通常为 60mg/d。

2)国内外指南均推荐为提高疗效,减少糖皮质激素的用量,可在治疗初始或在单用糖皮质激素效果不显著时联合应用免疫抑制剂,中至重度患者应早期在激素治疗的同时联合应用免疫抑制剂,特别是存在糖尿病、高血压、骨质疏松等的患者,更需早期联合。联合应用免疫抑制剂可缩短激素开始减量的时间,且可以在激素减量过程中防止疾病复发。吗替麦考酚酯(MMF)和硫唑嘌呤同为一线免疫抑制剂。2014 年 EDF/EADV《天疱疮诊断和治疗指南》[1]推荐 MMF 的起始剂量为每周 500mg 逐渐增量至 2g/d,会有较好的胃肠道耐受性。2014 年 JDA《天疱疮管理指南》[2]推荐 MMF 的剂量为 40mg/(kg·d),与泼尼松 1mg/(kg·d)联用。2016 年中国《寻常型天疱疮诊断和治疗的专家建议》[3]推荐在体重为 75kg 的患者使用 MMF 的剂量为 2g/d,为了减轻消化道不良反应,可采用每周增加 500mg 的方法直至 2g/d 为止,这与欧洲指南相同。对于复发性 PV 或对常规治疗无效的顽固性 PV 患者,MMF 有显著效果。激素联合 MMF 比单纯使用泼尼松和泼尼松联合硫唑嘌呤需要更小的泼尼松控制量,还可加快泼尼松减量,减少泼尼松累积量。

3)2016 年中国《寻常型天疱疮诊断和治疗的专家建议》[3]推荐环磷酰胺(CTX)为二线免疫抑制剂,治疗剂量为 2mg/(kg·d)口服,一般为 50~100mg/d,早晨顿服并大量饮水可减少膀胱毒性。2014 年 EDF/EADV《天疱疮诊断和治疗指南》[1]推荐 CTX 的静脉用药剂量为 500mg/m²,口服剂量为 2mg/(kg·d),但需考虑会发生继发性不育、出血性膀胱炎和继发性癌症的可能性。2014 年 JDA《天疱疮管理指南》[2]推荐 CTX 的剂量为 1mg/(kg·d),与泼尼松 1mg/(kg·d)联用;或者泼尼松 0.5~1mg/(kg·d)联合 CTX 冲击治疗天疱疮。剂量为 500~750mg/m² 或 750~1 000mg(通常为 750mg),每月 1 次,持续 6 个月。

(4)剂量推荐范围

1)醋酸泼尼松片:0.5~1.5mg/(kg·d),口服。

2)吗替麦考酚酯分散片:2g/d,口服。

3)环磷酰胺:片剂 2mg/(kg·d),口服;注射液 500~1 000mg,每月 1 次。

(5)超药品说明书用药作用机制

1)泼尼松:具有强大的抗炎、抗过敏和抑制免疫等多种药理作用,防止或抑制细胞中介的免疫反应、迟发型超敏反应,并减轻原发免疫反应的扩展。

2)吗替麦考酚酯:抑制免疫介导的炎症反应,抑制抑制淋巴细胞增殖和产生抗体,并抑制外周血单核细胞活化的早期反应所导致的 DNA 合成和增殖反应。

3)环磷酰胺:可以抑制细胞 DNA 合成,干扰 RNA 的功能,有免疫抑制作用。

(6)药物配伍:国内外三大指南均推荐糖皮质激素作为治疗天疱疮的一线选择,处方中免疫抑制剂 MMF、CTX 与糖皮质激素泼尼松联用治疗天疱疮,免疫抑制剂作为辅助治疗用药,有利于减少激素用量,MMF 为免疫抑制剂的一线用药,CTX 为二线用药,在治疗需要时可以联用不同机制的免疫抑制剂。但必须注意的是泼尼松与免疫抑制剂合用可增加感染的风险,并可能诱发淋巴瘤或其他淋巴细胞增殖性疾病。在急性细菌或病毒感染患者应用泼尼松时,必须给予适当的抗感染治疗。

奥美拉唑:糖皮质激素可能会引起胃溃疡,处方使用质子泵抑制剂的目的是抑制胃酸分泌,保护胃黏膜。

吗替麦考酚酯:同时服用奥美拉唑和吗替麦考酚酯会使吗替麦考酚酯的吸收减少,但对比同时服用质子泵抑制剂的患者和未同时服用质子泵抑制剂的患者,其移植排斥率或移植失败率无显著性差异。

(7)黑框警告:由于免疫抑制作用,吗替麦考酚酯可增加感染机会,也可引发起淋巴瘤。有免疫治疗和管理实体脏器移植经验的医师方可使用本品。使用本品的患者应在具有一定资质条件的医疗机构内接受管理。负责维持治疗的医师应该不断完善患者的随访信息。

(8)禁忌证

1)泼尼松:高血压、血栓症、胃与十二指肠溃疡、精神病、电解质代谢异常、心肌梗死、内脏手术、青光眼等患者不宜使用。对本品及肾上腺皮质激素类药物有过敏史患者禁用。真菌和病毒感染者禁用。

2)环磷酰胺:骨髓抑制、感染、肝肾功能损害者禁用或慎用。

(9)注意事项

1)泼尼松:结核病、急性细菌或病毒感染患者应用泼尼松时,必须给予适当的抗感染治疗。长期服药后,停药时应逐渐减量。糖尿病、骨质疏松症、肝硬化、肾功能不良、甲状腺功能低下患者慎用。运动员慎用。

2)吗替麦考酚酯:接受免疫抑制剂治疗的患者,包括联合用药、接受本品作为部分免疫抑制治疗,发生淋巴瘤及其他恶性肿瘤的风险增加,尤其是皮肤癌。风险与免疫抑制的强度和疗程有关,而与特定的免疫抑制剂无关。

由于患者发生皮肤癌的风险增加,应通过穿防护衣或含高防护因子的防晒霜减少暴露于阳光和紫外线下。

免疫系统的过度抑制可增加对感染的易感性,包括条件致病菌感染、致死感染和败血症,这种感染包括潜伏病毒如多瘤病毒的再激活。应告知接受本品治疗的患者,在出现任何感染症状、意外淤肿、出血或其他骨髓抑制表征时应立即汇报。

在使用本品治疗的患者中报告的与乳头多瘤空泡病毒(JCV)相关的进行性多灶性白质脑病(PML)病例中有患者死亡,PML通常表现为轻偏瘫、冷淡、意识模糊、认知障碍和共济失调。报告的病例一般具有PML的危险因素,包括免疫抑制剂疗法和免疫功能缺损。对于免疫抑制患者,医师应考虑对报告有神经症状的患者采取PML鉴别诊断,还应该考虑将神经病学家的会诊意见作为临床指征。

在接受本品联合其他免疫抑制剂治疗的患者中,有报道发生单纯红细胞再生障碍性贫血(PRCA)。本品导致PRCA的机制尚不清楚;其他免疫抑制剂作为联合应用药物在免疫抑制治疗中引起PRCA的相关作用也尚不清楚。在一些病例中,随着本品剂量的减小或治疗终止,发现PRCA是可逆性的。

本品同消化系统不良反应的发生率增高有关,包括较多的胃肠道溃疡、出血、穿孔,所以本品应慎用于有活动性严重消化系统疾病的患者。

因为本品是次黄嘌呤单核苷酸脱氢酶抑制剂,应避免用于罕见的次黄嘌呤-鸟嘌呤磷酸核糖转移酶遗传缺陷患者,如莱施-奈恩综合征和Kelley-Seegmiller综合征。

不推荐本品和硫唑嘌呤联合使用,因为两者都可能引起骨髓抑制,联合给药没有进行临床研究。

考来烯胺会明显降低本品的AUC,当本品与其他会干扰肠肝循环的药物联合使用时应当注意,因为这些药物可能会降低本品的疗效。

与年轻人相比,老年患者发生不良事件的风险更高。

3）环磷酰胺:CTX的代谢产物对尿路有刺激性,应用时应鼓励患者多饮水,大剂量应用时应水化、利尿,同时给予尿路保护剂美司钠。近年来研究显示,提高药物剂量强度能明显增加疗效,当大剂量用药时,除应密切观察骨髓功能外,尤其要注意非血液学毒性如心肌炎、中毒性肝炎及肺纤维化等。

（10）用药交代及用药教育

1）泼尼松:注意交代糖皮质激素要在晨起顿服,由于人体正常分泌的激素在早晨8点时血液中的浓度最高,而晚上12点浓度最低,早晨顿服激素类药物与人体的生理状态同步,可减少药物对下丘脑-垂体-肾上腺轴的抑制,减少药物不良反应。另外仍需留意有无黑粪、便血等情况,预防消化道溃疡出血。

2）奥美拉唑肠溶胶囊必须整粒吞服,不可掰开服。

3）环磷酰胺片一般应空腹服用,如发生胃部不适,可分次服用或进食时服用。

处方 2 年龄：67 岁 性别：女 诊断：天疱疮

（1）甲泼尼龙片：4mg，口服，每日 1 次。

（2）环孢素软胶囊：25mg，口服，每日 2 次。

（3）甲氨蝶呤片：10mg，口服，每周 1 次。

（4）雷尼替丁胶囊：150mg，口服，每日 2 次。

（5）静注人免疫球蛋白：50mg，静脉滴注，每日 2 次。

【处方评价】

（1）超说明书药品及类别

1）环孢素软胶囊（超适应证）。

2）甲氨蝶呤片（超适应证）。

3）静注人免疫球蛋白（超适应证）。

（2）循证分级情况

1）美国 FDA 未批准环孢素用于治疗成人天疱疮。有效性等级 Class Ⅱa，推荐级别 Class Ⅱb，证据强度 Category C。

2）美国 FDA 未批准甲氨蝶呤用于治疗成人天疱疮，Micromedex 数据库中没有甲氨蝶呤用于治疗天疱疮的评价，其有效性等级、推荐级别、证据强度需要进行系统化的循证药学评价。

3）2014 年 EDF/EADV《天疱疮诊断和治疗指南》[1]、2014 年 JDA《天疱疮管理指南》[2] 和 2016 年中国《寻常型天疱疮诊断和治疗的专家建议》[3] 均推荐为提高疗效，减少糖皮质激素的用量，可在治疗初始或在单用糖皮质激素效果不显著时联合应用免疫抑制剂，甲氨蝶呤（MTX）是二线免疫抑制剂。因此，甲氨蝶呤治疗天疱疮的有效性等级为 Class Ⅱb，证据强度为 Category C，无推荐级别。

4）美国 FDA 未批准静注人免疫球蛋白用于治疗成人天疱疮。有效性等级 Class Ⅱa，推荐级别 Class Ⅱb，证据强度 Category B。

（3）指南推荐情况

1）国内外指南均推荐 CsA 作为治疗天疱疮的二线免疫抑制剂。2016 年中国《寻常型天疱疮诊断和治疗的专家建议》[3] 推荐 CsA 的常用剂量为 3~5mg/（kg·d）。2014 年 JDA《天疱疮管理指南》[2] 明确治疗天疱疮使用激素联合 CsA 是有效的，治疗方案推荐泼尼松 1.0mg/（kg·d）联合 CsA 的剂量为 3~5mg/（kg·d）。2014 年 EDF/EADV《天疱疮诊断和治疗指南》[1] 未给出 CsA 治疗天疱疮的用法用量。

2）国内外指南均推荐 MTX 作为治疗天疱疮的二线免疫抑制剂。2016 年中国《寻常型天疱疮诊断和治疗的专家建议》[3]、2014 年 EDF/EADV《天疱疮诊断和治疗指南》[1]推荐 MTX 的治疗剂量一样,为 10~20mg/w 口服,次日口服叶酸 5~15mg。2014 年 JDA《天疱疮管理指南》[2]推荐中低剂量的 MTX,治疗方案为泼尼松 0.4~1.0mg/(kg·d)联合免疫抑制剂甲氨蝶呤最大 2.5~7.5mg/w(最大剂量为 12mg/w),2 天内服毕。

3) 2014 年 EDF/EADV《天疱疮诊断和治疗指南》[1]推荐大剂量静注人免疫球蛋白(IVIG)作为治疗天疱疮的二线治疗用药,可以减少天疱疮皮质激素的治疗用量,使一些患者可获得长期缓解。IVIG 通常用于那些对其他治疗无反应的病情严重的患者,通常是在使用糖皮质激素和免疫抑制剂的基础上使用。使用 IVIG 时较常见的不良反应有偏头痛、恶心,无菌性脑膜炎是较罕见但重要的不良反应。完全 IgA 缺乏是 IVIG 治疗的禁忌证。2014 年 JDA《天疱疮管理指南》[2]提示高剂量的 IVIG[400mg/(kg·d)]连续滴注 5 天,对治疗严重天疱疮或激素抵抗患者是有效的。

在 2016 年中国《寻常型天疱疮诊断和治疗的专家建议》[3]中,静注人免疫球蛋白(IVIG)的推荐级别为 B,与硫唑嘌呤和 MMF 属同等推荐级别,多用于常规治疗无效的顽固性疾病或出现激素或免疫抑制剂禁忌证的患者,常规剂量为 400mg/(kg·d),连用 5 天。病情如未缓解,可每月使用 1 次,直至病情控制。多与激素及免疫抑制剂联合应用,与利妥昔单抗合用效果更佳。在合并偏头痛的 PV 患者中应用要小心,此类患者可发生无菌性脑膜炎。此外,IgA 缺乏的患者禁用,易出现严重的过敏反应。2014 年 JDA《天疱疮管理指南》[2]对 IVIG 的推荐情况与中国相似,而 2014 年 EDF/EADV《天疱疮诊断和治疗指南》[1]则推荐 IVIG 的剂量为每个周期 2g/kg,每月连续滴注 2~5 天。

（4）剂量推荐范围

1）环孢素软胶囊:3~5mg/(kg·d),口服。

2）甲氨蝶呤片:10~20mg,口服,每周 1 次,病情稳定后 5~7.5mg/w 维持。

3）静注人免疫球蛋白:400mg/(kg·d),连用 5 天。病情如未缓解,可每月使用 1 次,直至病情控制。

（5）超药品说明书用药作用机制

1）环孢素是一种强效免疫抑制剂,可逆性地特异性地作用于淋巴细胞,与糖皮质激素联用可以提高天疱疮治疗效果,减少激素用量。

2）MTX 可抑制细胞内的二氢叶酸还原酶,使嘌呤合成受抑,同时有抗炎作用,作为免疫抑制剂与糖皮质激素联用可以提高天疱疮治疗效果,减少激素用量。

3）IVIG 既能抑制天疱疮抗体的致病作用和炎症介质的产生,又能作为调理素中和病原微生物,因此无论对原发病治疗还是继发感染预防均有益。与激素和免疫抑制剂联用治疗天疱疮可显著提高疗效,减少感染等并发症。

（6）药物配伍：国内外三大指南均推荐糖皮质激素作为治疗天疱疮的一线选择，处方中免疫抑制剂 CsA、MTX 与糖皮质激素泼尼松联用治疗天疱疮，免疫抑制剂作为辅助治疗用药，有利于减少激素用量。但必须注意的是泼尼松与免疫抑制剂合用可增加感染的风险，并可能诱发淋巴瘤或其他淋巴细胞增殖性疾病。在急性细菌或病毒感染患者应用泼尼松时，必须给予适当的抗感染治疗。

雷尼替丁：糖皮质激素可能会引起胃溃疡，本处方使用质子泵抑制剂雷尼替丁的目的是保护胃黏膜。

（7）黑框警告

1）环孢素：由于免疫抑制作用，本品可增加感染机会，也可能引发淋巴瘤或其他肿瘤。有免疫治疗和管理实体脏器移植经验的医师方可处方本品。使用本品的患者应在具有一定资质条件的医疗机构内接受管理。负责维持治疗的医师应该不断完善患者的随访信息。

2）甲氨蝶呤：只能由有抗代谢药化疗经验的内科医师使用，如果是非肿瘤的情况则必须由专业的内科医师使用。

因为有致命或严重的毒性反应的可能性，内科医师必须充分告知患者存在的风险，并且应该在其监督下用药。

有使用甲氨蝶呤后死亡的报道。

在治疗银屑病时甲氨蝶呤仅限用于对其他治疗方式疗效不明显的严重、顽固和致残性病例，并且只能在组织活检和 / 或适当会诊明确诊断后使用。

①甲氨蝶呤可以引起显著的骨髓抑制、贫血、再生障碍性贫血、白细胞减少、中性粒细胞减少、血小板减少和出血。

②甲氨蝶呤可能具有肝脏毒性，特别是在大剂量或长时间治疗的情况下。曾报道有肝萎缩、肝坏死、肝硬化、脂肪变性和门静脉周围纤维化。由于这些反应可以在没有胃肠道或血液学毒性的预兆下发生，所以必须在治疗开始前评估肝功能，并且在治疗过程中定期监测。在已有肝细胞损害或肝功能受损的情况下要特别注意。必须避免同时使用其他有潜在肝脏毒性的药物（包括乙醇）。

③甲氨蝶呤停药后恶性淋巴瘤可能消退，上述情况可发生在接受低剂量甲氨蝶呤治疗的患者中，这些患者可能不需要细胞毒性药物治疗，应首先停止使用甲氨蝶呤，如果淋巴瘤没有消退须制订适当的治疗方案。

④潜在的致死性的机会性感染，特别是肺孢子菌肺炎，可以发生在甲氨蝶呤治疗过程中。

⑤使用甲氨蝶呤的同时进行放射治疗可能会增加软组织坏死和骨坏死的风险。

⑥肾功能损害是常见的禁忌证。

⑦腹泻和溃疡性口腔炎是常见的毒性反应,需要中断治疗。此外,也可能发生出血性肠炎和致死性的肠穿孔。

⑧曾有报道滴注甲氨蝶呤(通常为大剂量)的同时使用非甾体抗炎药(NSAID)后出现不可预知的严重的(有时是致死的)骨髓抑制、再生障碍性贫血和胃肠道毒性。

⑨甲氨蝶呤诱发的肺部疾病,包括急性或慢性的间质性肺炎是一种潜在的危险损害,有报道在低剂量用药时它们可能急性发作于治疗的任何时期。这种损伤并不都是完全可逆的,并且有因此死亡的报道。如出现肺部症状(尤其是无痰性干咳、呼吸困难),可能需要中断治疗并且给予仔细检查。肺部损伤在任何剂量甚至低至每周 7.5mg 的剂量下都会发生,需要排除感染(包括肺炎),并密切监测患者的肺部症状。

⑩大剂量甲氨蝶呤结合亚叶酸(叶酸钙)解救用于特定的肿瘤性疾病的实验性治疗,上述操作程序尚在研究中并且是危险的。在没有必要的专业技术和资源组合的设施下不能尝试使用大剂量甲氨蝶呤,有必要查阅最新发表的文献。

(8)禁忌证

1)环孢素禁用于对环孢素及其任何赋形剂过敏者。下列为非移植性适应证的附加禁忌①肾功能不全:肾病综合征除外,肾病综合征呈与病情有关的用药前血清肌酐值中度升高(成人最高不超过 200μmol/L,儿童最高不超过 140μmol/L),故被允许慎用本品以缓解病情,最大剂量不超过 2.5mg/(kg·d);②未控制的高血压:如果充分的治疗仍无法控制高血压,则本品应减量或停药;③未控制的感染;④已知和确诊的任何类型的恶性肿瘤史。

2)甲氨蝶呤禁用于以下患者:患银屑病的孕妇;哺乳期妇女;有严重肝功能不全的银屑病患者;有严重肾功能不全的患者;有酒精中毒或酒精性肝病的银屑病患者;有明显的或实验室检查证实的免疫缺陷患者;有骨髓抑制或已存在血恶病质的银屑病患者,如骨髓发育不全、白细胞减少、血小板减少或贫血;存在严重感染的银屑病患者;已知对甲氨蝶呤或任何辅料过敏的患者;有消化性溃疡病或溃疡性结肠炎的银屑病患者。

3)静脉注射人免疫球蛋白禁用于对人免疫球蛋白过敏或有其他严重过敏史者、有抗 IgA 抗体的选择性 IgA 缺乏者。

(9)注意事项

1)环孢素应由在免疫抑制治疗方面有经验的,并能进行充分随访的医师开具处方。像其他免疫抑制剂一样,环孢素可增加发生淋巴瘤和其他恶性肿瘤特别是皮肤癌的风险。这种风险的增加表现与免疫抑制的程度和持续时间有关,而与使用特殊制剂无关。由于这可导致淋巴细胞增殖性疾病和器官实体瘤,其中有个别死亡报道,因此包括多种免疫抑制剂的治疗方案应慎用。

考虑到皮肤恶性病变的潜在风险,应该提醒使环孢素的患者应避免过度暴露在紫外线下。

像其他免疫抑制剂一样,环孢素可使患者易受各种细菌、真菌、寄生虫和病毒感染,并经常伴有条件致病菌。由于这可能导致致命性的结果,因此应采取有效的预防和治疗策略,特别是对长期应用多种免疫抑制剂治疗的患者。

在使用环孢素治疗的前几周内可能发生一种常见的和潜在严重的并发症,血清肌酐和尿素氮水平增加。这些功能变化呈剂量依赖性且是可逆性的,通常随给药剂量降低而减退。在长期治疗期间,某些患者可能发生肾结构改变(如间质纤维化),这种变化必须与肾移植患者因发生慢性排斥反应而引起的变化区分开。环孢素也可引起血清胆红素及偶见氨基转移酶呈剂量依赖性和可逆性升高。要求对肝肾功能参数进行密切监测,出现异常值时应降低给药剂量。

对于老年患者,应特别注意肾功能监测。

在使用环孢素治疗期间要定期监测血压,如果出现高血压,应进行适当的降压治疗。

偶尔有报道称使用环孢素可引起血脂轻微可逆性升高,因此建议在治疗前及治疗 1 个月后进行血脂测定。如果发现血脂升高,应考虑限制含脂肪食物,以及如果合适降低给药剂量。

环孢素可增加高钾血症的风险,特别是有肾功能障碍的患者。因此当环孢素与保钾药(如留钾利尿药、血管紧张素转换酶抑制药、血管紧张素Ⅱ受体拮抗剂)和含钾药物合用时,以及食用富含钾食物的患者使用环孢素时也要谨慎(参见与其他药物的相互作用)。在这些情况下建议控制钾的水平。

环孢素可增加镁的清除,这可导致症状性低镁血症,特别是移植期间。因此,建议在移植期间控制血清镁水平特别是在出现神经系统症状/体征时。如果认为必要,应补充镁。

在治疗有高尿酸血症的患者时要谨慎。

使用环孢素治疗期间可能降低疫苗接种的效果,应避免使用减毒活疫苗。

2)MTX 的常见不良反应有恶心、呕吐、口炎、腹泻、脱发、皮疹和肝损害,少数出现骨髓抑制,偶见肺间质病变。用药期间应适当补充叶酸,可减少皮肤黏膜损害、胃肠道不良反应及氨基转移酶升高的发生率。

3)严重酸碱代谢紊乱患者应慎用 IVIG。

(10)用药交代及用药教育

1)交代甲泼尼龙要在晨起顿服,由于人体正常分泌的激素在早晨 8 点时血液中的浓度最高,而晚上 12 点浓度最低,早晨顿服激素类药物与人体的生理状态同步,可减少药物对下丘脑 - 垂体 - 肾上腺轴的抑制,减少药物不良反应。另外仍需留意有无黑粪、便血等情况,预防消化道溃疡出血。

2)环孢素与西柚汁同时服用时,可提高环孢素的生物利用度。

(林　茵)

参考文献 ▶▶▶

[1] HERTL M,JEDLICKOVA H,KARPATI S,et al. Pemphigus. S2 guideline for diagnosis and treatment—guided by the European Dermatology Forum(EDF)in cooperation with the European Academy of Dermatology and Venereology(EADV). Journal of the European academy of dermatology and venereology,2015,29(3):405-414.

[2] Committee for Guidelines for the Management of Pemphigus Disease. Japanese guidelines for the management of pemphigus. Journal of dermatology,2014,41(6):471-486.

[3] 中国医师协会皮肤科医师分会自身免疫疾病亚专业委员会,中国医学科学院北京协和医学院北京协和医院. 寻常型天疱疮诊断和治疗的专家建议. 中华皮肤科杂志,2016,49(11):761-765.

第三节　带状疱疹

一、概述

带状疱疹(herpes zoster,HZ)系由水痘带状疱疹病毒(varicella-herpes zoster virus,VZV)感染引起的急性感染性皮肤病。北美、欧洲和亚太地区的带状疱疹年发病率为 3‰~5‰,发病率随着年龄增加呈现逐渐升高的趋势[1]。HZ 常见诱因包括,高龄、细胞免疫缺陷、遗传易感性、机械性创伤、系统性疾病(糖尿病、高血压)、精神压力以及过度劳累等。临床表现主要为沿身体单侧感觉神经相应皮肤节段出现簇集性水疱,以及伴不同程度的神经痛[2]。疱疹后神经痛(postherpetic neuralgia,PHN)是带状疱疹最常见的并发症,定义为带状疱疹皮疹愈合后持续 1 个月及 1 个月以上的疼痛。9%~34% 的带状疱疹患者会发生 PHN[3]。VZV 还可能累及眼部、面部、皮肤等,引起带状疱疹眼病、Ramasy-Hunt 综合征和其他继发感染,对患者的生活质量造成严重影响[2]。

HZ 的发病机制为 VZV 首次感染引起水痘愈合后,残留的病毒潜伏于脊神经后根及脑神经的神经节中,当 VZV 特异性的细胞免疫下降时,潜伏病毒重新复活发生带状疱疹[2]。临床上治疗 HZ 的常用药物有三大类,包括抗病毒药、糖皮质激素、止痛药。抗病毒药包括阿昔洛韦、伐昔洛韦、泛昔洛韦;止痛药分为非甾体抗炎药、阿片类镇痛药、三环类抗抑郁药(如阿米替林)和抗癫痫药(如卡马西平、加巴喷丁、普瑞巴林),其中阿片类镇痛药又分为弱阿片类(如曲马多、可待因)和强阿片类(如吗啡、羟考酮);局部治疗药物有利多卡因贴剂、辣椒素乳膏、炉甘石洗剂等。

二、带状疱疹超药品说明书用药情况及循证证据

(一)NMPA 批准用于治疗带状疱疹的药品

NMPA 批准用于治疗 HZ 的药品主要有抗病毒药(阿昔洛韦、伐昔洛韦、泛昔洛韦)、抗癫痫药(加巴喷丁、普瑞巴林)。

由于厂家上市前研究的差异,并非所有相同成分的药品都有 HZ 适应证。如同为重组人干扰素 α2b 注射液,凯因益生有 HZ 适应证,而甘乐能和安达芬则无 HZ 适应证。

(二)国内药品说明书外用法用于治疗带状疱疹的药品

目前国内治疗 HZ 的属于药品说明书外用法的药品主要有泼尼松、盐酸曲马多、盐酸阿米替林、卡马西平、炉甘石洗剂(表 16-3)。

三、处方评价示例

(一)门诊处方

处方 年龄:36 岁 性别:女 诊断:带状疱疹

(1)伐昔洛韦片:0.5g,口服,每日 3 次。

(2)醋酸泼尼松片:30mg,口服,每早 1 次。

(3)盐酸阿米替林片:25mg,口服,每晚 1 次。

(4)炉甘石洗剂:适量,外用,每日 1 次。

【处方评价】

(1)超说明书药品及类别

1)醋酸泼尼松片(超适应证)。

2)盐酸阿米替林片(超适应证)。

3)炉甘石洗剂(超适应证)。

(2)循证分级情况

1)美国 FDA 未批准泼尼松用于治疗成人带状疱疹。有效性等级 Class Ⅱb,推荐级别 Class Ⅱb,证据强度 Category B。

2)美国 FDA 未批准盐酸阿米替林用于治疗成人带状疱疹后遗神经痛。有效性等级 Class Ⅱa,推荐级别 Class Ⅱb,证据强度 Category B。

表 16-3　国内药品说明书外用法用于治疗带状疱疹的药品常用用法及循证证据

药品名称	国内已批准的适应证	规格	用法用量	依据及其等级			
				国外说明书适应证	有效性等级	推荐级别	证据强度
泼尼松片	主要用于过敏性与自身免疫性炎症性疾病。适用于结缔组织病、系统性红斑狼疮、严重支气管哮喘、皮肌炎、血管炎等过敏性疾病，急性白血病、恶性淋巴瘤，以及适用于其他肾上腺皮质激素类药物的病症等	5mg/片	起始剂量 30~40mg/d 口服，逐渐减量，疗程 1~2 周	美国 FDA 未批准泼尼松用于治疗成人或儿童带状疱疹	成人：Class Ⅱ b	成人：Class Ⅱ b	成人：Category B
盐酸曲马多片	中至重度疼痛	100mg/片	起始剂量 每次 25~50mg，每日 1~2 次，每日最大剂量 400mg，口服	美国 FDA 未批准盐酸曲马多用于治疗成人带状疱疹	无	无	无
盐酸阿米替林片	用于治疗各种抑郁症，本品的镇静作用较强，主要用于治疗焦虑性或激动性抑郁症	25mg/片	25~150mg/d	美国 FDA 未批准阿米替林用于治疗或预防成人或儿童带状疱疹后遗神经痛	成人：Class Ⅱ a	成人：Class Ⅱ b	成人：Category B

续表

药品名称	国内已批准的适应证	规格	用法用量	依据及其等级			
				国外说明书适应证	有效性等级	推荐级别	证据强度
卡马西平片	①癫痫部分发作:复杂部分发作,简单部分发作。②原发性或继发性全身强直阵挛发作。③混合型发作。④治疗急性躁狂,预防治疗躁郁症。⑤戒酒综合征。⑥多发性硬化症引起的三叉神经痛和原发性三叉神经痛,以及原发性舌咽神经痛。⑦糖尿病神经变病变引起的疼痛。⑧中枢性尿崩症。⑨神经内分泌性的多尿和烦渴	0.2g/片	0.4~1.2g/d	美国FDA未批准卡马西平用于治疗成人带状疱疹	无	无	无
炉甘石洗剂	用于急性瘙痒性皮肤病,如湿疹和痱子	每1 000ml含炉甘石150g,氧化锌50g	外用	该药未在美国上市	无	无	无

3）炉甘石未在美国上市,Micromedex 中亦没有收载炉甘石。炉甘石洗剂无带状疱疹适应证,其用法用量有效性等级、推荐级别、证据强度需要进行系统化的循证药学评价。

中国医师协会《带状疱疹中国专家共识》[2] 推荐炉甘石洗剂可在疱液未破时局部外用,本处方用法符合指南推荐。参照该指南,炉甘石洗剂局部外用的有效性等级为 Class Ⅱb,证据强度为 Category C,无推荐级别。

（3）指南推荐情况

1）中国医师协会《带状疱疹中国专家共识》指出,是否应用糖皮质激素治疗 HZ 存在争议,普遍观点认为在急性发作早期系统应用糖皮质激素并逐步递减可以抑制炎症过程,缩短急性疼痛的持续时间和皮损愈合时间,有效改善患者的生活质量。推荐剂量泼尼松起始剂量 30~40mg/d 口服,逐渐减量,疗程 1~2 周。

2）PHN 是最具代表性的外周性神经病理性疼痛(neuropathic pain,NP)之一。三环类抗抑郁药是国内外[4-7]治疗神经病理性疼痛公认的一线药物,阿米替林为三环类抗抑郁药最经典的代表药物。2016 年欧洲皮肤病学论坛(EDF)和欧洲皮肤病与性病学会(EADV)《带状疱疹治疗指南》[8] 推荐三环类抗抑郁药作为中至重度疼痛或存在其他 PHN 危险因素的神经痛的补充治疗。2010 年欧洲神经科学协会联盟(EFNS)《NP 药物治疗指南》明确[5] 阿米替林在 PHN 治疗的有效性,并推荐三环类抗抑郁药作为 PHN 的一线治疗用药,为 A 级推荐。2014 年加拿大疼痛学会(CPS)《NP 治疗共识》[6] 推荐阿米替林为治疗 PHN 的一线止痛药。

3）中国医师协会《带状疱疹中国专家共识》推荐,疱液未破时可外用炉甘石洗剂。

（4）剂量推荐范围

1）醋酸泼尼松片:起始 30~40mg/d,口服,疗程为 1~2 周。

2）盐酸阿米替林片:25~150mg/d,口服。

3）炉甘石洗剂:适量,疱液未破时局部外用。

（5）超药品说明书用药作用机制

1）糖皮质激素在带状疱疹治疗中主要起抗炎和镇痛 2 个方面的作用。通过抑制炎症细胞包括巨噬细胞和白细胞在炎症部位的集聚,并抑制吞噬作用、溶酶体酶的释放,以及炎症化学中介物的合成和释放,从而有效减轻炎症。早期及时应用,阻止对神经节及神经纤维的毒性和破坏作用,预防 PHN 的发生。

2）三环类抗抑郁药阿米替林通过阻断突触前膜去甲肾上腺素和 5-羟色胺的再摄取,阻断电压门控性钠离子通道和 α 肾上腺素受体,调节疼痛传导下行通路,发挥镇痛作用。

3)炉甘石洗剂所含的炉甘石和氧化锌具有收敛、保护所用,也有较弱的防腐作用,有助于保持皮疹区域的清洁、干燥,并预防继发感染。

(6)药物配伍:处方中抗病毒药伐昔洛韦与糖皮质激素泼尼松联用治疗HZ,符合《带状疱疹中国专家共识》推荐的治疗方案。

(7)黑框警告:阿米替林属于抗抑郁药,儿童和青少年使用抗抑郁药自杀风险升高,必须衡量服药可能存在的风险和临床获益。研究未表明超过24岁的成人使用抗抑郁药自杀风险增加,65岁及65岁以上的老年患者使用抗抑郁药自杀风险降低。需要强调的是,抗抑郁药和其他严重的精神障碍疾病本身可能导致自杀。服药期间需要对患者进行密切监测和观察。同时,服药期间建议家属或监护人注意对患者的观察和沟通。

(8)禁忌证

1)泼尼松禁用于对本品及肾上腺皮质激素类药物有过敏史患者、真菌和病毒感染者。高血压、血栓症、胃与十二指肠溃疡、精神病、电解质代谢异常、心肌梗死、内脏手术、青光眼等患者不宜使用。

2)阿米替林禁用于严重心脏病、近期有心肌梗死发作史、癫痫、青光眼、尿潴留、甲状腺功能亢进、肝功能损害,以及对三环类药物过敏者。

(9)注意事项

1)伐昔洛韦:一旦疱疹的症状与体征出现,应尽早给药。脱水或已有肝肾功能不全者在接受本品治疗时,需根据肌酐清除率来调整剂量。严重免疫功能缺陷者长期或多次应用本品治疗后可能引起单纯疱疹病毒和带状疱疹病毒对本品耐药。

2)泼尼松:慎用于糖尿病、骨质疏松症、肝硬化、肾功能不良、甲状腺功能低下患者以及运动员。结核病、急性细菌或病毒感染患者使用泼尼松时,必须给予适当的抗感染治疗。长期服药后,停药时应逐渐减量。

3)阿米替林:慎用于肝肾功能严重不全、前列腺肥大、老年或心血管疾病患者,使用期间应监测心电图。本品不得与单胺氧化酶抑制剂合用,应在停用单胺氧化酶抑制剂后14天才能使用本品。患者有转向躁狂倾向时应立即停药。用药期间不宜驾驶车辆、操作机械或高空作业。

4)炉甘石洗剂:慎用于过敏体质者。有渗出液的皮肤不宜使用。避免接触眼睛和其他黏膜(如口、鼻等)。

(10)用药交代及用药教育

1)伐昔洛韦服药期间应给予患者充分的水,防止在肾小管内沉积。

2)每日1次的泼尼松应该安排在早上服用,由于人体正常分泌的激素在早晨8点时血液中的浓度最高,而晚上12点浓度最低,早上服用可以更接近与人体的生理状态,减少药物对下丘脑-垂体-肾上腺轴的抑制,减少药物不良反应。另外需留意有无黑粪、便血等情况,预防消化道溃疡出血。

3）阿米替林建议首剂睡前服用,因服药后有可能发生直立性低血压。

4）炉甘石洗剂使用前应充分摇匀。本品性状发生改变时禁止使用。用药部位如有烧灼感、红肿等情况应停药,并将局部药物洗净,必要时向医师咨询。

（二）住院医嘱

【病史摘要】

患者,男,71岁,3个月前无明显诱因左肩部开始出现水疱,伴阵发性刺痛,至当地医院就诊,诊断为带状疱疹,予抗病毒、营养神经、止痛等治疗后皮疹好转,但仍疼痛明显,向左上肢放射,影响睡眠,后转至皮肤科住院治疗,其间患者服用阿米替林后自觉头晕、乏力,多次跌倒,且左肩部疼痛无明显缓解。患者近期有低热、流涕,偶有头晕、头痛,无咳嗽、咳痰,无胸闷、心悸等不适,食欲、精神尚可,睡眠欠佳,二便正常,体重无明显变化。左肩部可见大片色素沉着,其间散在大小不等的类圆形糜烂面,无水疱、渗液。

【诊断】

疱疹后神经痛。

【医嘱】

（1）甲钴胺注射液:0.5mg,静脉注射,每日1次

（2）注射用鼠神经生长因子:9 000AU,肌内注射,每日1次,灭菌注射用水 2ml。

（3）卡马西平片:0.4g,口服,每日2次。

（4）盐酸曲马多缓释片:100mg,口服,每日2次。

（5）醋酸地塞米松片:2.25mg,口服,每日1次。

（6）兰索拉唑肠溶片:15mg,口服,每日1次。

【处方评价】

（1）超说明书药品及类别

1）卡马西平片（超适应证）。

2）盐酸曲马多缓释片（超适应证）。

（2）循证分级情况

1）美国FDA未批准卡马西平用于治疗成人带状疱疹,Micromedex数据库中没有给予循证等级推荐。卡马西平的用法用量有效性等级、推荐级别、证据强度需要进行系统化的循证药学评价。

中国医师协会《带状疱疹中国专家共识》推荐,带状疱疹期间重度急性疼痛可联合应用钙离子通道调节剂,能有效缓解疼痛并减少PHN发生。本处

方中卡马西平的用法符合指南推荐。参照该指南,该药的使用有效性等级为Class Ⅱb,证据强度为 Category C,无推荐级别。

2)美国 FDA 未批准曲马多用于治疗成人带状疱疹,Micromedex 数据库中没有给予循证等级推荐。曲马多的用法用量有效性等级、推荐级别、证据强度需要进行系统化的循证药学评价。

2014 年 CPS《NP 治疗共识》[6]推荐曲马多用于中至重度 NP 的二线治疗,本处方中曲马多的用法符合指南推荐。参照该指南,该药的使用有效性等级为 Class Ⅱa,证据强度为 Category C,无推荐级别。

(3)指南推荐情况

1)中国医师协会《带状疱疹中国专家共识》推荐带状疱疹期间重度急性疼痛可联合应用钙离子通道调节剂,能有效缓解疼痛并减少 PHN 发生。

2)2014 年 CPS《NP 治疗共识》推荐曲马多用于中至重度 NP 的二线治疗,并推荐使用控释制剂。2013 年英国国家卫生与临床优化研究所(NICE)《NP 药物管理指南》[9]提到,曲马多仅适用于阿米替林、度洛西汀、加巴喷丁或普瑞巴林早期的单药或联合治疗均无效或不耐受的 NP。中国医师协会《带状疱疹中国专家共识》指出,HZ 期间出现的轻中度疼痛可考虑应用曲马多。2016 年《带状疱疹后神经痛诊疗中国专家共识》[3]推荐曲马多为治疗 PHN 的二线药物。

(4)剂量推荐范围

1)卡马西平片:0.4~1.2g/d,口服。

2)盐酸曲马多缓释片:起始剂量每次 25~50mg,每日 1~2 次,每日最大剂量 400mg,口服。

(5)超药品说明书用药作用机制

1)卡马西平的作用机制尚不明确。其中抗外周神经痛的作用机制可能与 Ca^{2+} 通道调节有关。

2)曲马多具有双重作用机制,可同时作用于 μ 阿片受体和去甲肾上腺素/5- 羟色胺受体以达到镇痛效果。

(6)药物配伍:处方中弱阿片类镇痛药曲马多与卡马西平联合使用治疗严重的疱疹后神经痛,符合《带状疱疹中国专家共识》推荐的治疗方案。

兰索拉唑:兰索拉唑为质子泵抑制剂,具有保护胃黏膜的作用。本处方兰索拉唑与地塞米松联合使用,可以预防长期使用糖皮质激素可能引起的消化性溃疡或穿孔的不良反应。

(7)黑框警告:卡马西平

1)严重的皮肤反应和 *HLA-B*1502* 等位基因:卡马西平会引起危险的甚至致命的皮肤反应[史 - 约综合征(Stevens-Johnson syndrome,SJS)和中毒性表皮坏死松解症（toxic epidermal necrolysis，TEN）]。卡马西平导致 SJS/TEN 的概率很低，在白色人种国家 SJS/TEN 的发生率只有万分之一至万分之六，但一些亚洲国家出现 SJS/TEN 的概率大约要高出 10 倍。中国血统患者的研究显示，SJS/TEN 风险的增加与携带遗传的 *HLA-B*1502* 等位基因有关。几乎仅亚洲血统患者携带 *HLA-B*1502* 等位基因。*HLA-B*1502* 可以通过遗传测试检测。携带 *HLA-B*1502* 基因的患者在开始使用卡马西平治疗之前，应进行 *HLA-B*1502* 等位基因检测，如经检测结果呈阳性，则不宜使用卡马西平，除非药品的预期收益明显大于严重皮肤反应风险的增加。

2）再生障碍性贫血、粒细胞缺乏症：有病例报告，再生障碍性贫血和粒细胞缺乏症与卡马西平有关。大量病例对照研究数据显示，服药人群的发病风险高达正常人群的 5~8 倍。但其整体发生风险较低，粒细胞缺乏症发生率平均每年每百万人中为 6 例，再生障碍性贫血平均每年每百万人中为 2 例。短暂或持续的血小板及白细胞计数减少偶见或常见于卡马西平治疗中，但大多数是一过性的，未必是再生障碍性贫血和粒细胞缺乏症。在服用卡马西平前应检测全血细胞计数，包括血小板计数，可能的话检测网织红细胞和血浆铁，以此作为参考基线。治疗期间若发现白细胞或血小板明显减少，应严密监护患者，并监测全血细胞计数，若出现明显的骨髓抑制，应立刻停止服用卡马西平。

（8）禁忌证

1）卡马西平禁用于已知对卡马西平和相关结构药物（如三环类抗抑郁药）过敏者；房室传导阻滞者；血清铁严重异常者；有骨髓抑制史的患者；具有肝卟啉病病史的患者（如急性间歇性卟啉病、变异型卟啉病、迟发性皮肤卟啉病）、严重肝功能不全等病史者。理论上（与三环类抗抑郁药结构相似的）卡马西平应避免与单胺氧化酶抑制剂（MAOI）合用。在服用卡马西平之前，停服单胺氧化酶抑制剂至少 2 周，若临床状况允许可更长。

2）曲马多禁用于已知对盐酸曲马多或任何一种赋形剂过敏者；对乙醇、镇静药、镇痛药、阿片类药物、抗抑郁药急性中毒，以及正在接受 MAOI 治疗或在过去的 14 天内已服用过上述药物的患者。

（9）注意事项

1）卡马西平应在医师监督下服用。一般性疼痛不要用本品。

①血液学影响：在服用卡马西平前，应检测全血细胞计数，包括血小板计数，可能的话检测网织红细胞和血浆铁，以此作为参考基线。权威机构建议，在服药的第 1 个月每周进行血液学检查，此后 5 个月之内每月检查 1 次，以后每年 2~4 次。

治疗期间若发现白细胞或血小板明显减少，应严密监护患者，并监测全血细胞计数,若出现明显的骨髓抑制,应立刻停止服用卡马西平。如果出现发热、咽喉痛、皮疹、口腔溃疡、易擦伤、瘀点或紫癜性出血等反应,患者立即咨询其治疗医师。

②皮肤影响:若有严重的皮肤反应症状或体征出现(如 Stevens-Johnson 综合征、Lyell 综合征),应立刻停止服药。轻度的皮肤反应如孤立的斑点或斑丘疹大多为一过性的,无危险性。

③过敏反应:卡马西平可激发过敏反应,包括多器官过敏反应,可能影响皮肤、肝脏、造血器官和淋巴系统或其他器官。如果出现过敏反应的体征和症状,则应立即停止服药。

④肝肾功能:建议在服药前及服药期间应定期检查肝肾功能,特别是对有肝病史者和老年患者。服药期间若发生肝功能损害加剧或活动性肝病,立刻停服卡马西平。

⑤其他:若有心血管系统不良反应出现,应停药。有心脏病、肝病和肾病病史,对其他药物有血液学不良反应史或已中断卡马西平疗程者,应权衡利弊后才可开处方,并严密监护患者。糖尿病患者可能引起尿糖增加,应注意。

⑥对驾驶者或机器操纵者的反应能力的影响:卡马西平可引起眩晕、嗜睡,影响患者的反应能力,特别是服药初期或剂量调整期。因此,患者驾驶车辆或操纵机器时应小心。

2)曲马多的疗程不应超过治疗所需。如因疾病性质和严重程度需长期应用本品,应定期进行仔细检查(必要时中断治疗)以便决定进一步的用药程度及是否继续用药。患有严重肾和 / 或肝功能不全的患者不宜使用本品。在不太严重的情况下,应考虑延长给药间隔时间。注意不与 5- 羟色胺类药物(包括 SNRI)同时使用,以避免 5- 羟色胺综合征的发生风险。

对阿片类药物依赖、有头部损伤、休克、不明原因的神志模糊、呼吸中枢及呼吸功能异常、颅内压增高的患者,应用本品应特别小心。对阿片类药物敏感的患者慎用本品。

当使用超过推荐日剂量上限(400mg)的盐酸曲马多时,有产生惊厥的风险。另外,在服用其他药物使癫痫发作的阈值下降时,盐酸曲马多可使患者发生癫痫的风险增加。癫痫患者或易感者在强制性条件下应只使用盐酸曲马多。

本品有产生依赖性的可能性,长期应用本品可能引起耐药及身心依赖。因此,对有药物滥用和依赖倾向的患者应在医师严格指导下短期使用。

驾驶员应注意即使按照指导的用法使用本品,也有可能影响患者的驾驶和机械操作能力,特别是与其他中枢作用药物合用时应特别小心。

3)地塞米松慎用于糖尿病、骨质疏松症、肝硬化、肾功能不良、甲状腺功能低下患者。

（10）用药交代及用药教育

1）卡马西平餐后服用可减少胃肠道反应,漏服时应尽快补服,不可一次服双倍量,可一日内分次补足。卡马西平可降低经肝脏单胺氧化酶代谢的药物的血浆浓度,减少甚至消除其活性,合并用药时需咨询治疗医师,判断是否需要调整剂量。

2）盐酸曲马多缓释片应用足量水整片吞服,不要掰开或咀嚼,食物不影响药物吸收。

3）地塞米松长期服药后,停药前应逐渐减量。

4）甲钴胺注射液见光易分解,开封后立即使用的同时应注意避光。

5）兰索拉唑肠溶片服用时不可嚼碎,应整片用水吞服。

（胡晓莹）

参考文献 ▶▶▶

［1］KAWAI K,GEBREMESKEL B G,ACOSTA C J. Systematic review of incidence and complications of herpes zoster:towards a global perspective. BMJ Open,2014,4（6）:e004833.

［2］中国医师协会皮肤科医师分会带状疱疹专家共识工作组.带状疱疹中国专家共识.中华皮肤科杂志,2018,51（06）:403-408.

［3］带状疱疹后神经痛诊疗共识编写专家组,中国人民解放军总医院神经内科,北京大学神经科学研究所,等.带状疱疹后神经痛诊疗中国专家共识.中国疼痛医学杂志,2016,22（03）:161-167.

［4］TAN T,BARRY P,REKEN S,et al. Pharmacological management of neuropathic pain in non-specialist settings:summary of NICE guidance. The BMJ,2010,340:c1079.

［5］ATTAL N,CRUCCU G,BARON R,et al. EFNS guidelines on the pharmacological treatment of neuropathic pain:2010 revision. European journal of neurology,2010,17（9）:1113-e88.

［6］MOULIN D,BOULANGER A,CLARK A J,et al. Pharmacological management of chronic neuropathic pain:revised consensus statement from the Canadian Pain Society. Pain research and management,2014,19（6）:328-335.

［7］神经病理性疼痛诊疗专家组.神经病理性疼痛诊疗专家共识.中国疼痛医学杂志,2013,19（12）:705-710.

［8］WERNER R N,NIKKELS A F,MARINOVIĆ B,et al. European consensus - based（S2k）Guideline on the Management of Herpes Zoster - guided by the European Dermatology Forum （EDF）in cooperation with the European Academy of Dermatology and Venereology（EADV）,

Part 2：Treatment. Journal of the European academy of dermatology and venereology，2016，31（1）：20-29.

［9］National Institute for Health and Care Excellence. Neuropathic pain in adults：pharmacological management in non-specialist settings. Available at：https：//www.nice.org.uk/guidance/cg173/resources/neuropathic-pain-in-adults-pharmacological-management-in-nonspecialist-settings-pdf-35109750554053.

第四节　银　屑　病

一、概述

银屑病（psoriasis）俗称牛皮癣，是一种与免疫相关的慢性复发性炎症性皮肤病，病情较长，有复发倾向。银屑病一般分为寻常性和非寻常性两大类，非寻常性包括脓疱型（皮肤出现大量无菌性脓疱）、关节病型（具有关节炎）和红皮病型（绝大部分皮肤弥漫性潮红脱屑），其中寻常性银屑病占整个银屑病的99%以上。各种年龄均可发生银屑病，但总体好发于青壮年。我国的银屑病发病率较低，约为0.47%，但有逐年增加的倾向[1]。寻常性银屑病的临床表现为红色丘疹或斑块，表面覆有银白色鳞屑，其皮损及其所伴有的瘙痒严重影响患者的身心健康。大多数轻度银屑病患者不会对其他脏器产生损伤，但当发展成中至重度时就可能出现其他脏器损害。银屑病治疗的目的在于控制病情，减缓向全身发展的进程，减轻自觉症状及皮肤损害，尽量避免复发，从而提高患者的生活质量[2]。

银屑病的发病机制尚不明确，发病的原因涉及多个方面，包括遗传（多基因遗传）、感染（细菌感染、真菌感染和病毒感染）、免疫（IL-17A促炎症细胞因子是造成银屑病斑块的重要因素）、内分泌、药物、精神等因素，同时发现银屑病患者的血硒值较正常人低[1]。银屑病的严重程度区分是银屑病治疗方案选择及疗效评价的依据，可根据银屑病皮损面积和严重度指数（PASI）、体表面积（BSA）和皮肤病生活质量指数（DLQI）来界定。PASI和DLQI>10即为重度银屑病；BSA将严重度划分成轻度（<3%）、中度（3%~10%）及重度（>10%）；同时，结合对生活质量的影响程度，例如双手手掌银屑病虽然仅累及2%的BSA，但明显影响生活质量，故也属于中至重度银屑病[3]。银屑病的治疗需遵循正规、安全、个体化的原则，当中至重度银屑病患者采用单一疗法效果不明显时，应给予联合、替换或序贯治疗。治疗方法包括外用药治疗、系统治疗（包括生物制剂治疗）、物理治疗和心理治疗。外用药分为糖皮质激素（glucocorticoid），如醋酸地塞米松软膏、丙酸氯倍他索乳膏；维生素D_3衍生物（vitamin D_3 derivatives），如卡泊三醇软膏、他卡西醇软膏;维 A 酸类(retinoids),如他扎罗汀凝胶;钙调神经磷酸酶抑制剂(calcineurin inhibitor),如他克莫司软膏、吡美莫司软膏;水杨酸软膏;地蒽酚;润肤剂,如凡士林、尿素软膏。系统治疗用药分为维 A 酸类药物(retinoids),如阿维 A 胶囊;免疫抑制剂(immunosuppressor),如甲氨蝶呤、环孢素、吗替麦考酚酯;生物制剂,包括肿瘤坏死因子 -α 拮抗剂,如英夫利西单抗、依那西普、阿达木单抗和抗白细胞介素 -17A(IL-17A)单克隆抗体,如司库奇尤单抗(secukinumab)和依奇珠单抗(ixekizumab)[4];核苷二磷酸还原酶抑制剂,如羟基脲;植物药,如雷公藤片和白芍总苷胶囊。

二、银屑病超药品说明书用药情况及循证证据

(一)NMPA 批准用于治疗银屑病的药品

NMPA 批准用于治疗银屑病的药品主要有外用糖皮质激素类、维 A 酸类、免疫抑制剂。

由于同一成分药品的不同剂型及其上市前临床研究的差异,导致并非所有相同成分的药品说明书都标注有银屑病适应证。如成分同为丙酸氯倍他索的制剂,乳膏剂有银屑病适应证,而搽剂没有银屑病适应证。

(二)国内药品说明书外用法用于治疗银屑病的药品

目前国内治疗银屑病的属于药品说明书外用法的药品主要有他克莫司软膏、吗替麦考酚酯胶囊、注射用英夫利西单抗、注射用依那西普、雷公藤多苷片(表 16-4)。

三、处方评价示例

(一)门诊处方

处方 年龄:36 岁 性别:男 诊断:银屑病

(1)他克莫司软膏 0.1%:1g,外用,每日 1 次。

(2)复方甘草酸苷片:2 片,口服,每日 3 次。

(3)雷公藤多苷片:20mg,口服,每日 3 次。

【处方评价】

(1)超说明书药品及类别

1)他克莫司软膏 0.1%(超适应证)。

2)雷公藤多苷片(超适应证)。

(2)循证分级情况

1)美国 FDA 未批准他克莫司软膏用于治疗银屑病。有效性等级 Class Ⅱa,推荐级别 Class Ⅱb,证据强度 Category B。

2)美国 FDA 未批准雷公藤多苷,Micromedex 数据库中亦没有收载雷公藤

表16-4　国内药品说明书外用法用于治疗银屑病的药品常用用法及循证证据

药品名称	国内已批准的适应证	规格	用法用量	依据及其等级			
				国外说明书适应证	有效性等级	推荐级别	证据强度
他克莫司软膏	适用于非免疫受损的因潜在风险而不宜使用传统疗法，或对传统疗法反应不充分，或无法耐受传统疗法的中至重度特应性皮炎患者的治疗，可作为短期或间歇性长期治疗	0.1%（10g：10mg）、0.03%（10g：3mg）	在患处皮肤涂上一薄层本品，轻轻搓匀，并完全覆盖，每天2次（只有0.03%浓度的本品可用于2岁及2岁以上的儿童）	美国FDA未批准他克莫司软膏用于成人或儿童治疗银屑病	成人：Class Ⅱa	成人：Class Ⅱb	成人：Category B
注射用英夫利西单抗	适用于类风湿关节炎、克罗恩病及活动性强直性脊柱炎	100mg/瓶	推荐剂量为分别于0.2和6周注射5mg/kg，此后每间隔8周注射1次5mg/kg作为维持治疗	美国FDA已批准英夫利西单抗用于治疗成人慢性、严重的斑块性银屑病和成人银屑病关节炎	慢性、严重的斑块性银屑病 成人：Class Ⅱa 银屑病关节炎 成人：Class Ⅰ	慢性、严重的斑块性银屑病 成人：Class Ⅱb 银屑病关节炎 成人：Class Ⅱb	慢性、严重的斑块性银屑病 成人：Category B 银屑病关节炎 成人：Category B

续表

药品名称	国内已批准的适应证	规格	用法用量	国外说明书适应证	依据及其等级		
					有效性等级	推荐级别	证据强度
注射用依那西普	适用于类风湿关节炎及强直性脊柱炎	25mg/瓶	25mg,每周2次;或50mg,每周1次	美国FDA已批准依那西普用于治疗成人或4岁以上慢性中至重度儿童斑块型银屑病,适用于需要全身治疗或光疗的患者和成人银屑病关节炎	斑块型银屑病 成人:Class I 儿童:Class IIa 银屑病关节炎 成人:Class I	斑块型银屑病 成人:Class IIa 儿童:Class IIb 银屑病关节炎 成人:Class I	斑块型银屑病 成人:Category B 儿童:Category B 银屑病关节炎 成人:Category A
雷公藤多苷片	祛风解毒,除湿消肿,舒筋活络。有抗炎及抑制细胞免疫和体液免疫等作用。用于风湿热瘀,毒邪阻滞所致的类风湿关节炎、肾病综合征、白塞综合征、麻风反应、自身免疫性肝炎等	10mg/片	1~1.5mg/kg,分3次于餐后服用	美国FDA未批准雷公藤多苷用于治疗银屑病	无	无	无

多苷,无循证等级推荐。查阅国内外指南,国际权威苏格兰校际指南网(SIGN)未予以收载,由于其为中药制剂,查阅中华医学会指南数据库,2014 年中华医学会皮肤性病分会银屑病学组发布的《中国银屑病治疗专家共识(2014 版)》中推荐雷公藤用于治疗银屑病,但无推荐用法用量,因此雷公藤多苷片的用法用量有效性等级、推荐级别、证据强度需要进行系统化的循证药学评价。如参照该指南,该药的使用有效性等级为 Class Ⅱb,证据强度为 Category C,无推荐级别。

(3)指南推荐情况

1)2012 年中华医学会皮肤性病学分会银屑病学组发布的《2012 寻常性银屑病的常用外用药物治疗共识》[3]推荐面部、反相、外生殖器银屑病使用他克莫司软膏进行治疗。

2)2014 年中华医学会皮肤性病分会银屑病学组发布的《中国银屑病治疗专家共识(2014 版)》[2]中推荐雷公藤用于银屑病,其具有清热解毒、抗炎止痛及免疫抑制双重效应,并对缓解关节肿痛有可靠的疗效[2]。

(4)剂量推荐范围

1)他克莫司软膏 0.1%:在患处皮肤涂上一薄层本品,轻轻搽匀,并完全覆盖,每日 2 次(只有 0.03% 浓度的本品可用于 2 岁及 2 岁以上的儿童)。

1)雷公藤多苷片:一般给予雷公藤多苷 1~1.5mg/kg,分 3 次于餐后服用。

(5)超药品说明书用药作用机制

1)他克莫司软膏为外用免疫调节剂,其通过抑制钙调神经磷酸酶的磷酸酯酶活性,选择性地抑制抗原特异性 T 细胞的活化和增殖,并抑制免疫细胞和炎症细胞中细胞因子的转录,从而发挥抗炎及免疫调节作用。

2)雷公藤多苷的主要功效为调节免疫,活血化瘀,改善银屑病患者的微循环,另外还可抑制细胞 DNA 合成从而抑制异常细胞的增殖。现代药理学还认为其不仅可抑制炎症介质前列腺素合成,对淋巴细胞、巨噬细胞、单核细胞的生成及分裂也有抑制作用[5],同时抵制 Th 细胞的生成,间接抑制体液免疫应答。

(6)药物配伍:处方中雷公藤多苷与复方甘草酸苷 2 种药物均有免疫调节和抗炎作用,2 种药物联合应用增强抑制细胞 DNA 合成,延缓细胞丝状分裂速度,抑制增殖活跃的表皮细胞而产生治疗作用[2]。他克莫司软膏外用可促进银屑病患者皮损表皮分化,增殖趋于正常。

(7)黑框警告:他克莫司软膏 0.1%。

1)长期应用他克莫司软膏的安全性尚未得到证实,但已有报道患者使用他克莫司软膏可能引起皮肤淋巴瘤。

2)他克莫司软膏 0.1% 不适用 2 岁以下的儿童,只有他克莫司软膏 0.03%

可供 2 岁以下的儿童使用。

（8）禁忌证

1）他克莫司软膏 0.1% 禁用于以下患者：已知对他克莫司高度过敏的患者；免疫功能低下的成人和儿童。

2）雷公藤多苷禁用于以下患者：儿童、育龄期有孕育要求者、孕妇和哺乳期妇女；心、肝、肾功能不全者；严重贫血、白细胞和血小板降低者；胃、十二指肠溃疡活动期患者；严重心律失常者。

（9）注意事项

1）他克莫司不应用于免疫受损的成人和儿童。他克莫司软膏 0.1% 应避免用于可能恶化的皮肤病和恶性皮肤病（皮肤 T 淋巴瘤）。不推荐用于皮肤屏障缺陷的患者，包括但不限于内塞顿综合征、层状鱼鳞病、弥漫性红皮病或皮肤移植物抗宿主病，因为可能会增加他克莫司的全身性吸收。外用他克莫司软膏可能会引起局部症状，如皮肤烧灼感（灼热感、刺痛、疼痛）或瘙痒。

2）雷公藤多苷的主要不良反应是性腺抑制，导致男性不育和女性闭经，一般不用于生育期患者，服药期间可引起月经紊乱、精子活力及数量减少、白细胞和血小板减少，停药后可恢复。其他不良反应包括皮疹、色素沉着、指甲变软、脱发、头痛、食欲缺乏、恶心、呕吐、腹痛、腹泻、骨髓抑制、氨基转移酶和血肌酐升高等。在用药期间应注意定期随诊并严格检测血尿常规和肝肾功能及心电图，必要时停药并给予相应处理。连续用药一般不宜超过 3 个月，如继续用药，应由医师根据患者的病情及治疗需要决定。有严重心血管病和老年患者慎用。孕妇忌用。

另因高龄患者的低钾血症发生率高，故应慎用复方甘草酸苷片。

（10）用药交代及用药教育：注意交代使用他克莫司软膏的最初几天常出现的局部症状通常会随着银屑病受累皮肤的好转而消失。在他克莫司软膏治疗过程中，应最低限度地减少或避免自然或人工日光暴露。

另外需交代雷公藤多苷片服药期间可引起月经紊乱、精子活力及数量减少、白细胞和血小板减少，停药后可恢复。

（二）住院医嘱

【病史摘要】

患者，男，39 岁，因"银屑病近 2 个月，门诊治疗后皮疹控制不佳，银白色鳞屑较前明显增多"入院。

患者于 2015 年 6 月出现双下肢散在粟粒大红色丘疹，部分扩大融合成紫红色斑块，上覆有少量片状薄层银白色鳞屑，鳞屑易刮脱，诊断为银屑病。给予外用激素软膏，口服复方甘草酸苷（每次 75mg，每日 3 次），皮疹控制不佳，此后患者自行停用药物至 8 月皮疹及银白色鳞屑较前明显增多，无发热，无脓疱,无关节肿痛,遂以银屑病收治入院。既往体健,无家族史,否认药物及食物过敏史,有吸烟史。实验室及辅助检查显示血、尿常规,生化,肝肾功能均正常。

【诊断】

银屑病。

【医嘱】

注射用英夫利西单抗:300mg/ 次,静脉滴注。

给药 1 次,每次静脉滴注时间不少于 3 小时(每 100mg 注射用英夫利西单抗用 250ml 0.9% 氯化钠注射液稀释)。

【处方评价】

(1)超说明书药品及类别:注射用英夫利西单抗(超适应证)。

(2)循证分级情况:美国 FDA 批准英夫利西单抗用于治疗成人慢性严重银屑病。有效性等级 Class Ⅱa,推荐级别 Class Ⅱb,证据强度 Category B。

(3)指南推荐情况:2013 年日本皮肤病协会(JDA)发布的《日本生物制剂治疗银屑病指南》[4]中推荐英夫利西单抗用于治疗银屑病。推荐剂量为分别于 0、2 和 6 周注射 5mg/kg,此后每间隔 8 周注射 1 次 5mg/kg 作为维持治疗。在第 14 周治疗后,如果前 3 次输液期间没有发生输液反应,滴注时间可缩减为 1 小时。

(4)剂量推荐范围:推荐剂量为分别于 0、2 和 6 周注射 5mg/kg,此后每间隔 8 周注射 1 次 5mg/kg 作为维持治疗。

(5)超药品说明书用药作用机制:英夫利西单抗可与 TNF-α 的可溶形式和透膜形式以高亲和力结合,抑制 TNF-α 与受体结合,从而使 TNF 失去生物活性。英夫利西单抗可以诱导致促炎症细胞因子,增加内皮层通透性和内皮细胞及白细胞表达黏附分子以增强白细胞迁移;活化嗜中性粒细胞和嗜酸性粒细胞的功能活性;诱生急性期反应物和其他肝脏蛋白质以及诱导滑膜细胞和 / 或软骨细胞产生组织降解酶[6]。

(6)药物配伍:单独用药。

(7)黑框警告

1)在接受英夫利西单抗治疗的患者中曾发生严重的细菌感染,包括败血症和肺炎、分枝杆菌感染(包括结核病)、侵袭性真菌感染和其他条件性感染,可能导致死亡。

2)在使用本品前,医师应充分考虑患者潜在的结核感染风险和抗结核治疗风险,方可作出是否先行抗结核治疗的决定。

使用英夫利西单抗治疗的患者可能会增加患淋巴瘤的风险。

在使用英夫利西单抗治疗的克罗恩病和溃疡性结肠炎患者中,合用(包括之前刚刚服用过）硫唑嘌呤或巯嘌呤时罕见发生肝脾 T 细胞淋巴瘤，其中大多数为青少年或青年男性。这种罕见的 T 细胞淋巴瘤具有很强的侵袭性，通常会导致死亡。

（8）禁忌证

1）对鼠源蛋白或本品其他成分过敏的患者禁用。

2）当以 10mg/kg 的治疗量用于心力衰竭患者时，死亡率和住院发生率增加，对于有中度或重度心力衰竭的患者，英夫利西单抗的剂量不应高于 5mg/kg。

（9）注意事项

1）本品不应用于严重感染活动期患者。

2）伴有慢性感染或有反复感染病史的患者应慎用本品。

3）应告知患者并使其尽可能避免处于可能引起感染的潜在危险因素中。

4）对于心力衰竭患者，应在考虑其他治疗方法后才能慎重使用本品。如果决定给心力衰竭患者使用本品，应在治疗过程中对其进行严密观察，一旦症状加重或出现新的心力衰竭症状，应停用本品。

5）本品的过敏反应可在不同的时间内发生，多数出现在输液过程中或输液后 2 小时内，为减少输液反应的发生，尤其对以前出现过输液反应的患者，应将输液速度放慢。一些预防性措施（使用对乙酰氨基酚或抗组胺药）可减少输液反应的发生。

6）使用本品治疗可能会促使自身抗体的形成，罕见狼疮样综合征。

7）使用本品治疗罕见发生中枢神经系统脱髓鞘疾病。

8）使用本品治疗罕见黄疸和非传染性肝炎病例。乙型肝炎病毒慢性携带者有出现乙型肝炎再活化的情况。

9）不建议本品与活疫苗同时使用。

（10）用药交代及用药教育：应告知患者在使用本品的输液过程中可能出现输液反应，例如荨麻疹、呼吸困难、喉头水肿、咽部水肿或低血压。提醒乙型肝炎病毒慢性携带者有出现乙型肝炎再活化的情况。

（叶穗雯　吴凯珊）

参考文献 ▶▶▶

［1］张学军.皮肤性病学高级教程.北京：人民军医出版社，2014.

［2］中华医学会皮肤性病分会银屑病学组，香港大学深圳医院.中国银屑病治疗专家共识（2014 版）.中华皮肤病杂志，2014，47（03）：213-215.

［3］中华医学会皮肤性病学分会.2012 寻常性银屑病的常用外用药物治疗共识.临床皮

肤科杂志,2012,41(4):252-254.

[4] OHTSUKI M,TERUI T,OZAWA A,et al. Japanese guidance for use of biologics for psoriasis (the 2013 version). The journal of dermatology,2013,40(9):683-695.

[5] 赵娟. 复方甘草酸苷联合雷公藤多甙片治疗寻常型银屑病疗效观察. 中外医疗,2012, 31(12):123.

[6] 王虹,李珊山. 靶向生物制剂在银屑病治疗中的应用现状与挑战. 实用医院临床杂志, 2015,12(02):17-21.

第十七章
妇产科疾病超药品说明书用药处方评价

第一节　多囊卵巢综合征

一、概述

多囊卵巢综合征(polycystic ovarian syndrome,PCOS)是育龄妇女最常见的一种内分泌代谢异常所致的疾病,以卵巢泡膜细胞良性增殖引起的高雄激素血症,优势卵泡选择受阻引起无排卵或稀发排卵、月经紊乱为特征。目前,PCOS 在育龄妇女中的发病率为 5%~10%,占无排卵性不孕患者的 30%~60%。其病因多元且尚未被阐明,可能与糖代谢(选择性胰岛素抵抗)、脂代谢、肾上腺、生长激素 -IGF$_1$ 轴等相关[1]。临床主要表现为稀发排卵或无排卵、高雄激素血症,以及卵巢多囊性改变,并常伴有肥胖、代谢综合征和胰岛素抵抗。

多囊卵巢综合征的治疗主要以调整月经周期、内分泌紊乱,治疗胰岛素抵抗,保护子宫内膜和促使妊娠为主,且无论是否有生育要求,首先均应改善生活方式,以进一步阻止 PCOS 长期发展的不良后果。目前临床上用于治疗 PCOS 的药物有四大类,包括调整月经周期药、高雄激素血症治疗药、胰岛素抵抗治疗药、促排卵治疗药。调整月经周期药包括孕激素和短效避孕药,常用的孕激素有醋酸甲羟孕酮、黄体酮、地屈孕酮等,使用孕激素可调整月经周期,保护子宫内膜,可降低雄激素水平,适用于无严重高雄激素血症和代谢紊乱的患者;而短效避孕药主要是指以抗雄激素作用的孕激素为首选,如复方醋酸环丙孕酮、去氧孕烯炔雌醇等,但口服避孕药应注意其潜在风险,不宜用于有血栓性疾病、心脑血管疾病高危因素及 40 岁以上的吸烟女性。高雄激素血症的临床表现有痤疮、多毛等,除可用孕激素、短效避孕药治疗外,还可选用螺内酯(spironolactone),此类药物具有抑制雄激素合成和竞争雄激素受体的作用,但肾功能不全者禁用。目前用于 PCOS 患者胰岛素抵抗治疗的药物主要是二甲双胍,欧洲人类生殖与胚胎学会关于多囊卵巢综合征对女性健康影响的共识中,推荐二甲双胍可用于有胰岛素抵抗的 2 型糖尿病 PCOS 患者,但共识指明应避免使用噻唑烷二酮类药物。而促排卵治疗药主要适用于需恢复排卵的不孕症患者,来曲唑是治疗 PCOS 的首选药物,若有患者不能耐受,则可选择促性腺激素如人绝经期促性腺激素(HMG)、高纯度 FSH(HP-FSH)和基因重组FSH(r-FSH)。除药物治疗外,还可选择腹腔镜下卵巢打孔术和体外受精 - 胚胎移植技术。

二、多囊卵巢综合征超药品说明书用药情况及循证证据

(一)NMPA 批准用于治疗 PCOS 的药品

目前临床上用于治疗 PCOS 的药品有四大类,包括调整月经周期药、高雄激素血症治疗药、胰岛素抵抗治疗药、促排卵治疗药。国内有 PCOS 适应证的药物通用名及药物别名见表 17-1。

表 17-1　国内有治疗 PCOS 适应证的药物

类型	药物(通用名)	有 PCOS 适应证的药物(别名)
调整月经周期药	炔雌醇环丙孕酮	达英 -35
促排卵治疗药	甲磺酸溴隐亭	佰莫亭、甲磺酸溴隐亭片
	氯米芬	法地兰
	尿促卵泡素	丽申宝
	重组人促卵泡激素	果纳芬
	重组促卵泡素 β	普丽康

但由于厂家上市前研究的差异,导致并非所有相同成分的药品都有 PCOS适应证。如成分同为枸橼酸氯米芬的枸橼酸氯米芬片的说明书中有 PCOS 适应证,而枸橼酸氯米芬胶囊的说明书中则无 PCOS 适应证。

(二)国内药品说明书外用法用于治疗 PCOS 的药品

目前国内临床治疗 PCOS 属药品说明书外用法的药品主要是二甲双胍、螺内酯、来曲唑、屈螺酮炔雌醇和小檗碱(表 17-2)。

表 17-2　国内药品说明书外用用法用于治疗 PCOS 的药品常用用法及循证证据

药品名称	国内已批准的适应证	规格	用法用量	依据及其等级**			
				原研国说明书	有效性等级	推荐级别	证据强度
二甲双胍片	用于单纯饮食控制及体育锻炼治疗无效的 2 型糖尿病	0.5g/片,0.85g/片	500mg/次,2~3次/d	FDA 未批准二甲双胍片用于治疗成人或儿童 PCOS	成人:Class Ⅱa	成人:Class Ⅱb	成人:Category B
螺内酯片	治疗水肿性疾病,高血压,原发性醛固酮增多症,可用于低钾血症的预防	20mg/片	50~200mg/d,推荐 100mg/d,至少使用 6 个月才见效	FDA 未批准螺内酯用于治疗 PCOS	成人:Class Ⅱa	成人:Class Ⅱb	成人:Category B
来曲唑片	对绝经后早期乳腺癌患者的辅助治疗,此类患者的雌激素受体阳性或雌激素受体状态不明。对已经接受他莫昔芬辅助治疗 5 年的,绝经后早期乳腺癌患者的辅助治疗,此类患者的雌激素受体或孕激素受体阳性或受体状态不明。治疗绝经后,雌激素受体阳性或受体状况不明的晚期乳腺癌患者,这些患者应为自然绝经或人工诱导绝经	2.5mg/片	从自然月经或撤退性出血的第 2~5 日开始,2.5mg/d,共 5 日;如无排卵则每个周期增加 2.5mg,直至 5.0~7.5mg/d	FDA 未批准来曲唑用于治疗成人或儿童促排卵,PCOS	成人:Class Ⅱa	成人:Class Ⅱb	成人:Category B
屈螺酮炔雌醇片	女性避孕	每片含屈螺酮 3mg 和炔雌醇 0.03mg	1 片 q.d. 口服	德国 FDA(BfArM) 未批准屈螺酮炔雌醇片用于治疗 PCOS	无	无	无
小檗碱片	用于肠道感染,如胃肠炎	0.1g/片	0.1~0.3g t.i.d. 口服	NMPA 未批准盐酸小檗碱片用于治疗 PCOS	无	无	无

注:** 证据等级分级来自美国 Micromedex 数据库。

三、处方评价示例

处方 1　年龄:24 岁　性别:女　诊断:多囊卵巢综合征

（1）二甲双胍片:500mg,口服,每日 2 次。

（2）螺内酯片:20mg,口服,每日 2 次。

（3）炔雌醇环丙孕酮片（含炔雌醇 0.035mg 和醋酸环丙孕酮 2mg）:1 片,口服,每日 1 次。

【处方评价】

（1）超说明书药品及类别

1）二甲双胍片（超适应证）。

2）螺内酯片（超适应证）。

（2）循证分级情况

1）美国 FDA 未批准二甲双胍用于治疗多囊卵巢综合征。有效性等级 Class Ⅱa,推荐级别 Class Ⅱb,证据强度 Category B。

2）美国 FDA 未批准螺内酯用于治疗多囊卵巢综合征多毛症。有效性等级 Class Ⅱa,推荐级别 Class Ⅱb,证据强度 Category B。

（3）指南推荐情况

1）2010 年欧洲人类生殖与胚胎学会（European Society of Human Reproduction and Embryology,ESHRE）/美国生殖医学学会（American Society for Reproductive Medicine,ASRM）提出二甲双胍只能在 PCOS 合并糖耐量减低（IGT）时使用,目前人们对二甲双胍在 PCOS 治疗中的认识已经大为扩展,二甲双胍不仅有利于控制血糖,还能增加机体组织对胰岛素的敏感性,改善血管炎症、脂质代谢等动脉粥样硬化危险因素,并对子宫内膜功能、高雄激素血症、月经周期及排卵功能均有改善作用[2]。2013 年美国内分泌学会（The Endocrine Society,TES）《多囊卵巢综合征诊疗指南》[3]对于二甲双胍的定位是辅助用药,用于预防 PCOS 患者在接受体外受孕治疗中卵巢过度刺激综合征（OHSS）的发生。对于合并 IGT 或代谢综合征且单纯生活方式调整无效的 PCOS 患者,建议加用二甲双胍。若患者不能服用激素避孕药（HCs）或对其不耐受,可以考虑将二甲双胍作为调整月经周期的二线用药。2018 年《多囊卵巢综合征中国诊疗指南》[4]指出,二甲双胍为胰岛素增敏剂,能抑制肠道葡萄糖的吸收、肝糖原异生和输出,增加组织对葡萄糖的摄取利用,提高胰岛素敏感性,有降低高血糖的作用,但不降低正常血糖。适应证 PCOS 伴胰岛素抵抗的患者;PCOS 不孕、枸橼酸氯米芬抵抗患者促性腺激素促排卵前的预治疗。禁忌证包括心、肝、肾功能不全;酗酒等。

2）2013 年美国内分泌学会《多囊卵巢综合征诊疗指南》提出[3],对于月经紊乱及多毛痤疮的 PCOS 患者推荐首选激素避孕药（HCs）治疗,利用孕激素抑制 LH 水平及卵巢分泌雄激素,同时雌激素可提高性激素结合球蛋白水平,从而降低游离活性睾酮含量。但须除外相关禁忌证,例如超过 21.3/13.3kPa（160/100mmHg）的高血压,病程超过 20 年的糖尿病,有神经病变、视网膜病变或肾脏病变,抽烟超过每日 15 支等。HCs 的疗程尚无明确标准,对于 HCs 不能改善的多毛症,可选择螺内酯治疗。2018 年《多囊卵巢综合征中国诊疗指南》[4]指出,螺内酯适用于短效复方口服避孕药（combined oral contraceptive,COC）治疗效果不佳、有 COC 禁忌或不能耐受 COC 的高雄激素患者。剂量为50~200mg/d,推荐剂量为 100mg/d,至少使用 6 个月才见效。但在大剂量使用时需注意高钾血症,建议定期复查血钾。育龄期患者在服药期间建议采取避孕措施。

（4）剂量推荐范围

1）二甲双胍片:500mg/ 次,2~3 次 /d。

2）螺内酯片:剂量为 50~200mg/d,推荐剂量为 100mg/d,至少使用 6 个月才见效。

（5）超药品说明书用药作用机制

1）PCOS 患者常常存在高雄性激素血症和高胰岛素血症。二甲双胍能增强周围组织对葡萄糖的摄入,抑制肝糖原产生并在受体后水平增强胰岛素敏感性,减少餐后胰岛素分泌,改善胰岛素抵抗,可以增加对氯米芬的敏感性,采用二甲双胍纠正内分泌紊乱将会提高促排卵药的促排卵效果。

2）PCOS 是育龄妇女常见的一种复杂的内分泌及代谢异常所致的疾病,以慢性无排卵和高雄激素血症为特征,主要临床表现为月经周期不规律、不孕、多毛和 / 或痤疮,是最常见的女性内分泌疾病。螺内酯的化学结构与醛固酮相似,为醛固酮受体拮抗剂,可拮抗雄激素受体及抑制 5α- 还原酶活性,可减少 PCOS 患者体内血液中的雄激素水平[5]。

（6）药物配伍:炔雌醇环丙孕酮片是一种口服避孕药,可有效抑制促性腺激素分泌,减少雄激素生成,促进月经周期等恢复,不仅有避孕作用,更能发挥明显的降雄激素作用,是目前临床上治疗的首选方案;且与二甲双胍合用可协同降低雄激素和黄体生成素,增强胰岛素敏感性,促进月经周期恢复;同时能改善口服避孕药的不足。PCOS 患者常常存在高雄激素血症和高胰岛素血症,多数文献报道,存在高雄激素血症和胰岛素抵抗时,先采用炔雌醇环丙孕酮片和二甲双胍纠正内分泌紊乱将会提高促排卵药的促排卵效果,具有协同作用。

炔雌醇环丙孕酮可以避免服用螺内酯期间怀孕,避免其引起的胎儿畸形等不良反应;螺内酯可以避免炔雌醇环丙孕酮引起的月经不调[6]。

（7）黑框警告

1）二甲双胍：本品累积可能会引起乳酸酸中毒及其并发症，该风险会随着肝肾功能受损、充血性心力衰竭、败血症、脱水及过量的酒精摄入而增加。偶有疲倦、肌痛、呼吸困难、嗜睡、腹痛等症状。实验室异常包括低 pH、阴离子间隙增加，血乳酸浓度增加。如果一旦怀疑是乳酸酸中毒，应暂时停用服用，并且应该立即就诊。

2）螺内酯：在大鼠的慢性毒性试验中发现螺内酯具有致癌性。螺内酯只在有适应证及用法的条件下使用，应避免不必要的使用。

（8）禁忌证

1）二甲双胍：对本品过敏者、糖尿病酮症酸中毒、肝及肾功能不全（血清肌酐超过 132.6μmol/L）、肺功能不全、心力衰竭、急性心肌梗死、严重感染和外伤、重大手术，以及临床有低血压和缺氧情况，酗酒，维生素 B_{12}、叶酸缺乏者，合并严重糖尿病肾脏疾病、糖尿病眼底病变者。

2）螺内酯：高钾血症患者禁用。

（9）注意事项

1）二甲双胍：①既往有乳酸酸中毒史者及老年患者慎用。由于本品累积可能发生乳酸酸中毒，一旦发生，会导致生命危险，因此应监测肾功能和给予最低有效量，降低乳酸酸中毒的发生风险。②发热、昏迷、感染等应激状态，外科手术和使用含碘造影剂进行检查时，应暂时停止服用本品，因可能导致急性肾功能恶化。③与磺酰脲类药物、胰岛素合用时可引起低血糖。④服用本品时应尽量避免饮酒。⑤可干扰维生素 B_{12} 的吸收，建议监测血象。

2）螺内酯：①下列情况慎用，包括无尿、肝肾功能不全、低钠血症、酸中毒、乳房增大或月经失调者。②给药应个体化，从最小有效剂量开始使用，以减少电解质紊乱等不良反应的发生。如每日服药 1 次，应于早晨服药，以免夜间排尿次数增多。③用药前应了解患者的血钾浓度，但在某些情况下血钾浓度并不能代表机体内的总钾量，如酸中毒时钾从细胞内转移至细胞外而易出现高钾血症，酸中毒纠正后血钾即可下降。④本品起效较慢，而维持时间较长，故首日剂量可增加至常规剂量的 2~3 倍，以后酌情调整剂量。⑤用药期间如出现高钾血症，应立即停药。⑥对诊断的干扰包括使荧光法测定血浆皮质醇浓度升高，故取血前 4~7 日应停用本药或改用其他测定方法。使血浆肌酐和尿素氮（尤其是原有肾功能损害时），血浆肾素，血清镁、钾水平升高；尿钙排泄可能增多，而尿钠排泄减少。

（10）用药交代及用药教育

1）二甲双胍：①所有患者都必须控制饮食，白天对碳水化合物的摄入应当规律分布。超重患者应当坚持限制热量的饮食。②应当定期进行监测糖尿病的常规实验室检查。③单独使用不会造成低血糖,但与胰岛素或其他口服降血糖药(例如磺酰脲类)联合使用时需注意。④1 型糖尿病不应单独应用本品(可与胰岛素合用)。

2)螺内酯:①应注意用药期避孕,以免引起胎儿畸形。②应个体化给药,从最小有效剂量开始使用,以减少电解质紊乱等不良反应的发生。如每日服药 1 次,应于早晨服药,以免夜间排尿次数增多。③应于进食时或餐后服药,以减少胃肠道反应,并可能提高本药的生物利用度。④用药期间如出现高钾血症,应立即停药。

处方 2　年龄:29 岁　性别:女　诊断:多囊卵巢综合征

(1)屈螺酮炔雌醇片:1 片(每片含屈螺酮 3mg 和炔雌醇 0.03mg),口服,每日 1 次。

(2)盐酸小檗碱片:0.2g,口服,每日 3 次。

(3)来曲唑片:5mg,口服,每日 1 次。

【处方评价】

(1)超说明书药品及类别

1)屈螺酮炔雌醇片(超适应证)。

2)小檗碱片(超适应证)。

3)来曲唑片(超适应证)。

(2)循证分级情况

1)德国 FDA(BfArM)没有批准屈螺酮炔雌醇用于多囊卵巢综合征,Micromedex 中亦没有收载该药,但美国 FDA 批准该药可以用于治疗 14 岁以上女性的中度痤疮;2013 年美国内分泌学会《多囊卵巢综合征诊疗指南》[3]和2018 年《多囊卵巢综合征中国诊疗指南》[4]均有提到口服避孕药和孕激素来治疗 PCOS 患者,而屈螺酮炔雌醇是接近于天然的孕激素,又是口服避孕药,较多研究已证实了屈螺酮炔雌醇片对 PCOS 患者症状有明显的改善[7-9]。综上所述,屈螺酮炔雌醇治疗多囊卵巢综合征的有效性等级为 Class Ⅱa,证据强度为 Category B,无推荐级别。

2)NMPA 没有批准盐酸小檗碱用于多囊卵巢综合征的治疗,Micromedex中亦没有收载该药。相关指南和共识亦没有关于盐酸小檗碱用于多囊卵巢综合征的推荐,Cochrane 和 pubMed 也未搜到相关的 meta 分析,但是一些RCT[10-12]研究证明小檗碱能增强胰岛素敏感性、改善胰岛素抵抗、纠正 PCOS肥胖患者的血脂异常等。现有的临床证据表明,小檗碱治疗 PCOS 患者有较好的临床疗效;并且根据上述文献,小檗碱治疗多囊卵巢综合征的有效性等级为 Class Ⅱa,证据强度为 Category B,无推荐级别。

3)美国 FDA 未批准来曲唑用于治疗多囊卵巢综合征。有效性等级 Class

Ⅱa,推荐级别 Class Ⅱb,证据强度 Category B。

（3）指南推荐情况

1）屈螺酮炔雌醇:2013 年美国内分泌学会《多囊卵巢综合征诊疗指南》[3]和 2018 年《多囊卵巢综合征中国诊疗指南》[4]均有提到口服激素避孕药来治疗 PCOS 患者。可选择各种短效口服避孕药,其中孕激素可使子宫内膜转换,从而减少子宫内膜癌的发生。常规用法是在自然月经期或撤退性出血的第 5日开始服用,每日 1 片,连续服用 21 日,停药约 5 日开始撤退性出血,撤退性出血第 5 日重新开始用药或停药 7 日后重复启用,至少 3~6 个月,可重复使用。口服避孕药可纠正高雄激素血症,改善雄激素水平升高的临床表现;同时可有效避孕,周期性撤退性出血还可改善子宫内膜状态,预防子宫内膜癌的发生。但需特别注意的是,PCOS 患者是特殊人群,常常存在糖、脂代谢紊乱,用药期间应监测血糖、血脂变化;对于青春期女性应用口服避孕药前应进行充分的知情同意;服药前需排除口服避孕药的禁忌证。

2）盐酸小檗碱片:无指南推荐。

3）来曲唑:2009 年《临床诊疗指南:辅助生殖技术与精子库分册》[13]有提到来曲唑的适应证同氯米芬,用于 PCOS 患者的诱发排卵。另外,由于来曲唑说明书的主要适应证为绝经后早期乳腺癌患者的辅助治疗,往往容易给 PCOS患者造成误解及恐慌。2018 年《多囊卵巢综合征中国诊疗指南》[4]指出,来曲唑可作为 PCOS 诱导排卵的一线用药,并可用于枸橼酸氯米芬抵抗或失败患者的治疗。从自然月经或撤退性出血的第 2~5 日开始,2.5mg/d,共 5 日;如无排卵则每个周期增加 2.5mg,直至 5.0~7.5mg/d。

（4）剂量推荐范围

1）屈螺酮炔雌醇片:1 片（含屈螺酮 3mg 和炔雌醇 0.03mg）,口服,每日1 次。

2）盐酸小檗碱片:每次 0.1~0.3g,口服,每日 3 次。

3）来曲唑片:从自然月经或撤退性出血的第 2~5 日开始,2.5mg/d,共 5 日;如无排卵则每个周期增加 2.5mg,直至 5.0~7.5mg/d。

（5）超药品说明书用药作用机制

1）屈螺酮炔雌醇属于口服避孕药,且是接近于天然的孕激素,其可通过减慢黄体生成素（LH）脉冲式分泌频率,在一定程度上降低雄激素水平,纠正高雄激素血症。此外,通过有效避孕,周期性撤退性出血还可改善子宫内膜状态,防止子宫内膜癌的发生。

2）小檗碱是一种异喹啉类生物碱,主要从传统中药如黄连中提取而来,具有广泛的生化和药理活性,作为胰岛素增敏剂,小檗碱具有与噻唑烷二酮类和二甲双胍相近的改善 PCOS 患者胰岛素抵抗的作用。PCOS 患者常伴有肥胖、代谢综合征和胰岛素抵抗等症状,而小檗碱的作用机制[14]包括调节血胆固醇、甘油三酯水平,降低血糖,改善胰岛素抵抗状态等。

3)有大量文献报道,来曲唑可作为一种有效的促卵泡激素来诱导排卵,在应用氯米芬诱导排卵无效的 PCOS 患者中应用来曲唑仍然有效。来曲唑是一种芳香化酶抑制剂,主要通过抑制卵巢组织中的芳香化酶,减少雌二醇的产生,减弱雌二醇对中枢的负反馈效应,从而达到增加促性腺激素分泌的作用。2018 年《多囊卵巢综合征中国诊疗指南》[4]推荐从自然月经或撤退性出血的第 2~5 日开始,2.5mg/d,共 5 日;如无排卵则每个周期增加 2.5mg,直至 5.0~7.5mg/d。此外,使用来曲唑片后,卵巢局部的雄激素增加,窦状卵泡对促性腺激素的作用更加敏感。

(6)药物配伍:PCOS 的主要病理生理改变是高雄激素和胰岛素抵抗,临床上的治疗多为降低雄激素水平、改善胰岛素抵抗、促排卵治疗。一般有生育要求的育龄期患者主要是促排卵治疗,而近年来的研究提示在促排卵前应首先给予预处理,有助于提高排卵率及妊娠率等[15]。一项关于屈螺酮炔雌醇片联合二甲双胍片预处理治疗 PCOS 的临床观察结果显示,屈螺酮炔雌醇片联合二甲双胍片预处理后来曲唑治疗的临床效果满意,能够显著改善患者的激素水平和胰岛素抵抗,并提高排卵率及妊娠率。多项研究[16-17]同时表明屈螺酮炔雌醇片联合二甲双胍应用能明显改善患者的性激素水平,降低体内的雄激素水平,提高排卵率。屈螺酮炔雌醇片是新型的低剂量复方口服避孕药,能改善机体内的分泌激素水平。小檗碱是一种异喹啉类生物碱,作为胰岛素增敏剂,小檗碱具有与二甲双胍相近的改善 PCOS 患者胰岛素抵抗的作用,改善临床促排卵及妊娠效果,并可降低患者超促排卵导致的卵巢过度刺激综合征的发生。因此,本处方中屈螺酮炔雌醇片联合小檗碱预处理后,可以增加来曲唑的临床治疗效果。

(7)禁忌证

1)屈螺酮炔雌醇:如果使用屈螺酮炔雌醇期间,首次出现下列任何一种情况,必须立即停药。

①有静脉或动脉血栓形成 / 血栓栓塞(如深静脉血栓形成、肺栓塞、心肌梗死)或脑血管意外,或有上述病史。

②存在血栓形成的前驱症状或有相关病史(如短暂性脑缺血发作、心绞痛)。

③存在静脉或动脉血栓形成的重度或多重危险因素。

④偏头痛病史伴有局灶性神经症状。

⑤累及血管的糖尿病。

⑥与重度高甘油三酯血症相关的胰腺炎或其病史。

⑦严重的肝脏疾病,只要肝功能指标没有恢复正常。

⑧重度肾功能不全或急性肾衰竭。

⑨肾上腺功能不全。

⑩存在或曾有肝脏肿瘤（良性或恶性）史。

⑪已知或怀疑存在受性激素影响的恶性肿瘤（例如生殖器官或乳腺肿瘤）。

⑫原因不明的阴道出血。

⑬已知或怀疑妊娠。

⑭对本品中的活性成分或其任何赋形剂过敏。

2）小檗碱：禁用于溶血性贫血患者及葡萄糖 -6- 磷酸脱氢酶缺乏者。

3）来曲唑：禁用于对活性药物和 / 或任意一种赋形剂过敏的患者、绝经前妇女、孕妇、哺乳期妇女。

（8）注意事项

1）屈螺酮炔雌醇：①存在循环系统疾病、肿瘤、高甘油三酯血症、遗传性血管性水肿、肝肾功能异常、糖尿病等疾病时，要权衡服用的益处和可能存在的风险，决定是否该使用或停用此药；②有黄褐斑倾向的妇女，服用 COC 期间应避免暴露在阳光下或紫外线辐射；③如发生漏服、胃肠道紊乱或同时服用其他药物时，此药的疗效可能降低。

2）小檗碱：①妊娠期头 3 个月慎用；②如服用过量或出现严重不良反应，应立即就医；③对本品过敏者禁用，过敏体质者慎用；④本品性状发生改变时禁止使用。

3）来曲唑：①运动员慎用；②不得与其他含雌激素的药物同时使用；③长期使用可能导致骨密度降低；④肝肾功能不全患者服用本品时应严密观察。

（9）用药交代及用药教育

1）屈螺酮炔雌醇：①妊娠期间禁用本品。如在服用本品期间妊娠，必须停止继续用药。②在哺乳期妇女完全断奶之前通常不推荐使用，因为它们可以减少乳汁分泌量并改变乳汁的成分，少量的避孕甾体激素和 / 或其代谢产物可能从乳汁中分泌。③儿童只能在初潮后使用，没有数据显示需要调整剂量。

2）盐酸小檗碱：妊娠期头 3 个月慎用。

3）来曲唑：驾驶车辆或者操作机器时要特别注意，因为服用来曲唑会出现疲乏和头晕的症状。

（王　颖　李振华）

参考文献 ▶▶▶

[1] 中华医学会 . 临床诊疗指南：妇产科学分册 . 北京：人民卫生出版社，2007.

［2］ANDRZEJ M. Metformin for polycystic ovary syndrome. Endokrynologia polska,2013,64(5):
409-414.

［3］LEGRO R S,ARSLANIAN S A,EHRMANN D A,et al. Diagnosis and treatment of polycystic
ovary syndrome:an endocrine society clinical practice guideline. The journal of clinical
endocrinology and metabolism,2013,98(12):4565-4592.

［4］中华医学会妇产科学分会内分泌学组及指南专家组.多囊卵巢综合征中国诊疗指
南.中华妇产科杂志,2018,53(01):2-6.

［5］FINE R M. Spironolactone therapy in hirsute women. International journal of dermatology,
1989,28(1):23-24.

［6］PITTAWAY D E,MAXSON W S,WENTZ A C. Spironolactone in combination drug therapy
for unresponsive hirsutism. Fertility and sterility,1985,43(6):878-882.

［7］BATUKAN C,MUDERRIS I I. Efficacy of a new oral contraceptive containing drospirenone
and ethinyl estradiol in the long-term treatment of hirsutism. Fertility and sterility,2006,85
(2):436-440.

［8］KRIPLANI A,PERIYASAMY A J,AGARWAL N,et al. Effect of oral contraceptive containing
ethinyl estradiol combined with drospirenone vs. desogestrel on clinical and biochemical
parameters in patients with polycystic ovary syndrome. Contraception,2010,82(2):139-146.

［9］MORO F,MORCIANO A,TROPEA A. et al. Effects of drospirenone-ethinylestradiol and/or
metformin on CD4(+)CD28(null)T lymphocytes frequency in women with hyperinsulinemia
having polycystic ovary syndrome:a randomized clinical trial. Reproductive sciences,2013,
20(12):1508-1517.

［10］WEI W,ZHAO H M,WANG A,et al. A clinical study on the short-term effect of berberine
in comparison to metformin on the metabolic characteristics of women with polycystic ovary
syndrome. European journal of endocrinology,2012,166(1):99-105.

［11］LI L,LI C Y,PAN P,et al. A single arm pilot study of effects of berberine on the menstrual
pattern,ovulation rate,hormonal and metabolic profiles in anovulatory Chinese women with
polycystic ovary syndrome. PLoS ONE,2017,10(12):e0144072.

［12］LI Y,MA H L,ZHANG Y H,et al. Effect of berberine on insulin resistance in women with
polycystic ovary syndrome:study protocol for a randomized multicenter controlled trial.
Trials,2013,14(1):226.

［13］中华医学会.临床诊疗指南:辅助生殖技术与精子库分册.北京:人民卫生出版社,
2009.

［14］沈宁,李彩娜,环奕,等.小檗碱调节血糖血脂代谢紊乱机制研究进展.药学学报,
2010,45(06):699-704.

［15］陈雪梅.不同药物预处理多囊卵巢综合征并不孕患者的疗效及副反应分析.实用医

学杂志,2011,27(15):2830-2832.

[16] 赵伟.优思明联合二甲双胍治疗对PCOS患者的疗效观察.健康之路,2013,12(9):203.

[17] 包册,王历.优思明联合二甲双胍对于多囊卵巢综合征患者内分泌的影响.中国妇幼保健,2012,27(35):5808-5810.

第二节 功能失调性子宫出血

一、概述

功能失调性子宫出血(dysfunctional uterine bleeding,DUB)表现为月经周期不规律,经量过多,经期延长或不规则出血,是由于生殖内分泌轴功能紊乱造成的异常子宫出血,分为无排卵型和有排卵型两大类。前者占70%~80%,多见于青春期和绝经过渡期妇女;后者占20%~30%,多见于育龄妇女[1-2]。

功能失调性子宫出血的一线治疗是药物治疗,治疗原则为迅速止血及调整月经周期,尽量避免贫血及疾病复发。治疗中要区别排卵型和无排卵型,青春期及生育年龄无排卵型功能失调性子宫出血以止血,调整周期,促排卵为主;绝经过渡期功能失调性子宫出血以止血,调整周期,减少经量,防止子宫内膜病变及复发为治疗原则。目前用于治疗功能失调性子宫出血的药物主要分为性激素类和非激素辅助止血药[3-4]。性激素类药物有四大类,包括孕激素、雌激素、短效口服避孕药及雄激素。孕激素可用于止血及调整周期,其作用机制是使子宫内膜转化为分泌相,停用孕激素后功能层内膜可完整剥离,然后在自身的雌激素影响下修复而出血停止,达到止血的目的,是治疗无排卵型功能失调性子宫出血的有效方法,常用药物有天然黄体酮、地屈孕酮、甲羟孕酮。雌激素主要通过促使子宫内膜生长修复,增加纤维蛋白原水平和凝血因子,促进血小板聚集及降低毛细血管通透性而止血。不同患者止血的雌激素有效剂量与其内源性雌激素水平的高低呈正相关,原则上应以最小的有效剂量达到止血的目的,常用药物有苯甲酸雌二醇、戊酸雌二醇。短效口服避孕药适用于长期严重的无排卵出血患者,对于无生育要求的功能失调性子宫出血患者、希望避孕者或有高雄激素表现者(如痤疮、油性皮肤、多毛等)是最好的选择,调经的同时能达到避孕后治疗高雄激素的目的,目前常用的是2种新型避孕药去氧孕烯炔雌醇片(商品名:妈富隆)与复方孕二烯酮片(商品名:敏定偶)。雄激素可收缩子宫血管,增加子宫血管张力,减少出血量,单独使用无止血效果,通常与雌孕激素联合应用。雄激素有抑制性腺激素分泌、减少卵巢源性雌激素分泌、抑制下丘脑-垂体-性腺轴的作用,因此对青春期功能失调性子宫出血患者不主张使用,代表药物有丙酸睾酮和甲睾酮[5-8]。

性激素治疗功能失调性子宫出血的同时,应使用其他非激素辅助治疗药物纠正贫血。如①前列腺素合成酶抑制剂:甲芬那酸和萘普生;②抗纤溶酶药物:氨甲环酸、氨基己酸、氨甲苯酸;③一般止血药:如维生素 C、维生素 K、酚磺乙胺、卡巴克络等;④促排卵药:氯米芬、人绝经促性腺激素(human menopausal gonadotropin,HMG)、人绒毛膜促性腺激素(human chorionic gonadotropin,HCG);⑤棉酚:治疗时应同时补充钾剂,以防出现低钾血症;⑥促性腺激素释放激素激动剂[7]。

二、功能失调性子宫出血超药品说明书用药情况及循证证据

(一)NMPA 批准的说明书中含有 DUB 适应证的药品

目前用于治疗 DUB 的药品主要分为性激素类和非激素辅助止血药[3-4]。NMPA 批准用于治疗 DUB 的药品主要为性激素类,包括四大类,即孕激素、雌激素、复合激素类及促性腺激素类。国内有 DUB 适应证的药物通用名及商品名见表 17-3。

表 17-3　国内有 DUB 适应证的药物

类型	通用名	商品名
孕激素	醋酸甲羟孕酮片	安宫黄体酮、醋酸甲羟孕酮片
	黄体酮胶囊	益玛欣、安琪坦
	黄体酮注射液	孕酮、黄体酮注射液
	地屈孕酮片	达芙通
	黄体酮胶丸	琪宁、来婷
雌激素	苯甲酸雌二醇注射液	苯甲酸雌二醇注射液
雌激素/孕激素/雄激素	三合激素注射液	三合激素注射液
促性腺激素类	注射用绒促性素	注射用绒促性素

(二)国内药品说明书外用法用于治疗 DUB 的药品

目前国内临床治疗 DUB 属药品说明书外用法的药品主要有屈螺酮炔雌醇、去氧孕烯炔雌醇、戊酸雌二醇(表 17-4)。

三、处方评价示例

处方 1　年龄:13 岁　性别:女　诊断:无排卵型功能失调性子宫出血
(1)戊酸雌二醇片:2mg,口服,每日 2 次。

表 17-4　国内药品说明书外用法用于治疗 DUB 的药品常用用法及循证证据

药品名称	国内已批准的适应证	规格	用法用量	依据及其等级			
				原研国说明书	有效性等级	推荐级别	证据强度
屈螺酮炔雌醇片	女性避孕	屈螺酮 3mg+炔雌醇 0.03mg/片	1片，每 8~12 小时 1 次，血止 3 日后递减 1/3 的用量	美国 FDA 未批准屈螺酮炔雌醇片用于 DUB	无	无	无
去氧孕烯炔雌醇片	避孕	去氧孕烯 0.15mg+炔雌醇 30μg/片	口服，每次 1~2 片，每 8~12 小时 1 次，血止 3 日后逐渐减量至每日 1 片，维持至出血停止后 21 日周期结束	美国 FDA 未批准去氧孕烯炔雌醇片用于 DUB	无	无	无
戊酸雌二醇片	与孕激素联合使用建立人工月经周期；用于补充主要与自然或人工绝经相关的雌激素缺乏：血管舒缩性疾病（潮热）、生殖泌尿道营养性疾病（外阴阴道萎缩、性交困难、尿失禁），以及精神性疾病（睡眠障碍、神经衰弱）；宫颈黏液的改善	1mg/片	1~2mg，每日 1 次，共 21~25 日，服药后 21 日开始加用黄体酮。用药 3~6 个月后可试停药	美国 FDA 未批准戊酸雌二醇片用于 DUB	无	无	无

（2）黄体酮软胶囊：100mg，口服，每日 1 次。

【处方评价】

（1）超说明书药品及类别：戊酸雌二醇片（超适应证）。

（2）循证分级情况：Micromedex 中没有收载戊酸雌二醇片用于治疗功能失调性子宫出血。戊酸雌二醇片无 DUB 适应证，其有效性等级、推荐级别、证据强度需要进行系统化的循证药学评价。查阅国内外指南和文献资料，2009 年国内《功能失调性子宫出血临床诊断治疗指南（草案）》和 2011 年《功能失调性子宫出血诊治规范》推荐戊酸雌二醇用于出血时间长、量多致血红蛋白 <80g/L 的青春期患者[1,5]。《妇产科学》（第 2 版）[9]推荐戊酸雌二醇用于青春期功能失调性子宫出血或生育年龄功能失调性子宫出血内源性雌激素水平较低者。2007 年《临床诊疗指南：妇产科学分册》推荐体内雌激素水平低下者应用雌孕激素周期序贯替代治疗，如先用戊酸雌二醇，再用黄体酮或者醋酸甲羟孕酮[8]。2014 年臧灵琳等[10]进行戊酸雌二醇治疗青春期功能失调性子宫出血的疗效观察，将 161 例青春期功能失调性子宫出血患者随机分成戊酸雌二醇组和己烯雌酚对照组，结果两组的总有效率比较无统计学意义，且不良反应率低于对照组，戊酸雌二醇可用于治疗青春期功能失调性子宫出血。根据以上资料，其有效性等级为 Class Ⅱa，推荐级别为 Class Ⅱa，证据强度为 Category B。

（3）指南推荐情况：国内外的戊酸雌二醇说明书均无功能失调性子宫出血适应证。2009 年国内《功能失调性子宫出血临床诊断治疗指南（草案）》和 2011 年《功能失调性子宫出血诊治规范》推荐戊酸雌二醇每次 2mg，口服，每 4~6 小时 1 次，血止 3 日后按每 3 日递减 1/3 量为宜。当血红蛋白增加至 90g/L 以上后，均必须加用孕激素治疗，以达到撤退性出血的目的。《妇产科学》（第 8 版）推荐从撤药性出血第 5 日开始，生理替代全量为戊酸雌二醇 2mg，每晚 1 次，连服 21 日，服雌激素 11 日起用醋酸甲羟孕酮，每日 10mg，连用 10 日，连续 3 周为 1 个疗程。2007 年《临床诊疗指南：妇产科学分册》推荐戊酸雌二醇 1~2mg，每日 1 次，共 21~25 日，服药 21 日起用黄体酮 10mg 肌内注射，每日 1 次，共 5 日，或最后 10 日加用醋酸甲羟孕酮 6mg，每日 1 次，用药 3~6 个月后可试停药。

（4）剂量推荐范围：见（3）指南推荐情况。

（5）超药品说明书用药作用机制：戊酸雌二醇为天然雌二醇的戊酸盐，与人体内自身的雌激素结构相同，补充体内的雌激素水平。

（6）药物配伍：处方中戊酸雌二醇为雌激素，与孕激素类药物黄体酮联用治疗功能失调性子宫出血。

（7）注意事项：严重的肝功能异常、黄疸或以前妊娠有过持续瘙痒、Dubin-

Johnson 综合征、Rotor 综合征,曾患或正患肝脏肿瘤,曾患或正患血栓栓塞性疾病(如脑卒中、心肌梗死)、镰状细胞贫血,患有或疑有子宫或乳房的激素依赖性肿瘤、子宫内膜异位症伴有血管病变的严重糖尿病,脂肪代谢的先天性异常,妊娠期耳硬化症的恶化禁止服用戊酸雌二醇片。孕妇禁用。

(8)用药交代及用药教育

1)服药期间避免怀孕,一旦发现怀孕请告知医师。

2)如果出现严重心血管事件(如心肌梗死、卒中、肺栓塞等)的症状,或视网膜静脉血栓的症状(如突然的部分或完全失明、偏头痛等)应即刻就诊。

3)可能会导致头痛、腹部绞痛、腹胀、恶心、呕吐、血压升高、阴道念珠菌病、痴呆和脱发等。

4)如有子宫内膜癌、卵巢癌、异常阴道出血应告知医师。

处方2 年龄:39 岁 性别:女 诊断:功能失调性子宫出血

去氧孕烯炔雌醇片:2mg,口服,每日 2 次。

【处方评价】

(1)超说明书药品及类别:去氧孕烯炔雌醇片(超适应证)。

(2)循证分级情况:Micromedex 中没有收载去氧孕烯炔雌醇片用于治疗功能失调性子宫出血。去氧孕烯炔雌醇片无 DUB 适应证,其有效性等级、推荐级别、证据强度需要进行系统化的循证药学评价。查阅国内外指南和文献资料,2009 年国内《功能失调性子宫出血临床诊断治疗指南(草案)》推荐去氧孕烯炔雌醇片用于长期而严重的无排卵出血[1]。《妇产科学》(第 8 版)推荐去氧孕烯炔雌醇片用于治疗青春期和生育年龄无排卵型功能失调性子宫出血[7]。2016 年刘秀萍等[11]进行去氧孕烯炔雌醇片治疗功能失调性子宫出血的疗效观察,将 140 例绝经过渡期功能失调性子宫出血患者随机分成去氧孕烯炔雌醇片组和醋酸甲羟孕酮对照组,结果两组的总有效率比较差异有统计学意义,去氧孕烯炔雌醇片用于治疗绝经过渡期功能失调性子宫出血疗效显著。根据以上资料,其有效性等级为 Class Ⅱa,推荐级别为 Class Ⅱa,证据强度 Category B。

(3)指南推荐情况:国内外的去氧孕烯炔雌醇说明书均无功能失调性子宫出血适应证。2009 年国内《功能失调性子宫出血临床诊断治疗指南(草案)》推荐去氧孕烯炔雌醇用于长期而严重的无排卵出血,每次 1~2 片,每 8~12 小时 1 次,血止 3 日后逐渐减量至每日 1 片,维持至第 21 日本周期结束。《妇产科学》(第 8 版)推荐去氧孕烯炔雌醇片用于治疗青春期和生育年龄无排卵型功能失调性子宫出血,每次 1~2 片,每 8~12 小时 1 次,血止 3 日后逐渐减量至每日 1 片,维持至第 21 日本周期结束。

(4)剂量推荐范围:去氧孕烯炔雌醇片每次 1~2 片,每 8~12 小时 1 次,血止 3 日后逐渐减量至每日 1 片,维持至第 21 日本周期结束。

（5）超药品说明书用药作用机制:通过抑制垂体分泌促性腺激素,引起雌激素分泌减少,使无排卵型子宫内膜由增殖期转为分泌期,减少子宫出血量并逐渐停止,继续服用能更好地调节月经周期,改善性腺轴的反馈功能,恢复正常的月经周期。

（6）药物配伍:单独用药。

（7）禁忌证:有下述任一情况者禁用,包括有或曾有血栓（静脉或动脉）,栓塞前驱症状（如心绞痛和短暂性脑缺血发作）,存在 1 种严重的或多种静脉或动脉血栓栓塞的危险因子,伴血管损害的糖尿病,严重的高血压,严重的异常脂蛋白血症,已知或怀疑的性激素依赖性生殖器官或乳腺恶性肿瘤,肝脏肿瘤（良性或恶性）,有或曾有严重的肝脏疾病,肝脏功能未恢复正常,不明原因的阴道出血,已妊娠或怀疑妊娠,哺乳期妇女。

（8）注意事项:吸烟会增加服用复方口服避孕药引起的严重心血管事件的风险,而这个风险会随年龄和摄入的烟草数量增加而增大,尤其是 35 岁以上的女性。基于这个原因,复方口服避孕药不应该用于 35 岁以上的吸烟女性。

服药前请咨询医师,包括体检,采集完整的个人和家族病史,特别注意检查血压;连续服用本品 3 个月以上应去医院进行检查。服用本品时应当每年进行体检,在体检过程中向医师说明正在服用本品。在 7 日的停药期中通常会出现撤退性出血,通常在最后一次服药后的 2~3 日发生,且可能持续到服用下一板药前还不会结束。有下列情况者慎用:肯定的静脉血栓家族病史,延长固定术,外科手术（尤其是腿部外科手术）或外伤,吸烟（年龄超过 35 岁,每日吸烟 >20 支）,异常脂蛋白血症,肥胖（体重指数超过 $30kg/m^2$）,高血压,心脏瓣膜疾病,动脉纤维性颤动,肯定的家族病史,糖尿病,系统性红斑狼疮,溶血 - 尿毒症综合征,慢性肠炎性疾病（克罗恩病或溃疡性结肠炎）,高脂血症患者。出现下列情况应当停止使用并咨询医师:听力或视觉障碍,持续血压升高,胸部锐痛或突然气短,偏头痛,乳房肿块,癫痫发作次数增加,严重腹痛或腹胀,皮肤黄染或全身瘙痒等。

（9）用药交代及用药教育

1）此药物会增加血栓风险,如果近期要进行择期手术或者长时间坐卧请告知医师。

2）如果有血栓、肝脏肿瘤或高血压的症状,请及时告知医师。

3）此药物会导致恶心、呕吐、出血、体重增加、乳房胀痛、头痛和偏头痛。

4）如有体液潴留、持续出血、突然的视力改变等,应告知医师。

5）哺乳期妇女慎用,炔雌醇的半衰期为 29.3 小时,可能显著抑制一些患者泌乳或者改变乳汁成分的质量。

处方 3　年龄:23 岁　性别:女　诊断:功能失调性子宫出血

屈螺酮炔雌醇片:3.03mg,口服,每日 1 次。

【处方评价】

(1)超说明书药品及类别:屈螺酮炔雌醇片(超适应证)。

(2)循证分级情况:Micromedex 中没有收载屈螺酮炔雌醇片用于治疗功能失调性子宫出血。屈螺酮炔雌醇片无 DUB 适应证,其有效性等级、推荐级别、证据强度需要进行系统化的循证药学评价。查阅国内外指南和文献资料,2014 年中华医学会《异常子宫出血诊断与治疗指南》推荐使用口服避孕药治疗,以缩短出血时间[6]。2014 年孙嘉庚等[12]进行屈螺酮炔雌醇片控制青春期功能失调性子宫出血患者月经周期的疗效观察,对 64 例中度贫血青春期功能失调性子宫出血患者的临床资料进行回顾性分析,屈螺酮炔雌醇治疗组和去氧孕烯炔雌醇治疗组疗效肯定,两组均未见严重不良反应,屈螺酮炔雌醇片可用于青春期妇女功能失调性子宫出血止血、控制周期及减少月经量,疗效肯定,患者依从性好。根据以上资料,其有效性等级为 Class Ⅱa,推荐级别为 Class Ⅱa,证据强度 Category B。

(3)指南推荐情况:屈螺酮炔雌醇片属于复方短效口服避孕药。2009 年中华医学会《功能失调性子宫出血临床诊断治疗指南(草案)》中指出,对于无排卵型功能失调性子宫出血治疗,止血和调节月经可使用复方短效口服避孕药。2014 年中华医学会《异常子宫出血诊断与治疗指南》推荐使用口服避孕药治疗,以缩短出血时间。

(4)剂量推荐范围:1 片,每 8~12 小时 1 次,血止 3 日后递减 1/3 的用量。

(5)超药品说明书用药作用机制:屈螺酮炔雌醇片用于止血、控制周期。

(6)药物配伍:单独用药。

(7)注意事项:如果有循环系统疾病、肿瘤、疗效降低、影响周期控制、实验室检查异常情况时,或危险因素加重、恶化或首次出现,应与医师联系,医师应决定是否应该停用。

(8)用药交代及用药教育

1)激素治疗可能导致的严重不良反应,如心血管疾病、恶性肿瘤和痴呆。

2)如果出现严重心血管事件(如心肌梗死、卒中、肺栓塞等)的症状,或视网膜静脉血栓的症状(如突然的部分或完全失明、偏头痛等)应即刻就诊。

3)此药物可能会导致体重增加,胃肠道和腹部疼痛,恶心,呕吐,乳房疼痛或压痛,头痛,女性生殖道出血。

4)如有异常阴道出血应告知医师。

5）服药期间避免食用西柚和西柚汁。

（司徒冰　李振华）

参考文献 ▶▶▶

［1］中华医学会妇产科学分会内分泌学组,中华医学会妇产科学分会绝经学组.功能失调性子宫出血临床诊断治疗指南（草案）.中华妇产科杂志,2009,44（3）:234-236.

［2］郑建华.功能失调性子宫出血.黑龙江医学,2003,27（9）:641-643.

［3］陈桂清,李成志.功能失调性子宫出血的发病机制及治疗进展.医学综述,2015,21（03）:390-392.

［4］陈丽花.功能失调性子宫出血的治疗进展.海南医学,2007,18（3）:59,134-135.

［5］胡燕军,朱依敏,黄荷凤.功能失调性子宫出血诊治规范.国际生殖健康/计划生育杂志,2011,30（04）:319-321.

［6］中华医学会妇产科学分会妇科内分泌学组.异常子宫出血临床诊断与治疗指南.中华妇产科杂志,2014,49（11）:801-806.

［7］何光秀.功能失调性子宫出血的药物治疗进展.实用妇科内分泌杂志（电子版）,2016,3（03）:25-27.

［8］中华医学会.临床诊疗指南:妇产科学分册.北京:人民卫生出版社,2007.

［9］丰有吉,沈铿.妇产科学.2版.北京:人民卫生出版社,2010:243-249.

［10］臧灵琳,张冬菊.戊酸雌二醇治疗青春期功能失调性子宫出血的疗效观察.临床合理用药,2014,7（08）:15-16.

［11］刘秀萍,张红军.去氧孕烯炔雌醇片治疗功能失调性子宫出血的疗效观察.实用妇科内分泌杂志（电子版）,2016,3（05）:38-39.

［12］孙嘉庚,刘伟平,刘玲.屈螺酮炔雌醇片控制青春期功能失调性子宫出血患者月经周期的疗效观察.中国妇产科临床杂志,2014,15（04）:359-360.

第三节　卵巢过度刺激综合征

一、概述

卵巢过度刺激综合征（ovarian hyperstimulation syndrome,OHSS）是控制性卵巢刺激后的并发症。卵巢刺激是治疗不孕症及进行人类辅助生育技术中的重要环节,尤其是进行人类辅助生育技术时需要多个卵泡的同步发育,会使用相对剂量较大的促性腺激素,导致 OHSS 的发生风险增加。此综合征的病理生理特征主要为毛细血管通透性增加,以及富含蛋白的液体停留在血管外间隙,导致血液浓缩,第三间隙水肿,引起腹水、胸腔积液,伴局部或全身性水肿,严重病例可产生血栓栓塞、肝肾功能障碍等[1]。在所有治疗周期中,OHSS 的发生率为 3%~8%,其中中度和重度的发生率分别为 3%~6% 和 0.1%~2%[2];有报道显示,多囊卵巢综合征患者的中至重度 OHSS 发生率明显高于正常妇女,达到 15%[3]。

OHSS 发病的具体机制仍然不十分清楚,能明确的是人绒毛膜促性腺激素(human chorionic gonadotropin, HCG)的使用是其诱发的重要原因[4]。目前为止,学者们将 OHSS 分为早发型和迟发型。早发型发生于注射 HCG 后的 3~7 日,由外源性 HCG 引起,与卵巢对促性腺激素反应过度有关;迟发型发生于注射 HCG 后的 12~17 日,由胚胎产生的内源性 HCG 引起,仅在妊娠期患者中出现。迟发型 OHSS 通常比早发型 OHSS 严重,且持续时间更长。

大多数 OHSS 为自限性疾病,多发生于注射 HCG 后的 3~7 日,临床症状会在采取治疗措施防止病情恶化后的 10~14 日自行缓解,但是严重的 OHSS 需要住院治疗以缓解症状和控制疾病进一步发展。OHSS 诊断和治疗的主要原则是早期识别、及时评估和对中至重度患者的合理治疗。目前用于预测 OHSS 的指标主要包括卵巢储备能力,如年龄、多囊卵巢综合征、窦卵泡计数;以及促排卵过程中的一些特异性的血液成分,如血清雌二醇 E_2、苗勒管抑制物、抑制素等。而降低促性腺激素的使用剂量、降低 HCG"扳机"剂量、使用促性腺激素释放激素诱导卵泡成熟和触发排卵、"滑行法"等可以明显降低 OHSS 的发生率,同时一些药物如阿司匹林、胰岛素增敏剂、多巴胺受体激动剂的使用也能减少 OHSS 的发生[1]。然而,一旦确诊为 OHSS,那么临床上多采取对症治疗,进高蛋白饮食,及时补充 0.9% 氯化钠注射液、葡萄糖以增加尿量;另外,适当使用胶体液如人体白蛋白、羟乙基淀粉氯化钠等,以维持血浆胶体渗透压和有效血容量。

二、卵巢过度刺激综合征超药品说明书用药情况及循证证据

(一)NMPA 批准用于治疗 OHSS 的药品
目前 NMPA 没有批准用于 OHSS 的药品。

(二)国内药品说明书外用法用于治疗 OHSS 的药品
目前国内临床治疗 OHSS 属药品说明书外用法的药品主要有人血白蛋白(表 17-5)。

表 17-5 国内药品说明书外用法用于治疗 OHSS 的药品常用用法及循证证据

药品名称	国内已批准的适应证	规格	用法用量	依据及其等级 **			
				原研国说明书	有效性等级	推荐级别	证据强度
人血白蛋白	失血创伤、烧伤引起的休克；脑水肿及损伤引起的颅内压增高；肝硬化及肾病引起的水肿或腹水；低蛋白血症的防治；新生儿高胆红素血症；用于心肺分流术、烧伤的辅助治疗、血液透析的辅助治疗和成人型呼吸窘迫综合征	10g/瓶（20% 50ml），每瓶含蛋白质 10g，蛋白浓度为 20%，装量为 50ml	50~100mg/d	美国 FDA 批准人血白蛋白用于成人或 12 岁以上儿童 OHSS	成人或 12 岁以上儿童：Class Ⅱa	成人或 12 岁以上儿童：Class Ⅱb	成人或 12 岁以上儿童：Category B

注：** 证据等级分级来自美国 Micromedex 数据库。

三、处方评价示例

【病史摘要】

患者，女，25 岁，因"促排卵取卵后 6 天，腹痛、腹胀 6 天"入院。患者于 2016 年 5 月 27 号行促排卵治疗，当月 6 日行取卵术，取出 20 个卵。取卵术后自觉开始出现下腹轻微胀痛，无伴胃部不适，无恶心、呕吐，能平卧，无发热、寒战，无呼吸不畅，无阴道流血、流液。6 月 9 号自觉下腹腹胀、腹痛症状加重，不能平卧，伴有轻微的呼吸困难，活动后气促。6 月 10 号到当地医院住院治疗，考虑卵巢过度刺激综合征，予补液对症治疗，症状无好转。12 日入院 B 超检查示子宫前位，大小正常，双侧卵巢增大并多个囊泡；腹水（15mm）；双侧胸腔积液，右侧（136mm），左侧（94mm）。拟"OHSS"收入院。发病以来，精神状态可，食欲正常，二便正常。OHSS 为自限性疾病，目前治疗上以对症支持治疗为主。经过临床讨论，采用静脉滴注人血白蛋白 + 羟乙基淀粉氯化钠方案，提高有效血容量及血浆渗透压。

【诊断】

OHSS（重度）。

【医嘱】

（1）人血白蛋白：50ml，静脉滴注，每日2次。

（2）羟乙基淀粉氯化钠：500ml，静脉滴注，每日1次。

【处方评价】

（1）超说明书药品及类别：人血白蛋白（超适应证）。

（2）循证分级情况：美国FDA批准人血白蛋白Kedbumin™治疗严重的OHSS。有效性等级Class Ⅱa，推荐级别Class Ⅱb，证据强度Category B。

（3）指南推荐情况：2009年中华医学会《临床诊疗指南：辅助生殖技术与精子库分册》[5]指出可采用白蛋白进行预防性治疗OHSS，但疗效不确切。

（4）超药品说明书用药作用机制：OHSS治疗的关键环节在于适时、适量、正确补液。重度OHSS患者的蛋白大量丢失，补充人血白蛋白可以保持血浆胶体渗透压和血容量，消除组织水肿。

（5）药物配伍：6%羟乙基淀粉的分子量大小和分布非常合理，降解可控性强，扩容时间长，经静脉滴注后，在提高血浆胶体渗透压方面有重要作用和意义，使组织液回流增加，血容量迅速增加。与此同时，还可有效降低血液黏度、血细胞比容，减少红细胞聚集，在改善微循环方面也发挥很大作用。6%羟乙基淀粉是目前最为理想的胶体液，与人血白蛋白合用可以减少白蛋白的使用量[6]。

（6）注意事项

1）药液呈现混浊、沉淀、异物或瓶子有裂纹、瓶盖松动、过期失效等情况不可使用。

2）人血白蛋白开启后应一次滴注完毕。

3）滴注过程中如有不适反应，应立即停止滴注。

4）有明显脱水者应同时补液。

5）运输及贮存过程中严禁冻结。

（7）用药交代及用药教育：人血浆制品存在传播传染性病原体的风险，使用前应告知患者，权衡利弊。告知患者特别是心力衰竭患者如有肺水肿的症状/体征，应及时报告医师。

（王　颖　殷锦锦）

参考文献 ▶▶▶

［1］Practice Committee of the American Society for Reproductive Medicine. Prevention and treatment of moderate and severe ovarian hyperstimulation syndrome：a guideline. Fertility and sterility, 2016, 106（7）:1634-1647.

［2］MARAL A, HOLZER H, TULANDI T. Future developments to minimize ART risks. Seminars in reproductive medicine, 2012, 30（2）:152-160.

［3］PUNDIR J, SUNKARE S K, EI-TOUKHY T, et al. Meta-analysis of GnRH antagonist protocols:do they reduce the risk of OHSS in PCOS? Reproductive biomedicine online, 2012, 24（1）:6-22.

［4］Royal College of Obstetricians and Gynaecologists. 2016 RCOG Green-top guideline:the management of ovarian hyperstimulation syndrome. London:RCOG, 2016.

［5］中华医学会. 临床诊疗指南:辅助生殖技术与精子库分册. 北京:人民卫生出版社, 2009.

［6］杨文慧, 武云飞. 万汶用于治疗重度卵巢过度刺激综合征 80 例临床观察. 吉林医学, 2014, 53（11）:2307-2308.

第四节　妊娠期高血压疾病

一、概述

妊娠期高血压疾病（hypertensive disorders in pregnancy）包括妊娠期高血压、子痫前期、子痫、慢性高血压并发子痫前期及妊娠合并慢性高血压,其中妊娠期高血压、子痫前期、子痫是妊娠期特有的疾病。本病多发生于妊娠 20 周后,以高血压、蛋白尿为主要特征,伴有全身多器官损害,严重者发生抽搐、昏迷、脑出血、心力衰竭、胎盘屏障早剥、弥散性血管内凝血等,是导致孕产妇和胎儿死亡的重要原因。目前,该病在我国的人群发病率占孕妇的 9.4%~10.4%,欧美国家为 7%~12%[1],严重威胁母婴健康。

在妊娠期高血压疾病的综合管理过程中,既要适度控制血压,预防重度子痫前期和子痫的发生,还需要充分顾及孕产妇与胎儿的安全,降低母儿围产期发病率和死亡率,改善围产结局。其治疗基本原则是休息,镇静,预防抽搐,有指征地降压和利尿,密切监测母儿情况,适时终止妊娠,个体病情程度不同,治疗原则略有不同。目前,治疗妊娠期高血压疾病的药物主要有镇静药、解痉药、降压药、利尿药四大类。常用的镇静药有地西泮、冬眠药物、苯巴比妥、吗啡等。地西泮具有较强的镇静、抗惊厥、肌肉松弛作用,对胎儿及新生儿的影响较小;冬眠药物有助解痉降压,控制子痫抽搐,但一般仅应用于硫酸镁治疗效果不佳者;而其他镇静药如苯巴比妥和吗啡等因其可抑制胎儿呼吸,故在分娩 6 小时前慎用。解痉药主要为硫酸镁,其可以解除全身小动脉痉挛,缓解临床症状,控制和预防子痫发作。我国《妊娠期高血压疾病诊治指南（2020）》[2]明确硫酸镁是子痫治疗和预防的一线药物,而美国妇产科医师学会(American College of Obstetricians and Gynecologists,ACOG)《妊娠期高血压疾病诊治指南(2013版)》[3]也指出硫酸镁适用于子痫发作、重度子痫前期及子痫前期术中预防子痫发作。此外,ACOG和世界卫生组织也推荐将小剂量阿司匹林用于预防高危孕妇先兆子痫[4-5]。降压药的选择原则主要是对胎儿无毒副作用,不影响心每搏输出量、肾血流量及子宫胎盘灌注量,不致血压急剧下降或下降过低。常用的降压药包括拉贝洛尔、硝苯地平、尼卡地平、甲基多巴、酚妥拉明、硝普钠等,但是肾素-血管紧张素类降压药可导致胎儿生长受限、胎儿畸形、新生儿呼吸窘迫综合征、新生儿早发性高血压,在妊娠期应禁用。利尿药主要有呋塞米、甘露醇等,但是一般不主张应用,仅用于全身性水肿、急性心力衰竭、肺水肿,或血容量过多且伴有潜在性肺水肿者。

二、妊娠期高血压疾病超药品说明书用药情况及循证证据

(一)NMPA批准用于治疗妊娠期高血压疾病的药品

目前临床上用于治疗妊娠期高血压的药品有四大类,包括镇静药、解痉药、降压药、利尿药。而NMPA批准用于治疗妊娠期高血压的药品主要有以下两大类:解痉药及降压药,其中解痉药有硫酸镁,降压药有拉贝洛尔、甲基多巴、尼卡地平(表17-6)。

表17-6　国内有治疗妊娠期高血压适应证的药物

类型	通用名	商品名
解痉药	硫酸镁	硫酸镁注射液
降压药	拉贝洛尔	盐酸拉贝洛尔片、盐酸拉贝洛尔注射液
	甲基多巴	甲基多巴片
	尼卡地平	贝尔平、佩尔、丹颐、欣舒力达、卡舒泰、盐酸尼卡地平片

(二)国内药品说明书外用法用于治疗妊娠期高血压疾病的药品

目前国内临床治疗妊娠期高血压疾病属药品说明书外用法的药品主要是地西泮片、地西泮注射液、阿司匹林肠溶片、硝苯地平缓释片(表17-7)。

三、处方评价示例

(一)门诊处方

处方　年龄:41岁　性别:女　诊断:妊娠合并慢性高血压,孕2产1孕16+5周单活胎

(1)拉贝洛尔片:100mg,餐后口服,每日2次。

表 17-7　国内药品说明书外用法用于治疗妊娠期高血压疾病的药品常用用法及循证证据

药品名称	国内已批准的适应证	规格	用法用量	原研国说明书	依据及其等级 **			证据强度
					有效性等级	推荐级别		
地西泮片	用于缓解焦虑、镇静催眠,还可用于抗癫痫和抗惊厥;缓解炎症引起的反射性肌肉痉挛等;用于治疗惊恐症;用于肌紧张性头痛;可治疗家族性、老年性和特发性震颤;可用于麻醉前给药	2.5mg/片	2.5~5mg t.i.d. 口服	美国 FDA 未批准地西泮片用于治疗妊娠期子痫发作	Class Ⅱ b	Class Ⅱ b		Category C
地西泮注射液	可用于抗癫痫和抗惊厥;静脉注射地西泮为治疗子痫持续状态的首选,对破伤风轻度症发性痉挛痫也有效;静脉注射可用于全身麻醉诱导和麻醉前给药	2ml:10mg	10mg 肌内注射或缓慢静脉注射	美国 FDA 未批准地西泮注射液用于治疗妊娠期子痫发作	Class Ⅱ b	Class Ⅱ b		Category C
阿司匹林肠溶片	降低急性心肌梗死疑似患者的发病风险;预防心肌梗死复发;脑卒中的二级预防;降低短暂性脑缺血发作(TIA)及其继发脑卒中的风险;降低稳定型和不稳定型心绞痛患者的发病风险;动脉外科手术或介入手术后,如经皮冠状动脉腔内成形术(PTCA)、冠状动脉旁路移植术(CABG)、颈动脉内膜剥离术、动静脉分流术;预防大手术后深静脉血栓形成和肺栓塞;降低心血管危险因素者(冠心病家族史、糖尿病、血脂异常、高血压、肥胖、吸烟史、年龄 >50 岁者)心肌梗死发作的风险	100mg/片	对存在子痫前期复发风险和子痫前期高危因素者,在妊娠早至中期(妊娠 12~16 周)开始服用小剂量阿司匹林(50~100mg),可维持到妊娠 28 周	BfArM 未批准阿司匹林肠溶片用于预防子痫前期	成人: Class Ⅰ	成人: Class Ⅱ a		成人: Category A
硝苯地平缓释片	用于各种类型的高血压及心绞痛	10mg/片	20mg/次、口服,1~2 次/d	美国 FDA 未批准硝苯地平缓释片用于治疗妊娠期高血压疾病	成人: Class Ⅱ a	成人: Class Ⅱ b		成人: Category B

注:** 证据等级分级来自美国 Micromedex 数据库。

（2）碳酸钙维生素 D_3 片：600mg，口服，每日 1 次。

（3）阿司匹林肠溶片：100mg，口服，每日 2 次。

【处方评价】

（1）超说明书药品及类别：阿司匹林肠溶片（超适应证、禁忌人群用药）。

（2）循证分级情况：德国 FDA（BfArM）未批准阿司匹林肠溶片用于预防子痫前期。有效性等级 Class I，推荐级别 Class Ⅱa，证据强度 Category A。

（3）指南推荐情况：中华医学会《妊娠期高血压疾病诊治指南（2020）》[2]推荐对存在子痫前期复发风险如有子痫前期史（尤其是较早发生子痫前期史或重度子痫前期史），有胎盘疾病史如胎儿生长受限、胎盘早剥病史，存在肾脏疾病及高凝状况等子痫前期高危因素者，可以在妊娠早至中期（妊娠 12~16 周）开始服用小剂量阿司匹林（50~100mg），可维持到妊娠 28 周。子痫前期的高危因素包括年龄≥40 岁、体重指数（BMI）≥28kg/m²、子痫前期家族史（母亲或姐妹）、既往子痫前期病史，以及存在的内科病史或隐匿存在（潜在）的疾病（包括高血压、肾脏疾病、糖尿病和自身免疫病如系统性红斑狼疮、抗磷脂综合征等）；初次妊娠，妊娠间隔时间≥10 年，此次妊娠收缩压≥130mmHg 或舒张压≥80mmHg（孕早期或首次产前检查时），孕早期 24 小时尿蛋白定量≥0.3g或尿蛋白持续存在（随机尿蛋白≥++1 次及 1 次以上），多胎妊娠等也是子痫前期发生的危险因素。美国预防服务工作组（United States Preventive Services Task Force，USPSTF）发表指南[6]推荐对子痫前期高危孕妇应自孕龄为 12 孕周时，开始每日口服小剂量阿司匹林。美国妇产科医师学会（American College of Obstetricians and Gynecologists，ACOG）推荐对于有早发型子痫前期病史和早产史（分娩孕龄 <34 孕周）或者既往有 1 次以上子痫前期病史的孕妇，应于早孕晚期每日口服 60~80mg 的小剂量阿司匹林预防子痫[4]。而世界卫生组织（World Health Organization，WHO）也推荐对子痫前期高危孕妇在孕龄为 12~20 周时开始口服小剂量阿司匹林防治子痫[5]。

（4）剂量推荐范围：阿司匹林肠溶片 50~100mg/d，最常用的剂量为 100mg/d。

（5）超药品说明书用药作用机制：此患者是高龄孕妇，患有慢性高血压，存在子痫前期的高危因素，给予阿司匹林预防子痫前期。

妊娠合并慢性高血压可能会随着妊娠的延长、产程的进展病情逐渐加重，出现母儿并发症，如母亲血压继续增高，可能出现继发性子痫前期，而子痫前期是由于子宫螺旋动脉滋养细胞重铸障碍、胎盘血供不足、缺血缺氧及释放细胞毒性物质，最终导致炎症反应、血小板聚集和血管收缩所致。由于阿司匹林具有抗炎、抗血小板聚集和抗血管生成特性，故推荐对存在子痫前期复发风险如有子痫前期史（尤其是较早发生子痫前期史或重度子痫前期史），有胎盘疾病史如胎儿生长受限、胎盘早剥病史，存在肾脏疾病及高凝状态等子痫前期高危因素者,可以在妊娠早至中期开始服用小剂量阿司匹林防预防子痫前期。

(6)药物配伍:对于妊娠合并慢性高血压患者,如母亲血压继续增高,可能出现继发性子痫前期,甚至抽搐,发生子痫、各个脏器损伤、脑血管意外、胎盘早剥、产科 DIC,严重危及生命,因母体病情严重,可能出现胎儿窘迫、胎死宫内等并发症。而胎盘缺血、缺氧引起多个系统炎症反应激活及血管内皮损伤是子痫前期发病的重要环节。此处方中拉贝洛尔片用于治疗慢性高血压,具有抗炎、抗血管生成及抗血小板聚集特性的阿司匹林用于预防子痫前期。

(7)禁忌证:对阿司匹林或相似成分过敏者、急性胃肠道溃疡、出血体质、严重的肾衰竭、严重的肝衰竭、严重的心力衰竭、与甲氨蝶呤(剂量为 15mg/w 或更多)合用、妊娠的最后 3 个月、有水杨酸物质和非甾体抗炎药导致哮喘的病史的患者禁用。

(8)注意事项:当阿司匹林用于预防子痫前期时应需注意对孕妇的基础疾病和前次子痫前期发病因素进行排查;对于存在基础疾病如自身免疫病等的孕妇,不能仅给予小剂量阿司匹林,建议孕前在专科进行病情评估,以便能获得针对性药物的及早治疗和子痫前期预防的双重目的。

(9)用药交代及用药教育

1)指导患者出现胃肠道溃疡及不寻常出血症状时应及时报告。

2)药物可引起消化不良、焦虑、困惑、眩晕、头痛、嗜睡、瑞氏综合征、癫痫发作等不良反应。

3)嘱咐患者不能在服药前 2 小时或服药后 1 小时饮酒。

4)提醒患者避免同时服用其他非甾体抗炎药。

(二)住院医嘱

【病史摘要】

患者,女,40 岁,停经 24+3 周,孕前及孕 20 周前血压正常,孕 23+5 周发现血压高,最高血压达 170/100mmHg,双眼高血压性视网膜病变(三期),尿蛋白进行性升高,尿蛋白 2+,尿隐血弱阳性。B 超提示胎儿脐动脉舒张期血流频频间歇性缺失,胎盘 - 胎儿血流灌注不足,胎儿生长受限。

【诊断】

重度子痫前期,胎儿窘迫,高龄初产妇。

【医嘱】

(1)地西泮片:5mg,口服,q.n.。

(2)维生素 C 片:100mg,口服,t.i.d.。

(3)拉贝洛尔片:100mg,餐后口服,q.8h.。

(4)碳酸钙维生素 D₃ 片:600mg,口服,q.d.。

(5)硝苯地平缓释片:20mg,口服,q.d.。

【处方评价】

（1）超说明书药品及类别

1）地西泮片（超适应证、禁忌人群用药）。

2）硝苯地平缓释片（超适应证、禁忌人群用药）。

（2）循证分级情况

1）美国 FDA 未批准地西泮片用于治疗妊娠期子痫发作。有效性等级 Class Ⅱb，推荐级别 Class Ⅱb，证据强度 Category C。

2）美国 FDA 未批准硝苯地平缓释片用于治疗妊娠期高血压疾病。有效性等级 Class Ⅱa，推荐级别 Class Ⅱb，证据强度 Category B。

（3）指南推荐情况

1）中华医学会妇产科学分会妊娠期高血压疾病学组制定的《妊娠期高血压疾病诊治指南（2020）》[2]明确指出可用地西泮缓解孕产妇的精神紧张和焦虑状态，改善睡眠，预防并控制子痫的发生与发展；《妇产科学》第 2 版[1]也推荐每日 3 次口服地西泮片 2.5~5mg，10mg 肌内注射或缓慢静脉注射（>2 分钟）地西泮注射液可用于防治子痫发作；而《临床诊疗指南：妇产科学分册》[7]亦推荐地西泮可用于重度子痫前期的镇静防治。

2）《妊娠期高血压疾病诊治指南（2020）》[2]中推荐硝苯地平作为高血压孕妇的常用降压药，而《临床诊疗指南：妇产科学分册》[7]中也建议硝苯地平可用作重度子痫前期的降压治疗。另外，2012 年中国医师协会高血压专业委员会制定的《妊娠期高血压疾病血压管理中国专家共识》[8]中亦提出在妊娠早至中期服用硝苯地平不会对胎儿产生不良影响，可用于妊娠早至中期患者。

（4）剂量推荐范围

1）地西泮片：2.5~5mg/ 次，口服，3 次 /d。

2）硝苯地平缓释片：20mg/ 次，口服，1~2 次 /d。

（5）超药品说明书用药作用机制

1）对于重度子痫前期或子痫患者，需要应用较强的镇静药防治子痫发作。地西泮具有较强的镇静、抗惊厥、肌肉松弛作用，对胎儿及新生儿的影响较小，可缓解孕产妇的精神紧张、焦虑症状，改善睡眠，预防并控制子痫。

2）降压治疗的目的是预防心脑血管意外和胎盘早剥等严重的母胎并发症。收缩压≥160mmHg 和 / 或舒张压≥110mmHg 的高血压孕妇应进行降压治疗，降压过程力求血压下降平稳，不可波动过大，且血压不可低于 130/80mmHg，以保证子宫 - 胎盘血流灌注。硝苯地平为二氢吡啶类钙通道阻滞剂，可解除外周血管痉挛，使全身血管扩张，血压下降，由于其降压作用迅速，目前不主张舌下含化。

（6）药物配伍：子痫前期的药物治疗原则应预防抽搐，有指征地降压、利尿、镇静，密切监测母胎情况，预防和治疗严重并发症，适时终止妊娠。对于重度子痫前期患者，口服地西泮可改善孕产妇的精神紧张和焦虑状态，保证充足的睡眠，可预防并控制子痫的发生与发展；此外，当孕妇的收缩压≥160mmHg和／或舒张压≥110mmHg时应进行降压治疗，降压过程不可波动过大，选择硝苯地平缓释片剂型能使其在体内保持平缓长久的血药浓度曲线以达到使血压平稳下降的目的。总的来说，本处方中地西泮片和硝苯地平缓释片合用能对重度子痫前期起到协同治疗作用。

（7）禁忌证

1）地西泮片：对本品过敏者、妊娠期、<6个月的新生儿、急性闭角型青光眼、重症肌无力、严重肝功能不全、严重呼吸衰竭、睡眠呼吸暂停综合征患者禁用。

2）硝苯地平缓释片：对本品过敏者、孕妇及哺乳期妇女、心源性休克患者禁用。

（8）注意事项

1）地西泮片：①对苯二氮䓬类药物过敏者可能对本药过敏；②肝肾功能损害者能延长本药的清除半衰期；③癫痫患者突然停药可引起癫痫持续状态；④严重的精神抑郁可使病情加重，甚至产生自杀倾向，应采取预防措施；⑤避免长期大量使用而成瘾，如长期使用应逐渐减量，不宜骤停；⑥对本类药耐受量小的患者初用量宜小。

2）硝苯地平缓释片：①停药时应逐渐减量，没有医师指示，不要终止服药；②严重主动脉瓣狭窄、肝肾功能不全患者慎用。

（9）用药交代及用药教育

1）地西泮片：①服用药物后在患者实现药物效果前应避免要求精神警觉或协调性的活动；②该药物可引起低血压、共济失调、镇静、嗜睡、呼吸抑制或疲劳等，尤其老年人和体弱患者会特别敏感；③患者接受地西泮长期治疗，不建议突然中断药物以免出现戒断症状；④在服药期间不宜饮酒。

2）硝苯地平缓释片：①药物起作用时可引起头晕，服药期间应避免需要协调性的活动；②该药可能会导致胃灼热、恶心或头痛；③应及时报告心力衰竭症状，如心悸和外周性水肿等，还应报告心绞痛发作与药物初始剂量和之后剂量变化的情况；④避免突然停药；⑤宜空腹服药；⑥在服药期间不宜饮酒；⑦在服药期间避免同食柚子或喝柚子汁；⑧禁与CYP450诱导剂联用。

（王　颖）

参考文献 ▷▷▷

［1］丰有吉,沈铿.妇产科学.2版.北京:人民卫生出版社,2010.

［2］中华医学会妇产科学分会妊娠期高血压疾病学组.妊娠期高血压疾病诊治指南（2020）.中华妇产科杂志,2020,55(4):227-238.

［3］American College of Obstetricians and Gynecologists,Task Force on Hypertension in pregnancy. Hypertension in pregnancy. Report of the American College of Obstetricians and Gynecologists' Task Force on hypertension in pregnancy. Obstetrics & gynecology,2013,122（5）:1122-1131.

［4］American College of Obstetricians and Gynecologists. Hypertension in pregnancy. Washington DC:American College of Obstetricians and Gynecologists,2013.

［5］World Health Organization. WHO recommendations for prevention and treatment of preeclampsia and eclampsia. Geneva:World Health Organization,2011.

［6］LEFEVRE M L. Low-dose aspirin use for the prevention of morbidity and mortality from preeclampsia:U.S. Preventive Services Task Force recommendation statement. British medical journal（clinical research ed.）,2014,161（11）:819-826.

［7］中华医学会.临床诊疗指南:妇产科学分册.北京:人民卫生出版社,2007.

［8］中国医师协会高血压专业委员会.妊娠期高血压疾病血压管理中国专家共识.中华高血压杂志,2012,20(11):1000,1023-1027.

第五节　早　产

一、概述

　　早产（premature delivery）是指妊娠满28周至不满37足周（196~258日）间分娩者。早产占分娩总数的5%~15%[1],分为自发性早产和治疗性早产2种,前者包括未足月分娩和未足月胎膜早破,后者为妊娠并发症或合并症而需要提前终止妊娠者。早产的临床表现主要为孕妇可有晚期流产、早产及产伤史,妊娠满28周后至37周前出现较规则的宫缩,间隔时间为5~6分钟,持续时间达30秒以上,肛门检查或阴道检查可发现宫颈管消失、宫口扩张,部分患者可伴有少量阴道流血或阴道流液。此外,早产时娩出的新生儿各器官发育不成熟,因而易发生呼吸窘迫综合征、坏死性小肠炎、高胆红素血症、脑室内出血、动脉导管持续开放、视网膜病变、脑瘫等疾病。分娩孕周越小,出生体重越低,围产儿的预后越差。近年,由于早产儿及低体重儿治疗学的进步,其生存率明显提高,伤残率下降,故国外不少学者提议,将早产定义的时间上限提前到妊娠20周。

由于临床上早产患者的症状表现、病情轻重不一,治疗上应强调个体化治疗。对于胎儿存活、无明显畸形、无明显的绒毛膜羊膜炎及胎儿窘迫、无严重的妊娠合并症及并发症、宫口开大2cm以下以及早产预测阴性者应设法延长孕周,防止早产;而对于早产不可避免者,应设法提高早产儿的存活率。早产的治疗包括卧床,期待疗法,糖皮质激素、宫缩抑制剂和广谱抗生素的应用,以及母亲与胎儿监护。目前,用于治疗早产的药物主要有糖皮质激素、宫缩抑制剂和广谱抗生素三大类。常用的糖皮质激素主要有倍他米松和地塞米松,两者的效果相当,早产孕妇产前应用糖皮质激素能促进胎儿肺泡成熟,降低呼吸窘迫综合征、脑室周围出血、坏死性小肠炎的发病率,缩短新生儿入住ICU的时间,从而使新生儿的死亡率降低。多疗程的糖皮质激素应用可能会对胎儿的神经系统发育有一定影响,所以不推荐产前反复及多疗程应用。而宫缩抑制剂又分为β_2受体激动剂、钙通道阻滞剂、前列腺素合成酶抑制剂和缩宫素受体拮抗剂。其中,β_2受体激动剂主要是利托君、特布他林[2],但有心脏病、心律不齐、未控制的高血糖及甲状腺功能亢进者禁用或慎用;前列腺素合成酶抑制剂主要是吲哚美辛,因这类药物能通过胎盘到达胎儿,大剂量长期应用可使胎儿的动脉导管提前关闭,导致肺动脉高压,亦可能使肾血管收缩,减少胎儿的肾血流量而使羊水量减少,故建议妊娠32周前用药,且需监测羊水量及胎儿的动脉导管宽度[3];缩宫素受体拮抗剂主要是阿托西班,其为缩宫素衍生物,可与缩宫素竞争缩宫素受体而起到抑制宫缩的作用,其在欧洲已作为子宫收缩抑制剂用于临床,但其更广泛的应用有待于进一步评估。而广谱抗生素只预防性应用于感染的高危人群,对低危人群无显效,一般应结合病情进行个体化治疗,常用的抗生素为青霉素或氨苄西林[4]。

二、早产超药品说明书用药情况及循证证据

(一)NMPA批准用于治疗早产的药品

目前,NMPA批准用于治疗早产的药品主要有孕激素和宫缩抑制剂,后者包括钙通道阻滞剂硫酸镁、β_2受体激动剂利托君和缩宫素受体拮抗剂阿托西班(表17-8)。

表17-8 国内有治疗早产适应证的药物

类型	药物(通用名)	有早产适应证的药物(别名)
孕激素	黄体酮	安琪坦
钙通道阻滞剂	硫酸镁	硫酸镁注射液

续表

类型	药物（通用名）	有早产适应证的药物（别名）
β₂受体激动剂	利托君	安宝、盐酸利托君注射液、先强维可依、盐酸利托君片
缩宫素受体拮抗剂	阿托西班	醋酸阿托西班注射液

（二）国内药品说明书外用法用于治疗早产的药品

目前国内临床治疗早产属药品说明书外用法的药品主要是吲哚美辛片、地塞米松磷酸钠注射液（表 17-9）。其中沙丁胺醇因证据强度比较低，已不再推荐用于治疗早产。

表 17-9　国内药品说明书外用法用于治疗早产的药品常用用法及循证证据

药品名称	国内已批准的适应证	规格	用法用量	原研国说明书	有效性等级	推荐级别	证据强度
吲哚美辛片	关节炎,可缓解疼痛和肿胀;软组织损伤和炎症等;解热;其他:用于治疗偏头痛、痛经、手术后痛、创伤后痛等	25mg/片	150~300mg/d。首次负荷剂量为100~200mg直肠给药,吸收快;或口服,50~100mg/d,以后每4~6小时25~50mg,限于妊娠32周前应用。应用不超过3日	美国FDA未批准吲哚美辛片用于预防早产	Class Ⅱa	Class Ⅱb	Category B
地塞米松磷酸钠注射液	主要用于过敏性与自身免疫性炎症性疾病。多用于结缔组织病、活动性风湿病、类风湿关节炎、红斑狼疮、严重支气管哮喘、严重皮炎、溃疡性结肠炎、急性白血病等,也用于某些严重感染及中毒、恶性淋巴瘤的综合治疗	2mg/ml	6mg,肌内注射,12小时重复一次,共4次	美国FDA未批准地塞米松磷酸钠注射液用于预防早产并发症	Class Ⅰ	Class Ⅱa	Category A

注:**证据等级分级来自美国 Micromedex 数据库。

三、处方评价示例

【病史摘要】

患者,女,35岁,停经28+2周,单活胎,胎心140次/min,头先露,未入盆,可及每5~6分钟1次的宫缩,持续约20秒。窥诊见乳白色阴道分泌物,无血性分泌物,可见宫颈环扎线,宫口未开。胎膜早破试验阴性。

【诊断】

先兆早产(孕3产0孕28+2周单活胎),妊娠合并宫颈功能不全(宫颈环扎术后)。

【医嘱】

(1)吲哚美辛片:50mg,口服,q.8h.。

(2)盐酸利托君片:20mg,口服,q.2h.。

(3)地屈孕酮片:10mg,口服,b.i.d.。

(4)地塞米松磷酸钠注射液:6mg,肌内注射,q.12h.。

【处方评价】

(1)超说明书药品及类别

1)吲哚美辛片(超适应证、禁忌人群用药)。

2)地塞米松磷酸钠注射液(超适应证)。

(2)循证分级情况

1)美国FDA未批准吲哚美辛片用于治疗早产。有效性等级Class Ⅱa,推荐级别Class Ⅱb,证据强度Category B。

2)美国FDA未批准地塞米松磷酸钠注射液用于预防早产并发症。有效性等级Class Ⅰ,推荐级别Class Ⅱa,证据强度Category A。

(3)指南推荐情况

1)《威廉姆斯产科学》第20版中提到前列腺素合成酶抑制剂可用于抑制早产宫缩,但易对胎儿及母体产生不利影响[2];中华医学会《临床诊疗指南:妇产科学分册》明确指出吲哚美辛作为前列腺素合成酶抑制剂,可使前列腺素水平下降,从而减少宫缩,但只限于32周前应用,且应用不超过3天[4];而《妇产科学》(第9版)亦推荐吲哚美辛为常用的前列腺素合成酶抑制剂,但因易导致胎儿肺动脉高压和肾功能受损等不良反应,故建议最好仅在β₂受体激动剂等药物使用受限制或无效时选用,且消化性溃疡患者禁用[1]。

2)美国妇产科医师学会2016年发布的产前糖皮质激素治疗促进胎儿成熟的委员会意见中提出,对7天内可能早产的24~33+6周妊娠孕妇,包括多胎妊娠,建议给予1个疗程的糖皮质激素治疗[5];2014年中华医学会妇产科学分会《早产临床诊断与治疗指南》推荐所有妊娠28~34+6周的先兆早产应给予1

个疗程的糖皮质激素,若早产临产,来不及完成疗程者,也应给药[3]。

（4）剂量推荐范围

1）吲哚美辛片:150~300mg/d。首次负荷剂量为 100~200mg 直肠给药,吸收快;或口服,50~100mg/d,以后每 4~6 小时 25~50mg,限于妊娠 32 周前应用,应用不超过 3 日。

2）地塞米松磷酸钠注射液:每次 6mg,肌内注射,每 12 小时重复 1 次,共4次。

（5）超药品说明书用药作用机制

1）吲哚美辛:前列腺素和正常分娩的子宫肌收缩密切相关,抗前列腺素制剂可以抑制前列腺素合成或阻断前列腺素对靶器官的作用。吲哚美辛是非选择性环氧合酶抑制剂,通过抑制环氧合酶,减少花生四烯酸转化为前列腺素,即通过抑制前列腺素的合成从而抑制子宫收缩。

2）地塞米松:属糖皮质激素类,其可以与肺泡内的细胞受体结合,促进肺泡表面活性物质的释放,降低毛细血管渗透压,改善新生儿呼吸窘迫综合征情况。同时,还能加速肺抗氧化酶系统发育成熟,改善肺泡功能,促进早产儿的肺部功能发育,提高早产儿的远期神经发育情况,有利于其健康成长。且地塞米松为脂溶性药物,分子质量相对较小,较易通过胎盘。

（6）药物配伍:前列腺素合成酶抑制剂吲哚美辛可抑制宫缩,但由于对胎儿及母体的影响较大,故只用于妊娠 32 周前的早产;β₂受体激动剂盐酸利托君片是常用的宫缩抑制剂,其已被 NMPA 批准用于预防 20 周以后的早产;高浓度的黄体酮可促进子宫肌蛋白合成,使子宫肌细胞肥大,对子宫肌层起明显的镇静作用;地塞米松是一种糖皮质激素,产前单个疗程的糖皮质激素治疗能增加早产儿的肺顺应性和肺容量,有效降低早产儿呼吸窘迫综合征的发病率。

（7）黑框警告:吲哚美辛可增加严重的心血管血栓事件如心肌梗死和脑卒中的发生风险,也会增加胃肠道出血、溃疡和穿孔等不良事件的发生风险,且本品禁用于冠状动脉搭桥手术。在使用本品期间,以上不良事件可能随时发生,没有警告预兆。老年患者和之前有过消化性溃疡或出血病史的患者发生严重胃肠道事件的风险更大。

（8）禁忌证

1）吲哚美辛:活动性溃疡病、溃疡性结肠炎及病史者,癫痫,帕金森病及精神病患者,肝肾功能不全者,对吲哚美辛或对阿司匹林或其他非甾体抗炎药过敏者,血管神经性水肿或支气管哮喘者禁用。

2）地塞米松:临床已有宫内感染的证据者、对地塞米松及肾上腺皮质激素类药物有过敏史的患者禁用,特殊情况下权衡利弊使用,注意病情恶化的可能性;高血压、血栓症、胃与十二指肠溃疡、精神病、电解质代谢异常、心肌梗死、内脏手术、青光眼等患者一般不宜使用。

（9）注意事项

1）吲哚美辛：①吲哚美辛与阿司匹林有交叉过敏性，由阿司匹林过敏引起的喘息患者应用本品时可引起支气管痉挛。对其他非甾体抗炎药、镇痛药过敏者也可能对本品过敏。②本品因对血小板聚集有抑制作用，可使出血时间延长，停药后此作用可持续1天。用药期间血尿素氮及血肌酐含量也常增高。③避免在妊娠32周后使用该药品，因其有可能导致胎儿的肺动脉导管过早闭合。

2）地塞米松：①结核病、急性细菌或病毒感染患者应用时，必须给予适当的抗感染治疗；②长期服药后，停药前应逐渐减药；③糖尿病、骨质疏松症、肝硬化、肾功能不良、甲状腺功能低下患者慎用；④运动员慎用。

（10）用药交代及用药教育

1）吲哚美辛：①如有出血、溃疡甚至穿孔的严重胃肠道事件，或有充血性心力衰竭、心肌梗死或脑卒中事件，应及时报告；②此药可能有严重的肝毒性及可能出现如皮疹、剥脱性皮炎等皮肤反应；③服药后需避免精神警觉性活动；④服用此药物时避免同时使用阿司匹林或其他非甾体抗炎药。

2）地塞米松：①在治疗期间，避免接触水痘和麻疹病毒，一旦接触，应及时报告；②药物可引起青光眼、白内障、眼压增加、伤口难愈合、体液潴留、肌肉无力、骨质疏松、腹胀、红斑、脆弱/薄皮肤、头痛、眩晕、恶心、食欲增加、体重增加等；③避免突然停药。

（殷锦锦　王　颖）

参考文献 ▶▶▶

［1］谢幸,孔北华,段涛.妇产科学.9版.北京:人民卫生出版社,2018.

［2］F. Gary Cunningham.威廉姆斯产科学.20版.朗景和,译.西安:世界图书出版公司,2001.

［3］中华医学会妇产科学分会产科学组,南京大学医学院附属鼓楼医院.早产的临床诊断与治疗指南(2014).中华妇产科杂志,2014,49(07):481-484.

［4］中华医学会.临床诊疗指南:妇产科学分册.北京:人民卫生出版社,2007.

［5］Committee on Obstetric Practice. Committee Opinion No. 713:antenatal corticosteroid therapy for fetal maturation. Obstetrics & gynecology,2017,130(2):e102-e109.

第六节　子宫内膜异位症

一、概述

子宫内膜异位症是指子宫内膜组织(腺体和间质)在子宫腔被覆内膜及子宫以外的部位出现、生长、浸润,反复出血,继而引发疼痛、不孕及结节或包块等。子宫内膜异位症是育龄妇女的多发病、常见病,主要分为腹膜型、卵巢型、深部浸润型以及其他型[1]。本病是一种多种因素影响的慢性良性疾病,该病在育龄妇女中的发病率高达 10%~15%,且发病率在逐年上升。临床症状包括痛经、不孕、月经异常,以及腹痛、尿频、血尿等,其中疼痛和不孕是影响妇女身心健康的重要原因[2]。

目前,对本病的病因及发病机制仍然没有明确的认识,以 Sampson 的经血逆流种植为主导理论,逆流至盆腔的子宫内膜需经黏附、侵袭、血管性形成等过程得以种植、生长、发生病变;在位内膜的特质起决定作用,即"在位内膜决定论";其他发病机制包括体腔上皮化生、血管及淋巴转移学说,以及干细胞理论等[1]。

疼痛和不孕是子宫内膜异位症的主要临床表现形式,其中子宫内膜异位症引起的疼痛形式多种多样,包括痛经、慢性盆腔痛、性交痛和排便痛等,严重影响女性的生活质量。对疼痛的治疗以药物和手术治疗为主,且药物治疗是首选。目前针对子宫内膜异位症疼痛的一线药物包括非甾体抗炎药、口服避孕药,以及口服高效孕激素如甲羟孕酮等;二线药物包括促性腺激素释放激素激动剂反加疗法、左炔诺孕酮宫内释放系统。一线药物治疗无效改二线药物,如依然无效,应考虑手术治疗,手术以腹腔镜治疗为首选,手术可以明确诊断,减灭病灶,恢复解剖。手术主要有病灶切除、卵巢去势的根治性手术和神经阻断 3 种方法[2]。对于子宫内膜异位症不孕的治疗,药物治疗对改善生育状况的帮助不大。腹腔镜手术能提高术后的妊娠率,希望妊娠者术后应尽快行促排卵治疗,增加受孕概率。

二、子宫内膜异位症超药品说明书用药情况及循证证据

(一) NMPA 批准用于治疗子宫内膜异位症的药品

国内有子宫内膜异位症适应证的药物通用名及药物别名见表 17-10。

需注意的是,并非所有相同成分的药品都有子宫内膜异位症适应证。如成分同为炔诺酮片,上海和广州两家药厂生产的炔诺酮片的说明书中有子宫内膜异位症适应证,而其他厂家生产的炔诺酮片的说明书中则无子宫内膜异

位症适应证。

表 17-10　国内有治疗子宫内膜异位症适应证的药物

类型	药物（通用名）	有子宫内膜异位症适应证的药物（别名）
口服避孕药	炔诺酮	炔诺酮片（上海）、炔诺酮片（广州）
高效孕激素	甲羟孕酮	狄波 - 普维拉、安宫黄体酮
雄激素衍生物	孕三烯酮	言昌、内美通
	达那唑	炔睾醇
	曲普瑞林	达必佳、达菲林
促性腺激素释放激素激动剂	亮丙瑞林	抑那通、贝依、博恩诺康、注射液醋酸亮丙瑞林微球
	戈舍瑞林	诺雷得

（二）国内药品说明书外用法用于治疗子宫内膜异位症的药品

目前国内临床治疗子宫内膜异位症属药品说明书外用法的药品主要是来曲唑（表 17-11）。

表 17-11　国内药品说明书外用法用于治疗子宫内膜异位症的药品常用用法及循证证据

药品名称	国内已批准的适应证	规格	用法用量	依据及其等级**			
				原研国说明书	有效性等级	推荐级别	证据强度
来曲唑片	对绝经后早期乳腺癌患者的辅助治疗,此类患者的雌激素或孕激素受体阳性或受体状态不明。对已经接受他莫昔芬辅助治疗5年的、绝经后早期乳腺癌患者的辅助治疗,此类患者的雌激素或孕激素受体阳性或受体状态不明。治疗绝经后、雌激素受体阳性、孕激素受体阳性或受体状况不明的晚期乳腺癌患者,这些患者应为自然绝经或人工诱导绝经	2.5mg/片	5mg,每天 1 次	美国 FDA 未批准来曲唑用于治疗成人或儿童子宫内膜异位症	成人:Class Ⅱa	成人:Class Ⅱb	成人:Category B

注:**证据等级分级来自美国 Micromedex 数据库。

三、处方评价示例

处方 年龄:24 岁 性别:女 诊断:子宫内膜异位症

(1)来曲唑片:5mg,口服,每日 1 次。

(2)二甲双胍片:500mg,口服,每日 2 次。

【处方评价】

(1)超说明书药品及类别:来曲唑片(超适应证、禁忌人群用药)。

(2)循证分级情况:美国 FDA 未批准来曲唑用于治疗子宫内膜异位症。有效性等级 Class Ⅱa,推荐级别 Class Ⅱb,证据强度 Category B。

(3)指南推荐情况:2014 年欧洲人类生殖与胚胎学会女性子宫内膜异位症的治疗指南[3]指出,若妇女存在其他药物或手术治疗难治愈的直肠阴道子宫内膜异位症疼痛,临床医师可以考虑使用芳香化酶抑制剂减少子宫内膜异位症相关疼痛,同时联合使用口服避孕药、孕激素或 GnRH 类似物减少其不良反应。2015 年中华医学会《子宫内膜异位症的诊治指南》提到,芳香化酶抑制剂是值得进一步进行研究的子宫内膜异位症的治疗新药[1]。

(4)超药品说明书用药作用机制:子宫内膜异位症是雌激素依赖性疾病,而芳香化酶抑制剂是治疗雌激素依赖性疾病的有效药物,几乎全部抑制尿液和血浆中的雌酮和雌二醇,对卵巢外组织芳香化酶活性有很好的抑制作用,有效降低血浆中的雌二醇水平。来曲唑是人工合成的苄三唑类衍生物,属于第三代芳香化酶抑制剂,通过抑制芳香化酶,有效降低雌激素水平,进而消除异位内膜生长所需的雌激素刺激,最终控制子宫内膜异位症引起的疼痛。

(5)药物配伍:二甲双胍不仅有利于控制血糖,还能增加机体组织对胰岛素的敏感性,改善血管炎症、脂质代谢等动脉粥样硬化危险因素,并对子宫内膜功能、高雄激素血症、月经周期及排卵功能均有改善作用[4]。一项临床研究结果显示,来曲唑联合二甲双胍用于治疗子宫内膜异位症,可更好地减轻子宫内膜异位症患者的痛经症状以及降低复发率,两者具有协调作用[5]。

(6)禁忌证:对来曲唑或任意一种赋形剂过敏的患者、绝经前内分泌状态、孕妇、哺乳期妇女禁用。

(7)注意事项:①运动员慎用;②不得与其他含雌激素的药物同时使用;③长期使用可能导致骨密度降低;④肝肾功能不全患者服用二甲双胍时应严密观察。

(8)用药交代及用药教育:来曲唑可能引起潮热、恶心、关节痛、背痛和骨骼疼痛。告知患者如有骨质疏松的症状/体征,如骨痛和骨折等,应及时报告医师。

(司徒冰 殷锦锦)

249

参考文献 ▶▶▶

［1］中华医学会妇产科学分会子宫内膜异位症协作组.子宫内膜异位症的诊治指南.中华
妇产科杂志,2015,50(3):161-169.

［2］冷金花,戴毅.子宫内膜异位症诊治热点问题.中国实用妇科与产科杂志,2014,30
(01):17-20.

［3］DUNSELMAN G A J,VERMEULEN N,BECKER C,et al. ESHRE guideline:management of
women with endometriosis. Human reproduction,2014,29(3):400-412.

［4］ANDRZEJ M. Reimbursement of metformin for polycystic ovary syndrome. Endokrynologia
polska,2013,64(5):409-414.

［5］马华姝,樊宏英,韩晓瑞.来曲唑联合二甲双胍治疗子宫内膜异位症的疗效观察.中华
临床医师杂志(电子版),2015,9(11):2233-2235.

第十八章
消化系统疾病超药品说明书用药处方评价

第一节　炎　性　肠　病

一、概述

炎性肠病(inflammatory bowel disease,IBD)是一组病因尚不十分清楚的特发性、慢性肠道炎症性疾病。该病包括①溃疡性结肠炎(ulcerative colitis,UC):非特异性溃疡性结肠炎,是一组病因尚不十分清楚的直肠和结肠黏膜和黏膜下炎症,发病可能与感染、免疫和遗传因素有关,病变可累及直肠、结肠的一段或全段[1-2]。②克罗恩病(Crohn disease,CD):局限性肠炎,是一种原因未明的胃肠道慢性肉芽肿性炎症性疾病,病变累及邻近结肠,典型者多呈节段性、跳跃性分布;末段回肠受累最常见,同时常有右半结肠受累,累及结直肠的患者可仅有结肠受累,或为结直肠加上其他部位受累,常伴有肛周病变和瘘管[1-2]。

IBD是北美和欧洲的常见病,流行病学研究显示德国的IBD发病率为

11/10 万[3]，美国的 UC 和 CD 患病率分别为 238/10 万和 201/10 万[4]。近 30 年来，日本的 IBD 发病率呈逐步增高的趋势。我国尚无普通人群 IBD 的流行病学资料，但近 10 多年来本病的就诊人数呈逐步增加的趋势非常明显。Wang 等[5]的研究结果表明，中国的 UC 和 CD 患病率分别为 11.6/10 万和 1.4/10 万。IBD 在我国已成为消化系统常见病。

根据我国的统计资料[6]，UC 最常发生于青壮年期，发病的高峰年龄为 20~49 岁，男、女性别差异不大，男：女为（1.0~1.3）：1。临床表现为持续或反复发作的腹泻、黏液脓血便伴腹痛、里急后重和不同程度的全身症状，病程多在 4~6 周以上。可有皮肤、黏膜、关节、眼和肝胆等的肠外表现。黏液血便是 UC 最常见的症状。CD 最常发生于青年期，发病的高峰年龄为 18~35 岁，男性略多于女性（男：女约为 1.5：1）。临床表现呈多样化，包括消化道表现、全身表现、肠外表现及并发症。

IBD 的病因和发病机制尚未完全明确，已知肠道黏膜免疫系统异常反应所导致的炎症反应在其发病中起重要作用，目前认为这是由多种因素相互作用所致，主要包括环境、遗传、感染和免疫因素。炎性肠病的治疗目标是诱导、维持临床症状和黏膜炎症的缓解，重建黏膜屏障平衡，减少复发和并发症，改善患者的生活质量。临床上治疗 IBD 的常用药物包括氨基水杨酸制剂（aminosalicylate）、糖皮质激素（glucocorticoid）、免疫调节剂（immunomodulator）、抗肿瘤坏死因子（anti-TNF agent）。此外，抗菌药、益生菌和抗粘连分子、肠内与肠外营养等也在 IBD 的治疗中起重要作用。氨基水杨酸制剂具有抗炎作用，用于治疗 IBD 发作和维持缓解，2015 年世界胃肠病学组织（World Gastroenterology Organisation，WGO）《全球指南：炎症性肠病（更新版）》推荐的氨基水杨酸制剂主要有柳氮磺吡啶、美沙拉秦、奥沙拉秦、巴柳氮。糖皮质激素可显著抑制炎症和快速缓解症状，但副作用限制其长期使用，一般不用于维持缓解治疗，只在 IBD 急性发作期且对足够剂量的氨基水杨酸（ASA）无反应时有使用指征。其给药途径取决于病变部位及严重程度，主要包括①经静脉（甲泼尼龙、氢化可的松）；②口服（泼尼松、泼尼松龙、布地奈德、地塞米松）；③经直肠（灌肠剂、泡沫制剂、栓剂）3 种给药途径。免疫调节剂主要抑制 T 细胞免疫反应而发挥抗炎作用，目前国内外指南推荐有硫嘌呤类药物（硫嘌呤、硫唑嘌呤）、钙调磷酸酶抑制剂（环孢素和他克莫司）和甲氨蝶呤（MTX）。硫嘌呤类药物和 MTX 起效相对较慢，初次给药后需 2~3 个月见效，但是环孢素起效快（<1 周），因此免疫调节剂不作为急性发作期治疗用药（急性重症 UC 时可用环孢素），一般用于减轻或消除 IBD 的激素依赖，或作为氨基水杨酸类及激素类药物治疗效果不佳时的治疗方案。2015 年 WGO《全球指南：炎症性肠病（更新版）》指出，抗肿瘤坏死因子对于侵袭性疾病的肛周克

罗恩病患者可能是一线治疗,但仍需关注其诱发肿瘤和并发感染的风险。英夫利西单抗(infliximab,IFX)、阿达木单抗(adalimumab,ADA)和赛妥珠单抗(certolizumab,CZP)被美国 FDA 批准用于治疗对标准药物无足够反应的中至重度 CD。IFX 仅可静脉滴注,在激素难治性重度 UC 中用作挽救治疗,国外获准用于治疗炎症性或瘘管性 CD 与 UC。全人源阿达木单抗已于 2020 年 1 月 8 日获得中国国家药品监督管理局(NMPA)审批,用于治疗充足皮质类固醇和 / 或免疫抑制治疗应答不充分、不耐受或禁忌的中重度活动性克罗恩病成年患者。赛妥珠单抗于 2013 年被 FDA 批准用于治疗 CD,目前国内尚未上市。

二、炎性肠病超药品说明书用药情况及循证证据

(一)NMPA 批准用于治疗 IBD 的药品

NMPA 批准用于治疗 IBD 的药品主要有以下 2 类:氨基水杨酸制剂、糖皮质激素。国内批准的氨基水杨酸制剂包括柳氮磺吡啶(口服:肠溶胶囊 / 片剂;局部给药:栓剂)、美沙拉秦(口服:缓释、肠溶片剂、颗粒剂;局部给药:栓剂)、奥沙拉秦(胶囊)、巴柳氮(颗粒剂、片剂)。NMPA 批准的氨基水杨酸制剂说明书都有 CD 或 UC 适应证,然而并非所有的糖皮质激素类都有 UC 和 / 或 CD 适应证,国内说明书有 UC 和 / 或 CD 适应证的有甲泼尼龙、地塞米松,其余糖皮质激素的国内说明书都未直接注明。国内说明书含有 IBD(UC 和 / 或 CD)适应证的药物详见表 18-1。

表 18-1　国内有 IBD(UC 和 / 或 CD)适应证的药物

类型	药物(通用名)	有 IBD 适应证的药物(别名)
氨基水杨酸类	柳氮磺吡啶	柳氮磺吡啶肠溶片、维柳芬、舒腹捷、Tab. SASP、柳氮磺吡啶栓
	美沙拉秦	艾迪莎、惠迪、莎尔福、颇得斯安
	奥沙拉秦	帕斯坦、畅美
	巴柳氮	塞莱得、贝乐司
糖皮质激素	甲泼尼龙	美卓乐、尤金、甲强龙、米乐松、尤米乐
	地塞米松	地塞米松磷酸钠注射液、醋酸地塞米松片、息洛安

(二)国内药品说明书外用法用于治疗 IBD 的药品

目前国内临床治疗 IBD 属药品说明书外用法的药品主要有免疫调节剂(巯嘌呤、硫唑嘌呤、甲氨蝶呤)和抗肿瘤坏死因子(英夫利西单抗)(表 18-2)。

表 18-2　国内药品说明书外用法用于治疗 IBD 的药品常用用法及循证证据*

药品名称	国内已批准的适应证	规格	用法用量	依据及其等级**			
				原研国说明书	有效性等级	推荐级别	证据强度
甲氨蝶呤片/注射用甲氨蝶呤/甲氨蝶呤注射液	各型急性白血病特别是急性淋巴细胞白血病,恶性淋巴瘤,非霍奇金淋巴瘤和蕈样肉芽肿,多发性骨髓瘤;头颈部癌、肺癌、各种软组织肉瘤、乳腺癌、银屑病、卵巢癌、宫颈癌、恶性葡萄胎、绒毛膜上皮癌、睾丸癌	片剂:2.5mg/片 注射用粉针:5mg、0.1g、1g 注射液:1ml:5mg,1ml:10mg,5ml:50mg,5ml:0.5g,10ml:1g,10ml:5g	诱导缓解期 MTX 的剂量为 25mg q.w.,肌内注射或皮下注射。至 12 周达到临床缓解后,可改为 15mg q.w.,肌内注射或皮下注射,可改口服但疗效可能降低	美国 FDA 未批准 MTX 用于治疗克罗恩病	成人:Class Ⅱb 儿童:Class Ⅱa	成人:Class Ⅱb 儿童:Class Ⅱb	成人:Category B 儿童:Category B
巯嘌呤片	适用于手绒毛膜上皮癌、恶性葡萄胎,急性淋巴细胞白血病及急性非淋巴细胞白血病、慢性粒细胞白血病急变期	25mg/片,50mg/片,100mg/片	克罗恩病:口服,1~1.5mg/kg 给药,至少应用 3~6 个月;溃疡性结肠炎:口服,1~1.5mg/kg 给药,可能有效	美国 FDA 未批准用于炎性肠病	成人 Class Ⅱa 儿童:Class Ⅱa	成人:Class Ⅱb 儿童:Class Ⅱb	成人:Category B 儿童:Category B

续表

药品名称	国内已批准的适应证	规格	用法用量	原研国说明书	依据及其等级**		
					有效性等级	推荐级别	证据强度
硫唑嘌呤片	急、慢性白血病,对慢性粒细胞白血病的近期疗效较好,作用快,但缓解期短;后天性溶血性贫血,特发性血小板减少性紫癜,系统性红斑狼疮,慢性类风湿关节炎;慢性活动性肝炎(与自体免疫有关的肝炎)、原发性胆汁性肝硬化;甲状腺功能亢进,重症肌无力;其他:慢性非特异性溃疡性结肠炎,多发性神经根炎,狼疮肾炎,增殖性Wegener肉芽肿病等	0.1g/片	对糖皮质激素与水杨酸类药物无效的克罗恩病患者应尽早使用,每日2mg/kg口服,至少应用3~6个月	美国FDA未批准用于治疗成人或儿童克罗恩病	成人: Class Ⅱa 儿童: Class Ⅱa	成人: Class Ⅱb 儿童: Class Ⅱb	成人: Category B 儿童: Category C
注射用英夫利西单抗	类风湿关节炎;克罗恩病;瘘管性克罗恩病;强直性脊柱炎;银屑病	100mg/瓶	首次给予5mg/kg,然后在首次给药后的第2和第6周及以后每隔8周各给予1次相同剂量	美国FDA已批准用于常规治疗成人或6岁以上儿童反应不佳的重度溃疡性结肠炎	成人: Class Ⅰ 儿童: Class Ⅱa	成人: Class Ⅱa 儿童: Class Ⅱb	成人: Category B 儿童: Category B

注:*临床提供证据来源[7-8];**证据等级分级来自美国Micromedex数据库。

三、处方评价示例

（一）门诊处方

处方　年龄:30 岁　性别:女　诊断:中度克罗恩病

（1）硫唑嘌呤片:100mg,口服,每日 1 次。

（2）泼尼松片:20mg,口服,每日 1 次。

【处方评价】

（1）超说明书药品及类别:硫唑嘌呤片(超适应证)。

（2）循证分级情况:美国 FDA 未批准硫唑嘌呤用于治疗成人 CD、儿童 CD。成人 CD 的有效性等级 Class Ⅱa,推荐级别 Class Ⅱb,证据强度 Category B;儿童 CD 的有效性等级 Class Ⅱa,推荐级别 Class Ⅱb,证据强度 Category C。

（3）指南推荐情况:硫唑嘌呤(AZA)用于治疗 IBD 目前国内外均未获得许可。美国 FDA 未批准硫唑嘌呤用于治疗成人 CD。国外的 AZA 有口服片剂和注射液 2 种剂型,国产的 AZA 只有口服片剂。国内外药品说明书均无炎性肠病(UC 和 / 或 CD)适应证。2011 年英国胃肠病学会(British Society of Gastroenterology,BSG)《成人炎症性肠病管理指南》[9]、2012 年英国国家卫生与临床优化研究所(National institute for Health and Care Excellence,NICE)《克罗恩病临床管理指南》[10]、2016 年亚太地区胃肠病学协会《Asian Pacific Association of Gastroenterology,APAGE 共识声明:克罗恩病》[11]、2013 年《AGA 炎性克罗恩病使用巯嘌呤类药物、甲氨蝶呤以及抗肿瘤坏死因子生物制剂诱导和维持缓解治疗指南》[12]与 2015 年世界胃肠病学组织(World Gastroenterology Organisation,WGO)《全球指南:炎症性肠病(更新版)》[13]均提出硫唑嘌呤用于 CD 的诱导与维持缓解。在下列情况下硫唑嘌呤被视为一线治疗药物,包括①严重复发或频繁复发的 CD 患者;② 12 个月内需要 2 个或更多疗程的皮质激素治疗患者;③激素治疗剂量低于 15mg 的复发患者;④停止激素治疗 6 周内复发的患者。AZA 是激素诱导缓解后用于维持缓解最常用的药物,能有效维持撤离激素的临床缓解或在维持症状缓解下减少激素用量。AZA 不能耐受者可试换用巯嘌呤(6-MP),巯嘌呤类药物无效或不能耐受者可换用甲氨蝶呤(MTX)。推荐的剂量各国有差异,英国指南推荐 CD 的合适维持缓解剂量 AZA 为 2.0~2.5mg/(kg·d)[9];欧洲共识意见推荐的目标剂量范围为 1.5~2.5mg/(kg·d)[14];我国尚未有共识,有研究认为亚裔人种的剂量宜偏小,如 1.0mg/(kg·d)[15-16]。国内研究表明,用 <1.0mg/kg 的 AZA 与 1.0~2.0mg/kg 的 AZA 对中国克罗恩病患者的维持缓解治疗具有相同功效[17]。

（4）剂量推荐范围:硫唑嘌呤片每日 2mg/kg 给药,口服至少应用 3~6 个月。

（5）超药品说明书用药作用机制:硫唑嘌呤为特异性核糖核酸合成抑制

剂,主要抑制 T 细胞免疫反应,发挥抗炎作用。代谢终产物是硫鸟嘌呤,可抑制有丝分裂活跃的淋巴细胞增殖,能通过抑制细胞毒性 T 细胞和自然杀伤细胞,诱导 T 细胞凋亡,而产生直接抗炎作用。

(6) 药物配伍:处方中硫唑嘌呤与泼尼松联用治疗中至重度 CD。AZA 是激素诱导缓解后用于维持缓解最常用的药物,能有效维持撤离泼尼松的临床缓解或在维持症状缓解下减少泼尼松用量。2013 年《AGA 炎性克罗恩病使用硫嘌呤类药物、甲氨蝶呤以及抗肿瘤坏死因子生物制剂诱导和维持缓解治疗指南》[12]推荐,对于中等严重度的 CD 患者不应采用硫嘌呤类药物单药治疗以诱导病情缓解(推荐强度弱,证据等级中等);对于肾上腺皮质激素治疗诱导疾病缓解的 CD 患者,相比不包含免疫调节剂的治疗方案,指南更推荐采用硫嘌呤类药物治疗以维持其疾病的缓解状态(推荐强度强,证据等级中等)。

(7) 黑框警告:硫唑嘌呤作为一种具有免疫抑制作用的嘌呤抗代谢物,并且具有潜在增加人类恶性肿瘤患病的风险。恶性肿瘤的报告包括肾移植后的淋巴瘤和炎性肠病患者单药疗法发生的肝脾 T 细胞淋巴瘤。医师使用这种药应非常熟悉这种风险以及突变可能(无论男女)和潜在的血液毒性。医师应该告诉患者存在恶性肿瘤患病的风险。

(8) 禁忌证:已知对硫唑嘌呤高度过敏的患者禁用;不能用于治疗孕妇类风湿关节炎。对于既往使用烷化剂(环磷酰胺、苯丁酸氮芥、美法仑或其他)治疗的类风湿关节炎患者,使用硫唑嘌呤治疗可能使恶性肿瘤发生的风险更高。

(9) 注意事项

1) 硫唑嘌呤

①常规:以胃肠道反应多见,其他常见不良反应包括腹泻、皮疹、发热、肌痛、转氨酶升高,偶见低血压反应。胃肠道毒性的症状通常在治疗的前几周内出现,停药后,胃肠道毒性是可逆性的。在使用单一剂量的硫唑嘌呤后,这种反应可以在数小时内复发。

②患者须知:患者开始进行硫唑嘌呤治疗时应该被告知必须定期进行全血细胞计数检查,并且应该鼓励他们报告任何不寻常的出血或淤伤给他们的医师。在接受硫唑嘌呤治疗时,他们应该被告知感染的风险和要求向医师报告感染的体征与症状。应告知患者特殊的剂量用法,尤其是当患者的肾功能受损或与别嘌醇合用时。患者在妊娠和哺乳期间进行硫唑嘌呤治疗,应考虑并向患者解释恶性肿瘤增加的风险。

③实验室检测:全血细胞计数(CBC)监测。进行硫唑嘌呤治疗的患者应该有完整的全血细胞计数,包括血小板计数,第 1 个月每周 1 次,第 2 和第 3 个月每月 2 次实验室检测;如果剂量改变或者改变治疗方案,应该每月或者更频繁地进行全血细胞计数监测。

④硫嘌呤甲基转移酶(TPMT)检测:建议对 TPMT 的基因型或显性患者进行检测。与降低 TPMT 活动水平相关的最常见的非功能性等位基因是 *TPMT*2*、*TPMT*3A* 和 *TPMT*3C*,有 2 个非功能性等位基因(纯合子)的患者具有较低或没有 TPMT 活性,而具有 1 个非功能性等位基因(杂合子)的患者具有中间活性。在最近接受过输血的患者中,表型红细胞 TPMT 活性的结果是不准确的。中国及欧美国家的指南、共识意见和 FDA 说明书均推荐在使用 AZA 前应检测硫嘌呤甲基转移酶基因型,对基因突变者避免使用或在严密监测下减量使用。硫嘌呤甲基转移酶基因型检查预测骨髓抑制的特异度很高,但敏感度低(尤其在汉族人群),应用时要充分认识到此局限性。

⑤药物相互作用:应尽量避免与别嘌醇合用,否则硫唑嘌呤的剂量应减少 1/4~1/3;与 ACEI 合用可增加白细胞减少和贫血的风险;与华法林合用可降低后者的疗效。

2)泼尼松:高血压、血栓症、胃与十二指肠溃疡、精神病、电解质代谢异常、心肌梗死、内脏手术、青光眼等患者不宜使用。对本品及肾上腺皮质激素类药物有过敏史的患者禁用。真菌和病毒感染者禁用。长期服药后,停药时应逐渐减量。

(10)用药交代及用药教育:注意交代患者服用硫唑嘌呤可能出现的不良反应[胃肠道反应:餐后服药可以缓解,流感样症状(如肌痛、头痛、腹泻),骨髓抑制,增加对真菌和细菌感染的易感性,少见肝毒性和胰腺炎],用药期间应监测血象和肝功能,告知患者出现感染表现、不明原因的青紫或出血时需及时就诊。

注意交代泼尼松片要晨起顿服,由于人体正常分泌的激素在早晨 8 点时血液中的浓度最高,而晚上 12 点浓度最低,早晨顿服激素类药物与人体的生理状态同步,可减少药物对下丘脑 - 垂体 - 肾上腺轴的抑制,减少药物不良反应;另外需留意有无黑粪、便血等情况,预防消化道溃疡出血;老年患者长期服用需注意骨质疏松的可能性。

(二)住院医嘱
【病史摘要】

患者,男,66 岁,退休工人,因"间断腹泻伴黏液脓血便 6 个月"就诊。半年前无明显诱因出现腹泻,每日 3~4 次,大便为糊状;无黏液脓血,无发热、腹痛、盗汗、恶心、呕吐等,未予处理。结肠镜示升结肠及回盲部黏膜充血水肿,密布陈旧性出血点,黏膜上附有分泌物,未见溃疡、隆起及狭窄等病变。给予美沙拉秦、蒙脱石散、地塞米松灌肠治疗 1 个月,腹泻减轻,无明显便血。后继续口服美沙拉秦控制。1 个月前症状再次加重,每日腹泻 10 次,黏液脓血便,有泡沫,无特殊臭味,伴腹痛、里急后重,排气较多,排气后腹痛缓解,无发热畏寒、头晕头痛、盗汗等。发病半年体重减轻 20kg。查体:左腹部及右下腹压痛,无反跳痛,肠鸣音活跃。血常规:WBC 11.08×10^9/L,NEUT% 88.3%,RBC 3.1×10^{12}/L,Hb 92g/L,PLT 444×10^9/L。大便常规:红细胞(+),白细胞(+),潜血(+),吞噬细胞(-),脂肪球(-),阿米巴(-)。大便培养:未见致病菌。ESR 76mm/h,CRP 172mg/L。肠镜:结肠黏膜广泛大小不等溃疡,呈憩室状,有的相互融合,直肠至肝区渐加重,形成大片状溃疡,仅存孤岛状黏膜,有鲜血不断渗出,乙状结肠处溃疡呈匍行状潜行,糙苔,黏膜表面点状糜烂。入院后给予泼尼松片40mg p.o. q.d. 和甲硝唑注射液0.5g i.v.gtt. q.d. 等治疗1周,症状缓解不明显;遂改为环孢素100mg p.o. q.d.+ 硫唑嘌呤100mg p.o. q.d.+ 甲硝唑注射液0.5g i.v.gtt. q.d. 治疗7日,无明显效果。

【诊断】

溃疡性结肠炎(慢性持续型、全结肠型,活动期)。

【医嘱】

注射用英夫利西单抗:300mg,静脉滴注,在0、2、6周分别给药1次。

【处方评价】

(1) 超说明书药品及类别:注射用英夫利西单抗(超适应证)。

(2) 循证分级情况:美国FDA已批准英夫利西单抗用于对常规治疗反应不佳的重度溃疡性结肠炎。成人UC的有效性等级 Class Ⅰ,推荐级别 Class Ⅱa,证据强度 Category B;儿童UC的有效性等级 Class Ⅱa,推荐级别 Class Ⅱb,证据强度 Category B。

(3) 指南推荐情况:美国FDA批准IFX用于治疗炎性肠病(包括UC和CD)。IFX仅可静脉滴注,目前FDA收载的IFX说明书适应证一项明确有UC和CD,但国内SFDA于2007年只批准该药用于治疗CD,尚未批准用于治疗UC。2010年美国胃肠病学会(American Gastroenterology Association,ACG)《成人溃疡性结肠炎实践指南》[18]推荐① IFX用于激素及免疫抑制剂治疗无效或激素依赖或不能耐受上述药物治疗时的中度广泛活动性结肠炎,IFX静脉滴注,在第0、2和6周分别给药1次(Evidence A);② IFX对中至重度广泛性UC的维持缓解治疗是有效的(Evidence A);③对于口服最大剂量的糖皮质激素、口服氨基水杨酸制剂和使用局部治疗药物的紧急住院的严重难治性UC患者,IFX 5mg/kg是不必要的(Evidence A);④ IFX在避免结肠手术、静脉注射激素治疗失败的患者是有效的,但它的长期疗效是不确定的(Evidence A)。2008年NICE相关指南[19]推荐IFX治疗急性加重型UC,然而在UC的维持缓解,IFX未被批准应用。在2015年NICE技术推荐指南[20]中,IFX在授权内被建议使用,其适应证是中至重度活动性溃疡性结肠炎成人患者,包括对常规治疗如激素类、硫嘌呤或硫唑嘌呤治疗无效,或不能耐受,以及存在常规治疗禁忌证的患者。对于对常规治疗如激素类、硫嘌呤或硫唑嘌呤治疗无效,或不能耐受,以及有常规治疗禁忌证的重度活动性 UC 儿童患者和 6~17 岁的青少年患者,NICE 指南推荐英夫利西单抗在其授权范围内作为首选治疗方案。关于 IFX 诱导和维持缓解的剂量和疗程,国内外相关指南[19,21-22]等均推荐在第 0、2 和 6 周以 5mg/kg 的剂量静脉注射诱导缓解,随后每隔 8 周给予相同剂量的维持治疗。治疗过程中药物剂量应随体重增长而相应调整,长期规律使用 IFX 可有效维持缓解。若根据症状变化不定期间歇给药,可致疗效下降、不良反应增加,因此推荐定期规律给药的长期维持疗法。

尽管 IFX 广泛用于治疗炎性肠病,但国内外指南都提醒临床医师需要权衡利弊,关注 IFX 的潜在不良反应事件,包括过敏反应、感染、免疫原性、自身免疫病、脱髓鞘病变,以及新生或复发恶性肿瘤的可能性等。

(4)剂量推荐范围:英夫利西单抗首次给予 5mg/kg,然后在首次给药后的第 2 和第 6 周及以后每隔 8 周各给予 1 次相同剂量。

(5)超药品说明书用药作用机制:英夫利西单抗为人鼠嵌合单克隆抗体,可与 TNF-α 的可溶形式和跨膜形式以高亲和力结合,抑制 TNF-α 与受体结合,从而使 TNF 失去生物活性,减少炎症细胞因子。

(6)药物配伍:单独用药。

(7)黑框警告:英夫利西单抗。

1)严重感染:使用本品进行治疗的患者发生严重感染的风险增高,可导致住院或死亡。发生感染的多数患者正在合并使用甲氨蝶呤或糖皮质激素。如果患者发生严重感染或脓毒症,应停用本品。报告的感染包括①活动性结核病,包括潜伏性结核病的复发。结核病患者经常伴随出现弥散性或肺外疾病,需在本品治疗前及治疗期间检测患者是否存在潜伏性结核病。如检查结果为阳性,则应在本品用药前对潜伏性结核病进行治疗。②侵袭性真菌感染,包括组织胞浆菌病、球孢子菌病、念珠菌病、曲霉病、芽生菌病和肺孢子菌肺炎。组织胞浆菌病或其他侵袭性真菌感染患者多表现为弥散性而非局灶性的疾病。在某些存在活动性感染的患者中,组织胞浆菌病的抗原和抗体检测结果可能是阴性的。若重度系统性疾病患者存在发生侵袭性真菌感染的风险,应考虑进行经验性的抗真菌治疗。③细菌、病毒及其他条件致病菌导致的感染,包括军团菌和李斯特菌。

对慢性或复发性感染患者治疗前,应慎重考虑本品治疗的风险和获益。

在本品治疗期间及治疗后,应密切监测患者是否出现感染的症状和体征,包括开始治疗前潜伏性结核病感染检测结果为阴性的患者。

2)恶性肿瘤:有报告显示,儿童和青少年患者使用包括本品在内的肿瘤坏死因子(TNF)抑制剂治疗时,有淋巴瘤和其他恶性肿瘤的发生,其中有些是致命性的。上市后,使用包括本品在内的 TNF 抑制剂治疗的患者中有出现肝脾 T 细胞淋巴瘤（HSTCL）的个案报告，这是一类罕见的 T 细胞淋巴瘤。这些病例的病程极具攻击性，可导致死亡，均发生在克罗恩病或溃疡性结肠炎患者中，且大多数为青少年或青年男性。上述所有使用本品的患者都曾在肿瘤确诊时或确诊前合并使用过硫唑嘌呤（AZA）或巯嘌呤（6-MP）。

（8）禁忌证

1）已知对鼠源蛋白或英夫利西单抗其他成分过敏的患者禁用。

2）对于患有中至重度心力衰竭（纽约心脏学会Ⅲ/Ⅳ级）的患者，给予英夫利西单抗 10mg/ml 可能增加因心力衰竭加重引起的住院率和死亡率。因此，剂量高于 5mg/ml 时禁用于中至重度心力衰竭患者。

（9）注意事项：注射用英夫利西单抗。

1）感染：在接受 IFX 治疗的患者中曾发生细菌感染（包括败血症和肺炎）、分枝杆菌感染［包括结核病（临床上多表现为播散性的或肺部以外的结核病）］、侵袭性真菌感染和其他条件性感染，其中某些感染可能导致死亡。

应检查患者是否有潜在的结核感染。在使用 IFX 之前，应对有结核感染的患者进行治疗；不应用于严重感染活动期的患者；伴有慢性感染或有反复感染病史的患者应慎用；应告知患者并使其尽可能避免处于可能引起感染的潜在危险因素中。

2）充血性心力衰竭：对于患有中至重度心力衰竭（纽约心脏学会Ⅲ/Ⅳ级）的患者，未发现给予 IFX 5mg/kg 会增加因心力衰竭加重引起的住院率和死亡率。但是在 5mg/kg 或 5mg/kg 以下剂量或对轻度心力衰竭（纽约心脏学会Ⅰ/Ⅱ级）患者，尤其在长期治疗中，不能排除不良反应的发生。因此，对心力衰竭患者，应在考虑其他治疗方法后才能慎重使用 IFX，且剂量不应超过 5mg/kg。一旦心力衰竭的症状加重或出现新的心力衰竭症状，则应停用 IFX。

3）输液反应/过敏反应：过敏反应可在不同的时间内发生，多数出现在输液过程中或输液后的 2 小时内，症状包括荨麻疹、呼吸困难和/或支气管痉挛（罕见）、喉头水肿、咽部水肿和低血压。使用 IFX1~14 天后，个别克罗恩病患者出现血清病样反应，症状包括发热、皮疹、头痛、咽喉痛、肌肉痛、多关节痛、手及面部水肿和/或吞咽困难。如发生过敏反应，应立即采取治疗措施。发生严重反应时，应停止使用 IFX。

英夫利西单抗说明书建议[23]，一些预防性措施（使用对乙酰氨基酚和/或抗组胺药）可减少输液反应的发生。为减少输液反应的发生，尤其对以前出现过输液反应的患者，应将输液速度放慢。

4）自身免疫：使用 IFX 治疗可能会促使自身抗体的形成，罕见狼疮样综合征。若患者在接受 IFX 治疗时出现狼疮样综合征的征兆，则应立即停药。

5）神经系统：罕见与包括多发性硬化症在内的中枢神经系统脱髓鞘疾病

（经临床症状新发或加重和／或放射学检查证实）有关的病例。罕见视神经炎和癫痫发作的病例，可能与其使用有关。对于曾患有或新近患有中枢神经系统脱髓鞘疾病的患者，应在给予 IFX 前权衡利弊。

6）肝胆系统：上市后观察到非常罕见的黄疸和非传染性肝炎（其中一些具有自身免疫性肝炎的特征）的病例，还出现个别导致肝移植或死亡的肝衰竭病例。应对有肝功能障碍体征和症状的患者评价其肝脏损伤情况，如患者的黄疸指数和／或谷丙转氨酶升高至正常范围上限 5 倍以上，应停止使用 IFX，并针对异常情况进行全面检查。与使用其他免疫抑制剂观察到的一样，使用 IFX 的乙型肝炎病毒慢性携带者（即表面抗原阳性者）有出现乙型肝炎再活化的情况。在开始使用前和使用 IFX 治疗过程中，应对乙型肝炎病毒慢性携带者进行适当的评价和观察。

7）疫苗接种：无资料显示接受 TNF 抑制剂治疗的患者在接种活疫苗后出现接种反应或被感染，但不建议 IFX 与活疫苗同时使用。

（10）用药交代及用药教育：本品不应用于严重感染活动期的患者。伴有慢性感染或有反复感染病史的患者应慎用本品。应告知患者并使其尽可能避免处于可能引起感染的潜在危险因素中；告知患者该药可引起急性输液反应，特别是在初次或第 2 次给药时发生，症状包括发热、寒战、瘙痒、风疹、呼吸困难、胸痛、高血压或低血压。不可擅自调快输液速度，静脉滴注的给药时间不能少于 2 小时。

（李国豪　邱素君）

参考文献 ▶▶▶

［1］希恩．C.斯威曼．马丁代尔药物大典．原著第 35 版．李大魁，金有豫，汤光，等译．北京：化学工业出版社，2009.

［2］中华医学会．临床诊疗指南：消化系统疾病分册．北京：人民卫生出版社，2005.

［3］OTT C，OBERMEIER F，THIELER S，et al. The incidence of inflammatory bowel disease in a rural region of Southern Germany：a prospective population-based study. European journal of gastroenterology & hepatology，2008，20（9）：917-923.

［4］KAPPELMAN M D，RIFAS-SHIMAN S L，KLEINMAN K. The prevalence and geographic distribution of Crohn's disease and ulcerative colitis in the United States. Clinical gastroenterology and hepatology，2007，5（12）：1424-1429.

［5］WANG Y F，OUYANG Q，HU R W. Progression of inflammatory bowel disease in China. Journal of digestive diseases，2010，11（2）：76-82.

［6］中华医学会消化病学分会炎症性肠病学组.炎症性肠病诊断与治疗的共识意见（2012年,广州）.中华消化杂志,2012,32（12）:796-813.

［7］CARTER M J,LOBO A J,TRAVIS S P L. Guidelines for the management of inflammatory bowel disease in adults. Gut,2004,53（Suppl 5）:V1-V16.

［8］GERALD K M. AHFS drug information 2011. Bethesda:American Society of Health-System Pharmacists Inc.,2015.

［9］MOWAT C,COLE A,WINDSOR A,et al. Guidelines for the management of inflammatory bowel disease in adults. Gut,2011,60（5）:571-607.

［10］MAYBERRY J F,LOBO A,FORD A C,et al. NICE clinical guideline（CG152）:the management of Crohn's disease in adults,children and young people. Alimentary pharmacology & therapeutics,2013,37（2）:195-203.

［11］OOI C J,HILMI I,MAKHARIA G K,et al. The Asia Pacific Consensus Statements on Crohn's disease. Journal of gastroenterology and hepatologyl,2016,31（1）:45-55.

［12］TERDIMAN J P,GRUSS C B,HEIDELBAUGH J J,et al. American Gastroenterological Association Institute guideline on the use of thiopurines,methotrexate,and anti-TNF-α biologic drugs for the induction and maintenance of remission in inflammatory crohn's disease. Gastroenterology,2013,145（6）:1459-1463.

［13］BERNSTEIN C N,ELIAKIM A,FEDAIL S,et al. World Gastroenterology Organisation global guidelines inflammatory bowel disease:update August 2015. Journal of clinical gastroenterology,2016,50（10）:803-818.

［14］DIGNASS A,VANASSCHE G,LINDSAY J O,et al. The second European evidence-based Consensus on the diagnosis and management of Crohn's disease:current management. Journal of crohns & colitis,2010,4（1）:28-62.

［15］HIBI T,NAGANUMA M,KITAHORA T,et al. Low-dose azathioprine is effective and safe for maintenance of remission in patients with ulcerative colitis. Journal of gastroenterology,2003,38（8）:740-746.

［16］OOI C J,FOCK K M,MAKHARIA G K,et al. The Asia-Pacific consensus on ulcerative colitis. Journal of gastroenterology and hepatology,2010,25（3）:453-468.

［17］WU J,GAO Y,YANG C,et al. Low-dose azathioprine is effective in maintaining remission among Chinese patients with Crohn's disease. Journal of translational medicine,2013,11:235.

［18］KORNBLUTH A,SACHAR D B. Ulcerative colitis practice guidelines in adults:American College of Gastroenterology,Practice Parameters Committee. The American Journal of gastroenterology,2010,105（3）:501-523.

［19］National institute for health and clinical excellence（nice）. Infliximab for acute exacerbations of ulcerative colitis. London:NICE,2008.

［20］National Institute for Health and Clinical Excellence. Infliximab, adalimumab and golimumab for treating moderately to severely active ulcerative colitis after the failure of conventional therapy. London：NICE，2015.

［21］THEEDE K, DAHLERUP J F, FALLINGBORG J, et al. Biologic therapy in inflammatory bowel disease. Danish medical journal, 2014, 60（6）：B4652.

［22］中华医学会消化病学分会炎症性肠病学组, 中国医学科学院北京协和医学院北京协和医院消化内科. 抗肿瘤坏死因子 -α 单克隆抗体治疗炎症性肠病的专家共识（2017）. 中华消化杂志, 2017, 37（09）：577-580.

［23］Product Information：REMICADE（R）intravenous injection lyophilized concentrate, infliximab intravenous injection lyophilized concentrate. Janssen Biotech, Inc.（per FDA），Horsham, PA, 2015.

第二节　胰　腺　炎

一、概述

胰腺炎（pancreatitis）是胰腺因胰蛋白酶的自身消化作用而引起的疾病，可分为急性胰腺炎及慢性胰腺炎。

慢性胰腺炎（chronic pancreatitis, CP）是指由各种病因引起胰腺组织和功能不可逆性改变的慢性炎症性疾病，基本病理特征包括胰腺实质慢性炎症损害和间质纤维化、胰腺实质钙化、胰管扩张及胰管结石等改变。临床主要表现为反复发作的上腹部疼痛和胰腺内、外分泌功能不全。美国的 CP 发病率为 8.1/10 万，法国为 26/10 万，日本为 33/10 万；印度的患病率最高，为（114~200）/10 万。据我国 1994—2004 年 22 家医院共 2 008 例 CP 患者调查结果显示，患病率约为 13/10 万，且有逐年增多的趋势[1-2]。

急性胰腺炎（acute pancreatitis, AP）是指由多种病因引起胰酶激活，继以胰腺局部炎症反应为主要特征，病情较重者可发生全身炎症反应综合征（systemic inflammatory response syndrome, SIRS），并可伴有器官功能障碍的疾病。主要表现为急腹症伴或不伴有其他脏器功能障碍和 / 或代谢紊乱的疾病。临床上表现为急性、持续性腹痛（偶无腹痛），血清淀粉酶活性增高 ≥ 正常值上限 3 倍，影像学提示胰腺有或无形态改变，排除其他疾病者[1]。近年来 AP 患者呈逐年增加的趋势，全世界的 AP 发生率从 1961—2009 年的 4/10 万增加到 45/10 万。据英国最近报道，AP 发病率从 1999 年的 27.6/10 万增加到 2010 年的 36.4/10 万。荷兰的 AP 发病率从 2000 年的 13.2/10 万增加到 2005 年的 14.7/10 万。AP 的发生率美国报告为（5~30）/10 万不等，瑞士为（3~5）/10 万[2-3]。这与胆石症、饮酒、高脂饮食增加密切相关。国内的发病率逐年增高,但尚缺乏确切的流行病学资料。

胰腺炎的治疗原则是去除病因,控制症状,纠正改善胰腺内、外分泌功能不全及防治并发症,提高生活质量。国外临床指南[4-6]对于胰腺炎的治疗主要是支持治疗、营养支持、抗生素的应用与手术治疗、并发症的处理等。国内治疗除常规治疗外,针对胰腺炎临床上推荐的常用内科治疗药物主要包括抑制胰腺外分泌药物、质子泵抑制剂和 H_2 受体拮抗剂、蛋白酶抑制剂、胰酶制剂、镇痛药等。抑制胰腺外分泌药物包括生长抑素及其类似物(奥曲肽),可以通过直接抑制胰腺外分泌而发挥作用。H_2 受体拮抗剂(法莫替丁、雷尼替丁等)和质子泵抑制剂(PPI)(埃索美拉唑、泮托拉唑或兰索拉唑等)通过抑制胃酸分泌而间接抑制胰腺分泌,同时可以预防应激性溃疡的发生。国内指南推荐 H_2 受体拮抗剂和质子泵抑制剂在预防应激性溃疡发生时短期内应用(E 级)[7],但推荐级别不高。国外慢性胰腺炎指南也指出对于那些胰酶替代疗法(PERT)疗效不满意的患者,添加质子泵抑制剂是有帮助的(1B,强推荐)[8]。蛋白酶抑制剂(乌司他丁、加贝酯)能够广泛抑制与胰腺炎进展有关的胰蛋白酶、弹性蛋白酶、磷脂酶 A 等的释放和活性,还可稳定溶酶体膜,改善胰腺微循环,减少并发症,主张早期足量应用。对于胰酶制剂,2014 年中华医学会《慢性胰腺炎诊治指南》建议进餐时服用,正餐给予 3 万 ~4 万 U 含脂肪酶的胰酶,辅餐给予 1 万 ~2 万 U 含脂肪酶的胰酶[9]。镇痛药包括非甾体抗炎药、中枢性镇痛药等。药物镇痛治疗的标准指导原则遵循世界卫生组织提供的"三阶梯镇痛原则"(1B,强推荐)[8]。

二、胰腺炎超药品说明书用药情况及循证证据

(一)NMPA 批准用于治疗胰腺炎的药品

NMPA 批准用于治疗胰腺炎的药品主要有蛋白酶抑制剂,主要包括加贝酯、乌司他丁。此外,胰酶制剂(胰酶肠溶胶囊)可用于慢性胰腺炎引起的胰腺外分泌功能不足。NMPA 批准的 3 种药物的说明书中明确有胰腺炎适应证。国内药品说明书含有胰腺炎适应证的药物详见表 18-3。

表 18-3 国内有胰腺炎适应证的药物

类型	药物(通用名)	有胰腺炎适应证的药物(别名)
蛋白酶抑制剂	加贝酯	注射用甲磺酸加贝酯、钦克、注射用甲磺酸加贝酯
	乌司他丁	注射用乌司他丁
胰酶制剂	胰酶	胰酶肠溶胶囊

（二）国内药品说明书外用法用于治疗胰腺炎的药品

目前国内临床治疗胰腺炎属药品说明书外用法的药品主要有生长抑素及其类似物（奥曲肽）（表 18-4）。

表 18-4 国内药品说明书外用法用于治疗胰腺炎的药品常用用法及循证证据[*]

药品名称	国内已批准的适应证	规格	用法用量	依据及其等级[**]			
				原研国说明书	有效性等级	推荐级别	证据强度
注射用生长抑素	严重急性食管静脉曲张出血；严重急性胃或十二指肠溃疡出血或并发急性糜烂性胃炎或出血性胃炎；胰腺外科手术后并发症的预防和治疗；胰、胆和肠瘘的辅助治疗；糖尿病酮症酸中毒的辅助治疗	3mg	建议首先缓慢静脉注射 250μg 作为负荷剂量，而后立即进行 250μg/h 静脉给药；当 2 次输液给药间隔 >3~5 分钟时，应重新静脉注射 250μg 本品，确保给药的连续性	美国 FDA 未批准用于成人胰腺炎	成人：Class Ⅱb	成人：Class Ⅲ	成人：Category A
醋酸奥曲肽注射液	肢端肥大症；缓解与功能性胃肠胰内分泌瘤有关的症状与体征；预防胰腺手术后并发症；与内镜硬化剂等特殊手段联合用于肝硬化所致的食管-胃底静脉曲张出血的紧急治疗	1ml:0.1mg	首次静脉注射 100μg，继以 25~50μg/h 连续静脉滴注	美国 FDA 未批准用于治疗成人急性坏死性胰腺炎	成人：Class Ⅱa	成人：Class Ⅱb	成人：Category B

注：[*]临床提供证据来源[2,10-12]；[**]证据等级分级来自美国 Micromedex 数据库。

三、处方评价示例

【病史摘要】

患者，男，63 岁，因腹痛 18 小时步行入病房。患者 18 小时前食用油腻食物后出现右上腹痛，现腰背部及中上腹部放射，呈持续性疼痛，与体位、呼吸、饮食无关,伴呕吐 2 次,呕吐物为胃内容物,无咖啡色液体及鲜血,遂至门诊就诊。急诊按"急性胰腺炎"予禁食、头孢曲松钠他唑巴坦钠抗感染、奥美拉唑抑酸护胃、加强补液等对症支持治疗,现患者腹痛较前稍缓解。血常规示白细胞 11×10^9/L,红细胞 4.53×10^{12}/L,血红蛋白 143g/L;总钙 2.14mmol/L,葡萄糖 7.70mmol/L;血淀粉酶 1 145U/L;尿淀粉酶 10 860U/L。心肌三项、肝功能未见明显异常;CRP 9mg/L;腹部 B 超、泌尿系 B 超、腹平片均未见明显异常。

【诊断】

急性胰腺炎(轻症)。

【医嘱】

(1)醋酸奥曲肽注射液 0.6mg+0.9% 氯化钠注射液 500ml,静脉滴注(25μg/h 连续静脉滴注)。

(2)奥美拉唑注射液 40mg+0.9% 氯化钠注射液 250ml,静脉滴注,每日 1 次。

(3)注射用头孢曲松钠他唑巴坦钠 2g+0.9% 氯化钠注射液 250ml,静脉滴注,每日 1 次。

(4)甲硝唑注射液:0.5g,静脉滴注,每日 2 次。

【处方评价】

(1)超说明书药品及类别:醋酸奥曲肽注射液(超适应证)。

(2)循证分级情况:美国 FDA 未批准奥曲肽注射液用于成人急性胰腺炎。成人 AP 的有效性等级 Class Ⅱa,推荐级别 Class Ⅱb,证据强度 Category B。

(3)指南推荐情况:美国 FDA 未批准醋酸奥曲肽注射液用于治疗成人急性胰腺炎。2005 年英国 BSG《急性胰腺炎管理指南》[13]指出,大规模的随机临床研究表明抗分泌药如奥曲肽被证明是令人失望的。美国、日本等国指南也未推荐奥曲肽用于治疗胰腺炎。但由于胰酶激活是胰腺炎发生机制的一个方面,故国内指南长期以来推荐应用生长抑素及其类似物(奥曲肽)治疗胰腺炎。生长抑素及其类似物(奥曲肽)可以通过直接抑制胰腺外分泌而发挥作用。中国医师协会《中国急性胰腺炎多学科(MDT)诊治共识意见》推荐可选用生长抑素 250μg/h 或奥曲肽 25~50μg/h 静脉滴注[10]。《MIMS 消化系统疾病用药指南(2017)》[2]推荐奥曲肽的用法用量为首次静脉注射 100μg,继以 25~50μg/h 静脉滴注维持;或生长抑素首次静脉注射 250μg,继以 250μg/h 静脉滴注维持 3~5 天。但大规模随机研究及临床循证研究并未发现此类药物(生长抑素及其类似物)能改善重度急性胰腺炎(SAP)患者的预后[14]。然有研究认为在 SAP 早期(发病 72 小时内)应用有效[15]。

(4)剂量推荐范围:醋酸奥曲肽注射液首次静脉注射 100μg,继以 25~50μg/h 连续静脉滴注。

（5）超药品说明书用药作用机制：醋酸奥曲肽注射液为人工合成的八肽化合物，为人生长抑素类似物。奥曲肽的药理作用与天然生长抑素相似，但其抑制生长激素、胰高血糖素和胰岛素的作用较强。与生长抑素相似，奥曲肽也可抑制黄体生成素（LH）对促性腺激素释放激素（GnRH）的反应，降低内脏血流，抑制 5- 羟色胺（5-HT）、促胃液素、血管活性肠肽、糜蛋白酶、促胃动素、胰高血糖素的分泌。

（6）药物配伍：醋酸奥曲肽通过直接抑制胰腺外分泌而发挥作用；奥美拉唑抑制胃酸分泌而间接抑制胰腺分泌，还可以预防应激性溃疡的发生；甲硝唑联合头孢曲松钠他唑巴坦钠抗感染。

（7）禁忌证：对奥曲肽或本品中的任一赋形剂过敏者禁用。

（8）注意事项

1）醋酸奥曲肽注射液

①常规：由于分泌 GH 的垂体瘤可能扩散而引起严重并发症（如视野缺损），所以应仔细监测所有患者。如果有肿瘤扩散的征兆，应考虑转换其他治疗方法。

在用奥曲肽进行治疗的过程中，如果需要，应当建议育龄女性患者使用充分的避孕措施。对于长期接受奥曲肽治疗的患者，应注意监测甲状腺功能。

②心血管相关事件：使用奥曲肽注射液治疗期间可能需要调整 β 受体拮抗剂、钙通道阻滞剂的剂量，或调整水和电解质平衡。

③胃肠胰（GEP）内分泌肿瘤：少数胃肠胰内分泌肿瘤患者在接受奥曲肽治疗时有症状突然失控而导致严重症状复发的报道。对胰岛素瘤患者，由于奥曲肽对 GH 和胰高血糖素分泌的抑制大于对胰岛素分泌的抑制，故有可能增加低血糖的程度和时间。这些患者特别是在治疗开始和改变剂量时应严密监测。

④糖代谢：奥曲肽可能改变 1 型糖尿病（胰岛素依赖型）患者对胰岛素的需要量。对非糖尿病和具有部分胰岛素潴留的 2 型糖尿病患者会造成餐后血糖升高。因此，推荐对糖耐量和糖尿病药物治疗进行监测。

食管 - 胃底静脉曲张出血可增加胰岛素依赖型糖尿病患者的风险并可引起 1 型糖尿病患者胰岛素需要量的改变，因此应密切观察血糖水平。

2）注射用头孢曲松钠他唑巴坦钠

①对头孢菌素类及 β- 内酰胺酶抑制剂类药物过敏的患者禁用。治疗中如发生过敏反应，应立即停药。严重过敏反应者应立即给予肾上腺素急救、给氧、静脉注射皮质激素类药物。

②有胃肠道疾病史者，特别是溃疡性结肠炎、克罗恩病或抗生素相关性结肠炎者应慎用。

③严重肾功能不全患者应用本品的剂量应少于 2g/d;严重肝损害或肝硬化者应调整降低剂量。

④在使用本品进行较长时间的治疗时,应定期检查患者的肝、肾、血液等系统功能。需要控制盐摄入量的患者使用本品时,应定期检查血清电解质水平;对于同时接受细胞毒性药物或利尿药治疗的患者,要警惕发生低钾血症的可能性。

⑤相互作用:由于本品的配伍禁忌药物甚多,所以应单独给药。应用本品期间饮酒或服含乙醇的药物时在个别患者可出现双硫仑样反应,故在应用本品期间和以后的数天内应避免饮酒和服含乙醇的药物。本品不能加入哈特曼液以及林格液等含有钙的溶液中使用。

3)甲硝唑注射液

①有活动性中枢神经系统疾患和血液病者、孕妇及哺乳期妇女禁用。

②对诊断干扰:本品的代谢产物可使尿液呈深红色。

③原有肝脏疾患者的剂量应减少。出现运动失调或其他中枢神经系统症状时应停药。重复 1 个疗程之前,应检查白细胞计数。厌氧菌感染合并肾衰竭者的给药间隔时间应由 8 小时延长至 12 小时。

④本品可抑制乙醇代谢,用药期间应戒酒,饮酒后可能出现腹痛、呕吐、头痛等症状。

(9)用药交代及用药教育

1)告知患者使用醋酸奥曲肽注射液可能出现注射局部反应、胃肠道反应(食欲下降、恶心、呕吐、腹泻和脂肪泻、腹部不适和胀气),也可引起血糖调节紊乱。长期使用可能导致胆结石形成,应每隔 6~12 个月进行胆囊超声检查。胰岛素依赖型糖尿病或已患糖尿病的患者应密切监测血糖水平;用药期间需监测甲状腺功能。对接受胰岛素治疗的糖尿病患者,给予本品后,其胰岛素的用量可能减少。告知医师或护士奥曲肽药液应达到室温后再用,以减少局部不适感并避免同一部位短期内多次注射。告知医师或护士奥曲肽不能与肠外营养(TPN)混溶,因为会形成糖基奥曲肽结合物,降低产品疗效,应避免与肠外营养合用。

2)告知患者注射甲硝唑后可使尿液呈深红色,避免患者不必要的紧张;若出现运动失调或其他中枢神经系统症状时应停药;用药期间应戒酒,饮酒后可能出现腹痛、呕吐、头痛等症状。

3)告知患者应用头孢曲松钠他唑巴坦钠期间和以后的数天内,应避免饮酒和服含乙醇的药物。

（王红珊　邱素君）

参考文献 ▶▶▶

[1]《中华胰腺病杂志》编委会,中华医学会消化内镜学分会.慢性胰腺炎诊治指南(2012,上海).中华内科杂志,2012,51(11):922-924.

[2]美迪医讯. MIMS消化系统疾病用药指南(2017).美迪医讯亚太有限公司. http://www.mims.com.cn/china/contentmarketing/viewattachmentforallbrand/29922640-36db-4bdb-a4f9-a123015e27d8.

[3] ROBERTS S E,AKBARI A,THORNE K,et al. The incidence of acute pancreatitis:impact of social deprivation,alcohol consumption,seasonal and demographic factors. Alimentary pharmacology & therapeutics,2013,38(5):539-548.

[4] GREENBERG J A,HSU J,BAWAZEER M,et al. Clinical practice guideline:management of acute pancreatitis. Canadian journal of surgery,2016,59(2):128-140.

[5] YOKOE M,TAKADA T,MAYUMI T,et al. Japanese guidelines for the management of acute pancreatitis:Japanese Guidelines 2015. Journal of hepato-biliary-pancreatic sciences,2015,22(6):405-432.

[6] TENNER S,BAILLIE J,DEWITT J,et al. American College of Gastroenterology guideline:management of acute pancreatitis. The American Journal of gastroenterology,2013,108(9):1400-1416.

[7]中国中西医结合学会普通外科专业委员会.重症急性胰腺炎中西医结合诊治指南(2014年,天津).临床肝胆病杂志,2015,31(03):327-331.

[8] MATTHIAS L J,ENRIQUE D-M,JONAS R,et al. United European Gastroenterology evidence-based guidelines for the diagnosis and therapy of chronic pancreatitis(HaPanEU). United European gastroenterology journal,2017,5(2):153-199.

[9]中华医学会外科学分会胰腺外科学组.慢性胰腺炎诊治指南(2014).中华外科杂志,2015,53(04):241-246.

[10]中国医师协会胰腺病学专业委员会.中国急性胰腺炎多学科(MDT)诊治共识意见(草案).中华胰腺病杂志,2015,15(04):217-224.

[11]中华医学会消化病分会胰腺疾病学组,《中华胰腺病杂志》编辑委员会,《中华消化杂志》编辑委员会,等.中国急性胰腺炎诊治指南(2013,上海).中国实用内科杂志,2013,33(07):530-535.

[12]中华医学会.临床诊疗指南:消化系统疾病分册.北京:人民卫生出版社,2005.

[13] Working Party of the British Society of Gastroenterology,Association of Surgeons of Great Britain and Ireland,Pancreatic Society of Great Britain and Ireland UK guidelines for the management of acute pancreatitis. Gut,2005,54(Suppl 3):iii1-iii9.

［14］HEINRICH S,SCHÄFERM M,ROUSSON V,et al. Evidence-based treatment of acute pancreatitis:a look at established paradigms. Annals of surgery,2006,243（2）:154-168.

［15］脱红芳,跡见裕. 日本急性胰腺炎发病及诊疗现状. 胰腺病学,2004,4（04）:254-256.

第三节　肠　梗　阻

一、概述

肠梗阻（intestinal obstruction）是外科最常见的急腹症之一。任何原因引起的肠内容物运行障碍统称为肠梗阻[1]。肠梗阻可导致全身生理紊乱,甚至死亡。死亡率一般为 5%~10%,绞窄性肠梗阻的死亡率高达 20%。

由于肠梗阻的原因、部位、病变程度、发病急慢不同,可有不同的临床表现,但肠内容物不能顺利通过肠腔则是一致具有的,其共同表现是腹痛、呕吐、腹胀及停止自肛门排气排便。

肠梗阻的治疗原则是矫正因肠梗阻所引起的全身生理紊乱和解除梗阻,具体治疗方法要根据肠梗阻的类型、部位和患者的全身情况而定。原则上动力性肠梗阻、痉挛性肠梗阻采用非手术治疗,机械性完全性肠梗阻采用手术治疗,绞窄性肠梗阻采用急诊手术。具体需要结合病史、体征、X 线检查及实验室检查进行全面分析判断。无论手术与否,均应首先采用非手术治疗:①持续胃肠减压;②纠正水、电解质紊乱及酸碱平衡;③对患者给予抗生素预防和治疗;④营养支持等。药物治疗主要是控制恶心、呕吐、腹痛和腹胀等症状,主要有止痛药、止吐药、激素类药物及抗分泌药。止痛药:①阿片类药,为阿片受体激动剂,作用于中枢阿片受体产生镇痛作用;②抗胆碱药,为外周胆碱能受体拮抗剂,缓解胃肠道平滑肌痉挛和抑制蠕动,包括氢溴酸东莨菪碱、山莨菪碱等。止吐药:①促动力药,加强胃和上部肠道的运动,促进胃蠕动和排空,提高肠内容物的通过率。主要药物为甲氧氯普胺、西沙必利,适用于肠梗阻早期、不完全性梗阻。②中枢性止吐药,通过作用于与呕吐反应相关的中枢化学感受器,达到中枢性镇吐作用。根据病情选择神经安定类药物,如氟哌啶醇、氯丙嗪等;或抗组胺药,如茶苯海明、赛克力嗪。激素类药:地塞米松常用于止痛或止吐治疗的辅助用药。抗分泌药:①抗胆碱药,为外周胆碱能受体拮抗剂,抑制胃肠道腺体分泌,主要药物有氢溴酸东莨菪碱、山莨菪碱等;②生长抑素类似物,可以抑制胰腺、胃肠道的内、外分泌,抑制多种胃肠道激素释放,控制恶心、呕吐症状。

二、肠梗阻超药品说明书用药情况及循证证据

(一) NMPA 批准用于治疗肠梗阻的药品

目前 NMPA 批准用于治疗肠梗阻的促动力药主要是西沙必利,其他促动力药未批准肠梗阻适应证。且并非所有含西沙必利成分的药品都有肠梗阻适应证,如西沙必利片(普瑞博思、怡瑞)的说明书中有慢性假性肠梗阻适应证,而西沙必利片(九泰、曼赛得)/西沙必利胶囊(格瑞西)的说明书中则无慢性假性肠梗阻适应证。

(二) 国内药品说明书外用法用于治疗肠梗阻的药品

目前国内临床治疗肠梗阻属药品说明书外用法的药品有生长抑素类似物(醋酸奥曲肽)和抗胆碱酯酶药(甲硫酸新斯的明)(表 18-5)。

三、处方评价示例

【病史摘要】

患者,男,50 岁,急性起病。患者 9 年前无明显诱因出现腹痛、腹胀、恶心,无肛门排气排便,无呕吐,无发热,无咳嗽、咳痰,于当地医院就诊,诊断为"肠梗阻",予手术治疗,具体不详。术后多次出现腹痛、腹胀、恶心,无肛门排气排便,腹痛以右下腹为主,发病后到当地医院就诊,予灌肠、补液等对症支持治疗后症状可缓解,未予进一步处理。半天前患者无明显诱因再次出现腹痛,以右下腹为主,伴腹胀、恶心,停止肛门排气,无呕吐,无发热,无咳嗽、咳痰,无尿频、尿急、尿痛,遂入院就诊,为求进一步诊治,门诊拟"肠梗阻"收入。患者自起病以来,精神、睡眠一般,饮食差,小便正常,无肛门排气排便,体重近期无明显改变。

【诊断】

肠梗阻伴粘连。

【医嘱】

(1) 醋酸奥曲肽注射液:0.1mg,皮下注射,每日 3 次。

(2) 奥美拉唑注射液 40mg+0.9% 氯化钠注射液 250ml,静脉滴注,每日 1 次。

(3) 注射用头孢曲松钠他唑巴坦钠 2g+0.9% 氯化钠注射液 250ml,静脉滴注,每日 1 次。

(4) 甲硝唑注射液:0.25g,静脉滴注,每日 2 次。

【处方评价】

(1) 超说明书药品及类别:醋酸奥曲肽注射液(超适应证)。

(2) 循证分级情况:美国 FDA 未批准醋酸奥曲肽用于治疗成人肠梗阻。肠梗阻的有效性等级 Class Ⅱb,推荐级别 Class Ⅱb,证据强度 Category B。

表18-5　国内药品说明书外用法用于治疗肠梗阻的药品常用用法及循证证据*

药品名称	国内已批准的适应证	规格	用法用量	依据及其等级**			
				原研国说明书	有效性等级	推荐级别	证据强度
醋酸奥曲肽注射液	肢端肥大症:缓解与功能性胃肠胰内分泌瘤有关的症状与体征;预防胰腺手术后并发症;与内镜硬化剂等特殊手段联合用于肝硬化所致的食管-胃底静脉曲张出血的紧急治疗	1ml:0.1mg	0.3mg/d 皮下或静脉给药	美国 FDA 未批准用于治疗成人或儿童肠梗阻	成人: Class Ⅱb	成人: Class Ⅱb	成人: Category B
甲硫酸新斯的明注射液	用于手术结束时拮抗非去极化型肌松药的残留肌松作用;用于重症肌无力、手术后功能性肠胀气及尿潴留等	1ml:0.5mg	新斯的明 2.5mg 缓慢静脉注射(时间 >3 分钟),同时监测心电图,血压,血氧饱和度。如出现严重心动过缓(<50 次/min),可给予阿托品 1mg,用药后至少监测 20 分钟,治疗后拍摄腹部平片评价治疗效果	美国 FDA 未批准用于成人或儿童急性假性结肠梗阻	成人: Class Ⅱa	成人: Class Ⅱb	成人: Category B

注:*临床提供证据来源[1-3];**证据等级分级来自美国 Micromedex 数据库。

（3）指南推荐情况：国外指南都未有关于醋酸奥曲肽用于治疗肠梗阻的推荐建议。但因为其可以抑制胰腺、胃肠道的内、外分泌，抑制多种胃肠道激素释放，通过减少胃肠道分泌调节胃肠道功能，降低肠道运动，减少胆道分泌，降低内脏血流，增加肠壁对水和电解质的吸收，因此部分国内指南推荐醋酸奥曲肽治疗肠梗阻以缓解恶心、呕吐症状。中华医学会《临床诊疗指南：外科学分册》将醋酸奥曲肽作为急性假性结肠梗阻的治疗药物[1]。2007 年《晚期癌症患者合并肠梗阻治疗的专家共识》将醋酸奥曲肽作为恶性肠梗阻（MBO）的治疗药物[4]。在 MBO 早期，生长抑素类似物（奥曲肽）还可能通过抑制 MBO 病理生理过程中的分泌—扩张—运动过程，从而逆转 MBO。研究表明，与传统抗胆碱药相比，奥曲肽能更好地控制患者的恶心、呕吐症状，减少胃肠道分泌量。对于东莨菪碱治疗失败的上部肠道梗阻，奥曲肽仍然有效[5-6]。另一研究表明奥曲肽联合甲氧氯普胺、地塞米松，不仅可缓解症状，而且可协同促进肠运动功能的快速恢复，逆转肠梗阻[7]。Mercadante[8]等综述，奥曲肽在恶性肠梗阻中控制患者恶心、呕吐症状的疗效已经在数百名患者中得到证实，尽管缺乏大量的对照研究和关于胃肠道症状完全缓解的精确数据，但通过 20 多年的临床经验和数据表明奥曲肽是 MBO 抗分泌药的首选，是意大利卫生部门唯一批准用于治疗肠梗阻的药物。关于奥曲肽治疗肠梗阻的剂量范围，国内外指南未有明确推荐，Micromedex 数据库也未有剂量推荐，参照国内外的相关临床试验文献[6,9-10]，基于醋酸奥曲肽的半衰期为 90~120 分钟，给药 2 小时后达到血药浓度峰值，总体作用时间为 12 小时[11]，通常醋酸奥曲肽 0.3mg/d（每次 0.1mg，每日 3 次）皮下或静脉给药，可获得较满意的临床效果。但目前仍需更多大样本、多中心随机对照试验来明确醋酸奥曲肽的剂量与疗效的确切关系，以及醋酸奥曲肽用于中国肠梗阻患者治疗时的最佳剂量。

（4）剂量推荐范围：醋酸奥曲肽注射液 0.3mg/d 皮下或静脉给药。

（5）超药品说明书用药作用机制：醋酸奥曲肽注射液抑制胰腺，胃肠道的内、外分泌，抑制多种胃肠道激素释放，通过减少胃肠道分泌来调节胃肠道功能，降低肠道运动，减少胆道分泌，降低内脏血流，增加肠壁对水和电解质的吸收。

（6）药物配伍：奥曲肽通过直接抑制胰腺外分泌而发挥作用，降低肠道运动，减少胆道分泌，缓解肠梗阻恶心症状；奥美拉唑抑制胃酸分泌而间接抑制胰腺分泌，还可以预防应激性溃疡的发生；甲硝唑联合头孢曲松钠他唑巴坦钠抗感染。

（7）禁忌证：对奥曲肽或本品中的任一赋形剂过敏者禁用。

（8）注意事项

1）醋酸奥曲肽注射液：详情参见上一节"胰腺炎"处方评价示例的相关内容。

2）注射用头孢曲松钠他唑巴坦钠：详情参见上一节"胰腺炎"处方评价示

例的相关内容。

　　3）甲硝唑注射液：详情参见上一节"胰腺炎"处方评价示例的相关内容。

　　4）奥美拉唑注射液：治疗胃溃疡时，应首先排除溃疡型胃癌的可能性，因用本品治疗可减轻其症状，从而延误治疗。婴幼儿、严重肾功能不全者、过敏者禁用奥美拉唑。肾功能不全者应该慎用。本品可延长地西泮、苯妥英钠及其他经肝药酶代谢的药物的药效作用时间，如本品与苯妥英钠合用，则需小心监测病情，且苯妥英钠应减量。与经细胞色素 P450 酶系统代谢的药物如华法林可能有相互作用。

　　（9）用药交代及用药教育：告知患者使用醋酸奥曲肽注射液可能出现注射局部反应、胃肠道反应（食欲下降、恶心、呕吐、腹泻和脂肪泻、腹部不适和胀气），可引起血糖调节紊乱。长期使用可能导致胆结石形成，应每隔 6~12 个月进行胆囊超声检查。胰岛素依赖型糖尿病或已患糖尿病的患者应密切监测血糖水平；用药期间需监测甲状腺功能。对接受胰岛素治疗的糖尿病患者，给予本品后，其胰岛素的用量可能减少。告知医师或护士奥曲肽药液应达到室温再后用，以减少局部不适感，并避免同一部位短期内多次注射。告知医师或护士奥曲肽不能与肠外营养（TPN）混溶，因为会形成糖基奥曲肽结合物，降低产品疗效，应避免与肠外营养合用。

　　告知患者注射甲硝唑后可使尿液呈深红色，避免患者不必要的紧张；若出现运动失调或其他中枢神经系统症状时应停药；用药期间应戒酒，饮酒后可能出现腹痛、呕吐、头痛等症状，严重者发生双硫仑样反应。

　　告知患者应用头孢曲松钠他唑巴坦钠期间和以后的数天内应避免饮酒和服含乙醇的药物，以免发生双硫仑样反应。

（李国豪　刘金泳）

参考文献 ▶▶▶

［1］中华医学会.临床诊疗指南：外科学分册.北京：人民卫生出版社，2007.

［2］PERLEMUTER G，CACOUB P，CHAUSSADE S，et al. Octreotide treatment of chronic intestinal pseudoobstruction secondary to connective tissue diseases. Arthritis & rheumatology，1999，42（7）：1545-1549.

［3］LAVAL G，ROUSSELOT H，TOUSSAINT-MARTEL S，et al. SALTO：a randomized，multicenter study assessing octreotide LAR in inoperable bowel obstruction. Bulletin du cancer，2012，99（2）：E1-E9.

［4］于世英，王杰军，王金万，等.晚期癌症患者合并肠梗阻治疗的专家共识.中华肿瘤杂

志,2007,29(08):637-640.

[5] MERCADANTE S,RIPAMONTI C,CASUCCIO A,et al. Comparison of octreotide and hyoscine butylbromide in controlling gastrointestinal symptoms due to malignant inoperable bowel obstruction. Supportive care in cancer,2000,8(3):188-191.

[6] RIPAMONTI C,MERCADANTE S,GROFF L,et al. Role of octreotide,scopolamine butylbromide,and hydration in symptom control of patients with inoperable bowel obstruction and nasogastric tubes:a prospective randomized trial. Journal of pain and symptom management,2000,19(1):23-34.

[7] WEBER C. Malignant irreversible intestinal obstruction:the powerful association of octreotide to corticosteroids,antiemetics,and analgesics. American journal of hospice and palliative medicine,2009,26(2):84-88.

[8] MERCADANTE S,PORZIO G. Octreotide for malignant bowel obstruction:twenty years after. Critical reviews in oncology/hematology,2012,83(3):388-392.

[9] YASUO S,ATSHUSHI O,KUNIAKI S,et al. Clinical efficacy and safety of octreotide (SMS201-995)in terminally ill Japanese cancer patients with malignant bowel obstruction. Japanese journal of clinical oncology,2008,38(5):354-359.

[10] TAKAYUKI H,TAKUYA S,TATSUYA M,et al. Multicenter prospective study on efficacy and safety of octreotide for inoperable malignant bowel obstruction. Japanese journal of clinical oncology,2010,40(8):739-745.

[11] CARLA R,SEBASTIANO M. How to use octreotide for malignant bowel obstruction. The journal of supportive oncology,2004,2(4):357-364.

第十九章
神经系统疾病超药品说明书用药处方评价

第一节　偏头痛

一、概述

偏头痛(migraine)是临床常见的一种原发性头痛,其主要是由于神经-血管功能障碍所致的反复发作的一侧搏动性头痛,其疼痛发作可持续 4~72 小时,常伴有恶心、呕吐以及畏光等症状,且经一段间歇期后可再次发作,严重影响日常作息生活。

流行病学调查显示,偏头痛 1 年患病率为 9.3%,40~49 岁患病率最高[1]。《中国偏头痛流行病学调查》对全国各省、自治区、直辖市(除台湾省外)进行偏头痛流行病学调查,按随机或选点抽样 3 837 597 人,共查出患者 37 808 例,患病率为 985.2/10 万,发病率为 79.7/10 万。内陆高原为我国的高患病地带,中南沿海省市的患病率低。男、女之比为 1∶4。25~29 岁的患病率最高(1927.4/10 万),10 岁以下最低(42.6/10 万)。北方内陆地区于夏季头痛发作频率最高,而南方地区以春季最高[2]。

偏头痛的病因和发病机制至今仍不明确,医学上有多种说法,一般认为主要是神经、血管和神经介质三者之间相互影响。偏头痛的药物治疗主要分为治疗急性偏头痛发作以及预防偏头痛 2 种。

治疗急性偏头痛发作的药物主要有三大类,包括非甾体抗炎药(NSAID)、麦角类制剂和曲普坦类。NSAID 具有解热镇痛作用,适用于一般的轻至中度疼痛,对于中至重度疼痛则疗效不佳。当镇痛药与止吐药联合应用时,不但能改善偏头痛伴随的恶心、呕吐,还能促进胃肠蠕动,增加镇痛药的吸收。麦角类制剂和曲普坦类治疗中至重度疼痛疗效明显。麦角类制剂主要是通过平滑肌的直接收缩作用,使扩张的颅外动脉收缩,或与激活动脉管壁的 5-HT 受体有关,使脑动脉血管的过度扩张与搏动恢复正常,从而使头痛减轻。注意过量使用麦角制剂易引起中毒,与咖啡因联用可减轻其不良反应。曲普坦类为选择性 5-HT$_{1B/1D}$ 受体激动剂,激动 5-HT$_{1B}$ 受体诱发冠状动脉和肺血管收缩,激动 5-HT$_{1D}$ 受体收缩颅内血管发挥抗偏头痛的作用。曲普坦类虽然能有效治疗偏头痛,但无奈于价格昂贵,难以推广。过度使用阿片类或非阿片类镇痛药、5-HT 受体激动剂和麦角类药物治疗偏头痛可能会引起药物过量性偏头痛(镇痛药导致的头痛),因此在加用药物时需谨慎。

预防性治疗偏头痛主要是指:①偏头痛发作频繁,每月 >2 次;②或者发作持续时间超过 72 小时;③以及疼痛严重影响学习和工作,且抗偏头痛急性发作药物无效;④或药物产生严重不良反应者;⑤或先兆期持续时间过长等。有以上这些情况者可先考虑进行偏头痛的预防。

预防性治疗偏头痛的药物有多种,常用的有:① β 肾上腺素受体拮抗剂,如普萘洛尔和阿替洛尔;② 5-HT 受体拮抗剂,如苯噻啶;③钙通道阻滞剂,如氟桂利嗪;④抗抑郁药,如阿米替林、文法拉辛;⑤抗癫痫药,如加巴喷丁、双丙戊酸钠、丙戊酸钠和托吡酯。

二、偏头痛超药品说明书用药情况及循证证据

(一)NMPA 批准的说明书中含有偏头痛适应证的药品

国内有偏头痛适应证的药物见表 19-1。

表 19-1　国内有偏头痛适应证的药物

类型	药物(通用名)	有偏头痛适应证的药物(别名)
NSAID	阿司匹林	拜阿司匹灵
	对乙酰氨基酚	泰诺林、百服咛
	萘普生	金康普力、澳普利、惠可
	布洛芬	布洛芬缓释胶囊、美林
麦角类制剂	麦角胺咖啡因	麦咖
	双氢麦角胺	双氢麦角胺口服液 双氢麦角胺注射液
	甲磺酸双氢麦角胺	赛格乐
曲普坦类	舒马普坦	琥珀酸舒马普坦片
	佐米曲普坦	天疏
	那拉曲坦	那拉曲坦片
	利扎曲普坦	欧立停、善清、欣渠
选择性钙通道阻滞剂	氟桂利嗪	西比灵

需注意的是,并非所有相同成分的药品都有偏头痛的适应证。如成分同为萘普生的金康普力、澳普利、惠可的说明书中有偏头痛适应证,而适洛特的说明书中则无偏头痛适应证。

(二)国内药品说明书外用法用于治疗偏头痛的药品

目前国内临床治疗偏头痛属药品说明书外用法的药品主要有加巴喷丁、阿米替林、文拉法辛、赛庚啶、托吡酯、普萘洛尔(表 19-2)。

三、处方评价示例

处方 1　年龄:32 岁　性别:女　诊断:反复偏头痛

(1)佐米曲普坦片:2.5mg,口服,必要时。

(2)盐酸阿米替林片:25mg,口服,每日 3 次。

(3)盐酸普萘洛尔片:10mg,口服,每日 3 次。

(4)阿普唑仑片:0.4mg,口服,每晚 1 次。

表 19-2　国内药品说明书外用法用于治疗偏头痛的药品常用用法及循证证据*

药品名称	国内已批准的适应证	规格	用法用量	原研国说明书	依据及其等级**		
					有效性等级	推荐级别	证据强度
加巴喷丁胶囊	疱疹后神经痛:用于成人疱疹后神经痛的治疗;癫痫:用于成人和12岁以上儿童伴发性全身发作的部分发作的辅助治疗,也可用于3~12岁儿童的部分发作的辅助治疗	100mg/粒	第1次睡前服300mg,以后每日增加30mg,用量可以高达每日3 600mg,分3次服用,口服	美国FDA未批准加巴喷丁用于预防偏头痛	无	无	无
阿米替林片	用于治疗各种抑郁症。本品的镇静作用较强,主要用于治疗焦虑症或激动性抑郁症	25mg/片	10~150mg/d,口服	美国FDA未批准阿米替林用于预防偏头痛	成人:Class Ⅱa 儿童:Class Ⅱb	成人:Class Ⅱb 儿童:Class Ⅱb	成人:Category B 儿童:Category C
盐酸文拉法辛缓释片	治疗各种类型的抑郁症(包括伴有焦虑的抑郁症)及广泛性焦虑症	75mg/片	盐酸文拉法辛缓释片应该在早晨或晚上一个相对固定的时间和食物同时服用,每日1次用水送服。起始剂量为75mg/d,剂量可提高到225mg/d	美国FDA未批准文拉法辛用于预防偏头痛	成人:Class Ⅱa	成人:Class Ⅱb	成人:Category B
赛庚啶片	用于过敏性疾病,如荨麻疹、丘疹性荨麻疹、湿疹、皮肤瘙痒	2mg/片	儿童(3~12岁)每次2~8mg,口服,每日2次。Micromedex推荐成人的用法量为每次4mg,每日2~4次;最大剂量为32mg/d	美国FDA未批准赛庚啶用于治疗和预防成人或儿童偏头痛	预防:无推荐 治疗:成人:Class Ⅱb	预防:无推荐 治疗:成人:Class Ⅱb	预防:无推荐 治疗:成人:Category B

续表

药品名称	国内已批准的适应证	规格	用法用量	依据及其等级**			
				原研国说明书	有效性等级	推荐级别	证据强度
托吡酯片	用于初诊断为癫痫的患者的单药治疗或曾经合并用药现转为单药治疗的癫痫患者。本品用于成人及2~16岁儿童部分性癫痫发作的加用治疗	25mg/片	25~100mg/d，口服	美国FDA已批托吡酯用于预防成人及12岁以上儿童偏头痛	成人：Class I 儿童：Class Ⅱb	成人：Class Ⅱa 儿童：Class Ⅱb	成人：Category B 儿童：Category A
普萘洛尔片	作为二级预防，降低心肌梗死亡率；高血压(单独或与其他抗高血压药合用)；劳力性心绞痛；控制室上性快速型心律失常，室性心律失常，特别是与儿茶酚胺有关或洋地黄引起的心律失常；可用于洋地黄疗效不佳的心房扑动、心房颤动心室率的控制；也可用于顽固性期前收缩，改善患者的症状；减低肥厚型心肌病患者的流出道压差，减轻心绞痛、心悸与晕厥等症状；配合α受体拮抗剂用于嗜铬细胞瘤患者控制心动过速；用于控制甲状腺功能亢进症的心率过快，也可用于治疗甲状腺危象	10mg/片	口服，剂量为80~320mg/d，2~4次/d。如果用到最大剂量仍未能达到满意的效果需停止治疗时，应逐渐停药。Micromedex推荐起始剂量为80mg/d，分成数次服用；维持剂量为160~240mg/d	美国FDA已批准普萘洛尔(仅口服途径)用于预防成人偏头痛，未批普萘洛尔用于预防儿童偏头痛	成人：Class I 儿童：Class Ⅱb	成人：Class Ⅱa 儿童：Class Ⅱb	成人：Category B 儿童：Category B

注：*临床提供证据来源[3-4]；**证据等级分级来自美国Micromedex数据库。

279

【处方评价】

（1）超说明书药品及类别

1）盐酸阿米替林片（超适应证）。

2）盐酸普萘洛尔片（超适应证）。

（2）循证分级情况

1）美国 FDA 未批准阿米替林用于预防头痛。国内诊断治疗指南[3]和国外 Micromedex[4]均已将阿米替林作为预防成人和儿童头痛的可选药物。成人偏头痛的有效性等级 Class Ⅱa，推荐级别 Class Ⅱb，证据强度 Category B；儿童偏头痛的有效性等级 Class Ⅱb，推荐级别 Class Ⅱb，证据强度 Category B。

2）美国 FDA 仅批准普萘洛尔用于预防成人偏头痛，没有批准用于预防儿童偏头痛。而《中国偏头痛防治指南》[3]和国外 Micromedex[4]均已将普萘洛尔作为预防偏头痛的可选药物。成人偏头痛的有效性等级 Class Ⅰ，推荐级别 Class Ⅱa，据强度 Category B；儿童偏头痛的有效性等级 Class Ⅱb，推荐级别 Class Ⅱb，证据强度 Category B。

（3）指南推荐情况

1）阿米替林的说明书中并无偏头痛适应证。但有研究表明，阿米替林在预防治疗偏头痛时确实可以有效减少偏头痛发作的频率[5-6]。且临床上使用阿米替林预防治疗偏头痛时的剂量存在较大的个体差异，关于阿米替林剂量与疗效关系的研究也比较缺乏，故临床上常从最小剂量 10mg 开始逐渐增加阿米替林的剂量，推荐最大剂量一般不超过 150mg/d，以便能更好地控制偏头痛发作，又能使不良反应较小。美国与欧洲偏头痛治疗指南虽将阿米替林推荐为预防性治疗偏头痛的药物，但却与我国偏头痛治疗指南推荐的治疗剂量不同。美国 Jeffson 头痛中心指南推荐剂量为 10~50mg[7]，而欧洲推荐剂量为 50~150mg[8]，这可能是由于个体对药物吸收、分布、代谢存在差异引起的，且同样其对预防性治疗偏头痛的具体剂量也仍不清楚。所以，目前仍需更多大样本、多中心随机对照试验来明确阿米替林的剂量与疗效的确切关系，以及阿米替林用于中国偏头痛患者预防性治疗时的最佳剂量。

2）国外的普萘洛尔说明书中已有偏头痛适应证，且美国 FDA 已批准普萘洛尔用于预防治疗偏头痛。而国内的普萘洛尔说明书中仍没有偏头痛适应证。

曾有研究资料[9-10]显示普萘洛尔对急性偏头痛的治疗并没有明显作用，普萘洛尔只适用于预防普通的偏头痛。且临床试验表明普萘洛尔对于预防成人典型偏头痛（有先兆性的头痛）和普通偏头痛（无先兆性的头痛）有效[11]。我国诊疗指南[3]普萘洛尔的推荐剂量为 40~240mg/d，2~4 次 /d。如果用到最大剂量仍未能达到满意的效果需停止治疗时，应逐渐停药。Micromedex[4]推荐起始剂量为 80mg/d,分成数次服用;维持剂量为 160~240mg/d。

（4）剂量推荐范围

1）阿米替林:10~150mg/d,口服。

2）普萘洛尔:口服,剂量为 80~320mg/d,2~4 次 /d。如果用到最大剂量仍未能达到满意的效果需停止治疗时,应逐渐停药。Micromedex[4] 推荐起始剂量为 80mg/d,分成数次服用;维持剂量为 160~240mg/d。

（5）超药品说明书用药作用机制

1）阿米替林可能通过抑制 5-HT 受体,促进去甲肾上腺素释放,增加内源性阿片类物质等机制起到良好的镇痛作用。

2）普萘洛尔为 β 受体拮抗剂,能选择性地与 β 受体结合,从而阻断去甲肾上腺素能神经递质或拟肾上腺素药与受体结合而产生效应,能降低交感神经功能及调节血小板聚集能力,降低血小板黏附、聚集和 5-HT 再摄取,可能通过阻止血管扩张、稳定细胞膜和增加组织供氧来预防偏头痛[12]。

（6）药物配伍:佐米曲普坦为选择性 5- 羟色胺 1D/1B 受体激动剂,对 5-HT$_{1A}$ 及 5-HT$_{1F}$ 也有轻度激活作用,可收缩颅脑血管,抑制周围神经元,抑制三叉神经 - 颈复合体二级神经元传导,从而抑制激活的伤害性三叉神经传入效应,用于中至重度偏头痛（有或无先兆）急性发作的治疗。

处方中阿米替林与普萘洛尔联用预防性治疗偏头痛,两者联用能有效提高偏头痛的远期缓解率,在近期则与单独使用阿米替林的疗效相当,且与曲普坦类止痛药（63%~82%）的疗效相近[13]。但两者联用可以明显减少阿米替林的用量,且联用时阿米替林的不良反应也明显减轻。普萘洛尔还可以延缓佐米曲普坦片的代谢,增强佐米曲普坦片治疗偏头痛的疗效。

（7）黑框警告

1）阿米替林:在对儿童、青少年和年轻的成年人重度抑郁症（MDD）和其他精神障碍疾病的短期研究中,使用抗抑郁药与安慰剂相比自杀想法和行为有增加的风险。任何使用抗抑郁药的儿童、青少年或年轻的成年人都必须考虑到平衡这种风险和临床需要。短期研究中,24 岁以上的成年人使用抗抑郁药与安慰剂相比并没有显示出增加自杀的风险,而在 65 岁以上的人中使用抗抑郁药与安慰剂相比则可降低自杀的风险。抑郁症和其他精神障碍疾病本身就有增加自杀的风险。开始抗抑郁药治疗的所有年龄段的患者应适当监控,密切观察其临床恶化、自杀或者不寻常的行为变化。医师应该告知患者家人和亲戚朋友,患者需要被近距离观察和沟通。

2）普萘洛尔:有报道称,在某些情况下普萘洛尔治疗心肌梗死后突然停药会导致心绞痛加剧。因此,当普萘洛尔停药时剂量应逐渐减少,同时应该仔细监控患者。此外,规定普萘洛尔治疗心绞痛时,应该警告患者如果没有医师的建议,患者不能中断或停止治疗。如果普萘洛尔治疗中断,心绞痛将会发生恶化。为了治疗不稳定型心绞痛,通常建议重新建立适合的普萘洛尔治疗方案和采取其他有效措施。由于冠状动脉疾病无法识别,对于因其他原因使用普萘洛尔的患者,考虑到发生动脉粥样硬化性心脏病的风险,尽可能谨慎地遵循上述建议。

（8）禁忌证

1）阿米替林禁用于以下患者:严重心脏病、近期有心肌梗死发作史、癫痫、青光眼、尿潴留、甲状腺功能亢进、肝功能损害、对三环类药物过敏者。

2）普萘洛尔禁用于以下患者:支气管哮喘、心源性休克、心脏传导阻滞（二至三度房室传导阻滞）、重度或急性心力衰竭、窦性心动过缓。

（9）注意事项

1）2008 年第二、第三季度美国 FDA 发布抗抑郁药阿米替林会导致出生缺陷的潜在安全性问题。阿米替林慎用于肝肾功能严重不全、前列腺肥大、老年或心血管疾患者,使用期间应监测心电图。本品不得与单胺氧化酶抑制剂合用,应在停用单胺氧化酶抑制剂后 14 天才能使用本品。患者有转向躁狂倾向时应立即停药。

2）普萘洛尔需停药时应缓慢减量至少几周再停药,以避免发生停药综合征而出现反跳现象。其常见不良反应还有心动过缓、血压下降、房室传导阻滞、哮喘、恶心、呕吐、头晕、乏力、失眠、抑郁等。本品口服后血药浓度的个体差异较大,用药剂量宜个体化。

（10）用药交代及用药教育:阿米替林的用量需个体化,宜在餐后服药,以减少胃部刺激性。普萘洛尔口服可空腹或与食物共进,食物可延缓肝内代谢,提高生物利用度。用药期间均不宜驾驶车辆、操作机械或高空作业。佐米曲普坦片如需第 2 次服药,时间应与首次服药时间间隔至少 2 小时,偏头痛反复发作时建议 24 小时内服用总量不超过 15mg（6 片）。阿普唑仑有镇静催眠作用,宜睡前服用。

处方 2　年龄:30 岁　性别:男　诊断:偏头痛

（1）加巴喷丁:100mg,口服,每日 3 次。

（2）甲磺酸倍他司汀:6mg,口服,每日 3 次。

（3）谷维素:10mg,口服,每日 3 次。

【处方评价】

（1）超说明书药品及类别:加巴喷丁（超适应证）。

（2）循证分级情况:《中国偏头痛防治指南》[3]已将加巴喷丁作为预防偏头痛的可选药物。美国 FDA 未批准加巴喷丁用于预防偏头痛。

（3）指南推荐情况:早在 1996 年便已有使用加巴喷丁预防治疗偏头痛的

报道,经过多年来的临床观察研究发现,加巴喷丁确实能有效降低偏头痛的频率、疼痛程度及持续时间[14-15]。国外的2个随机双盲的临床试验也表明加巴喷丁用于预防偏头痛确有疗效,口服加巴喷丁2 400mg/d能显著减少偏头痛的发生频率[16-17]。《中国偏头痛防治指南》[3]已将加巴喷丁作为预防偏头痛的可选药物。

虽然国内外有较多加巴喷丁用于预防治疗偏头痛的临床研究,但对加巴喷丁预防治疗偏头痛的相关作用机制研究仍然较少,需要有更多的临床研究来完善加巴喷丁的镇痛机制。

（4）剂量推荐范围:加巴喷丁第1次睡前服300mg,以后每日增加30mg,用量可以高达每日3 600mg,分3次服用,口服。

（5）超药品说明书用药作用机制:加巴喷丁是新型镇痛药,可通过阻滞突触后膜的钙离子通道来阻止信号转导,从而阻止疼痛信号的传递。

（6）药物配伍:处方中加巴喷丁预防治疗偏头痛有显著的临床效果[18],除改善患者的病情外,还能减轻患者的经济负担,值得推广。

甲磺酸倍他司汀可减轻服用加巴喷丁时可能会产生的头晕的副作用。

谷维素能调节自主神经功能,减少分泌平衡障碍,改善精神心理失调症状,稳定情绪,减轻焦虑及紧张状态,并能改善睡眠。

（7）禁忌证:加巴喷丁禁用于已知对该药中的任一成分过敏者、急性胰腺炎患者。加巴喷丁对于原发性全身发作如失神发作的患者无效。

（8）注意事项:加巴喷丁用药早期可能会出现共济失调、眼球震颤、嗜睡、眩晕、疲劳感等较常见的不良反应。但只要从小剂量开始,缓慢地增加剂量,多数人都能耐受。

（9）用药交代及用药教育:加巴喷丁作用于中枢神经系统,可引起镇静、眩晕或类似症状,因此即便按照规定剂量服用本品,也可降低反应速度,使操作复杂机械的能力和在暴露环境中工作的能力受到损害,特别是治疗初期、药物加量、更换药物时或者同时饮酒时。甲磺酸倍他司汀可于餐后口服。

处方3　年龄:45岁　性别:男　诊断:慢性偏头痛

（1）托吡酯片:25mg,口服,每晚1次。

（2）谷维素:10mg,口服,每日3次。

（3）甲磺酸倍他司汀:6mg,口服,每日3次。

【处方评价】

（1）超说明书药品及类别:托吡酯片(超适应证)。

（2）循证分级情况:美国FDA批准托吡酯(topiramate)用于预防成人及12岁以上儿童偏头痛。该药物需要每天服用,以减少偏头痛的发作频率。

中国目前尚未批准托吡酯用于治疗偏头痛。

Micromedex[4]已将托吡酯作为预防成人和儿童偏头痛的可选药物。成人偏头痛的有效性等级 Class Ⅰ,推荐级别 Class Ⅱa,证据强度 Category B;儿童偏头痛的有效性等级 Class Ⅱb,推荐级别 Class Ⅱb,证据强度 Category A。

（3）指南推荐情况：托吡酯的说明书中并无偏头痛适应证。美国头痛协会和美国神经病学学会发布的《2012AAN NSAID 和其他补充剂防治成人发作性偏头痛循证指南》中托吡酯为 A 级推荐[19];《中国偏头痛防治指南》中指出有试验证据支持抗癫痫药托吡酯片对慢性偏头痛有效[3]。《2012AAN NSAID 和其他补充剂防治成人发作性偏头痛循证指南》中选取 7 项Ⅰ类研究和Ⅱ类研究支持不同剂量的托吡酯（50~200mg/d）预防偏头痛有效性,其中Ⅰ类研究显示托吡酯对偏头痛的预防效果和普萘洛尔一致,甚至超过普萘洛尔[20]。国内外针对托吡酯防治偏头痛的系统评价表明[21-22],托吡酯可有效减少偏头痛的发作频率,其有效率及平均每月头痛天数变化均优于安慰剂,且安全性较好;成年患者偏头痛发作中,100mg/d 托吡酯可以有效减少头痛频率,并且耐受性良好[23]。《中国偏头痛防治指南》推荐的治疗剂量为 25~100mg/d[3]。

（4）剂量推荐范围：托吡酯片 25~100mg/d,口服。

（5）超药品说明书用药作用机制：托吡酯的作用机制可能主要包括[24]①抑制电压门控性钠离子通道,限制偏头痛持续反复发作;②增加 γ- 氨基丁酸（γ-aminobutyric acid,GABA）（抑制性神经递质）受体介导的氯内流,提高 GABA 介导的神经传递,从而提高偏头痛的发作阈值;③阻断谷氨酸（兴奋性神经递质）介导的神经传递,降低神经兴奋传导,从而减少偏头痛的发作频率;④阻滞高电压激活的钙离子通道;⑤对三叉神经血管的信号转导进行调节。有学者对服用托吡酯治疗后的先兆性偏头痛患者和健康人群的脑血管多普勒进行比较,发现托吡酯可以调节先兆性偏头痛患者的脑血流动力学,能有效预防偏头痛[25]。

（6）药物配伍

1）处方中托吡酯片用于预防性治疗偏头痛,特别是慢性偏头痛。

2）谷维素能调节自主神经功能,减少分泌平衡障碍,改善精神心理失调症状,稳定情绪,减轻焦虑及紧张状态,并能改善睡眠。

3）甲磺酸倍他司汀改善服用托吡酯片时产生的不良反应,如眩晕、头晕。

（7）禁忌证：托吡酯禁用于已知对本药物过敏者。

（8）注意事项：孕妇服用本品可导致胎儿伤害,具有导致胎儿先天畸形的风险,且与抗癫痫药联合治疗时致畸风险升高。仅在潜在获益大于风险时,才能在妊娠期使用本品。

应用托吡酯治疗主要有食欲降低、嗜睡、头晕乏力、记忆力下降、视野缺损、代谢性酸中毒、肾结石及皮疹等不良反应。慎用于肝肾功能严重不全者、孕妇及哺乳期妇女。

（9）用药交代及用药教育：托吡酯对成人和儿童皆推荐从低剂量开始治疗，然后逐渐增加剂量，调整至有效剂量。片剂不可碾碎。

使用托吡酯治疗时，不必监测血浆托吡酯浓度以达到最佳疗效。在托吡酯加用治疗期间，加用或停用苯巴比妥和卡马西平时可能需要调整本品的剂量。进食与否皆可服用。

处方 4　年龄：47 岁　性别：女　诊断：反复偏头痛

（1）甲钴胺分散片：0.5mg，口服，每日 3 次。

（2）盐酸文拉法辛缓释片：75mg，口服，每日 1 次。

（3）盐酸氟桂利嗪：10mg，口服，每晚 1 次。

（4）赛庚啶片：8mg，口服，每日 2 次。

【处方评价】

（1）超说明书药品及类别

1）盐酸文拉法辛缓释片（超适应证）。

2）赛庚啶片（超适应证）。

（2）循证分级情况

1）美国 FDA 未批准文拉法辛用于预防偏头痛。Micromedex 推荐预防成人偏头痛的有效性等级 Class Ⅱa，推荐级别 Class Ⅱb，证据强度 Category B。《中国偏头痛防治指南》[3] 及 2012 年美国神经病学会（AAN）和美国头痛协会（AHS）发布的《2012AAN NSAID 和其他补充剂防治成人发作性偏头痛循证指南》[19] 均已将文拉法辛作为预防成人偏头痛的可选药物。

2）美国 FDA 尚未批准赛庚啶用于预防儿童及成人偏头痛。治疗成人偏头痛的有效性等级 Class Ⅱb，推荐级别 Class Ⅱb，证据强度 Category B[4]。

（3）指南推荐情况

1）文拉法辛的说明书中无偏头痛适应证。《2012AAN NSAID 和其他补充剂防治成人发作性偏头痛循证指南》的推荐级别为 B 级[19]。2016 年《中国偏头痛防治指南》中指出，文拉法辛预防偏头痛的有效性已获得证实[3]。一项为期 2 个月的 2 种剂量（75 和 150mg）的文拉法辛治疗偏头痛的研究评价其对患者头痛发作频率、严重程度和持续时间、镇痛药使用情况等的影响，结果发现与安慰剂相比，2 种剂量的文拉法辛组的上述评价指标差异有显著的统计学意义，且 75 和 150mg 文拉法辛组疗效评价为好或非常好的分别为 80% 及 88.2%[26]。国外有研究表明文拉法辛对偏头痛具有良好的预防作用，可有效减少头痛发作次数，降低头痛严重程度，缩短头痛发作时间，疗效与阿米替林相当，但不良反应明显较阿米替林少[26–28]。

2）赛庚啶的说明书中无偏头痛适应证。美国神经病学会 2004 年儿童偏头痛治疗指南指出[29]，儿童偏头痛预防性治疗方案为赛庚啶 2~8mg（3~12 岁）83% 有效，不良反应偶见至常见，证据分级Ⅳ级（非对照研究、病例总结、病例报道或专家意见）。针对儿童和青少年偏头痛预防用药的临床回顾性研究发现，赛庚啶 2~8mg/d 可使头痛频率从最初的每月 8.4 次发作减少到每月 3.7 次发作。研究中 30 例接受赛庚啶治疗的患儿的阳性反应率（指头痛频率减少和程度减轻，以及药物可接受的比率）为 83%。目前尚未见儿童使用赛庚啶的证据分级Ⅰ~Ⅲ级的临床研究报道。

（4）剂量推荐范围

1）文拉法辛：每次 75~225mg，口服，每日 1 次。

2）赛庚啶：儿童（3~12 岁）每次 2~8mg，口服，每日 2 次；成人每次 8~12mg，口服，每日 2 次。

（5）超药品说明书用药作用机制

1）盐酸文拉法辛为 5-HT 和 NE 再摄取的双重抑制剂[30]，与阿米替林的作用机制类似。但化学结构上不同于阿米替林，对单胺氧化酶无抑制作用。本品与胆碱能、组胺能和肾上腺素能等受体无亲和力，因而少有由这些受体中介的相关副作用，如镇静、口干、便秘、尿潴留以及视物模糊等，从而使其副作用较阿米替林明显减轻，临床应用更安全。

2）赛庚啶为一经典的抗 5- 羟色胺和抗组胺药，对偏头痛的预防发作和治疗作用与其阻滞钙离子通道而抑制钙离子内流有关[31]。

（6）药物配伍

1）盐酸文拉法辛为 5-HT 和 NE 再摄取的双重抑制剂，赛庚啶为抗 5- 羟色胺和抗组胺药，对偏头痛的预防发作和治疗作用与其阻滞钙离子通道而抑制钙离子内流有关[31]，两者联合使用并无配伍禁忌。

2）甲钴胺主要用于周围神经病，是一种内源性的辅酶维生素 B_{12}，参与一碳单位循环，在由同型半胱氨酸合成甲硫氨酸的转甲基反应过程中起重要作用。

3）盐酸氟桂利嗪可用于典型（有先兆）或非典型（无先兆）偏头痛的预防治疗。本品为选择性钙通道阻滞剂，可阻滞过量的钙离子跨膜进入细胞内，防止细胞内钙负荷过量，也可防止缺血缺氧时大量钙进入神经元，改善脑微循环及神经元代谢，抑制脑血管痉挛、血小板凝聚及血液黏滞度增高等，此外还有细胞膜稳定作用。

（7）黑框警告：文拉法辛用于治疗抑郁症，对抑郁症和其他精神障碍的短期临床试验结果显示，与安慰剂相比，抗抑郁药增加儿童、青少年和青年（<24 岁）患者自杀的想法和实施自杀行为（自杀倾向）的风险。任何人如果考虑将盐酸文拉法辛缓释片或其他抗抑郁药用于儿童、青少年或青年（<24 岁），都必须在其风险和临床需求之间进行权衡。短期的临床试验没有显示出与安慰剂

相比年龄 >24 岁的成年人使用抗抑郁药会增加自杀倾向的风险；而在 65 岁及 65 岁以上的成年人中，使用抗抑郁药后，自杀倾向的风险有所降低。抑郁和某些精神障碍本身与自杀风险的增加有关，必须密切观察所有年龄患者使用抗抑郁药治疗开始后的临床症状的恶化、自杀倾向、行为的异常变化，应建议家属和看护者必须密切观察并与医师进行沟通。盐酸文拉法辛缓释片未被批准用于儿童患者。

（8）禁忌证

1）文拉法辛：禁用于对盐酸文拉法辛或任何赋形剂过敏的患者。禁用于同时服用单胺氧化酶抑制剂的患者。

2）赛庚啶：孕妇、哺乳期妇女禁用；青光眼、尿潴留和幽门梗阻患者禁用。

3）盐酸氟桂利嗪：禁用于有抑郁症病史、帕金森病或其他锥体外系疾病症状的患者。

（9）注意事项

1）文法拉辛：无论治疗哪种适应证，对接受抗抑郁药治疗的所有患者，都应当适当监察和密切观察其临床症状的恶化、自杀倾向以及行为变化异常情况，尤其在药物最初治疗的数月内及增加或减少剂量时。使用盐酸文拉法辛缓释片治疗时，可能发生一种潜在生命威胁的 5- 羟色胺综合征，尤其是在与作用于 5- 羟色胺递质系统的药物和损害 5- 羟色胺代谢的药物合用时。禁止盐酸文拉法辛缓释片与单胺氧化酶抑制剂合用治疗抑郁症，不推荐合并使用文拉法辛和 5- 羟色胺前体物质。

2）赛庚啶：服药期间不得驾驶机动车、船，从事高空作业、机械作业及操作精密仪器；服用本品期间不得饮酒或含有乙醇的饮料；老年人及 2 岁以下的小儿慎用；对本品过敏者禁用，过敏体质者慎用。

（10）用药交代及用药教育：服用文拉法辛期间应建议患者关注临床症状的恶化及自杀风险，应当鼓励患者及其家属、看护者警惕下列症状的发生，如焦虑、激动、恐慌发作、失眠、易怒、敌意、进攻性、冲动、静坐不能（精神运动性不安）、轻症躁狂、其他行为的异常变化、抑郁症状恶化、自杀意念，尤其是在使用抗抑郁药治疗的早期和增加或减少剂量时。

文拉法辛不影响志愿者的精神运动性、认知或复杂行为的执行能力，但是任何精神活性药物都可能损害判断、思维和运动的执行能力。因此，在明确文拉法辛不会对他们的这些能力带来负面影响前，患者在驾驶车辆和操纵危险的机器时应谨慎。在服用赛庚啶期间不得驾驶机动车、船，从事高空作业、机械作业及操作精密仪器。

尽管文拉法辛不会增加乙醇引起的精神和运动技能损害，但建议患者服用文拉法辛时应戒酒。赛庚啶与乙醇合用可增加其镇静作用，盐酸氟桂利嗪与乙醇和镇静药合用时可出现过度镇静作用,故服药期间不得饮酒或含有乙醇的饮料。

(潘敏虹　李　媛　陈妙敏　任　斌)

参考文献 ▶▶▶

[1] 吴江,贾建平.神经病学.3版.北京:人民卫生出版社,2016.

[2] 郭述苏,薛广波,王桂清,等.中国偏头痛流行病学调查.临床神经病学杂志,1991,4(02):65-69.

[3] 中华医学会疼痛学分会头面痛学组,中国医师协会神经内科医师分会疼痛和感觉障碍专委会.中国偏头痛防治指南.中国疼痛医学杂志,2016,22(10):721-727.

[4] Micromedex(169). Truven Health Analytics Inc.,2016[2016-09-20]. http://www.Micromedexsolutions.com/Micromedex2/librarian.

[5] GOMERSALL J D,STUART A. Amitriptyline in migraine prophylaxis:changes in pattern of attacks during a controlled clinical trial. Journal of neurology,neurosurgery & psychiatry,1973,36(4):684-690.

[6] COUCH J R,HASSANEIN R S. Amitriptyline in migraine prophylaxis. Archives of neurology,1979,36(11):695-699.

[7] YOUNG W,SILBERSTEIN S. Jefferson head ache manual. New York:Demos Medical Publishing,2011.

[8] EVERSA S,AFRAB J,FRESE A,et al. EFNS guideline on the drug treatment of migraine-revised report of an EFNS task force. European journal of neurology,2009,16(9):968-981.

[9] BANERJEE M,FINDLEY L. Propranolol in the treatment of acute migraine attacks. Cephalalgia,1991,11(4):193-196.

[10] FULLER G N,GUILOFF R J. Propranolol in acute migraine:a controlled study. Cephalalgia,1990,10(5):229-233.

[11] BEHAN P. Migraine:a rational approach to therapy. Br J Clin Pract,1982,36(10):359-362.

[12] 车熊宇,杨晓苏,胡益民,等.苯噻啶心得安防治偏头痛的作用机制.神经损伤与功能重建,2008,3(01):28-30.

[13] 黄东祥.心得安与阿米替林联合用药治疗偏头痛的临床试验.云南医药,2010,31(05):523-525.

[14] 葛林通,林力,吴慧娟,等.加巴喷丁治疗偏头痛的有效性和安全性——随机、双盲对照研究.临床药理学与治疗学,2008,13(04):445-448.

[15] 李美艺,谢娜,牛敬忠,等.加巴喷丁药理作用及临床应用研究进展.中风与神经疾病

杂志,2011,28(09):862-864.

[16] MATHEW N T,RAPOPORT A,SAPER J,et al. Efficacy of gabapentin in migraine prophylaxis Headache,2001,41(2):119-128.

[17] DI TRAPANI G,MEI D,MARRA C,et al. Gabapentin in the prophylaxis of migraine:a double-blind randomized placebo-controlled study. Clinica terapeutica,2000,151(3):145-148.

[18] 陶焕唐,唐美娟,潘少英,等.加巴喷丁联合尼莫地平治疗偏头痛临床疗效研究.北方药学,2015,12(07):122-123.

[19] HOLLAND S,SILBERSTEIN S D,FREITAG F,et al. Quality Standards Subcommittee of the American Academy of Neurology and the American Headache Society. Evidence-based guideline update:NSAIDs and other complementary treatments for episodic migraine prevention in adults:report of the Quality Standards Subcommittee of the American Academy of Neurology and the American Headache Society. Neurology,2012,78(17):1346-1353.

[20] ASHTARI F,SHAYGANNEJAD V,AKBARI M. A double-blind,randomized trial of low-dose topiramate vs propranolol inmigraine prophylaxis. Acta neurologica scandinavica,2008,118(5):301-305.

[21] 胡益民,吕莹,张新庆,等.托吡酯预防偏头痛——Meta 分析.国际病理科学与临床杂志,2009,29(05):374-377.

[22] 郭益邑.偏头痛预防性治疗药物疗效和副作用的 Meta-分析.长春:吉林大学,2012.

[23] LINDE M,MULLENERS W M,CHRONICLE E P,et al. Topiramate for the prophylaxis of episodic migraine in adults. Cochrane database of systematic reviews,2013(6):CD010610.

[24] 童玲玲,曾丽.托吡酯预防偏头痛发作的相关研究.临床与病理杂志,2015,35(06):1164-1169.

[25] OMER K,LEVENT G H,BILGIN O,et al. The effects of topiramate therapy on cerebral metabolism in migraine with aura patients. Turkish neurosurgery,2014,24(5):704-709.

[26] OZYALCIN S N,TALU G K,KIZILTAN E,et al. The efficacy and safety of venlafaxine in the prophylaxis of migraine. Headache,2005,45(2):144-152.

[27] ADELMAN L C,ADELMAN J U,VON SEGGERN R,et al. Venlafaxine extended release (XR) for the prophylaxis of migraine and tension-type headache:a retrospective study in a clinical setting. Headache,2000,40(7):572-580.

[28] BULUT S,BERILGEN M S,BARAN A,et al. Venlafaxine versus amitriptyline in the prophylactic treatment of migraine:randomized,double-blind,crossover study. Clinical neurology and neurosurgery,2004,107(1):44-48.

[29] 鞠月迎.美国神经病学会儿童偏头痛治疗指南.世界临床药物,2005,26(03):134-141.

[30] STAHL S M,ENSUAH R,RUDOLPH R L. Comparative efficacy between venlafaxine and SSRIs:a pooled analysis of patients with depression. Biological psychiatry,2002,52(12):

1166-1174.

[31] 尉挺,徐立微.现代药物治疗学:临床药理与病理生理学基础.北京:人民军医出版社,
1995.

第二节　三叉神经痛

一、概述

三叉神经痛(trigeminal neuralgia,TN)是原发性三叉神经痛的简称,表现
为三叉神经分布区内短暂的反复发作性剧痛。发病机制迄今仍在探讨之中,
较多学者认为是各种原因引起三叉神经局部脱髓鞘产生异位冲动,相邻轴索
纤维伪突触形成或产生短路,轻微痛觉刺激通过短路传入中枢,中枢传出冲动
亦通过短路传入,如此叠加造成三叉神经痛发作。

TN 局限于三叉神经 1 或 2 支分布区,以上颌支、下颌支多见。发作时表
现为以颊上、下颌及舌部明显的剧烈电击样、针刺样、刀割样或撕裂样疼痛,持
续数秒或 1~2 分钟,突发突止,间歇期完全正常。患者口角、鼻翼、颊部或舌部
为敏感区,轻触可诱发,称为扳机点或触发点。严重病例可因疼痛出现面肌反
射性抽搐,口角牵向患侧即痛性抽搐(tic douloureux)。病程呈周期性,发作可
为数日、数周或数月不等,缓解期如常人。随着病程迁延,发作次数逐渐增多,
发作时间延长,间歇期缩短,甚至为持续性发作,很少自愈。神经系统查体一
般无阳性体征,患者的主要表现为因恐惧疼痛不敢洗脸、刷牙、进食,面部口腔
卫生差,面色憔悴,情绪低落。

TN 是一种临床常见的脑神经疾病,其人群患病率为 182/10 万,年发病率
为(3~5)/10 万。以成年及老年人多见,40 岁以上的患者占 70%~80%;女性多
于男性,男、女比例约为 1∶1.6[1]。但是 WHO 最新调查数据显示,TN 正趋向
年轻化,人群患病率不断上升。

目前治疗 TN 的药物分为抗癫痫药及非抗癫痫药两大类,说明书中有明确
适应证的药物有卡马西平及苯妥英钠。

卡马西平是治疗 TN 的首选药物,有效率可达 70%~80%。宜餐后服用,首
次服用 100mg,每日 2 次,以后每日增加 100mg,至疼痛控制为止(可增至 200~
400mg,每日 3 次),用此有效量持续 2~3 周,然后逐渐减少至最小有效量,再以
此维持剂量服用数月。

在未开始应用卡马西平之前,苯妥英钠曾被认为是治疗 TN 的首选药物,
其治疗效果不如卡马西平,但至今仍未失去其治疗价值。初始剂量为 100mg,
口服,每日 3 次,以后每日增加 100mg,至疼痛控制为止,持续 2~3 周,然后逐

渐减量,最小有效量维持在疼痛停止数月。

此外,中华医学会《临床诊疗指南:疼痛学分册》推荐一些治疗 TN 的药物,如抗癫痫药氯硝西泮、丙戊酸钠、加巴喷丁、拉莫三嗪、普瑞巴林等,抗痉挛类药物巴氯芬,多巴胺受体拮抗剂匹莫齐特,还有维生素类药物维生素 B_{12} 等。因为这些药物的说明书中都没有明确的治疗 TN 的适应证,所以临床上的使用均属超药品说明书用药,在这些药物中巴氯芬及拉莫三嗪的用法用量被 Micromedex 收载。

二、三叉神经痛超药品说明书用药情况及循证证据

(一) NMPA 批准的说明书中含有三叉神经痛适应证的药品

国内有三叉神经痛适应证的药物见表 19-3。

表 19-3　NMPA 批准的说明书中含有 TN 适应证的药品

类型	药物(通用名)	有三叉神经痛适应证的药物(别名)
抗癫痫药	卡马西平	卡马西平片(得理多)
	苯妥英钠	苯妥英钠片(大仑丁)

(二) 国内药品说明书外用法用于治疗三叉神经痛的药品

目前国内药品说明书外用法用于治疗三叉神经痛的药品见表 19-4。

表 19-4　国内药品说明书外用法用于治疗 TN 的药品常用用法及循证证据*

药品名称	国内已批准的适应证	规格	用法用量	原研国说明书	有效性等级	推荐级别	证据强度
				依据及其等级**			
巴氯芬片	限于脊髓和大脑疾病或损伤引起的肌肉痉挛	10mg/片	可在卡马西平或苯妥英钠治疗无效时单独使用,也可与它们联合应用,以增强治疗效果。口服给药,从小剂量开始,初始剂量可用 5mg/次,3 次/d,3 日后改为 10mg/次,3 次/d,以后每 3 日增加 1 次剂量,每日总剂量增加 15mg,最大剂量为 40~80mg/d	美国 FDA 未批准巴氯芬用于治疗成人或儿童 TN	成人:Class Ⅱa	成人:Class Ⅱb	成人:Category B

续表

药品名称	国内已批准的适应证	规格	用法用量	依据及其等级**			
				原研国说明书	有效性等级	推荐级别	证据强度
拉莫三嗪片	主要用于治疗各类癫痫发作及治疗合并有Lennox-Gastaut综合征的癫痫发作	50mg/片	150~600mg/d	美国FDA未批准拉莫三嗪用于治疗成人或儿童TN	成人：Class Ⅱb	成人：Class Ⅱb	成人：Category B

注：*临床提供证据来源[2-5,7-8]；**证据等级分级来自美国 Micromedex 数据库。

三、处方评价示例

处方 1　年龄：75 岁　性别：女　诊断：三叉神经痛

（1）卡马西平片：100mg，口服，每日 3 次。

（2）注射用甲钴胺：500μg，肌内注射，隔日 1 次。

（3）巴氯芬片：5mg，口服，每日 3 次。

（4）还原型谷胱甘肽片：400mg，口服，每日 3 次。

【处方评价】

（1）超说明书药品及类别：巴氯芬片（超适应证）。

（2）循证分级情况：美国 FDA 未批准巴氯芬用于治疗 TN。有效性等级 Class Ⅱa，推荐级别 Class Ⅱb，证据强度 Category B[2]。

（3）指南推荐情况：美国 FDA 未批准巴氯芬用于治疗 TN。神经病理性疼痛诊治专家组制定的《神经病理性疼痛诊治专家共识》[3]中推荐的 TN 治疗药物包括卡马西平作为一线药物，巴氯芬作为二线药物。中华医学会《临床诊疗指南：疼痛学分册》[4]将巴氯芬作为治疗 TN 的可选药物。欧洲神经病学协会联盟（EFNS）在《EFNS 的神经病理性疼痛药物治疗指南》2010 修订版[5]中将卡马西平作为治疗 TN 的首选药物。其他小样本研究报道数种药物（如巴氯芬）对 TN 有效，但 Cochrane 综述认为目前的证据不足以推荐巴氯芬用于 TN。

巴氯芬用于 TN 的治疗，既可在卡马西平或苯妥英钠无效时单独使用，也可与它们联合应用以增强疗效[4]。使用时应从小剂量开始，逐步增量，初始剂量可用 5mg/次，3 次/d，3 日后改为 10mg/次，3 次/d，以后每 3 日增加 1 次剂量，每日总剂量增加 15mg，最大剂量为 40~80mg/d。

国内文献报道,卡马西平联合巴氯芬治疗三叉神经痛的临床效果非常明显[6]。

(4)剂量推荐范围:巴氯芬片 15~80mg/d。

(5)超药品说明书用药作用机制:本品为神经传导抑制剂(GABA)的相似物,可解除肌肉痉挛和并发的疼痛、阵挛和肌肉震颤。

(6)药物配伍:卡马西平现已被公认作为治疗 TN 的首选药物,其药理作用可能是通过作用于 γ- 氨基丁酸 $_B$(GABA$_B$)受体而产生镇痛效应。卡马西平作为治疗 TN 的一线药物,可单独使用,或进行联合用药以提高疗效。

巴氯芬为神经传导抑制剂(GABA)的相似物,有解除肌肉痉挛和并发的疼痛的疗效,与卡马西平联合使用可增强 TN 治疗效果[6]。

甲钴胺为内源性的辅酶 B$_{12}$,可用于治疗多种外周末梢神经代谢功能障碍和自主神经病变。中华医学会《临床诊疗指南:疼痛学分册》[4]将维生素 B$_{12}$推荐为治疗 TN 的可选药物,推荐用法为每周 2~3 次,肌内注射。

TN 通常需要长期的药物治疗,卡马西平与巴氯芬有一定的肝毒性,服用时间长可能会对肝功能造成损害,还原型谷胱甘肽可对抗多种物质对细胞的毒性,对肝脏起保护作用。

(7)禁忌证:对巴氯芬过敏者禁用。

(8)注意事项:卡马西平仅可在医师监督下服用。若要使用卡马西平,必须事先经过严格的效益/风险评估,并且对既往有过心脏、肝脏、肾脏损害,对其他药物出现过血液系统不良反应及曾经中断过卡马西平治疗的患者进行监测。老年患者对本品敏感者多,常可引起认知功能障碍,也可引起再生障碍性贫血,应慎重选择卡马西平的剂量。本品能透过胎盘屏障。巴氯芬片治疗开始时常出现日间镇静、嗜睡和恶心等不良反应,偶尔出现口干、呼吸抑制、头晕、无力、精神错乱、眩晕、呕吐、头痛和失眠。偶会发生低血压、心功能降低。突然停药会产生幻觉和癫痫发作,所以要停药时需逐渐减少剂量。妊娠前 3 个月禁用,哺乳期妇女慎用。

从事接触汞及其化合物的工作人员不宜长期大量服用甲钴胺。

(9)用药交代及用药教育:卡马西平宜餐后服用。卡马西平可引起眩晕、嗜睡,影响患者的反应能力,特别是服药初期或剂量调整期,因此患者驾驶车辆或操纵机器时应小心。若有心血管系统不良反应出现,应停药。巴氯芬片具镇静作用,服药后驾车或操纵机器应注意。

处方 2　年龄:50　性别:女　诊断:三叉神经痛

(1)拉莫三嗪片:50mg,口服,每日 3 次。

(2)谷维素片:10mg,口服,每日 3 次。

(3)奥卡西平片:200mg,口服,每日 3 次。

（4）氯硝西泮片：0.5mg，口服，每日 3 次。

【处方评价】

（1）超说明书药品及类别

1）拉莫三嗪片（超适应证）。

2）奥卡西平片（超适应证）。

3）氯硝西泮片（超适应证）。

（2）循证分级情况

1）美国 FDA 未批准拉莫三嗪用于治疗 TN。有效性等级 Class Ⅱb，推荐级别 Class Ⅱb，证据强度 Category B。

2）美国 FDA 未批准奥卡西平用于治疗 TN，Micromedex 未收载奥卡西平。

3）美国 FDA 未批准氯硝西泮于治疗 TN，Micromedex 未收载氯硝西泮。

（3）指南推荐情况

1）中华医学会《临床诊疗指南：神经病学分册》推荐拉莫三嗪为治疗 TN 的可选药物[7]。

欧洲神经病学协会联盟（EFNS）在《EFNS 的神经病理性疼痛药物治疗指南》2010 修订版[5]中将卡马西平作为治疗 TN 的首选药物，若患者出现无法耐受的不良反应时可使用拉莫三嗪。

2015 年《三叉神经痛诊疗中国专家共识》[1]推荐拉莫三嗪可用于辅助治疗原发性三叉神经痛疼痛。

2）神经病理性疼痛诊疗专家组制定的《神经病理性疼痛诊疗专家共识》[8]推荐奥卡西平作为 TN 的一线治疗用药。初始剂量为 0.2g，每日 1 次，以后逐渐加量，可达 0.2g，每日 2~3 次。

2015 年《三叉神经痛诊疗中国专家共识》[1]推荐奥卡西平治疗原发性三叉神经痛可能有效，卡马西平的疗效优于奥卡马西平，但后者安全性方面的顾虑更少一些。

罗祎明等[9]检索 Cochrane Library、中国生物医学文献数据库、中国知网和万方数据库共 1 465 例患者，进行关于奥卡西平与卡马西平治疗 TN 的疗效与安全性研究。结果显示，奥卡西平治疗原发性三叉神经痛的疗效不劣于卡马西平，且耐受性优于卡马西平。

欧洲神经病学协会联盟（EFNS）在《EFNS 的神经病理性疼痛药物治疗指南》2010 修订版[5]指出，奥卡西平可作为典型性 TN 的一线治疗用药。

3）中华医学会《临床诊疗指南：神经病学分册》推荐氯硝西泮为治疗 TN 的可选药物[7]。初始剂量为 0.5g，3 次 /d，以后每 3 日增加 0.5~1mg，直至疼痛缓解。

（4）剂量推荐范围

1）拉莫三嗪片：150~600mg/d。

2）奥卡西平片：200~600mg/d。

3）氯硝西泮片：0.5~8mg/d。

（5）超药品说明书用药作用机制

1）拉莫三嗪是电压门控性钠离子通道的应用依从性阻滞剂，其用药机制可能是抑制脑内谷氨酸和天冬氨酸诱发的暴发性放电，阻滞病灶快速放电和神经元去极化。

2）奥卡西平主要是通过阻滞电压门控性钠离子通道，从而稳定过度兴奋的神经元细胞膜，抑制神经元重复放电，减少突触冲动传播。

3）氯硝西泮的作用机制复杂，可能是通过增强 GABA 能神经元所介导的突触抑制，使神经元的兴奋性降低。

（6）药物配伍：拉莫三嗪被《EFNS 的神经病理性疼痛药物治疗指南》推荐为可选药物，通常是使用奥卡西平出现无法耐受的不良反应时才考虑使用拉莫三嗪。

奥卡西平被《神经病理性疼痛诊疗专家共识》[8]推荐为 TN 的一线治疗用药，因奥卡西平的药物相互作用小，皮肤过敏反应比卡马西平少见，被《EFNS 的神经病理性疼痛药物治疗指南》推荐为首选药物，在治疗 TN 时可单独使用。

拉莫三嗪与奥卡西平联合用药：说明书提示奥卡西平联用拉莫三嗪时不会影响拉莫三嗪的血药浓度，但也提及两药联用后有中枢神经系统反应的报告，包括恶心、视物模糊、头晕、复视和共济失调；另外两者用药后都有引起自杀想法和行为的不良反应，联合用药后相应的风险可能增加。

谷维素有自主神经功能调节作用，可减轻焦虑及紧张状态、改善睡眠，有辅助治疗作用。

中华医学会《临床诊疗指南：神经学分册》推荐氯硝西泮可用于治疗 TN[7]。氯硝西泮能改善焦虑及失眠状态，并可控制肌阵挛发作，在本方中有协同作用。

（7）黑框警告

1）拉莫三嗪可能引起严重皮疹，需要住院治疗和中断治疗。在全球范围内上市后经验中，有罕见成年和儿童患者出现中毒性表皮坏死松解症和 / 或皮疹相关死亡的病例报告，但其数量太少而不能精确估计其发生率。除年龄外，尚未确定其他已知因素可预测本品引起皮疹的风险或严重程度。有建议认为以下情况会增加出现皮疹的风险，但尚未得到证实：①合用本品和丙戊酸盐；②超过本品的推荐初始剂量或超过推荐的本品递增剂量。但是在没有以上因素的情况下已出现相关病例。

2）几乎所有本品引起的威胁生命的皮疹都出现在初始治疗的 2~8 周内，

但是也有个别病例出现在延长治疗后（如 6 个月）。因此，不能依据治疗持续时间预测首次出现皮疹的潜在风险。

3）虽然拉莫三嗪也会引起无害性皮疹，但是不能预测哪些皮疹是严重的或威胁生命的。因此，在首次出现皮疹迹象时通常就应停用本品，除非可确诊皮疹与本品无关。中断治疗也有可能不能阻止皮疹发生为威胁生命或永久性功能丧失或形成瘢痕。

（8）禁忌证

1）禁用于已知对拉莫三嗪和拉莫三嗪中的任何成分过敏的患者。

2）禁用于房室传导阻滞者。

3）禁用于新生儿、孕妇及哺乳期妇女。

（9）注意事项

1）拉莫三嗪可能会引起严重皮疹，如发生严重皮疹，需住院治疗。在本品初始治疗之前，应告知患者可能预示严重医学事件的皮疹或其他过敏反应的体征或症状（如发热、淋巴结病），出现以上任何症状均应立即报告医师。服用本品出现自杀意念或行为的风险增加。

2）奥卡西平有引起自杀想法和行为的风险，用药期间应密切观察患者行为是否有明显改变。奥卡西平与卡马西平可能存在交叉过敏反应。奥卡西平可引起低钠血症，服药期间应定时检查血钠。若血钠 <125mmol/L，通过减量、停药或保守处理（如限制饮水）后血钠水平可恢复正常。

3）氯硝西泮可通过胎盘屏障，有致畸胎的危险。可随母乳进入新生儿体内，对新生儿产生中枢神经系统的持续性抑制。

（10）用药交代及用药教育

1）拉莫三嗪常见皮疹的不良反应，特别是初始用药的 2~8 周内，大多是轻微的和自限性的。如发生严重皮疹，应立即停药并咨询医师进行治疗。

2）氯硝西泮有较强的催眠作用，患者驾驶车辆或操纵机器时应小心。

3）奥卡西平可引起头晕和嗜睡，服用本品后不要驾驶汽车或操作机器。

（叶惠韶）

参考文献

［1］中华医学会神经外科学分会功能神经外科学组，中国医师协会神经外科医师分会功能神经外科专家委员会，上海交通大学颅神经疾病诊治中心．三叉神经痛诊疗中国专家共识．中华外科杂志，2015，53（09）：657-664.

［2］Micromedex（169）. Truven Health Analytics Inc., 2016［2016-09-20］. http://www.Micromedexsolutions.com/Micromedex2/librarian.

［3］神经病理性疼痛诊治专家组.神经病理性疼痛诊治专家共识.中华内科杂志,2009,48
　　（06）:526-528.

［4］中华医学会.临床诊疗指南:疼痛学分册.北京:人民卫生出版社,2007.

［5］ATTAL N,CRUCCUA G,BARONA R,et al. EFNS guidelines on the pharmacological treatment
　　of neuropathic pain:2010 revision. European journal of neurology,2010,17（9）:1113-e88.

［6］程福璋.卡马西平联合巴氯芬治疗三叉神经痛的临床分析.中国当代医药,2015,22
　　（35）:130-131,134.

［7］中华医学会.临床诊疗指南:神经病学分册.北京:人民卫生出版社,2007.

［8］神经病理性疼痛诊疗专家组.神经病理性疼痛诊疗专家共识.中国疼痛医学杂志,
　　2013,19（12）:705-710.

［9］罗祎明,徐捷慧,易湛苗.奥卡西平和卡马西平治疗原发性三叉神经痛的系统评价和
　　荟萃分析.中国临床药理学杂,2014,30（12）:1130-1134.

第三节　糖尿病周围神经病变

一、概述

　　糖尿病周围神经病变（diabetic peripheral neuropathy,DPN）是指排除其他原因后,在糖尿病患者中存在的因周围神经功能障碍而引起的症状和体征,至少有 2 项异常（症状、体征、神经传导速度异常,定量感觉试验测定异常或半定量的其他试验异常）。常见类型包括远端对称性多发性神经病变、局灶性单神经病变、非对称性的多发局灶性神经病变、多发神经根病变（糖尿病性肌萎缩）[1]。

　　在糖尿病患者中,60%~80% 并发周围神经病变[2],是糖尿病最常见的并发症之一。患病年龄为 7~80 岁不等,随年龄增长而上升,高峰见于 50~60 岁组。许多糖尿病患者可缺少“三多一少”的典型临床症状而以神经系统病变为主诉,直到检查才发现患有糖尿病[3]。

　　临床表现为早期肢端感觉异常（如蚁走感）和痛觉过敏（如钻凿痛）,随后发展为手足感觉迟钝,晚期可导致神经损伤、肌肉萎缩、足部溃疡、坏疽乃至截肢[3]。因患病晚期机体会产生不可逆性损伤,危害巨大,所以糖尿病患者应当及早发现、及时治疗 DPN。

　　糖尿病周围神经病变的发病机制是多种因素共同作用的结果,包括糖代谢紊乱、血管损伤、神经营养因子缺乏、氧化应激和免疫损伤等因素。因其发病机制复杂,目前研究中的药物治疗缺乏特异性方法,一般治疗原则为在控制

血糖的前提下对神经系统的修复和保护。

国内治疗 DPN 的药物可分为以下几类：首先用于对因治疗的西药包括①控制血糖药物，如胰岛素、磺酰脲类药物等；②扩张血管及改善微循环药物，如钙通道阻滞剂、血管紧张素Ⅱ受体拮抗剂、血管紧张素转换酶抑制药等；③降低血黏度及抗凝和溶栓药物，如前列腺素 E_1 及其类似物、阿司匹林等；④改善代谢紊乱药物，如肌醇、醛糖还原酶抑制剂等；⑤抗氧化药物，如α-硫辛酸、维生素 E、维生素 C 等；⑥增加神经营养与修复神经药物，如甲钴胺、神经生长因子等；⑦用于对症治疗的减轻或缓解疼痛的药物，如非甾体抗炎药、三环类抗抑郁药、抗惊厥药等几种类型。而中医药治疗 DPN 的方法包括内服中药（活血化瘀类），使用中药注射剂（如丹参注射液、丹红注射液等），配合针灸刺络、熏洗足浴[4]。其中部分药品说明书并无 DPN 适应证，但在临床研究中有证据证明其具有治疗作用。此类药物使用应当在医师监控下进行，并根据患者的病情变化及时调整用药方案。

二、糖尿病周围神经病变超药品说明书用药情况及循证证据

（一）NMPA 批准的说明书中含有糖尿病周围神经病变适应证的药品

国内治疗 DPN 的药品在说明书中有 DPN 适应证的见表 19-5。需要注意某些相同成分的药品不同的厂家其说明书有不同的适应证，如北京诺华制药有限公司的卡马西平片（得理多）说明书中无 DPN 适应证，而上海复旦复华药业有限公司生产的卡马西平片说明书中则有此适应证。

表 19-5 国内有 DPN 适应证的药物

类型	药物（通用名）	有 DPN 适应证的药物（别名）
改善微循环药物	胰激肽原酶	广乐、通德、怡开、顺生
抗氧化药物	α-硫辛酸	硫辛酸胶囊、富丁乐、唯依能、奥力宝注射液
增加神经营养与修复神经药物	甲钴胺	弥可保、卓和、奇信、康恩贝
	B 族维生素	三维 B 片
改善代谢紊乱药物	依帕司他	唐林
止痛药	卡马西平	卡马西平片

（二）国内药品说明书外用法用于治疗 DPN 的药品

多年以来，许多研究一直针对 DPN 的发病机制研发药物，但目前为止仍没有证明何类药物能够安全有效地用于治疗 DPN，也没有新的药物被批准上市。而在治疗 DPN 疼痛方面，有实验证明三环类抗抑郁药、5-羟色胺和去甲

肾上腺素再摄取抑制剂、抗惊厥药以及阿片类等药物可有效缓解患者的疼痛症状,但目前仅有普瑞巴林[5]和度洛西汀[6]被美国食品药品管理局和欧洲药品管理局批准用于治疗糖尿病周围神经病变疼痛症状(表 19-6)。

表 19-6　国内药品说明书外用法用于治疗 DPN 的药品常用用法及循证证据*

药品名称	国内已批准的适应证	规格	用法用量	依据及其等级**			
				原研国说明书	有效性等级	推荐级别	证据强度
普瑞巴林胶囊(乐瑞卡)	疱疹后神经痛	75mg/粒	口服 75~150mg b.i.d.	美国 FDA 已批准普瑞巴林(pregabalin)用于治疗成人由 DPN 所致的神经病理性疼痛	成人:Class Ⅱa	成人:Class Ⅱb	成人:Category B
盐酸度洛西汀肠溶胶囊(欣百达)	用于治疗抑郁症	60mg/粒	口服 60mg/d	美国 FDA 已批准度洛西汀(duloxetine)用于治疗成人 DPN 所致的疼痛	成人:Class Ⅱa	成人:Class Ⅱa	成人:Category A

注:*临床提供证据来源[5-6];**证据等级分级来自美国 Micromedex 数据库。

三、处方评价示例

处方 1　年龄:71 岁　性别:女　诊断:糖尿病周围神经炎

(1)阿卡波糖片:50mg,口服,每日 3 次。

(2)普瑞巴林胶囊:75mg,口服,每日 2 次。

(3)硫辛酸胶囊:0.2g,口服,每日 3 次。

(4)甲钴胺片:500μg,口服,每日 3 次。

(5)维生素 B_1:10mg,口服,每日 3 次。

【处方评价】

(1)超说明书药品及类别:普瑞巴林胶囊(超适应证)。

(2)循证分级情况:美国 FDA 已批准普瑞巴林用于治疗成人由 DPN 所致的神经病理性疼痛。有效性等级 Class Ⅱa,推荐级别 Class Ⅱb,证据强度 Category B。

(3)指南推荐情况:普瑞巴林是少数已被确认的治疗糖尿病周围神经病

变所致的神经病理性疼痛的药物。2010 年英国 NICE 疼痛指南推荐糖尿病痛性神经病变患者使用普瑞巴林治疗[5]，其 FDA 说明书中有 DPN 适应证。国内的普瑞巴林说明书中，适应证为疱疹后神经痛，无 DPN 适应证。其 Micromedex 推荐的用法为每次 50~100mg，每日 3 次；而国内胶囊的规格为 75mg/ 粒，与国外的规格不同，用法调整为每次 75~150mg，每日 2 次。

（4）剂量推荐范围：普瑞巴林胶囊每次 75~150mg，口服，每日 2 次。

（5）超药品说明书用药作用机制：普瑞巴林是 γ- 氨基丁酸（GABA）的衍生物，可抑制中枢神经系统电压门控性钙离子通道的 $α_2$-δ 亚基（普瑞巴林与之结合的效能是同类药物加巴喷丁的 6 倍以上），减少钙离子内流，抑制神经超敏化，随之减少谷氨酸盐、去甲肾上腺素、P 物质等兴奋性神经递质的释放，从而有效控制神经性疼痛。

（6）药物配伍：处方中 α- 硫辛酸是一种抗氧化剂，它能改善胰岛功能与葡萄糖代谢，减少晚期糖基化终末产物（advanced glycation end product，AGE）形成和减弱氧化应激反应，与普瑞巴林联合用药较单用普瑞巴林疗效显著提高，安全性良好[7]。

DPN 是糖尿病的并发症之一，阿卡波糖的作用是控制血糖，保证病情稳定及治疗的质量。

甲钴胺为内源性的辅酶 B_{12}，在由同型半胱氨酸合成甲硫氨酸的转甲基反应过程中起重要作用。体外研究表明，甲钴胺可促进培养的大鼠组织中卵磷脂的合成和神经元髓鞘的形成，适用于周围神经病变。其与维生素 B_1 的作用均为营养神经，促进神经系统恢复。

（7）禁忌证：对普瑞巴林所含的活性成分或任何辅料过敏者禁用。孕妇慎用，哺乳期妇女用药期间应停止哺乳。≤17 岁的患者不宜使用。

（8）注意事项：普瑞巴林的不良反应包括头晕、嗜睡、口干、思维异常（难以集中注意力）、运动失调、体重增加等。需要注意的是本品可能会引起外周性水肿，心功能Ⅲ或Ⅳ级的充血性心力衰竭患者应慎用。服用后可出现肌酸激酶升高，如疑似或确诊为肌病或肌酸激酶显著升高时应停用本品。本品可能引起躯体依赖。

硫辛酸胶囊可能增加 2 型糖尿病患者对胰岛素的敏感性，因此可能需要调低降血糖药的剂量，在刚服药的 1~2 周内最好能够经常性做好血糖监测，以避免低血糖的情况发生。

（9）用药交代及用药教育：普瑞巴林可造成心血管系统不良反应，注意患者是否有心力衰竭等心血管问题。服药后对神经系统的作用会影响驾驶和操作机械。用药期间应当保证肌酐清除率至少为 60ml/min。为减少不良反应的发生率，起始剂量可以较小，逐渐增加到推荐用量。

硫辛酸胶囊可能增加 2 型糖尿病患者对胰岛素的敏感性,因此可能需要调低降血糖药的剂量,在刚服药的 1~2 周内最好能够经常性作好血糖监测,以避免低血糖的情况发生。若血糖偏低,则应及时咨询医师并根据病情作出用药调整。

阿卡波糖用餐前即刻整片吞服或与前几口食物一起咀嚼服用。

处方 2　年龄:67 岁　性别:男　诊断:糖尿病周围神经痛

(1)盐酸度洛西汀肠溶胶囊:60mg,口服,每日 1 次。

(2)甲钴胺片:500μg,口服,每日 3 次。

(3)硫辛酸胶囊:0.2g,口服,每日 3 次。

(4)胰激肽原酶片:120U,口服,每日 3 次。

(5)依帕司他片:50mg,口服,每日 3 次

【处方评价】

(1)超说明书药品及类别:盐酸度洛西汀肠溶胶囊(超适应证)。

(2)循证分级情况:美国 FDA 已批准度洛西汀用于治疗由 DPN 所致的神经病理性疼痛。有效性等级 Class Ⅱa,推荐级别 Class Ⅱa,证据强度 Category A。

(3)指南推荐情况:度洛西汀于 2004 年 9 月被 FDA 认证为治疗糖尿病周围神经病变药物。2010 英国 NICE 指南推荐度洛西汀为糖尿病周围神经痛的一线用药[5]。推荐使用剂量为 60mg/d,有些患者需增至 120mg/d。

(4)剂量推荐范围:推荐本品的起始剂量为 40mg/d(20mg,每日 2 次)至 60mg/d(每日 1 次或 30mg 每日 2 次),不考虑进食情况。

(5)超药品说明书用药作用机制:度洛西汀属于选择性 5- 羟色胺(5-HT)和去甲肾上腺素(NE)再摄取抑制剂(SNRI),其药理作用机制是抑制神经突触前膜 5-HT 及 NE 再摄取,增强中枢 5-HT 及 NE 神经递质功能,使这 2 种神经递质在调控情感和对疼痛敏感程度方面的作用提高,增加机体对疼痛的耐受性,从而缓解疼痛。

(6)药物配伍:硫辛酸与度洛西汀联合用药,可以降低体内过激的氧化应激水平,明显改善 PDN 患者的神经传导速度,治疗 4 周可获得有临床意义的症状改善[8]。

甲钴胺的作用为修复神经,度洛西汀联合甲钴胺治疗痛性 DPN 可以调节血清脑源性神经营养因子(BDNF)、白细胞介素 -6(IL-6)水平,能有效改善患者的病情,疗效优于单纯使用甲钴胺[9]。

胰激肽原酶能使激肽原降解成激肽,从而起扩张血管、改善微循环、调整血压等作用;同时还可以作为活化因子,激活纤溶酶原,提高纤溶系统和胶原水解酶活性,起到防凝血、抗血栓形成和防止基底膜增厚等重要的生理作用。

依帕司他为醛糖还原酶抑制剂,可逆性地抑制与糖尿病并发症发病机制相关的多元醇代谢中的葡萄糖转化为山梨醇的醛糖还原酶而发挥作用,已知山梨醇能影响神经细胞功能,它在神经元内蓄积会引起糖尿病性支配感觉运动的外周神经病症状。

(7)黑框警告:抗抑郁药会增加儿童、青少年和18~24岁的年轻成年人在初始治疗期间自杀想法和行为的风险。这些研究没有显示这种增加的风险在24岁以上和65岁及65岁以上服用抗抑郁药的患者中其自杀想法和行为风险有下降。已经开始使用抗抑郁治疗的任何年龄患者,应密切观察其是否有临床症状的恶化、自杀或者异常的行为改变。建议家庭成员以及照料者加强对患者的密切观察并和主治医师加强沟通。

(8)禁忌证:度洛西汀肠溶胶囊禁用于已知对度洛西汀或产品中的任何非活性成分过敏的患者。禁止与单胺氧化酶抑制剂(MAOI)联用。未经治疗的闭角型青光眼患者的临床试验显示,度洛西汀有增加瞳孔散大的风险,因此未经治疗的闭角型青光眼患者应避免使用度洛西汀。度洛西汀未被批准用于儿童。

(9)注意事项:度洛西汀的一般不良反应包括头晕、恶心、头痛等。由于其对中枢神经系统的作用,长期用药可能会导致患者产生自杀倾向或抑郁症的发生,多见24岁以下的患者,需严密观察用药反应。

(10)用药交代及用药教育:推荐度洛西汀的起始剂量为60mg/d,餐时服用,逐渐增加剂量至有效剂量或患者的最大耐受剂量(不超过120mg/d)。用药期间患者家人应注意其精神状态,观察是否有抑郁或自杀倾向产生。

依帕司他适用于饮食疗法、运动疗法、口服降血糖药和胰岛素治疗而糖化血红蛋白值高的糖尿病患者,一般糖尿病患者需慎用。本品可延迟双糖类的消化、吸收,出现低血糖症状时不应给予蔗糖而应给予葡萄糖进行处理。

胰激肽原酶片属于肠溶片,应当整片吞服,以防药物在胃中被破坏。其与血管紧张素转换酶抑制药有协同作用,高血压患者联合用药时要调整剂量。并留意用药过程中可能会出现的过敏反应,如发现不良反应应当及时停药并咨询医师。

(刘　畅　叶惠韶)

参考文献 ▶▶▶

[1]葛均波,徐永健.内科学.8版.北京:人民卫生出版社,2013.

[2]曾丽莉,陈生弟.糖尿病周围神经病变治疗进展.中国现代神经疾病杂志,2006,6(6):

446-448.

［3］吴江.神经病学.2 版.北京：人民卫生出版社，2010.

［4］率红莉，汪津洋.糖尿病周围神经病变治疗药物研究进展.中国药房，2014，25（4）：377-382.

［5］National Institute for Health and Clinical Excellence. The pharmacological management of neuropathic pain in adults in non-specialist settings. The BMJ，2010，340：c1079.

［6］DWORKIN R H，O'CONNOR A B，AUDETTE J，et al. Recommendations for the pharma-cological management of neuropathic pain：an overview and literature update. Mayo clinic proceedings，2010，85（3 Suppl）：S3-S14.

［7］杨东辉.探析普瑞巴林联合硫辛酸在痛性糖尿病神经病变安全性观察.糖尿病新世界，2015（16）：31-33.

［8］李琴.度洛西汀联合硫辛酸治疗糖尿病痛性神经病变的疗效分析.太原：山西医科大学，2013.

［9］甄燕，高素红，武春林，等.度洛西汀联合甲钴胺治疗痛性糖尿病周围神经病变的疗效及对患者血清 BDNF、IL-6 水平的影响.临床合理用药杂志，2015，8（10）：36-37.

第四节　雷　诺　病

一、概述

雷诺病（Raynaud disease）又称肢端动脉痉挛病，是阵发性肢端小动脉痉挛而引起的局部缺血现象。多因局部受寒或情绪激动所激发，以阵发性四肢末端（手指为主）对称的间歇发白与发绀、感觉异常为特征，伴有指（趾）疼痛。

该病多见于女性，男、女发病比例约为 1：10。发病年龄多在 20~30 岁，较少超过 40 岁[1]。

雷诺病的病因不清，可能与以下原因有关：①多数认为由指（趾）血管的痉挛性或功能性闭塞引起，可能是由于血管交感神经支配功能紊乱，引起肢端血管痉挛及局部缺血现象；②由于动脉本身对寒冷的敏感性增加所致；③血管壁可能有组织结构上的变化，会对正常血管收缩中的冲动和血流中的肾上腺素含量出现异常反应；④遗传因素，某些患者的家系中有出现血管痉挛现象的家属。

在一般治疗无效，血管痉挛发作影响患者的日常生活或工作，以及出现指（趾）营养性病变时考虑药物治疗。常用的治疗药物包括①钙通道阻滞剂：为目前最常用的首选药物，能使血管扩张，增加血流量。如硝苯地平、地尔硫草。

②血管扩张药:此类药物长期以来一直作为治疗用药的主要选择,对病情较重的患者疗效较差,对原发性患者疗效较好。如草酸萘呋胺、肌醇烟酸酯、利血平、盐酸妥拉苏林、甲基多巴。③前列环素(PGI$_2$)和前列地尔(PGE$_2$):具有较强的血管扩张和抗血小板聚集作用,对难治者疗效较好,缺点是需静脉用药且不稳定。如伊洛前列素。④其他:严重坏疽继发感染者应配合抗生素治疗。巴比妥类镇静药及甲状腺素能减轻动脉痉挛。伴发硬皮病的严重患者可应用低分子右旋糖酐静脉输入。

二、雷诺病超药品说明书用药情况及循证证据

(一)NMPA 批准的说明书中含有雷诺病适应证的药品

国内有雷诺病适应证的药物见表 19-7。

表 19-7　国内有雷诺病适应证的药物

类型	药物(通用名)	有雷诺病适应证的药物(别名)
钙通道阻滞剂	桂哌齐特	马来酸桂哌齐特注射液(克林澳)
α受体拮抗剂	甲磺酸二氢麦角碱	甲磺酸双氢麦角毒碱胶囊(培磊能)
	尼麦角林	尼麦角林片(思尔明、乐喜林)
蛋白水解酶	降纤酶	注射用降纤酶(赛而)

(二)国内药品说明书外用法用于治疗雷诺病的药品

目前国内临床治疗雷诺病属药品说明书外用法的药品主要有氨氯地平、前列地尔、硝苯地平(表 19-8)。

三、处方评价示例

处方 1　年龄:32 岁　性别:女　诊断:雷诺病

(1)硝苯地平缓释片:20mg,口服,每日 1 次。

(2)尼麦角林片:5mg,口服,每日 3 次。

(3)前列地尔注射液:10μg,加 10ml0.9% 氯化钠注射液缓慢静脉注射,每日 1 次。

【处方评价】

(1)超说明书药品及类别

1)硝苯地平缓释片(超适应证)。

2)前列地尔注射液(超适应证)。

表 19-8　国内药品说明书外用法用于治疗雷诺病的药品常用用法及循证证据*

药品名称	国内已批准的适应证	规格	用法用量	依据及其等级**			
				原研国说明书	有效性等级	推荐级别	证据强度
氨氯地平片	适用于高血压的治疗。冠心病，慢性稳定型心绞痛；血管痉挛型心绞痛或变异型心绞痛；经血管造影证实的冠心病，但射血分数≥40%且无心力衰竭的患者	5mg/片，10mg/片	口服，10mg，每日1次	美国FDA未批准氨氯地平用于成人或儿童雷诺病	成人：Class IIa	成人：Class IIb	成人：Category B
前列地尔注射液	治疗慢性动脉闭塞症引起的四肢溃疡及微小血管循环障碍引起的四肢静脉息疼痛，改善心脑血管微循环障碍。脏器移植术后抗栓治疗。动脉导管依赖性先天性心脏病，用以缓解低氧血症。用于慢性肝炎的辅助治疗	1ml:5μg，2ml:10μg	静脉滴注，10μg，每日1次	美国FDA未批准前列地尔用于成人或儿童雷诺病	成人：Class IIa	成人：Class IIb	成人：Category B
硝苯地平片	高血压，冠心病，慢性稳定型心绞痛（劳力性心绞痛）	30mg/片	口服，每次10~20mg，每日3次	美国FDA未批准硝苯地平用于雷诺病	成人：Class IIa 儿童：Class IIa	成人：Class IIb 儿童：Class IIb	成人：Category B 儿童：Category C

注：*临床提供证据来源[1-4]；**证据等级分级来自美国Micromedex数据库。

（2）循证分级情况

1）美国 FDA 未批准硝苯地平用于雷诺病。成人雷诺病的有效性等级 Class Ⅱa，推荐级别 Class Ⅱb，证据强度 Category B；儿童雷诺病的有效性等级 Class Ⅱa，推荐级别 Class Ⅱb，证据强度 Category C[2]。

2）美国 FDA 未批准前列地尔用于治疗雷诺病，Micromedex 已收载该用法。有效性等级 Class Ⅱa，推荐级别 Class Ⅱb，证据强度 Category B[2]。

（3）指南推荐情况

1）中华医学会《临床诊疗指南：疼痛学分册》将硝苯地平作为治疗雷诺病的可选药物[3]。欧洲血管医学学会（ESVM）2017 年指南推荐硝苯地平作为雷诺现象的一线用药[4]。硝苯地平是《混合性结缔组织病诊断及治疗指南》中有关雷诺现象治疗的首选药，通常以缓释片作为主要应用剂型，推荐剂量为 30mg/d[5]。在 2011 年《系统性硬化病诊断及治疗指南》中也提到二氢吡啶类钙通道阻滞剂硝苯地平（10~20mg/ 次，3 次 /d）可减少系统性硬化病相关的雷诺现象的发生和严重程度，常作为系统性硬化病相关的雷诺现象的一线治疗药物[6]。

2）有关雷诺病的治疗中推荐前列腺素具有较强的血管扩张和抗血小板作用，对难治者的治疗效果较好[6]。

（4）剂量推荐范围

1）硝苯地平缓释片：每次 10~20mg，每日 3 次。

2）前列地尔注射液：10μg，每日 1 次。

（5）超药品说明书用药作用机制

1）硝苯地平是钙通道阻滞剂，能使血管扩张，增加血流量，有效缓解病变部位的病症现象，是目前治疗雷诺病的首选药物。

2）前列地尔注射液以脂微球为载体，由于脂微球的包裹，前列地尔不易失活，且具有易于分布到受损血管的靶向特性，从而发挥扩张血管、抑制血小板聚集的作用，利于缓解病情，改善症状。

（6）药物配伍：尼麦角林能增加降压效果，与硝苯地平联用应考虑患者的血压控制水平。

（7）禁忌证

1）对硝苯地平过敏者、曾出现过心源性休克、重度主动脉瓣狭窄［主动脉（瓣）狭窄］、不稳定型心绞痛、近期心肌梗死（最近 4 周内）、正在服用利福平的患者以及孕妇禁用。

2）严重心力衰竭（心功能不全）患者、孕妇或可能妊娠的妇女、既往对前列地尔有过敏史的患者禁用。

（8）注意事项：硝苯地平的常见不良反应有面部发红、发热、头痛、踝部水肿、心动过速等,可使用缓释片减轻不良反应。因不良反应停药者,在严重血管痉挛发作时可临时舌下含服治疗。因不良反应不能服用硝苯地平缓释片时,可用伊拉地平和氨氯地平,但维拉帕米无效。

前列地尔具有较强的血管扩张和抗血小板聚集作用,对难治者效果较好,但缺点是需静脉用药且不稳定,疗程不得超过 4 周。

尼麦角林禁用于急性出血或有出血倾向者、低血压患者、儿童、孕妇;高尿酸血症或有痛风病史者慎用。

(9) 用药交代及用药教育:注意硝苯地平缓释片请勿咬、嚼、掰断药片。其活性成分被吸收后,空药片会完整地经肠道排出,属正常现象。另外需留意有无面部发红、发热、头痛、踝部水肿、心动过速等不良反应。如出现无原因型血压降低,应及时就医调整剂量。

在服用尼麦角林期间如同时使用抗凝血药或抗血小板药时,应密切监测凝血功能。

处方 2　年龄:26 岁　性别:女　诊断:雷诺病

(1) 苯磺酸氨氯地平片:10mg,口服,每日 1 次。

(2) 5% 葡萄糖注射液 500ml+ 马来酸桂哌齐特注射液 320mg,静脉滴注,每日 1 次。

(3) 0.9% 氯化钠注射液 100ml+ 注射用降纤酶 10U,静脉滴注,每日 1 次。

【处方评价】

(1) 超说明书药品及类别:苯磺酸氨氯地平片(超适应证)。

(2) 循证分级情况:美国 FDA 未批准氨氯地平用于雷诺病,Micromedex 推荐的用法后面附注 study dose。成人雷诺病的有效性等级 Class Ⅱa,推荐级别 Class Ⅱb,证据强度 Category B。

(3) 指南推荐情况:《神经病学》(第 2 版)有关雷诺病药物治疗方面推荐钙通道阻滞剂为可选药物,硝苯地平为治疗的首选药物,由于其存在面部发红、踝部水肿、心动过速等不良反应,应用其缓释制剂,当不能使用缓释制剂时可选用氨氯地平片[1]。

(4) 剂量推荐范围:苯磺酸氨氯地平片 5~10mg,每日 1 次。

(5) 超药品说明书用药作用机制:氨氯地平是特异性的钙通道阻滞剂,通过抑制钙离子跨膜转运,直接作用于血管平滑肌,降低外周阻力;同时扩张外周小动脉,使外周阻力降低,降低耗氧量,进而使病变组织区域的交感神经功能恢复,局部缺血症状得到缓解,起到改善症状、缓解病情的作用。

(6) 药物配伍:氨氯地平是钙通道阻滞剂,直接作用于血管平滑肌,使血管扩张,增加血流量,可用于雷诺病的治疗[1]。

桂哌齐特为钙通道阻滞剂,通过阻滞 Ca^{2+} 跨膜转运,使血管平滑肌松弛,外周血管扩张,从而缓解血管痉挛,降低血管阻力,增加血流量。同时增强腺苷和环腺苷酸(cAMP)的功能,降低耗氧量,对雷诺病症状的缓解起到有效作用。

降纤酶是蛋白水解酶,能够溶解血栓,抑制血栓形成,对改善微循环、恢复缺血区域的血液供应有直接效果,对四肢血管病变中的雷诺病作用明显。该患者的症状严重,因而先用降纤酶缓解症状,再联合钙通道阻滞剂平稳治疗。

由于苯磺酸氨氯地平与桂哌齐特均为钙通道阻滞剂,都有降血压的功能,因而联合应用时应注意血压变化,要定期检测,以防造成药源性低血压。

(7)禁忌证:对氨氯地平过敏的患者禁用。

(8)注意事项:由于马来酸桂哌齐特有引发粒细胞缺乏症的风险,因此在用药中应关注有无出现炎症、发热、溃疡和其他可能由于治疗引起的症状,一旦发生,应酌情停药。同时应避免用于止血困难者及白细胞减少患者。

对于有出血疾病史者、出血倾向者、手术后不久者、正在服用抗血小板聚集类药物者、消化性溃疡患者、脑血栓后遗症患者应禁用降纤酶,因此在用药前应充分了解患者的既往病史及用药史。

(冯绍文 叶惠韶)

参考文献 ▶▶▶

[1] 吴江. 神经病学. 2版. 北京:人民卫生出版社,2010.

[2] Micromedex(169). Truven Health Analytics Inc.,2016[2016-09-20]. http://www.Micromedexsolutions.com/Micromedex2/librarian.

[3] 中华医学会. 临床诊疗指南:疼痛学分册. 北京:人民卫生出版社,2007.

[4] BELCH J,CARLIZZA A,CARPENTIER P H,et al. ESVM guidelines - the diagnosis and management of Raynaud's phenomenon. VASA,2017,46(6):413-423.

[5] 中华医学会风湿病学分会. 混合性结缔组织病诊断及治疗指南. 中华风湿病学杂志,2011,15(01):42-45.

[6] 中华医学会风湿病学分会. 系统性硬化病诊断及治疗指南. 中华风湿病学杂志,2011,15(04):256-259.

第二十章
肿瘤超药品说明书用药处方评价

第一节　胰　腺　癌

一、概述

胰腺癌是较为常见的一种消化道恶性肿瘤。据世界卫生组织统计,2018年全球的胰腺癌发病率和死亡率分别列恶性肿瘤的第 14 位和第 7 位[1]。2019 年最新统计数据显示,在发达国家(美国)胰腺癌新发估计病例数列男性第 8 位、女性第 9 位,居恶性肿瘤死亡率的第 4 位[2]。据《2012 中国肿瘤登记年报》统计,2015 年胰腺癌占我国恶性肿瘤发病率和死亡率的第 9 和第 6 位,发病率呈快速上升的趋势[3]。一般认为吸烟、高脂饮食和体重指数超标可能是胰腺癌的主要危险因素。另外,糖尿病、过量饮酒以及慢性胰腺炎等与胰腺癌的发生也有一定关系。

国内外的研究表明,大约 60% 的胰腺癌患者在确定诊断时已发生远处转移,25% 的患者为局部晚期,不能行根治性切除术,中位生存期仅为 6~9 个月[4-5];能够手术切除的仅 15%,中位生存期为 15 个月,5 年生存率为 5% 左右。胰腺癌的治疗手段包括手术、放疗及全身治疗,全身治疗被用于新辅助或辅助治疗,以及局部晚期不可切除和转移性胰腺癌的治疗。目前临床治疗胰腺癌的化疗药物包括吉西他滨、氟尿嘧啶(5-FU)、卡培他滨、替吉奥、伊立替康、顺铂、奥沙利铂、紫杉醇(白蛋白结合型)和多西他赛;靶向药物包括厄洛替尼和尼妥珠单抗。

二、胰腺癌超药品说明书用药情况及循证证据

(一) NMPA 批准的说明书中含有胰腺癌适应证的药品

国内有胰腺癌适应证的药品主要有化疗药物吉西他滨和氟尿嘧啶。其中氟尿嘧啶的适应证为消化道肿瘤,胰腺癌属于消化道肿瘤之一,故视为有适应证使用。

(二) 国内药品说明书外用法用于治疗胰腺癌的药品

目前国内临床治疗胰腺癌属药品说明书外用法的药品主要有卡培他滨、

替吉奥、伊立替康、顺铂、奥沙利铂、紫杉醇（白蛋白结合型）、多西他赛、厄洛替尼和尼妥珠单抗（表 20-1）。

三、处方评价示例

【病史摘要】

患者，男，53 岁，体重 72kg，身高 172cm，体表面积 1.84m²，KPS 评分 90 分。因"腹部不适，锁骨上淋巴结肿大 2 周"入院。患者于 2013 年 10 月上旬无明显诱因出现腹部不适，偶发隐痛。2014 年 1 月腹部 CT 结果示胰腺体部胰腺癌合并腹膜后淋巴结转移。CEA 16.43ng/ml，CA19-9>1 000U/ml，CA72-4>300U/ml。为进一步治疗入院，入院后经 PET-CT 检查和颈部淋巴结术后病理，确诊为胰腺癌伴全身多发转移。经过临床讨论，给予吉西他滨 + 白蛋白结合型紫杉醇方案化疗。

【诊断】

胰腺癌伴全身多发转移。

【医嘱】

NS100ml+ 吉西他滨 1.8g i.v.gtt.30 分钟（d1、d8、d15），NS 100ml+ 紫杉醇（白蛋白结合型）230mg i.v.gtt.30 分钟（d1、d8、d15），每 4 周重复 1 次。

【处方评价】

（1）超说明书药品及类别：紫杉醇（白蛋白结合型）（超适应证）。

（2）循证分级情况：美国 FDA 批准紫杉醇（白蛋白结合型）用于晚期胰腺癌的一线治疗。有效性等级 Class Ⅱa，推荐级别 Class Ⅱa，证据强度 Category B。

（3）指南推荐情况：《NCCN 胰腺癌临床实践指南（2020 V1.0）》[6]、《ESMO 临床实践指南：胰腺癌的诊断、治疗与随访》(2015 年版)[7] 及《胰腺癌综合诊治指南(2018 版)》[8] 推荐紫杉醇（白蛋白结合型）用于晚期胰腺癌的一线治疗。推荐的用法用量为每个周期的 d1、d8 和 d15 给予紫杉醇（白蛋白结合型）125mg/m²，吉西他滨 1g/m²，每 4 周重复 1 次。病例中的用法用量与指南推荐相符。

（4）药物配伍：病例中使用紫杉醇（白蛋白结合型）联合吉西他滨治疗晚期胰腺癌。一项紫杉醇（白蛋白结合型）联合吉西他滨对比吉西他滨单药治疗晚期胰腺癌的Ⅲ期临床试验结果证实，两药方案组与单药组相比，总生存期延长 1.8 个月（8.5 个月 vs 6.7 个月），1 年存活率提高 11%（35% vs 22%），中位无进展生存期延长 1.8 个月（5.5 个月 vs 3.7 个月），缓解率提高 16%（23% vs 7%）[8]。

（5）超药品说明书用药作用机制：紫杉醇（白蛋白结合型）是一种抗微管药物，它能诱导和促进微管装配，具有聚合和稳定微管的作用，干扰微管再排列，导致有丝分裂停止，从而抑制肿瘤细胞生长。

（6）注意事项：紫杉醇（白蛋白结合型）的主要常见不良反应是血液学毒

表 20-1 国内药品说明书外用法用于治疗胰腺癌的药品常用用法及循证证据*

药品名称	国内已批准的适应证	规格	用法用量	依据及其等级**			
				原研国说明书	有效性等级	推荐级别	证据强度
卡培他滨片	适用于 Duke's C 期,原发性肿瘤根治术后,接受氟尿嘧啶类药物单独治疗的结肠癌患者的单药辅助治疗;单药或与奥沙利铂联合用于转移性直肠癌的一线治疗;与多西他赛联合用于治疗含蒽环类方案化疗失败的转移性乳腺癌;可单独用于治疗对紫杉类及含蒽环类药物化疗方案均耐药或紫杉醇前药和不能再使用蒽环类药物治疗(例如已经接受累积剂量为 400mg/m² 的多柔比星或多柔比星同类物)的转移性乳腺癌患者	0.5g/片	单药或联合吉西他滨:825~1 000mg/m²,2 次/d,口服(早、晚各 1 次),d1~14,21 日为 1 个周期	美国 FDA 未批卡培他滨单药或联合吉西他滨用于治疗成人胰腺癌	成人单药治疗:Class IIa 成人联合吉西他滨治疗:Class IIb	成人单药治疗:Class IIb 成人联合吉西他滨治疗:Class IIb	成人单药治疗:Category B 成人联合吉西他滨治疗:Category B
替吉奥胶囊	不能切除的局部晚期或转移性胃癌	20mg/粒,25mg/粒	单药:80~120mg/d,2 次/d,口服,每 6 周重复 联合吉西他滨:60~100mg/d,2 次/d,口服,每 3 周重复	日本 PMDA 批准替吉奥用于胰腺癌治疗	无	无	无
伊立替康注射液	与氟尿嘧啶和亚叶酸钙联合治疗既往未接受化疗的晚期大肠癌患者;作为单一用药,治疗经含氟尿嘧啶化疗方案治疗失败的患者	2ml:40mg,5ml:0.1g	联合奥沙利铂、氟尿嘧啶、亚叶酸钙:180mg/m²,静脉滴注,每 2 周重复	美国 FDA 未批伊立替康单药用于治疗胰腺癌或吉西他滨联合其他治疗用于治疗局部或转移的胰腺癌	成人联合吉西他滨用于局部	成人联合吉西他滨用于局部	成人联合其他治疗用于局部

续表

药品名称	国内已批准的适应证	规格	用法用量	依据及其等级**			
				原研国说明书	有效性等级	推荐级别	证据强度
顺铂注射液	进口:适用于非精原细胞性生殖细胞癌,晚期难治性卵巢癌,晚期难治性膀胱癌,难治性头颈部鳞状细胞癌的姑息性治疗。可单药应用或与其他药物联合应用,在适当情况下可在放疗和外科手术等其他治疗上加用顺铂。国产:适用于小细胞与非小细胞肺癌,睾丸癌,卵巢癌,宫颈癌,子宫内膜癌,前列腺癌,膀胱癌,黑色素瘤,肉瘤,头颈部肿瘤及各种鳞状上皮癌和恶性淋巴癌	20ml:20mg, 50ml:50mg	$25mg/m^2$,d1,d8,d15,静脉滴注,每4周重复;或 $50mg/m^2$,d1,静脉滴注,每2周重复	美国 FDA 未批准顺铂联合吉西他滨适用于治疗局部或转移的胰腺癌	或转移的胰腺癌一线治疗: Class Ⅱb 成人联合氟尿嘧啶用于局部或转移的胰腺癌二线治疗: Class Ⅱa Class Ⅲ	或转移的胰腺癌一线治疗: Class Ⅲ 成人联合氟尿嘧啶用于局部或转移的胰腺癌二线治疗: Class Ⅱb Class Ⅲ	或转移的胰腺癌一线治疗: Category A 成人联合氟尿嘧啶用于局部或转移的胰腺癌二线治疗: Category B Category B

续表

药品名称	国内已批准的适应证	规格	用法用量	依据及其等级**			
				原研国说明书	有效性等级**	推荐级别	证据强度
注射用奥沙利铂	与氟尿嘧啶和亚叶酸联合应用于:①转移性结直肠癌的一线治疗;②原发性肿瘤完全切除后的Ⅲ期(Duke's C期)结肠癌的辅助治疗;③不适合手术切除或转移的局部晚期和转移性肝细胞肝癌的治疗	50mg 0.1g	85mg/m², 静脉滴注, 每2周重复	美国FDA未批准奥沙利铂联合氟尿嘧啶和亚叶酸用于晚期或转移性的胰腺癌的二线治疗,以及联合氟尿嘧啶、亚叶酸和伊立替康用于转移性胰腺癌一线治疗	成人: Class Ⅱa	成人: Class Ⅱb	成人: Category B
注射用紫杉醇(白蛋白结合型)	适用于治疗联合化疗失败的转移性乳腺癌或辅助化疗后6个月内复发的乳腺癌	100mg	125mg/m², 静脉滴注, d1,d8,d15, 每4周重复	美国FDA批准白蛋白紫杉醇一线联合吉西他滨用于治疗成人胰腺癌	成人: Class Ⅱa	成人: Class Ⅱa	成人: Category B
厄洛替尼片	单药用于既往接受过至少1个化疗方案失败后的局部晚期或转移的非小细胞肺癌;单药用于经4个周期以铂类为基础化疗后疾病稳定的局部晚期或转移的非小细胞肺癌的维持治疗	100mg/片, 150mg/片	联合吉西他滨: 口服,100mg/d	美国FDA批准厄洛替尼联合吉西他滨用于成人局部晚期、不可切除或转移的胰腺癌的一线治疗	成人: Class Ⅱa	成人: Class Ⅱa	成人: Category B
尼妥珠单抗注射液	用于与放疗联合治疗表皮生长因子受体(EGFR)表达阳性的Ⅲ/Ⅳ期鼻咽癌	10ml:50mg	400mg, 静脉滴注30分钟, 每周1次	中国NMPA未批准尼妥珠单抗用于治疗胰腺癌	无	无	无

注:* 证据来源[5-7];** 证据等级分级来自美国Micromedex数据库。

性和神经系统毒性。如在给药前中性粒细胞数低于 1.5×10^9/L 或血小板数低于 100×10^9/L，不应继续给药。治疗期间如患者出现严重的中性粒细胞减少（ANC<0.5×10^9/L 持续 1 周或 1 周以上）或出现严重的感觉神经毒性，则应将后续疗程的治疗剂量减到 100mg/m^2。如再次出现上述严重的中性粒细胞减少或感觉神经毒性，则应再将随后的治疗剂量减到 75mg/m^2。对于出现 3 度感觉神经毒性的患者应暂停给药，待神经毒性恢复至≤2 度后方可继续治疗，并在后续治疗时需降低剂量。

该药可导致睾丸萎缩和生育功能下降，因此男性患者如接受本药治疗，在治疗期间需要采取避孕措施。

注射时可能会出现药液外渗，给药过程中应密切观察注射部位的反应。

（7）用药交代及用药教育：紫杉醇（白蛋白结合型）是一种细胞毒性抗肿瘤药，与其他有潜在毒性的紫杉醇类化合物一样，应小心处理，建议戴手套进行操作。如皮肤接触到本品（冻干粉或已溶解的悬浮液），应立即用肥皂和水彻底冲洗。局部接触后的可能症状包括刺痛、烧灼感和红肿。如黏膜接触到本品，应用流水彻底冲洗。

按照要求，应将滴注时间控制在 30 分钟，以减少与滴注相关的局部反应。

紫杉醇（白蛋白结合型）的常见不良反应为血液学毒性和神经毒性，建议在每次使用前都需要检查血常规及观察患者是否存在神经系统症状，并按照毒性级别相应调整剂量。

（潘　莹　黄红兵　刘　韬）

参考文献 ▶▶▶

［1］FERLAY J,COLOMBET M,SOERJOMATARAM I,et al. Estimating the global cancer incidence and mortality in 2018:GLOBOCAN sources and methods. International journal of cancer,2019,144（8）:1941-1953.

［2］SIEGEL R L,MILLER K D,JEMAL A. Cancer statistics,2019. CA:a cancer journal for clinicians,2019,69（1）:7-34.

［3］CHEN W Q,ZHENG R S,BAADE P D,et al. Cancer statistics in China,2015. CA:a cancer journal for clinicians,2016,66（2）:115-132.

［4］JEMAL A,BRAY F,CENTER M M,et al. Global cancer statistics. CA:a cancer journal for clinicians,2011,61（2）:69-90.

［5］WITKOWSKI E R,SMITH J K,TSENG J F. Outcomes following resection of pancreatic cancer. Journal of surgical oncology,2013,107（1）:97-103.

[6] NCCN Guidelines Version 1. Pancreatic Adenocarcinoma, 2020.

[7] DUCREUX M, CUHNA A S, CARAMELLA C, et al. Cancer of the pancreas: ESMO Clinical Practice Guidelines for diagnosis, treatment and follow-up. Annals of oncology, 2015, 26 (Suppl 5): v56-v68.

[8] 中国抗癌协会胰腺癌专业委员会. 胰腺癌综合诊治指南（2018版）. 临床肝胆病杂志, 2018, 34 (10): 2109-2120.

第二节 肺 癌

一、概述

肺癌是我国最常见的恶性肿瘤之一。国家癌症中心2019年发布的数据显示，2015年我国的肺癌患病率为57.26/10万。其中男性73.90/10万，居恶性肿瘤的第1位；女性39.78/10万，居恶性肿瘤的第2位[1]。

非小细胞肺癌（non-small cell lung cancer, NSCLC）约占肺癌的85%，其中腺癌、鳞癌和大细胞癌为主要亚型。肺癌主要发生于吸烟人群中，85%的肺癌发生在主动吸烟或曾经吸烟者中，估计约有5%的人因被动吸烟而发病。目前认为，吸烟、氡接触史、烟雾接触史为肺癌的危险因素。

晚期肺癌应采用以全身治疗为主的综合治疗，根据患者的病理类型、分子遗传学特征以及患者的机体状态制订个体化的治疗策略，以最大限度地延长患者的生存期，控制疾病进展程度，提高生活质量。晚期非小细胞肺癌患者的药物治疗以含铂两药方案为一线标准化疗方案为主，在化疗的基础上可联合血管内皮抑制素；EGFR基因敏感突变或ALK融合基因阳性患者可以有针对性地选择靶向药物治疗。早期接受治疗的NSCLC患者超过40%会出现肿瘤复发，因此晚期NSCLC患者的5年生存率不到15%，预后较差[2]。以铂类为基础的标准化疗方案治疗NSCLC，患者的肿瘤缓解率为25%~35%，中位生存期（median overall survival, MOS）为10~12个月，分子靶向治疗与化疗方案相比可延长NSCLC患者的无病生存期[3]。目前临床治疗非小细胞肺癌的化疗药物包括吉西他滨、顺铂、卡铂、长春瑞滨、培美曲塞、紫杉醇、多西他赛、紫杉醇（白蛋白结合型）、丝裂霉素、异环磷酰胺和依托泊苷等，靶向药物有贝伐珠单抗，以及表皮生长因子受体-酪氨酸激酶抑制剂（EGFR-TKI）如厄洛替尼、吉非替尼、埃克替尼和克唑替尼等。

二、非小细胞肺癌超药品说明书用药情况及循证证据

（一）NMPA批准的说明书中含有非小细胞肺癌适应证的药品

国内有非小细胞肺癌适应证的化疗药品包括吉西他滨、顺铂、卡铂、长春

瑞滨、培美曲塞、紫杉醇、多西他赛、丝裂霉素、异环磷酰胺和依托泊苷,EGFR-TKI 包括厄洛替尼、吉非替尼、埃克替尼和克唑替尼。

（二）国内药品说明书外用法用于治疗非小细胞肺癌的药品

目前国内临床治疗肺癌属药品说明书外用法的药品主要有抗体类药物纳武利尤单抗及化疗药物紫杉醇（白蛋白结合型）（表 20-2）。

表 20-2　国内药品说明书外用法用于治疗非小细胞肺癌的药品常用用法及循证证据[*]

药品名称	国内已批准的适应证	规格	用法用量	依据及其等级[**]			
				原研国说明书	有效性等级	推荐级别	证据强度
纳武利尤单抗注射液	单药适用于治疗表皮生长因子受体（EGFR）基因突变阴性和间变性淋巴激酶（ALK）阴性、既往接受过含铂方案化疗后疾病进展或不可耐受的局部晚期或转移性非小细胞肺癌（NSCLC）成人患者	40mg/4ml；100mg/10ml	3mg/kg,静脉滴注,每2周重复	美国 FDA 批准纳武利尤单抗用于由 FDA 批准的 PD-L（≥1%）的 EGFR 和 ALK 阴性的转移性非小细胞肺癌联合 ipilimumab 的一线治疗	成人：Class Ⅰ	成人：Class Ⅱ b	成人：Category B
注射用紫杉醇（白蛋白结合型）	适用于治疗联合化疗失败的转移性乳腺癌或辅助化疗后6个月内复发的乳腺癌	100mg	100mg/m²,d1、d8、d15,静脉滴注,每3周重复	美国 FDA 批准紫杉醇（白蛋白结合型）一线联合卡铂用于进展期或转移的非小细胞肺癌	成人：Class Ⅱ a	成人：Class Ⅱ b	成人：Category B

注:[*]证据来源[4-5];[**]证据等级分级来自美国 Micromedex 数据库。

三、处方评价示例

【病史摘要】

患者,女,27 岁,主因咳嗽 3 个月余入院。

【诊断】

右肺低分化腺癌并肺门、纵隔淋巴结转移,EGFR（－）,ALK（－）,$cT_1N_3M_x$。

【医嘱】

紫杉醇（白蛋白结合型）400mg+NS 100ml i.v.gtt. q.21d.,卡铂 800mg+5%GS

500ml i.v.gtt. q.21d.

【处方评价】

（1）超说明书药品及类别：紫杉醇（白蛋白结合型）（超适应证）。

（2）循证分级情况：美国 FDA 批准紫杉醇（白蛋白结合型）联合卡铂用于进展期或转移的非小细胞肺癌的一线治疗。有效性等级 Class Ⅱa，推荐级别 Class Ⅱb，证据强度 Category B。

（3）指南推荐情况：《NCCN 非小细胞肺癌指南（2018 V5.0）》推荐可用于使用紫杉醇或多西他赛过敏的患者[6]①在使用紫杉醇或多西他赛之前已经进行标准预处理但仍然发生过敏；②具有使用标准预防过敏的预处理药物（如地塞米松、H_2 受体拮抗剂、H_1 受体拮抗剂）的禁忌证。NCCN 指南推荐紫杉醇（白蛋白结合型）/ 卡铂方案用于较好 PS（0~1 分）状态的进展的 NSCLC 患者的一线治疗。

（4）超药品说明书用药作用机制：紫杉醇（白蛋白结合型）是一种抗微管药物，可促进微管蛋白二聚体的微管聚集，并抑制微管解聚以稳定微管系统。这种稳定作用可干扰维管束的正常动力学再排列，从而阻滞关键的细胞间期和有丝分裂过程。紫杉醇在整个细胞周期中诱导微管的异常排列或"簇集"，并在有丝分裂过程中诱导微管形成多个星状体。

（5）注意事项：紫杉醇（白蛋白结合型）的临床试验中报告血液学、感染、过敏反应、心血管系统、呼吸系统、神经系统、眼 / 眼睛疾患和视觉障碍、肌肉痛 / 关节痛、皮肤反应、肝肾功能、胃肠道等不良事件。如果患者接受本品治疗曾发生重度超敏反应，则不应再次使用本品。男性患者如接受本品治疗，建议其在治疗期间采取避孕措施。

（6）用药交代及用药教育：监测患者在给药期间可能出现的骨髓毒性，建议对使用本药的所有患者定期进行外周血细胞计数检查。在静脉滴注过程中对注射部位密切观察，警惕任何可能出现的血管渗漏现象。应将滴注时间控制在 30 分钟，以减少与滴注相关的局部反应。

（梁蔚婷　黄红兵　刘　韬）

参考文献

[1] 孙可欣,郑荣寿,张思维,等 . 2015 年中国分地区恶性肿瘤发病和死亡分析 . 中国肿瘤, 2019,28(01):1-11.

[2] ZHENG Y W,LI R M,ZHANG X W,et al. Current adoptive immunotherapy in non-small cell lung cancer and potential influence of therapy outcome. Cancer investigation,2013,31(3):

197-205.

［3］KOBAYASHI K,HAGIWARA K. Epidermal growth factor receptor（EGFR）mutation and personalized therapy in advanced nonsmall cell lung cancer（NSCLC）. Targeted oncology, 2013,8（1）:27-33.

［4］HELLMANN MD,PAZ-ARES L,BERNABE CARO R,et al. Nivolumab plus Ipilimumab in Advanced Non-Small-Cell Lung Cancer.New England journal of medicine,2019,381（21）: 2020-2031.

［5］SOCINSKI M A,BONDARENKO I,KARASEVA N A,et al. Weekly nab-paclitaxel in combination with carboplatin versus solvent-based paclitaxel plus carboplatin as first-line therapy in patients with advanced non-small-cell lung cancer:final results of a phase Ⅲ trial. Journal of clinical oncology,2012,30（17）:2055-2062.

［6］NCCN Guidelines Version 5. Non-small cell lung cancer,2018.

第三节　头颈部肿瘤

一、概述

头颈部肿瘤包括唇、口腔、咽、鼻咽、喉、鼻窦、涎腺等部位的肿瘤,也包括原发灶不明的颈部转移癌和黏膜黑色素瘤[1]。头颈部肿瘤是世界范围内的第六大常见恶性肿瘤,年新确诊病例超过 50 万例,列肿瘤相关死亡原因的第 8 位,其中 90% 以上为鳞状细胞癌。我国一项来自全国 72 个肿瘤登记处的流行病学研究结果显示,口腔及咽喉癌的发病率为 3.28/10 万,死亡率为 1.37/10 万;鼻咽癌的发病率为 3.61/10 万,死亡率为 1.99/10 万[2]。饮酒与吸烟是口腔、口咽、喉咽及喉部癌症的共同病因。此外,由于整个呼吸道及消化道上部的上皮均暴露于致癌物中,头颈部肿瘤患者有可能罹患第 2 个原发性的头颈部、肺部或食管肿瘤。人乳头瘤病毒（HPV）感染对于某些口咽部的鳞状细胞癌（主要是舌及腭扁桃体癌）也是个不良预后因素。鼻咽癌虽然在解剖病理学上归属于头颈部肿瘤,但其具有独特的生物学行为、流行病学特征及治疗模式策略。有充分的证据表明,EB 病毒（EBV）感染与鼻咽癌发病密切相关[2]。

对于除鼻咽癌以外的头颈部肿瘤,早期患者单纯手术或根治性放疗即可得到有效的治疗,局部晚期仍以传统的手术加放疗和同步化疗为主。近年来随着对表皮细胞生长因子受体（EGFR）研究的深入,放疗联合分子靶向治疗（如西妥昔单抗）也成为局部晚期患者的治疗选择之一[2]。鼻咽癌的治疗以放疗为主,同步放化疗联合分子靶向治疗可提高晚期患者的生存率。目前临床治疗头颈部肿瘤的化疗药物包括顺铂、卡铂、紫杉醇、多西他赛、氟尿嘧啶（5-

FU）、甲氨蝶呤、吉西他滨、卡培他滨、长春瑞滨、异环磷酰胺和博来霉素；靶向药物有西妥昔单抗[1]。

二、头颈部肿瘤超药品说明书用药情况及循证证据

（一）NMPA 批准的说明书中含有头颈部肿瘤适应证的药品
国内有头颈部肿瘤适应证的药品有顺铂、卡铂、甲氨蝶呤和博来霉素。

（二）国内药品说明书外用法用于治疗头颈部肿瘤的药品
目前国内临床治疗头颈部肿瘤属药品说明书外用法的药品主要有紫杉醇、多西他赛、氟尿嘧啶、卡培他滨、吉西他滨、长春瑞滨、异环磷酰胺和西妥昔单抗（表 20-3）。

三、处方评价示例

处方　年龄：56 岁　性别：男　诊断：声门型喉鳞癌（pT$_4$N$_0$M$_0$ Ⅳ期）　同期放疗

（1）苯海拉明：20mg，肌内注射（西妥昔单抗前）

（2）0.9% 氯化钠 250ml+ 西妥昔单抗 640mg 静脉滴注，滴注 2 小时。

（3）0.9% 氯化钠：100ml，静脉滴注（西妥昔单抗后冲管）

【处方评价】

（1）超说明书药品及类别：西妥昔单抗（超适应证）。

（2）循证分级情况：美国 FDA 已批准西妥昔单抗用于转移性或复发性头颈部鳞状细胞癌，结合放疗。有效性等级 Class Ⅱb，推荐级别 Class Ⅱb，证据强度 Category B。

（3）指南推荐情况：《NCCN 头颈部肿瘤临床实践指南（2018 V2.0）》推荐西妥昔单抗用于①全身治疗加同步放疗。②诱导化疗后，在同步化放疗中应用西妥昔单抗，每周 1 次。③复发转移非鼻咽的头颈部肿瘤，与顺铂、氟尿嘧啶 / 紫杉醇联合使用或单药使用；联合卡铂用于复发转移鼻咽癌的治疗。

（4）超药品说明书用药作用机制：西妥昔单抗属于嵌合型 IgG1 单克隆抗体，分子靶点为表皮生长因子受体（EGFR）。EGFR 信号途径参与控制细胞存活、增殖、血管生成、细胞迁移、细胞侵袭及转移等，西妥昔单抗与 EGFR 结合的亲和力为其内源性配体的 5~10 倍。西妥昔单抗阻断 EGFR 与其内源性配体结合，抑制受体功能，并进一步诱导 EGFR 的细胞内化从而导致受体数量下调。西妥昔单抗还可以靶向诱导细胞毒性免疫效应细胞作用于表达 EGFR 的肿瘤细胞。

（5）注意事项：西妥昔单抗的主要不良反应是皮肤反应，发生率为 80% 以上；超过 10% 的患者发生低镁血症；10% 以上的患者发生轻至中度输液反应；

表 20-3 国内药品说明书外用法用于治疗头颈部肿瘤的药品常用用法及循证证据

药品名称	国内已批准的适应证	规格	用法用量	原研国说明书	依据及其等级*		
					有效性等级	推荐级别	证据强度
紫杉醇注射液	进展期卵巢癌的一线治疗和后继治疗；淋巴结阳性的乳腺癌患者在含多柔比星标准方案联合化疗后的辅助治疗；转移性乳腺癌联合化疗失败或者辅助化疗6个月内复发的乳腺癌治疗；非小细胞肺癌患者的一线治疗；AIDS相关性卡波西肉瘤的二线治疗	5ml:30mg	单药或联合铂类；135~175mg/m²，静脉滴注，滴注时间 >3 小时	美国FDA未批准紫杉醇用于成人或儿童头颈部肿瘤的治疗	成人：Class IIa	成人：Class IIb	成人：Category B
多西他赛注射液	多西他赛联合曲妥珠单抗，用于HER2基因过度表达的转移性乳腺癌患者的治疗，此类患者先期未接受过转移性癌症的化疗；多西他赛联合多柔比星及环磷酰胺用于结阳性的乳腺癌患者的术后辅助化疗；适用于局部晚期或转移性胰腺癌的治疗，即使是在以顺铂为主的化疗失败后；多西他赛联合泼尼松或泼尼龙用于治疗激素难治性转移性前列腺癌	0.5ml:20mg, 1.5ml:60mg, 2.0ml:80mg	单药或联合铂类：单药 100mg/m²，联合化疗 75mg/m²	美国FDA批准多西他赛用于成人头颈部鳞状细胞癌局部晚期联合顺铂或氟尿嘧啶的诱导治疗	成人：Class IIa	成人：Class IIa	成人：Category B

续表

药品名称	规格	用法用量	国内已批准的适应证	依据及其等级[*]			
				原研国说明书	有效性等级	推荐级别	证据强度
氟尿嘧啶注射液	10ml:0.25g	单药或联合铂类	主要用于消化道肿瘤,或较大剂量的氟尿嘧啶治疗绒毛膜上皮癌;亦常用于治疗乳腺癌、卵巢癌、肺癌、宫颈癌、膀胱癌及皮肤癌等	美国FDA未批准氟尿嘧啶用于成人或儿童头颈部肿瘤的治疗	成人:Class Ⅱa	成人:Class Ⅱb	成人:Category B
卡培他滨片	0.15g/片、0.5g/片	单药治疗晚期头颈部肿瘤:1 250mg/m²	适用于Duke's C期,原发性肿瘤根治术后,接受氟尿嘧啶类药物单独治疗的结肠癌患者的单药辅助治疗;单药或与奥沙利铂联合用于转移性结直肠癌的一线治疗;与多西他赛联合用于治疗含蒽环类方案化疗失败的转移性乳腺癌;可单独用于治疗对紫杉醇及含蒽环类药物化疗方案均耐药或不能再使用蒽环类药物治疗(例如已经接受累积剂量为400mg/m²的多柔比星或多柔比星同类物)的转移性乳腺癌患者;用于不能手术的晚期或者转移性胃癌的一线治疗	美国FDA未批准卡培他滨用于头颈部鳞状细胞癌的治疗	无	无	无

续表

药品名称	国内已批准的适应证	规格	用法用量	原研国说明书	依据及其等级*		
					有效性等级	推荐级别	证据强度
注射用吉西他滨	局部晚期或已转移的非小细胞肺癌；局部晚期或已转移的胰腺癌；吉西他滨与紫杉醇联合，适用于治疗经辅助/新辅助化疗后复发，不能切除的局部复发性或转移性乳腺癌	0.2g, 1.0g	单药或联合顺铂：1 000 或 1 250mg/m²	美国FDA未批准吉西他滨用于成人或儿童头颈部肿瘤的治疗	成人：Class Ⅱa	成人：Class Ⅱb	成人：Category B
长春瑞滨注射液	非小细胞肺癌，转移性乳腺癌	1ml:10mg, 5ml:50mg	25~30mg/m²	美国FDA未批准长春瑞滨用于成人或儿童头颈部肿瘤的治疗	成人：Class Ⅱa	成人：Class Ⅱb	成人：Category B
注射用异环磷酰胺	睾丸肿瘤，宫颈癌，乳腺癌，非小细胞肺癌，小细胞肺癌，软组织肉瘤（包括骨肉瘤和横纹肌肉瘤）尤因肉瘤，非霍奇金淋巴瘤，霍奇金病	1g	最佳剂量未确定	美国FDA未批准异环磷酰胺用于成人或儿童头颈部肿瘤的治疗	成人：Class Ⅱa	成人：Class Ⅱb	成人：Category B
西妥昔单抗注射液	与伊立替康联合用药治疗表皮生长因子受体（EGFR）、经伊立替康治疗失败后的转移性结直肠癌	20ml:100mg	西妥昔单抗+放疗：400mg/m² 静脉滴注2小时 d1,之后250mg/m² 静脉滴注1小时，每周1次	美国FDA批准西妥昔单抗单用于头颈部鳞状细胞癌，局部或区域晚期疾病，与放射治疗联用	Class Ⅰ	Class Ⅱa	Category B

注：* 证据等级分级来自美国 Micromedex 数据库。

1% 以上的患者会发生严重的输液反应。皮肤反应的主要表现为痤疮样皮疹，较少出现例如瘙痒、皮肤干燥、皮肤脱屑、多毛症或指甲异常（如甲沟炎），大多皮肤反应发生在治疗的前 3 周内。输液反应包括发热、寒战、头晕或呼吸困难等症状，主要发生在首次滴注期间。

（6）用药交代及用药教育：首次注射西妥昔单抗时可能发生输液反应，可能出现在初次滴注结束 1 小时内，也可能在结束后数小时发生，要求患者出现反应症状时立即告知医师；使用西妥昔单抗后很大概率出现皮肤反应，告知患者严重的皮肤反应可引起感染，必要时需就诊治疗。

（魏　雪　黄红兵　刘　韬）

参考文献 ▶▶▶

［1］NCCN Guidelines Version 2. Head and neck cancers，2018.
［2］郎锦义，高黎，郭晔，等 . 中国头颈部鳞癌综合治疗：专家共识 2013 版 . Future oncology，2014，10（9）：1635-1648.

第四节　卵　巢　癌

一、概述

卵巢癌是妇科三大恶性肿瘤之一，位于宫颈癌和宫体癌之后。2015 年我国人群卵巢癌新发病例为 52 971 例 / 年，且逐年增加，死亡达 30 886 例 / 年。尽管在过去的 20 年中，医学界对卵巢癌的认识和治疗方法取得了较大的进展，但总体生存期仍然无明显改善，主要原因是大多数卵巢癌患者因出现症状得以诊断时已为Ⅲ或Ⅳ期。卵巢癌是妇科肿瘤中病死率最高的肿瘤。

卵巢癌主要有 3 种病理类型：上皮癌、恶性生殖细胞肿瘤和性索间质肿瘤，3 种类型在我国患者中的比率分别约为 65%、20% 和 10%。早期卵巢癌无症状，而且暂时尚无有效的筛查措施，卵巢癌就诊时多数为晚期，该疾病对化疗很敏感，大多数患者能带瘤生存数年（总体 5 年生存率为 45.6%），卵巢癌很少能治愈。

卵巢癌的治疗手段主要有手术切除及化学治疗。各大诊疗指南推荐用于治疗晚期卵巢癌的药物主要有铂类、紫杉类、贝伐珠单抗、多柔比星脂质体、托泊替康、伊立替康、吉西他滨、依托泊苷、培美曲塞二钠、环磷酰胺和异环磷酰胺、氟尿嘧啶类、长春瑞滨等。关于晚期卵巢癌的一线治疗方案，对于铂类敏感的患者推荐使用含铂两药方案,主要为顺铂或卡铂联合紫杉醇、多西他赛、多柔比星脂质体或吉西他滨;对于铂类耐药的患者推荐使用单药方案,如多西他赛、依托泊苷、吉西他滨、多柔比星脂质体、紫杉醇(周疗)、托泊替康;其他可选择的潜在有效的单药方案还包括卡培他滨、奥沙利铂、环磷酰胺、紫杉醇、白蛋白紫杉醇、多柔比星、异环磷酰胺、培美曲塞二钠、伊立替康和长春瑞滨。其中一线化疗方案可选择在化疗的基础上联合使用贝伐珠单抗[1-2]。

二、晚期卵巢癌超药品说明书用药情况及循证证据

(一)NMPA 批准的说明书中含有卵巢癌适应证的药品

国内有卵巢癌适应证的药物通用名及药物别名见表 20-4。

表 20-4　国内有卵巢癌适应证的药物

类型	药物(通用名)	有卵巢癌适应证的药物(别名)
铂类	顺铂	无
	卡铂	无
微管蛋白活性抑制	紫杉醇	无
抗肿瘤抗生素	多柔比星脂质体	无
	多柔比星	无
拓扑异构酶 I 抑制剂	托泊替康	无
烷化剂	环磷酰胺	无
胸苷酸合成酶抑制剂	氟尿嘧啶	无
拓扑异构酶 II 抑制剂	依托泊苷	无

(二)国内药品说明书外用法用于治疗复发性卵巢癌的药品

目前国内临床治疗复发性卵巢癌属药品说明书外用法的药品主要有多西他赛、白蛋白紫杉醇、多柔比星脂质体、贝伐珠单抗、吉西他滨、卡培他滨、奥沙利铂、异环磷酰胺、培美曲塞二钠、伊立替康、长春瑞滨(表 20-5)。

三、处方评价示例

【病史摘要】

患者,女,75 岁,身高 156cm,体重 62kg,BSA 1.614 9m^2。2014 年 12 月临床诊断为卵巢癌,行"卵巢肿瘤细胞减灭术"后诊断为双侧卵巢高级别浆液性腺癌Ⅲc 期。术后分别于 2014 年 12 月 15 日、2015 年 1 月 6 日、2015 年 1 月 29 日、2015 年 2 月 26 日、2015 年 3 月 19 日和 2015 年 5 月 7 日分别行 TC 方

表 20-5 国内药品说明书外用法用于治疗复发性卵巢癌的药品常用用法及循证证据[*]

药品名称	国内已批准的适应证	规格	用法用量	依据及其等级[**]			
				原研国说明书	有效性等级	推荐级别	证据强度
多西他赛注射液	局部晚期或转移性乳腺癌的治疗; 联合曲妥珠单抗,用于 HER2 基因过度表达的转移性乳腺癌患者的治疗,此类患者先期未接受过转移性癌症的化疗; 联合多柔比星及环磷酰胺用于淋巴结阳性的乳腺癌患者的术后辅助治疗; 局部晚期或转移性非小细胞肺癌的治疗,即使是在顺铂为主的化疗失败后; 联合泼尼松或泼尼龙用于激素难治性转移性前列腺癌	0.5ml:20mg	60~75mg/m², 静脉滴注	美国 FDA 未批准多西他赛用于成人既往住已接受过治疗的局部晚期卵巢癌	成人: Class II a	成人: Class II b	成人: Category B
注射用白蛋白结合型紫杉醇	治疗联合化疗失败的转移性乳腺癌或辅助化疗后 6 个月内复发的乳腺癌。除非有临床禁忌证,既往化疗中应包括 1 种蒽环类抗肿瘤药	100mg	单用:100mg/m², 静脉滴注,d1,d8,d15, q.28d.; 与贝伐珠单抗联用: 用法用量同单用, 贝伐珠单抗剂量为 10mg/kg,d1,d15, q.28d.	美国 FDA 未批准白蛋白结合型紫杉醇用于铂耐药型复发性卵巢癌的治疗	成人: Class II a	成人: Class II b	成人: Category B
盐酸多柔比星	可用于低 CD4 (<0.2×10⁹CD4 淋巴细胞/L) 及有广泛皮肤黏膜内脏疾病的与艾滋病相关的	10ml:20mg	20mg/m², 静脉给药, d1,q.14d.或 q.21d.	美国 FDA 已批准多柔比星脂质体用于治疗对比星脂质体用于治疗对	成人: Class II a	成人: Class II a	成人: Category B

续表

药品名称	国内已批准的适应证	规格	用法用量	依据及其等级**			
				原研国说明书	有效性等级	推荐级别	证据强度
脂质体注射液	卡波西肉瘤（AIDS-KS）患者；可作为一线全身化疗药物，或者作为治疗病情有进展的 AIDS-KS 患者的二线化疗药，也可用于不能耐受下列 2 种以上药物联合化疗的患者：长春新碱、博来霉素和多柔比星（或其他蒽环类抗肿瘤药）			铂耐药性复发性卵巢癌或进展性卵巢癌；美国 FDA 未批准多柔比星脂质体用于成人或儿童卵巢癌一线联合方案化疗	成人：Class Ⅱ a	成人：Class Ⅱ b	成人：Category B
贝伐珠单抗注射液	联合以氟尿嘧啶为基础的化疗适用于转移性结直肠癌患者的治疗；联合以铂类为基础的化疗用于不可切除的晚期、转移性或复发性非鳞状细胞非小细胞肺癌患者的一线治疗。	4ml:100mg, 16ml:400mg	7.5mg/kg，静脉滴注，d1,q,21d.	美国 FDA 已批准贝伐珠单抗联合紫杉醇、多柔比星聚乙二醇脂质体或托泊替康用于治疗此前应用不超过 2 种化疗方案的成人复发性铂耐药型卵巢癌；	Class Ⅱ a	Class Ⅱ a	Category B
				美国 FDA 已批准联合卡铂和紫杉醇或联合卡铂和吉西他滨序贯贝伐珠单抗用于治疗成人复发铂敏感型卵巢癌；	成人：Class Ⅱ a	成人：Class Ⅱ b	成人：Category B
				美国 FDA 已批准紫杉醇联合卡铂序贯贝伐珠	成人：Class Ⅱ a	成人：Class Ⅱ b	成人：Category B

续表

药品名称	国内已批准的适应证	规格	用法用量	原研国说明书	依据及其等级**		
					有效性等级	推荐级别	证据强度
注射用盐酸吉西他滨	局部晚期或已转移的非小细胞肺癌；局部晚期或已转移的胰腺癌；与紫杉醇联合，治疗经辅助/新辅助治疗后复发、不能切除的、局部复发性或转移性乳腺癌。除非有临床禁忌，否则既往化疗中应使用过蒽环类抗肿瘤药	0.2g、1.0g（以吉西他滨计）	吉西他滨1 000mg/m²，静脉滴注，d1,d8,q21d；卡铂AUC 4，静脉滴注，d1,q21d.	单抗单药治疗成人 III 期或IV 期卵巢癌 美国FDA已批准吉西他滨与卡铂联合应用，治疗应用铂类方案后6个月复发的患者	成人：Class II a	成人：Class II a	成人：Category B
卡培他滨片	结肠癌辅助化疗：卡培他滨适用于Duke's C期、原发性肿瘤根治术后，接受氟嘧啶类药物单独治疗的结肠癌患者的单药辅助治疗，其治疗的无病生存期（DFS）不亚于5-氟尿嘧啶和亚叶酸联合方案（5-FU/LV）。卡培他滨单药与其他药物联合治疗均不能延长总生存期（OS），但已有试验数据表明在联合化疗方案中卡培他滨可较5-FU/LV改善总生存期。医师在开具处方使用卡培他滨单药对Duke's C期结肠癌进行辅助治疗时，可参考以上研究结果。用于支持该适应证的数据来自国外临床研究。结直肠癌：卡培他滨单药或与奥沙利铂联合	0.15g/片、0.5g/片	1 250mg/m²，口服，每日2次	美国FDA未批准卡培他滨用于治疗成人卵巢癌	成人：Class II a	成人：Class II b	成人：Category B

327

续表

药品名称	规格	用法用量	国内已批准的适应证	依据及其等级 **			
				原研国说明书	有效性等级	推荐级别	证据强度
			（XELOX）适用于转移性结直肠癌的一线治疗。乳腺癌联合化疗：卡培他滨可与多西紫杉醇联合用于治疗含蒽环类药物方案化疗失败的转移性乳腺癌。乳腺癌单药化疗：卡培他滨亦可单独用于治疗对紫杉醇及含蒽环类药物化疗方案均耐药或对紫杉醇耐药和不能再使用蒽环类药物治疗（例如已经接受累积剂量为400mg/m² 的多柔比星或多柔比星同类物）的转移性乳腺癌患者。耐药的定义为治疗期间疾病继续进展（有或无初始缓解），或完成含蒽环类药物的辅助化疗后6个月内复发。胃癌：卡培他滨适用于不能手术的晚期或转移性胃癌的一线治疗				
注射用奥沙利铂	50mg	85mg/m²，静脉滴注，d1，q.14d.；135mg/m²，静脉滴注，d1，q.21d.	与氟尿嘧啶和亚叶酸联合应用。一线应用治疗转移性结直肠癌；辅助治疗原发性肿瘤完全切除后的Ⅲ期（Duke's C期）结肠癌，用于该适应证是基于国外临床研究结果	美国FDA未批准奥沙利铂用于治疗成人或儿童卵巢癌	成人：Class Ⅱa	成人：Class Ⅱb	成人：Category B

续表

药品名称	国内已批准的适应证	规格	用法用量	依据及其等级**			
				原研国说明书	有效性等级	推荐级别	证据强度
注射用异环磷酰胺	睾丸肿瘤,用于按照 TNM 分级(精原细胞瘤和非精原细胞瘤)属于 II~IV 期的对初始治疗不应答或答不足的晚期肿瘤患者的联合化疗。 宫颈癌:FIGO 分期IVB 期宫颈癌(如果通过手术或放疗进行本病的根治疗法已不可能)的姑息性顺铂/异环磷酰胺联合化疗(单独使用,不再用其他联合药物),作为姑息性放疗的替代治疗。 乳腺癌:用于晚期难治性复发性乳腺癌的姑息性治疗。 非小细胞肺癌:用于不能手术或转移性肿瘤患者的单独或联合化疗。 小细胞肺癌:用于联合化疗。 软组织肉瘤(包括骨肉瘤和横纹肌肉瘤):用于横纹肌肉瘤或标准治疗失败后的骨肉瘤的单独或联合化疗,用于手术或标准治疗失败后的其他软组织肉瘤的单独或联合化疗。 尤因肉瘤:用于细胞生长抑制剂初始治疗失败后的联合化疗。 非霍奇金淋巴瘤:用于对初始治疗不应答或应答不够的高度恶性非霍奇金淋巴瘤患者的联合化疗。	1g	$1.2\sim2.4g/(m^2\cdot d)$,最高为 60mg/kg,以静脉滴注的形式连续使用 5 日; 以单一大剂量进行 24 小时的连续静脉滴注方式给药,剂量一般为每个疗程 $5g/m^2$(125mg/kg),不应高于 $8g/m^2$(200mg/kg)	美国 FDA 未批准异环磷酰胺用于治疗成人卵巢癌	成人: Class IIa	成人: Class IIb	成人: Category B

续表

药品名称	国内已批准的适应证	规格	用法用量	依据及其等级			
				原研国说明书	有效性等级	推荐级别	证据强度
注射用培美曲塞二钠	化疗,用于复发肿瘤患者的联合治疗。 霍奇金淋巴瘤:用于治疗初始化疗或放疗失败后的进展期或早期复发(完全缓解的持续时间短于1年)的霍奇金淋巴瘤患者,在已制订的联合化疗方案如MINE方案的框架下实施 非小细胞肺癌: 单药适用于经4个周期以铂类为基础的一线化疗后未出现进展期的局部晚期或转移性的非鳞状细胞型非小细胞肺癌患者的维持治疗;单药适用于既往接受一线化疗后出现进展的局部晚期或转移性非鳞状细胞型非小细胞肺癌患者的治疗;与顺铂联合,适用于局部晚期或转移性非鳞状细胞型非小细胞肺癌患者的一线化疗。 恶性胸膜间皮瘤: 联合顺铂用于治疗无法手术的恶性胸膜间皮瘤	0.1g, 0.2g	单药:非鳞状细胞型非小细胞肺癌500mg/m²,静脉滴注,d1,q.21d.; 与顺铂联用:恶性胸膜间皮瘤和非鳞状细胞型非小细胞肺癌500mg/m²,静脉滴注,d1,q.21d.	美国FDA未批准培美曲塞二钠用于治疗成人或儿童复发性卵巢癌	成人: Class Ⅱa	成人: Class Ⅱb	成人: Category B
盐酸伊立替康注射液	与氟尿嘧啶和亚叶酸联合治疗既往未接受化疗的晚期大肠癌患者;单药治疗经含氟尿嘧啶化疗方案治疗失败的晚期大肠癌患者	2ml:40mg, 5ml:0.1g	联合用药(与氟尿嘧啶、亚叶酸钙)的2周方案:180mg/m²,静脉滴注	美国FDA未批准伊立替康用于治疗成人或儿童铂耐药性卵巢癌	成人: Class Ⅱa	成人: Class Ⅱb	成人: Category B

续表

药品名称	国内已批准的适应证	规格	用法用量	原研国说明书	依据及其等级**		
					有效性等级	推荐级别	证据强度
重酒石酸长春瑞滨注射液	非小细胞肺癌、转移性乳腺癌	1ml:10mg、5ml:50mg	静滴注,d1,q.14d.。单药方案:3周方案为350mg/m²,静脉滴注,d1,q.21d.;6周方案为125mg/m²,静脉滴注,d1,d8,d15,d22,q.42d.	美国 FDA 未批准长春瑞滨用于治疗成人既往已治疗的局部晚期卵巢癌	成人:Class Ⅱ a	成人:Class Ⅱ b	成人:Category B
			单药:剂量为 25~30mg/m²,静脉滴注,d1,d8,q.7d.;联合用药:依照所用方案选用剂量与给药时间				

注:* 临床提供证据来源[1-3];** 证据等级分级来自美国 Micromedex 数据库。

案（紫杉醇脂质体 240mg+ 卡铂 550mg）化疗 6 个疗程，过程顺利，之后规律随访。2015 年 9 月腹部 B 超未排除膀胱癌。2015 年 9 月膀胱镜下取膀胱右侧壁、后壁肿物 2 块活检，提示病变为低级别非浸润性尿路上皮癌。2016 年 1 月 30 日盆腔 MRI 提示患者肿瘤复发，随后住院治疗。

【诊断】

复发性卵巢癌。

【医嘱】

2016 年 2 月 4 日行注射用盐酸托泊替康 4.5mg d1、d8+ <u>贝伐珠单抗注射液</u> 600mg d1，q.14d.，静脉化疗 1 个疗程。

【处方评价】

（1）说明书药品及类别：贝伐珠单抗注射液（超适应证）。

（2）循证分级情况：美国 FDA 已批准贝伐珠单抗联合紫杉醇、多柔比星聚乙二醇脂质体或托泊替康用于治疗成人复发性铂耐药型卵巢癌。有效性等级 Class Ⅱa，推荐级别 Class Ⅱa，证据强度 Category B。查阅国内外指南，《NCCN 卵巢癌诊疗指南》（2015 年 V1.0）推荐贝伐珠单抗单用或与单药化疗联合应用时为 10mg/kg q.14d. 的用法[3]，该患者的体重为 62kg，本处方剂量用法符合指南规定。如参照该指南，则贝伐珠单抗 600mg/ 次，每 14 日 1 次的有效性等级为 Class Ⅱa，推荐级别为 Class Ⅱa，证据强度为 Category B。

（3）指南推荐情况：贝伐珠单抗是 NCCN[3]、欧洲肿瘤内科学会（ESMO）治疗指南[4]推荐用于治疗复发性铂敏感型卵巢癌或复发性铂耐药型卵巢癌的靶向药物[1-2]。美国 FDA 批准贝伐珠单抗的说明书中有成人复发性铂耐药型卵巢癌适应证。国内贝伐珠单抗只有注射液，该注射剂型中贝伐珠单抗注射液（安维汀）的说明书中无成人复发性铂耐药型卵巢癌适应证。

（4）超药品说明书用药作用机制：贝伐珠单抗可以抑制 VEGF 与其位于内皮上的受体 Flt-1 和 KDR 结合。通过使 VEGF 失去生物活性而减少肿瘤血管形成，从而抑制肿瘤生长。将贝伐珠单抗或其鼠亲本抗体给予裸鼠肿瘤异种移植模型后，可以对包括结肠癌、乳腺癌、胰腺癌和前列腺癌在内的多种人类肿瘤产生广泛的抗肿瘤活性。结果是转移性疾病的进展受到抑制，而且微血管浸润也有所减少。

（5）药物配伍：处方中贝伐珠单抗与托泊替康联用治疗复发性卵巢癌。在 NCCN、ESMO 诊疗指南中，都将托泊替康单药或与靶向药物贝伐珠单抗联用作为治疗铂耐药型复发性卵巢癌的选择。

未发现贝伐珠单抗与托泊替康有药物相互作用。

（6）注意事项：贝伐珠单抗的不良反应包括胃肠道穿孔、瘘、出血、因混合用于未经批准的玻璃体内使用而引起的严重眼部感染、肺出血 / 咯血、高血压、可逆性后部白质脑病综合征(RPLS)、动脉血栓栓塞、静脉血栓栓塞、充血性心力衰竭、中性粒细胞减少症、伤口愈合并发症、蛋白尿、超敏反应、输液反应、卵巢功能衰竭。

(7)用药交代及用药教育:告知患者及家属,贝伐珠单抗滴注时若发生低血压/高血压、发热、畏寒、寒战、荨麻疹、支气管痉挛、舌或喉部肿胀感(血管性水肿)、恶心、疲劳、头痛、瘙痒、呼吸困难、恶心、呕吐、颜面潮红等不适时,应立即停止贝伐珠单抗滴注,并告知主管医师。

(李晓燕 黄红兵 刘 韬)

参考文献 ▶▶▶

[1] PUJADE-LAURAINE E, HILPERT F, WEBER B, et al. Bevacizumab combined with chemotherapy for platinum-resistant recurrent ovarian cancer: The AURELIA open-label randomized phase Ⅲ trial. Journal of clinical oncology, 2014, 32(13): 1302-1308.

[2] AGHAJANIAN C, BLANK S V, GOFF B A, et al. OCEANS: a randomized, double-blind, placebo-controlled phase Ⅲ trial of chemotherapy with or without bevacizumab in patients with platinum-sensitive recurrent epithelial ovarian, primary peritoneal, or fallopian tube cancer. Journal of clinical oncology, 2012, 30(17): 2039-2045.

[3] NCCN clinical practice guidelines in Oncology: Ovarian cancer including fallopian tube cancer and primary peritoneal cancer(2015. V1.0).

[4] LEDERMANN J A, RAJA F A, FOTOPOULOU C, et al. Newly diagnosed and relapsed epithelial ovarian carcinoma: ESMO Clinical Practice Guidelines for diagnosis, treatment and follow-up. Annals of oncology, 2013, 24(Suppl 6): vi24-vi32.

第五节 套细胞淋巴瘤

一、概述

套细胞淋巴瘤(mantle cell lymphoma, MCL)来源于淋巴结套区的 B 淋巴细胞,于 1997 年由国际淋巴瘤研究组(ILSG)的非霍奇金淋巴瘤(non-Hodgkin lymphoma, NHL)分型报道提出,MCL 的发病率占 NHL 的 6%,中位发病年龄为 63 岁,以男性为主,约占 74%。19% 的患者的临床分期为 Ⅰ~Ⅱ 期,63% 有骨髓累及,57% 的患者的国际预后指数(IPI)为 0/1,19%IPI 为 4/5[1]。MCL 易对化疗发生耐药性,常在 1 年内进展,预后与 IPI 相关。完全缓解率(CR)为

51.8%,总生存期(OS)为 3~5 年,中位无病生存期(DFS)为 18 个月[2]。5 年 OS 率低于 30%,IPI 0/1 的患者 5 年 OS 和 DFS 分别为 57% 和 27%,IPI 4/5 的患者均为 0[1]。

MCL 具有惰性和侵袭性 NHL 的双重不良预后因素,预后差,常规化疗多柔比星 + 长春新碱 + 泼尼松 / 利妥昔单抗 + 地塞米松 + 顺铂 + 阿糖胞苷)、HyperCVAD 方案[(环磷酰胺 + 长春新碱 + 多柔比星 + 地塞米松 / 大剂量甲氨蝶呤 + 阿糖胞苷)+ 利妥昔单抗]等,老年患者可选择 BR 方案(苯达莫司汀 + 利妥昔单抗)、R-CHOP 方案(利妥昔单抗 + 环磷酰胺 + 多柔比星 + 长春新碱 + 泼尼松)、LR 方案(来那度胺 + 利妥昔单抗)等;如果条件允许,初治缓解的患者应该进行自体造血干细胞移植。而复发难治患者的治疗目前仍无定论,由于疾病的进展性,不建议重复使用一线疗法,建议患者参加合适的临床试验[3]。目前临床治疗复发难治性 MCL 的化疗药物包括环磷酰胺、阿糖胞苷、氟达拉滨、米托蒽醌、地塞米松、顺铂、克拉屈滨、泼尼松、依托泊苷、丙卡巴肼、喷司他丁、苯达莫司汀;靶向药物有利妥昔单抗、硼替佐米、来那度胺、伊布替尼。

二、复发难治性套细胞淋巴瘤超药品说明书用药情况及循证证据

(一)NMPA 批准的说明书中含有复发难治性 MCL 适应证的药品

国内有复发难治性 MCL 适应证的药品主要有化疗药物顺铂、环磷酰胺、地塞米松、泼尼松、米托蒽醌、依托泊苷、丙卡巴肼和喷司他丁,靶向药物利妥昔单抗和硼替佐米。其中顺铂、环磷酰胺、地塞米松、泼尼松、依托泊苷、丙卡巴肼、喷司他丁和米托蒽醌的适应证包含用于恶性淋巴瘤,MCL 属于恶性淋巴瘤之一,故视为有适应证使用。

(二)国内药品说明书外用法用于治疗复发难治性 MCL 的药品

目前国内临床治疗复发难治性 MCL 属药品说明书外用法的药品主要有硼替佐米、阿糖胞苷、来那度胺、克拉屈滨(表 20-6)。

三、处方评价示例

处方　性别:女　年龄:80 岁　诊断:复发难治性套细胞淋巴瘤
<u>硼替佐米</u> 2.5mg+0.9% 氯化钠注射液 1.4ml 皮下注射 每周 1 次。
【处方评价】
(1)超说明书药品及类别:硼替佐米(超给药途径)。
(2)循证分级情况:美国 FDA 批准硼替佐米用于治疗复发的套细胞淋巴瘤,用法用量为 $1.3mg/m^2$,静脉注射或皮下注射,每周 2 次,持续 2 周(d1、d4、d8 和 d11 注射),休息 10 日。有效性等级 Class Ⅱa,推荐级别 Class Ⅱa,证据

表 20-6 国内药品说明书外用法用于治疗复发难治性 MCL 的药品常用用法及循证证据*

药品名称	国内已批准的适应证	规格	用法用量	依据及其等级**			
				原研国说明书	有效性等级	推荐级别	证据强度
注射用阿糖胞苷	适用于成人和儿童急性非淋巴细胞白血病的诱导缓解和维持治疗；其他类型的白血病（如急性淋巴细胞白血病和慢性髓细胞性白血病）含阿糖胞苷的联合治疗方案对儿童非霍奇金淋巴瘤有效；2-3g/m² 高剂量在 1-3 小时静脉滴注对高危白血病、难治性和复发性白血病有效；单独或与其他药物联合鞘内应用可预防或治疗脑膜白血病	0.1g、0.5g	根据所用治疗方案设定不同的给药方法和疗程	美国 FDA 未批准阿糖胞苷用于套细胞淋巴瘤的治疗	成人：Class IIa	成人：Class IIa	成人：Category B
来那度胺胶囊	与地塞米松合用，治疗曾接受过至少 1 种疗法的多发性骨髓瘤成年患者	5mg/粒、10mg/粒、15mg/粒、25mg/粒	起始剂量为 25mg。在每个重复 28 日周期中的第 1~21 日，每日口服 25mg，直至疾病进展。地塞米松的推荐剂量为在每 28 日治疗周期的第 1,8,15 和 22 日口服 40mg 地塞米松	美国 FDA 批准成人那度胺治疗成人既往应用 2 种治疗方案（其中 1 种为硼替佐米）的复发或进展的套细胞淋巴瘤	成人：Class IIa	成人：Class IIa	成人：Category B
克拉屈滨注射液	适用于经干扰素治疗失败后活动性的伴有临床意义又贫血、中性粒细胞减少、血小板减少，以及疾病相关症状的毛细胞白血病（HCL）的治疗	10ml:10mg	0.09mg/(kg·24h)，连续滴注，连用 7 日	美国 FDA 未批准克拉屈滨治疗成人或儿童套细胞淋巴瘤	成人：Class IIa	成人：Class IIb	成人：Category B

注：*临床提供证据来源[4-6]；**证据等级分级来自美国 Micromedex 数据库。

强度 Category B。

（3）指南推荐情况：美国《NCCN B 细胞淋巴瘤临床实践指南》（2018 年 V1.0）推荐，硼替佐米是一种对初治或复发的套细胞淋巴瘤患者有效的蛋白体抑制剂[4]，目前已获批准用于治疗初治或复发的套细胞淋巴瘤患者。

（4）超药品说明书用药机制：在一项Ⅲ期临床试验中评价硼替佐米皮下给药在推荐剂量 1.3mg/m² 下的安全性和有效性。接受皮下给药的患者发生 3 级及 3 级以上毒性的治疗中出现的药物不良反应的总发生率比静脉给药组低 13%（57% vs 70%），导致停药的比例比静脉给药组低 5%（22% vs 27%）。有关腹泻（皮下组为 24%，静脉组为 39%）、上呼吸道感染（皮下组为 14%，静脉组为 26%）以及周围神经病变（皮下组为 38%，静脉组为 53%）的总体发生率，皮下组比静脉组低 12%~15%。另外，3 级及 3 级以上毒性的周围神经病变的发生率皮下组比静脉组低 10%，而且因周围神经病变而停药的比例皮下组比静脉组低 8%。有 6% 的患者报告在皮下给药后出现局部不良反应，多数为发红，只有 1%（2 例）受试者报告有重度反应，这些重度局部反应包括 1 例瘙痒、1 例发红。这些反应很少导致剂量调整，经过 6 天（中位数）后均消退。皮下给药途径使得维持治疗期的患者可以自己在家用药，降低治疗费用，而且给患者带来极大的便利。

（5）注意事项：本品不含抗菌性防腐剂，配制后的溶液应在 25℃下保存，配制后 8 小时内使用。

未拆封的本品应于 30℃以下保存，勿拆原避光包装。

本品曾有因不慎鞘内注射而致死亡的病例报告，本品严禁鞘内注射。

当发生 3 级非血液学或任何 4 级血液学毒性时，应暂停本品治疗。一旦毒性症状得到缓解，可以重新开始本品的治疗。

该药可引起患者低血压，若已知患者有晕厥的病史、服用能导致低血压的药物或者脱水，建议慎用本品。

由于本品是细胞毒性药物，并且可以快速杀死肿瘤细胞，可能引起肿瘤溶解综合征的并发症。在治疗前处于高肿瘤负担的患者具有发生肿瘤溶解综合征的风险。

（陈卓佳　黄红兵　刘　韬）

参考文献 ▶▶▶

[1] A clinical evaluation of the International Lymphoma Study Group classification of non-Hodgkin's lymphoma. The non-Hodgkin's lymphoma classification project. Blood,1997,89

（11）：3909-3918.

［2］BERTINI M，RUS C，FREILONE R，et al. Mantle cell lymphoma：a retrospective study on 27 patients. Clinical features and natural history. Haematologica，1998，83（4）：312-316.

［3］DREYLING M，FERRERO S，HERMINE O. How to manage mantle cell lymphoma. Leukemia，2014，28（Suppl 1）：2117-2130.

［4］NCCN Guidelines Version 4. B-cell lymphomas，2018.

［5］DREYLING M，CAMPO E，HERMINE O，et al. Newly diagnosed and relapsed mantle cell lymphoma：ESMO Clinical Practice Guidelines for diagnosis，treatment and follow-up. Annals of oncology，2017，28（Suppl 4）：iv62-iv71.

［6］MOREAU P，PYLYPENKO H，GROSICKI S，et al. Subcutaneous versus intravenous administration of bortezomib in patients with relapsed multiple myeloma：a randomised，phase 3，non-inferiority study. The lancet oncology，2011，12（5）：431-440.

第二十一章
精神障碍疾病超药品说明书用药处方评价

第一节　精神分裂症

一、概述

精神分裂症（schizophrenia，SP）是一组常见的病因未明的严重精神障碍疾病。多起病于青壮年，常有知觉、思维、情感和行为等方面的障碍，一般无意识及智能障碍。病程多迁延，约一半的患者最终结局为出现精神残疾。世界卫生组织估计，全球精神分裂症的终身患病率为 3.8‰~8.4‰。临床常见亚型为偏执型、紧张型、青春型、单纯型及未分化型[1]。

最新研究认为该病是脑功能失调的一种神经发育性障碍，复杂的遗传因素、生物因素及环境因素相互作用导致精神分裂症的发生。精神分裂症一旦确定诊断，应尽早开始抗精神病药治疗。中华医学会精神医学分会《中国精神分裂症防治指南（第 2 版）》[1]强调，精神分裂症需要全程的长期治疗，抗精神病药的维持治疗对预防疾病复发非常重要，是决定疾病预后和社会功能损害程度的关键因素。临床上治疗 SP 的常用药物分为第一代抗精神病药（FGA）及第二代抗精神病药（SGA）。第一代抗精神病药指主要作用于中枢多巴胺受体（D_2 受体）的抗精神病药,包括:①吩噻嗪类,如氯丙嗪、硫利达嗪、奋乃静、氟奋乃静及其长效剂、三氟拉嗪等;②硫杂蒽类,如氯哌噻吨及其长效剂、氟哌噻吨及其长效剂、氯普噻吨等;③丁酰苯类,如氟哌啶醇及其长效剂、五氟利多等;④苯甲酰胺类,如舒必利等。临床上治疗幻觉、妄想、思维障碍、行为紊乱、兴奋、激越、紧张症候群具有明显疗效。大量临床研究及临床应用经验均证明第一代抗精神病药治疗精神分裂症阳性症状有效而且安全,但对阴性症状及伴发抑郁症状疗效不确切。第二代抗精神病药除作用于中枢 D_2 受体外,还具有较高的 5- 羟色胺（$5-HT_2$）受体拮抗作用,称为多巴胺（DA）-5- 羟色胺（serotonin）受体拮抗剂（SDA）,对中脑边缘系统的作用比对纹状体系统的作用更具有选择性,包括氯氮平、利培酮、奥氮平、喹硫平、齐拉西酮和阿立哌唑等。这类药物由于临床作用谱广,引发锥体外系反应（EPS）的概率较小或不明显,在临床上有更广阔的应用前景。临床治疗 SP 的手段除药物治疗及心理治疗外,改良电休克治疗（MECT）和重复经颅磁刺激（rTMS）也常应用于临床。在最新版本的世界生物精神病学会联合会（WFSBP）和美国精神医学分会（APA）指南中,MECT 仅推荐用于难治性精神分裂症,但研究证据有限。重复经颅磁刺激主要适用于顽固性幻听和阴性症状,目前在中国尚没有治疗精神分裂症的适应证。国外的最新研究提示,rTMS 对难治性精神分裂症（持续幻听和持续的阴性症状）有一定疗效,但证据有限。

二、精神分裂症超药品说明书用药情况及循证证据

（一）NMPA 批准用于治疗 SP 的药品

NMPA 批准用于治疗 SP 的药品主要有第一代抗精神病药及第二代抗精神病药,这些药物 NMPA 均批准用于成人 SP 的治疗,而 NMPA 对各个药物治疗儿童 SP 的临床数据存在差异。第一代抗精神病药如氯丙嗪及舒必利可谨慎用于治疗 6 岁以上儿童 SP,美国 FDA 批准氟哌啶醇用于治疗 3 岁以上儿童 SP。第二代抗精神病药在治疗儿童 / 青少年精神分裂症时临床资料有限,如利培酮尚未被 NMPA 批准用于 15 岁以下儿童 SP 的治疗,氯氮平在 12 岁以下儿童则不宜使用。而喹硫平、阿立哌唑、奥氮平用于治疗年龄 <18 岁的 SP 患者尚未得到 NMPA 的批准。

（二）国内药品说明书外用法用于治疗 SP 的药品

目前国内临床治疗儿童 SP 属药品说明书外用法的第二代抗精神病药主要有喹硫平、阿立哌唑、奥氮平、利培酮（表 21-1）。

表 21-1　国内药品说明书外用法用于治疗 SP 的药品常用用法及循证证据*

药品名称	国内已批准的适应证	规格	用法用量	依据及其等级**			
				原研国说明书	有效性等级	推荐级别	证据强度
喹硫平片	适用于治疗精神分裂症和双相情感障碍的躁狂发作	200mg/片	第1天剂量为50mg/d;第2天为100mg/d;第3天200mg/d;第4天300mg/d;第5天400mg/d,分2~3饮给药,推荐剂量为400~800mg/d	美国FDA已批准喹硫平片用于治疗13~17岁青少年SP的非维持期治疗	儿童: Class Ⅱa	儿童: Class Ⅱb	儿童: Category B
阿立哌唑片	用于治疗精神分裂症	5mg/片	起始剂量为2mg/d,2天后增至5mg/d,第5天增至10mg/d;维持剂量为10mg/d;最大剂量为30mg/d	美国FDA已批准阿立哌唑用于治疗13~17岁儿童/青少年SP	儿童: Class Ⅱa	儿童: Class Ⅱb	儿童: Category B
奥氮平片	用于治疗精神分裂症与中、重度躁狂发作,以及预防双相情感障碍的复发	5mg/片	2.5~20mg/d	美国FDA已批准奥氮平片用于治疗13~17岁儿童/青少年SP	儿童: Class Ⅱa	儿童: Class Ⅱb	儿童: Category B
利培酮片/口服溶液	用于治疗急性和慢性精神分裂症,以及其他各种精神病性状态明显的阳性和阴性症状;也可减轻与精神分裂症有关的情感症状;可用于治疗双相情感障碍的躁狂发作	2mg/片、30mg;30ml	起始剂量为0.5mg/d,24小时后每天可增加0.5或1mg,如耐受可增至3mg/d	美国FDA已批准利培酮用于治疗13~17岁儿童/青少年SP(国内为15岁以上)	儿童: Class Ⅱa	儿童: Class Ⅱb	儿童: Category B
氟西汀胶囊	抑郁症;强迫症;神经性贪食症:作为心理治疗的辅助用药,以减少贪食和导泻行为	20mg/粒	推荐剂量为20mg/d。如有必要,在治疗最初的3~4周时间内对药物剂量进行评估和调整,以达到临床上适当的剂量	美国FDA未批准氟西汀用于治疗精神分裂症	Class Ⅱb	Class Ⅲ	Category C

注:* 临床提供证据来源[1-3];** 证据等级分级来自美国 Micromedex 数据库。

三、处方评价示例

处方 1　年龄:15 岁　性别:女　诊断:精神分裂症

(1)奥氮平片:10mg,口服,每日睡前 1 次。

(2)氟西汀胶囊:20mg,口服,每日 1 次。

【处方评价】

(1)超说明书药品及类别

1)奥氮平片(超适应人群)。

2)氟西汀胶囊(超适应证、超适应人群)。

(2)循证分级情况

1)美国 FDA 已批准奥氮平片用于治疗 13 岁以上儿童与青少年精神分裂症患者。有效性等级 Class Ⅱa,推荐级别 Class Ⅱb,证据强度 Category B。

2)氟西汀为 SSRI 类抗抑郁药,在精神科临床上多用于抑郁障碍或强迫障碍的治疗。美国 FDA 没有批准氟西汀用于治疗精神分裂症。有效性等级 Class Ⅱb,推荐级别 Class Ⅲ,证据强度 Category C。查阅国内外指南,2015 年中华医学会精神医学分会《中国精神分裂症防治指南(第 2 版)》[1]指出,对于精神分裂症阴性症状的增效治疗,若使用抗抑郁药,可酌情选择氟西汀、曲唑酮或米氮平、米安舍林(证据强度 Category B,推荐级别 Class Ⅱ)。2004 年美国精神医学分会(APA)《精神分裂症治疗指南(第 2 版)》[2]指出,抗抑郁药可作为精神分裂症患者严重抑郁症状的增效治疗。

(3)指南推荐情况

1)中华医学会精神医学分会、美国儿童青少年精神病学会(AACAP)与英国国家卫生与临床优化研究所(NICE)的相关指南[1,3-4]均指出,儿童与青少年的精神分裂症谱系障碍主要通过抗精神病药进行治疗。美国 FDA 批准用于治疗儿童精神分裂症的药物主要为第二代抗精神病药(SGA),其中奥氮平批准用于治疗 13~17 岁儿童 / 青少年精神分裂症患者,起始剂量为 2.5mg/d,推荐剂量为 5~10mg/d,最大剂量为 20mg/d。国内的奥氮平片说明书中目前尚未批准用于儿童 / 青少年精神分裂症。AACAP 指南指出,在儿童 / 青少年精神分裂症治疗中使用奥氮平、喹硫平、利培酮、阿立哌唑的临床疗效相当。值得一提的是,由于奥氮平增加体重的作用较为明显,有观点认为其不应作为儿童 /青少年精神分裂症治疗的一线药物。

2)2015 年国内指南指出,对于精神分裂症阴性症状的增效治疗,若使用抗抑郁药,可酌情选择氟西汀、曲唑酮或米氮平、米安舍林(证据强度 Category B,推荐级别 Class Ⅱ)。SSRI 合并抗精神病药也可用于治疗精神分裂症患者的抑郁症状。2004 年美国精神医学分会(APA)《精神分裂症治疗指南》(第 2

版)指出,抗抑郁药可作为精神分裂症患者严重抑郁症状的增效治疗(推荐级别 Class Ⅱ)。AACAP 指南指出,一些辅助药物的使用可提高儿童 / 青少年精神分裂症谱系障碍患者的疗效,如抗抑郁药可用于处理抑郁与阴性症状。本例处方中使用的抗抑郁药为氟西汀胶囊,根据 AACAP、NICE 与美国儿科学会(AAP)的儿童抑郁治疗指南,氟西汀为治疗儿童 / 青少年抑郁的首选药物。美国 FDA 批准其用于治疗 8 岁及 8 岁以上儿童的重症抑郁障碍,也是第一个批准用于治疗儿童抑郁障碍的药物,但其用于精神分裂症的抑郁 / 阴性症状的治疗尚未获得美国 FDA 批准。需要注意的是,美国 FDA 未批准氟西汀片剂用于 18 岁以下人群的治疗。

Singh 等[5]通过检索 2009 年 8 月前的相关文献进行的系统评价结果表明,在纳入的 23 项研究(共 819 名入组受试者)中,与单用抗精神病药相比,抗精神病药合用抗抑郁药组的精神分裂症患者的阴性症状有更明显的改善,其中包括 4 项使用氟西汀进行的研究,1 项有明显疗效,3 项研究中干预组与对照组的疗效没有显著性差异。

(4)剂量推荐范围

1)奥氮平片:2.5~20mg/d。

2)氟西汀胶囊:20~60mg/d。(儿童青少年 10~20mg/d)

(5)超药品说明书用药作用机制

1)奥氮平为多受体作用药物,特异性地拮抗 $5-HT_{2A}$ 受体、D_2 受体以及 D_1 受体和 D_4 受体,另外还拮抗 M_1 受体、H_1 受体、$5-HT_3$ 受体和 α_1 受体,目前认为药物的抗精神病作用与其对于 5- 羟色胺受体与多巴胺受体的拮抗作用有关。

2)氟西汀为 5- 羟色胺重摄取抑制剂,一般认为其抗抑郁作用与提高脑内的 5-HT 含量有关,还与其 $5-HT_{2C}$ 受体拮抗作用所致的 DA 与 NE 脱抑制有关。

(6)药物配伍:处方中抗精神病药奥氮平与抗抑郁药氟西汀合用,用于治疗 1 位儿童 / 青少年精神分裂症患者。奥氮平为临床常用的第二代抗精神病药,可控制急性期的阳性与阴性症状,并有助于改善患者的情感症状。氟西汀作为抗抑郁药,可用于精神分裂症患者的阴性症状与抑郁症状的增效治疗,此外氟西汀也是治疗儿童抑郁障碍的首选药物。目前国外已有奥氮平与氟西汀的复合制剂,为治疗双相情感障碍抑郁相的一线治疗药物之一。

(7)黑框警告

1)奥氮平:患有痴呆相关精神病的老年患者死亡率增加——与安慰剂相比,使用不典型抗精神病药时,患有痴呆相关精神病的老年患者有死亡率增加的风险。对在患有痴呆相关精神病的老年患者中进行的 17 项安慰剂对照临床研究(平均众数治疗时间为 10 周)的分析发现,药物治疗组患者死亡的风险为安慰剂对照组的 1.6~1.7 倍。在一项典型的 10 周对照临床研究中,药物治疗组的死亡率为 4.5%，安慰剂对照组为 2.6%。虽然死亡原因各异，但是大多数死于心血管病（如心力衰竭、猝死）或感染（如肺炎）。奥氮平（再普乐）未被批准用于治疗痴呆相关精神病。

2）氟西汀：在短期研究中，抗抑郁药能增加儿童、青少年和年轻的成年人的自杀意念和行为的风险。在年龄超过 24 岁的成年人中，这类短期试验没有显示患者使用抗抑郁药后自杀意念和行为的风险增加；在 65 岁及 65 岁以上的成年人中，患者使用抗抑郁药后风险降低。开始接受抗抑郁药治疗的所有年龄患者都应当密切监测恶化的和新出现的自杀意念和行为，应当建议家属和看护人员密切观察并与处方医师交流。

（8）禁忌证

1）奥氮平禁用于已知有闭角型青光眼风险的患者。

2）氟西汀不能与非选择性 MAOI 合并使用。同样，至少应当在停用本药 5 周后方可开始使用 MAOI。如果氟西汀长期使用和 / 或服用剂量较高时，可能需要间隔更长时间。不推荐合用可逆性 MAOI（例如吗氯贝胺），氟西汀的治疗可以在可逆性 MAOI 停药后第 2 天开始。

（9）注意事项

1）奥氮平：①有糖尿病病史的患者使用本品罕见酮症酸中毒或昏迷，建议对糖尿病患者和存在糖尿病高危因素的人进行适当的临床监查。②奥氮平具有抗胆碱能活性，建议慎用于前列腺肥大或麻痹性肠梗阻以及相关病症的患者。③ GPT 和 / 或 GOT 升高的患者、有肝功能损害症状或体征的患者、已表现出局限性肝脏功能减退的患者，以及已使用潜在肝毒性药物治疗的患者应慎用奥氮平。④本品慎用于白细胞和 / 或中性粒细胞计数减低及有引起上述情况的危险因素（疾病、药物、放疗或化疗等）的患者。⑤长期用药会使迟发性运动障碍的风险增加。若用奥氮平治疗的患者出现迟发性运动障碍的症状和体征，应考虑减少用药剂量或停药。⑥使用本品偶有直立性低血压的报道。

2）氟西汀：①本品须慎用于既往有抽搐发作史的患者。患者发生抽搐发作或抽搐发作频率增加，应立即停药。②对于严重肝功能紊乱的患者，应降低服用量，如隔日给药。③服用本品可能导致体重减轻，但通常与基线体重成比例。④糖尿病患者服用 SSRI 可影响血糖浓度。服用氟西汀期间可能出现低血糖，停药后继而出现高血糖。应调整胰岛素和口服降血糖药的剂量。⑤ SSRI 停药时发生撤药反应比较普遍，尤见于突然停药。建议应当在至少 1~2 周内逐渐减少氟西汀用量，最终停药。⑥服用本品后出现皮肤出血已有报道，对合用其他也能增加出血可能性的药物的患者以及既往有出血史的患者应加强监控。⑦合用其他 5- 羟色胺能药物时，极少情况下会出现 5- 羟色胺综合征，遇到这种情况发生，应立即终止氟西汀治疗并给予对症支持治疗。

（10）用药交代及用药教育

1）奥氮平：①使用本品期间应注意休息，避免剧烈活动及驾驶或操作机械；②从坐姿或卧姿起立时应缓慢，以避免直立性低血压；③若出现口颊、舌或肢体末端不自主运动，以及出汗、发热、血压明显波动、肌强直等情况时，应及时告知医师；④服药期间进行适当的体育锻炼，定期监测体重、血糖、血脂，若有明显改变应告知医师；⑤服药期间戒烟酒。

2）氟西汀：①服药期间若出现严重的焦虑、恐慌、抑郁加重、自杀企图或明显的行为异常应及时告知医师；②定期监测心电图，若出现 Q-T 间期延长或其他心律失常的情况应及时告知医师；③使用本品期间应注意休息，避免剧烈活动及驾驶或操作机械；④服药期间若出现皮下出血的表现、其他出血点，以及皮疹的表现（包括水肿、发热），应尽快告知医师；⑤服药期间戒饮酒。

处方 2　年龄：39 岁　性别：男　诊断：精神分裂症

（1）氯氮平片：300mg/d，口服，每日早餐后 100mg 和晚餐后 200mg。

（2）丙戊酸钠缓释片：0.5g，口服，每日 2 次。

【处方评价】

（1）超说明书药品及类别：丙戊酸钠缓释片（超适应证）。

（2）循证分级情况：丙戊酸在精神科临床上常作为心境稳定剂用于治疗双相情感障碍。美国 FDA 没有批准丙戊酸钠缓释片用于治疗精神分裂症，Micromedex 中亦没有丙戊酸钠用于精神分裂症的超说明书用药评价。

查阅国内外指南，2015 年中华医学会精神医学分会《中国精神分裂症防治指南（第 2 版）》[1]指出，对于以兴奋、激越和暴力行为为主的精神分裂症患者，可以根据患者的躯体情况换用以氯氮平为主的治疗或合并心境稳定剂如丙戊酸钠治疗。2004 年美国精神医学分会（APA）《精神分裂症治疗指南》（第 2 版）[2]指出，在急性期使用心境稳定剂可用于减少敌意与攻击行为的增效治疗（推荐级别 Class Ⅱ），在稳定期使用心境稳定剂可有效减少情绪波动（推荐级别 Class Ⅱ）。

（3）指南推荐情况：查阅国内外指南，2015 年中华医学会精神医学分会《中国精神分裂症防治指南（第 2 版）》指出，对于以兴奋、激越和暴力行为为主的精神分裂症患者，可以根据患者的躯体情况换用以氯氮平为主的治疗或合并心境稳定剂如丙戊酸钠治疗。2004 年美国精神医学分会（APA）《精神分裂症治疗指南》（第 2 版）指出，在急性期使用心境稳定剂可用于减少敌意与攻击行为的增效治疗（推荐级别 Class Ⅱ），在稳定期使用心境稳定剂可有效减少情绪波动（推荐级别 Class Ⅱ）。在心境稳定剂中，丙戊酸较卡马西平有更多的支持性证据[6]。Casey 等[7]的研究表明，与合用安慰剂组相比，抗精神病药合用丙戊酸钠缓释片组的起效时间更短。WFSBP 的指南[8]认为，合用丙戊酸用于治疗精神分裂症急性期患者,可减少攻击性与敌意(证据强度 Category D,推荐级别 Class Ⅳ)。

Tseng 等[9]通过检索 2015 年 7 月前的相关文献进行的系统评价结果表明,在纳入的 11 项研究(共 889 名入组受试者)中,与单用抗精神病药相比,抗精神病药合用丙戊酸组的精神病性症状有更明显的改善($P=0.02$),这种改善在短期内更为显著($P<0.001$)。

(4)剂量推荐范围

1)氯氮平片:25~600mg/d。

2)丙戊酸钠缓释片:0.5~3g/d。

(5)超药品说明书用药作用机制:丙戊酸钠缓释片作为心境稳定剂的作用机制可能与其增强神经递质 GABA 的作用及阻滞电压门控性钠离子通道有关。

(6)药物配伍:本处方中氯氮平片与丙戊酸钠缓释片合用,治疗 1 位精神分裂症患者。氯氮平片为拮抗多受体的非典型抗精神病药,其治疗精神分裂症的疗效已得到确证,适用于治疗难治性精神分裂症与攻击性、敌意较强的患者。丙戊酸原为抗癫痫药,在精神科可作为心境稳定剂治疗双相情感障碍。抗精神病药与丙戊酸合用适用于精神分裂症患者急性期控制攻击性与敌意,也可用于稳定期平定心境。

(7)黑框警告

1)氯氮平片:①使用氯氮平片的部分患者可能有粒细胞减少,严重的粒细胞减少可能导致感染和死亡,因此在用药前与治疗过程中应监测粒细胞计数,并监测粒细胞减少与感染的可能症状;②有癫痫与心肌炎(病)病史或危险因素的患者应慎用氯氮平,若有心肌炎与心肌病的征兆应及时停药并进行临床评价;③痴呆的老年患者使用抗精神病药可增加其死亡风险,氯氮平不被批准用于痴呆相关精神病性症状。

2)丙戊酸钠缓释片:①肝功能损害。当本品应用于既往有肝脏疾病病史的患者时,应该多加注意。对于应用多种抗惊厥药的患者、儿童患者、有先天性代谢疾病的患者、伴有智力发育迟缓的严重惊厥疾病的患者,以及患有器质性脑疾病的患者而言,这种危险性尤为突出。②胰腺炎。应该警告患者及其监护人,腹痛、恶心、呕吐和 / 或食欲减退可能是胰腺炎的症状,这需要立刻进行医学评估。如果已经诊断为胰腺炎,正常情况下应该停止应用本品。根据临床指征,对于潜在的医学状态,应该进行其他治疗。③育龄妇女与致畸性。丙戊酸可能对在怀孕期间应用该药物的妇女的后代产生致畸效应,该药不应该在育龄妇女中使用,除非明确需要(即在其他治疗无效或不能耐受的情况下)。育龄妇女必须在治疗期间使用有效的避孕方法。

（8）禁忌证

1）氯氮平片禁用于严重心、肝、肾疾患，昏迷，谵妄，低血压，癫痫，青光眼，骨髓抑制或白细胞减少患者。

2）丙戊酸钠缓释片禁用于急、慢性肝炎患者，有严重肝炎病史或家族史者（特别是与用药相关的肝卟啉症患者），患有尿素循环障碍疾病的患者。

（9）注意事项

1）服用氯氮平片出现过敏性皮疹及恶性综合征应立即停药并进行相应处理。中枢神经抑制状态者与尿潴留患者慎用。治疗头 3 个月内应坚持每 1~2 周检查白细胞计数及分类，以后定期检查。定期检查肝功能与心电图。

2）丙戊酸钠缓释片：①存在尿素循环酶缺陷的患者不推荐使用本品，在这些患者中曾有高氨血症导致昏迷的散发病例的报道，具有尿素循环酶缺陷体征和症状及家族史的患者在治疗前应进行评估，在接受本品治疗时出现不明原因的高血氨性脑病的患者应该立即停药并接受治疗；②在老年患者中，给药剂量应该更加缓慢增加，并且规律性地对液体和营养物质的摄取、脱水、嗜睡以及其他不良事件进行监测；③使用本品有血小板减少症的报道，推荐在开始治疗之前和周期性的间期内，对血小板计数和凝血功能进行检测；④曾有患者服药后出现自杀意图及行为的报道，应该监测患者的自杀意图及行为的征兆；⑤不建议同时使用丙戊酸钠和碳青霉烯类药物。

（10）用药交代及用药教育

1）氯氮平片：①定期监测血常规，若出现白细胞明显减少及感染次数增多或加重，需立即告知医师；②若出现心率过慢、晕厥感与其他心律失常及心脏不适感，需立即告知医师；③若出现超过 3 天未解大便，或多次出现腹痛、呕吐、恶心，需立即告知医师；④服药期间注意休息，避免剧烈活动或驾驶与操作机械；⑤服药期间戒烟酒。

2）丙戊酸钠缓释片：①服药期间注意休息，避免剧烈活动或驾驶与操作机械；②定期监测肝功能与血常规，若上述检查出现明显异常，及服药期间出现严重的腹痛、恶心、呕吐、食欲减退，应及时告知医师；③应与餐同服，以避免胃肠道不适；④服药期间应避免饮酒。

处方 3　年龄：15 岁　性别：女　诊断：精神分裂症

喹硫平片：200mg，睡前口服，每日 1 次。

【处方评价】

（1）超说明书药品及类别：喹硫平片（超适应人群）。

（2）循证分级情况：美国 FDA 已批准喹硫平片用于 13~17 岁青少年精神分裂症的非维持期治疗。有效性等级 Class Ⅱa，推荐级别 Class Ⅱb，证据强度 Category B。

（3）指南推荐情况：中华医学会精神医学分会、美国儿童青少年精神病学会（AACAP）与英国国家卫生与临床优化研究所（NICE）的相关指南[1,3-4]均指出，儿童与青少年的精神分裂症谱系障碍主要通过抗精神病药进行治疗。美国 FDA 批准用于治疗儿童精神分裂症的药物主要为第二代抗精神病药（SGA），其中喹硫平批准用于 13~17 岁青少年精神分裂症的非维持期治疗，起始剂量为 50mg/d，推荐剂量为 400~800mg/d，最大剂量为 800mg/d。国内的喹硫平片（思瑞康）说明书中目前尚未批准用于儿童/青少年精神分裂症。AACAP 指南指出，在儿童/青少年精神分裂症治疗中使用喹硫平、奥氮平、利培酮、阿立哌唑的临床疗效相当。

Suttajit 等[10]通过检索 2010 年 3 月前的 Cochrane 精神分裂症临床试验注册项目及相关参考文献，共纳入 43 个随机对照试验研究（共 7217 名入组受试者），系统评价结果表明，喹硫平在一般精神病理学和阳性症状的治疗中与经典抗精神病药可能无区别，在治疗阴性症状方面无明显差异，但是它在心电图异常、锥体外系反应、异常催乳素水平和体重增加方面可能有更少的副作用。

综上所述，有效性等级为 Class Ⅱa，推荐级别为 Class Ⅱb，证据强度为 Category B。

（4）剂量推荐范围：喹硫平片 400~800mg/d。

（5）超药品说明书用药作用机制：喹硫平为多受体作用药物，与 5-HT$_2$受体、H$_1$受体、5-HT$_6$受体、α$_1$受体和 α$_2$受体有很高的亲和性，与 D$_2$受体有中度亲和性，对 D$_1$受体有很低的亲和性，对 M$_1$受体和 D$_4$受体有极低的亲和性。目前认为药物的抗精神病作用与其对 5-羟色胺受体与多巴胺受体的拮抗作用有关。

（6）药物配伍：喹硫平用于治疗精神分裂症和治疗双相情感障碍的躁狂发作。

（7）黑框警告：患有痴呆相关精神病的老年患者使用抗精神病药治疗时，有死亡率增加的风险。在此类患者完成的 17 个安慰剂对照试验（众数疗程约为 10 周）中，非典型抗精神病药导致死亡的风险为安慰剂组的 1.6~1.7 倍。在一项典型的 10 周对照临床研究中，药物治疗组的死亡率为 4.5%，安慰剂对照组为 2.6%。虽然死亡原因各异，但是大多数死于心血管病（如心力衰竭、猝死）或感染（如肺炎）。观察性研究提示，与非典型抗精神病药相似，传统抗精神病药也可能增加死亡率。这些观察性研究中死亡率的增加在多大程度上是由抗精神病药所致还是患者的某些特征所致目前尚不清楚。喹硫平未被批准用于治疗痴呆相关精神病。

（8）禁忌证：喹硫平片禁用于对本品中的任何成分过敏的患者。

（9）注意事项：①本品含有乳糖，患有少见的遗传性半乳糖不耐受症、乳糖酶缺乏或葡萄糖半乳糖吸收不良症的患者不应服用本品;②由于本品可能会导致困倦,因此对操作危险机器包括驾驶车辆的患者应予提醒。

（10）用药交代及用药教育:①用药期间饮酒可增强中枢抑制作用（如嗜睡、瞳孔散大、体温降低）,请避免饮酒或含乙醇的饮料;②请注意体重变化,避免进食过多;③用药期间坐或躺后迅速起身,可能出现头晕或晕倒,请缓慢起身;④突然停药可能会造成不适,请不要擅自停药;⑤用药后可能出现嗜睡,用药期间请避免驾车或操作危险机械。

处方 4　年龄:8 岁　性别:男　诊断:儿童精神分裂症

（1）阿立哌唑片:10mg,每日 2 次。

（2）利培酮口服液:2ml,每日 2 次。

【处方评价】

（1）超说明书药品及类别

1）阿立哌唑片（超适应人群）。

2）利培酮口服液（超适应人群）。

（2）循证分级情况:美国 FDA 已批准阿立哌唑用于治疗 13~17 岁青少年精神分裂症。有效性等级 Class Ⅱa,推荐级别 Class Ⅱb,证据强度 Category B。但该处方患儿为 8 岁,Micromedex 数据库中没有阿立哌唑用于治疗 8 岁儿童精神分裂症的评价,其有效性等级、推荐级别、证据强度需要进行系统化的循证药学评价。

美国 FDA 已批准利培酮用于治疗 13~17 岁青少年精神分裂症。有效性等级 Class Ⅱa,推荐级别 Class Ⅱb,证据强度 Category B。但该处方患儿为 8 岁,Micromedex 数据库中没有利培酮用于治疗 8 岁儿童精神分裂症的评价,其有效性等级、推荐级别、证据强度需要进行系统化的循证药学评价。

（3）指南推荐情况:中华医学会精神医学分会、美国儿童青少年精神病学会（AACAP）与英国国家卫生与临床优化研究所（NICE）的相关指南[1,3-4]均指出,儿童与青少年的精神分裂症谱系障碍主要通过抗精神病药进行治疗。美国 FDA 批准用于治疗儿童精神分裂症的药物主要为第二代抗精神病药（SGA）,其中阿立哌唑批准用于 13~17 岁青少年精神分裂症治疗,起始剂量为 2mg/d,维持剂量为 10mg/d,最大剂量为 30mg/d;国内的阿立哌唑片（安律凡）说明书中目前尚未批准用于儿童 / 青少年。利培酮批准用于 13~17 岁青少年精神分裂症治疗,起始剂量为 0.5mg/d,最大剂量为 6mg/d;国内的利培酮片 /口服液（维思通）说明书中目前批准用于 15 岁以上青少年精神分裂症或其他精神障碍疾病的治疗,起始剂量为 0.5mg/d,最大剂量为 16mg/d。AACAP 的指南指出,在儿童 / 青少年精神分裂症治疗中使用利培酮、阿立哌唑、喹硫平、奥氮平的临床疗效相当。

（4）剂量推荐范围

1）阿立哌唑片：10~30mg/d。（青少年）

2）利培酮口服液：最大用量为 6mg/d。（青少年）

（5）超药品说明书用药作用机制

1）阿立哌唑的药理作用与第一和第二代抗精神病药不同，为 5-HT-DA 系统稳定剂，阿立哌唑对突触后多巴胺 D_2 受体具有弱激动作用，对突触前膜 DA 自身受体具有部分激动作用，对突触后膜 $5-HT_{2A}$ 受体具有拮抗作用，对突触后膜 $5-HT_{1A}$ 受体有部分激动作用。此外，阿立哌唑对 D_3 受体、D_4 受体、毒蕈碱 M 受体、α 肾上腺素能受体和组胺 H_1 受体有一定的亲和力。

2）利培酮为多受体作用药物。利培酮有很强的中枢 5-HT 受体尤其是 $5-HT_{2A}$ 受体和 D_2 受体拮抗作用，对 D_2 受体的拮抗作用与典型药物氟哌啶醇相似。此外还表现出对 α_1 受体和 α_2 受体的高亲和性，但是对 β 受体和毒蕈碱样胆碱能受体的亲和性较低。

目前认为药物的抗精神病作用与其对 5- 羟色胺受体与多巴胺受体的拮抗作用有关。

（6）药物配伍：处方中 2 种抗精神病药利培酮与阿立哌唑合用，用于治疗 1 位儿童精神分裂症患者。利培酮是国内除氯氮平外仅有的可用于儿科的非典型抗精神病药，可改善多种精神障碍的临床症状，其用于治疗精神分裂症具有较多的临床证据。阿立哌唑被美国 FDA 批准用于治疗 13~17 岁青少年精神分裂症。此外，阿立哌唑可显著改善服用利培酮所致的常见不良反应高催乳素血症[11]，有利于提高患者的服药依从性及其躯体健康。

（7）黑框警告

1）阿立哌唑片：与安慰剂比较，非典型抗精神病药用于老年痴呆相关精神病可增加患者死亡的风险。同类药物的 17 个安慰剂对照研究发现，药物治疗组的死亡率为安慰剂组的 1.6~1.7 倍。与安慰剂组约 2.6% 的死亡率相比，药物治疗组在典型的 10 周安慰剂对照试验中的死亡率约为 4.5%。尽管死因不尽相同，但多数似与心血管疾病（如心力衰竭或猝死）或感染（如肺炎）有关。阿立哌唑不能用于痴呆相关精神病的治疗。

2）利培酮口服液：与安慰剂相比，使用非典型抗精神病药时，患有痴呆相关精神病的老年患者有死亡率增高的风险。在对患有痴呆和相关精神病的老年患者的 17 项安慰剂对照临床研究（平均众数治疗时间为 10 周）的分析发现，药物治疗组的死亡率为安慰剂组的 1.6~1.7 倍。一项典型的 10 周对照临床研究中，与安慰剂组约 2.6% 的死亡率相比，药物治疗组的死亡率约为 4.5%。尽管死因不尽相同，但多数似与心血管疾病（如心力衰竭或猝死）或感染（如肺炎）有关。利培酮未被批准用于痴呆相关精神病的治疗。

（8）禁忌证

1）阿立哌唑片禁用于对本品过敏的患者。

2）利培酮口服液禁用于对本品过敏的患者。

（9）注意事项

1）阿立哌唑片：①本品可能引起直立性低血压，应慎用于已知心血管病患者、脑血管病患者或诱发低血压的情况。②与其他抗精神病药一样，应慎用于有癫痫病史的患者或癫痫阈值较低的情况。③使用本品应避免操作具有一定危险性的机器，包括汽车。④对于有吸入性肺炎风险的患者，应慎用阿立哌唑和其他抗精神病药。⑤本品可能引起抗精神病药恶性综合征，临床表现为高热、肌强直、精神状态改变和自主神经不稳定迹象。⑥服用本品可能会发生不可逆性的无意识性运动障碍综合征。如果阿立哌唑治疗患者出现迟发性运动障碍的体征和症状，应考虑停药。

2）利培酮口服液：①本品具有对α受体的拮抗作用，可能会发生（直立性）低血压，对于已知患有心血管疾病的患者应慎用本品。②在开始治疗的几个月，应对具有白细胞显著降低或药物诱导的白细胞减少症／中性粒细胞减少症病史的患者进行监测，在没有其他诱发因素的情况下，一旦发现 WBC 有显著降低，则应考虑停用本品。③本品可能引起迟发性运动障碍，其特征为有节律的非自主运动，主要见于舌及面部。如果出现迟发性运动障碍的症状，应考虑停用所有抗精神病药。④服用抗精神病药可能会出现恶性综合征，其特征为高热、肌强直、颤抖、意识障碍和血清肌酸激酶水平升高，此时应停用包括本品在内的所有抗精神病药。⑤对于路易体痴呆或帕金森病患者，处方抗精神病药时，除出现锥体外系症状外，还会出现混乱、迟缓、体位不稳而经常跌倒。⑥在使用本品期间，已有高血糖、糖尿病、原有糖尿病加重以及体重增加的报告。⑦对有心律失常病史、先天性 Q-T 间期延长综合征的患者给予本品，及与已知会延长 Q-T 间期的药物合用时应谨慎。⑧有癫痫发作或其他会潜在降低癫痫发作阈值病史的患者使用本品时应谨慎。

（10）用药交代及用药教育：①使用阿立哌唑与利培酮期间应注意休息，避免剧烈活动及驾驶或操作机械；②从坐姿或卧姿起立时应缓慢，以避免直立性低血压；③若出现口颊、舌或肢体末端不自主运动，以及出汗、发热、血压明显波动、肌强直等情况时，应及时告知医师；④服药期间进行适当的体育锻炼，定期监测体重、血糖、血脂，若有明显改变应告知医师；⑤服药期间定期监测性激素水平，若出现停经、泌乳或乳房肿痛等表现应告知医师；⑥定期监测心电图，若出现 Q-T 间期延长或其他心律失常的情况应及时告知医师；⑦服药期间戒烟酒。

（胡晋卿　邱　畅　温预关）

参 考 文 献 ▶▶▶

［1］赵靖平,施慎逊.中国精神分裂症防治指南.2版.北京:中华医学电子音像出版社,
2015.

［2］LEHMAN A F,LIEBERMAN J A,DIXON L B,et al. Practice guideline for the treatment of
patients with schizophrenia,second edition. The American journal of psychiatry,2004,161（2
Suppl）:1-56.

［3］MCCLELLAN J,STOCK S,The American Academy of Child and Adolescent Psychiatry
（AACAP）Committee on Quality Issues（CQI）. Practice parameter for the assessment and
treatment of children and adolescents with schizophrenia. Journal of the American academy of
child and adolescent psychiatry,2013,52（9）:976-990.

［4］National Collaborating Centre for Mental Health（UK）. Psychosis and schizophrenia
in children and young people:recognition andmanagement. Leicester（UK）:British
Psychological Society,2013.

［5］SINGH S P,SINGH V,KAR N,et al. Efficacy of antidepressants in treating the negative
symptoms of chronic schizophrenia:meta-analysis. British journal of psychiatry,2010,197
（3）:174-179.

［6］HESSLINGER B,NORMANN C,LANGOSCH J M,et al. Effects of carbamazepine and
valproate on haloperidol plasma levels and on psychopathologic outcome in schizophrenic
patients. Journal of clinical psychopharmacology,1999,19（4）:310-315.

［7］CASEY D E,DANIEL D G,WASSEF A A,et al. Effect of divalproex combined with
olanzapine or risperidonein patients with an acute exacerbation of schizophrenia.
Neuropsychopharmacology,2003,28（1）:182-192.

［8］HASAN A,FALKAI P,WOBROCK T,et al. World Federation of Societies of Biological
Psychiatry（WFSBP）guidelines for biological treatment of schizophrenia. Part 3:update 2015
management of special circumstances:depression,suicidality,substance use disorders and
pregnancy and lactation. The world journal of biological psychiatry,2015,16（3）:142-170.

［9］TSENG P-T,CHEN Y-W,CHUNG W L,et al. Significant effect of valproate augmentation
therapy in patients with schizophrenia:a meta-analysis study. Medicine,2016,95（4）:e2475.

［10］SUTTAJIT S,SRISURAPANONT M,XIA J,et al. Quetiapine versus typical antipsychotic
medications for schizophrenia. Cochrane database of systematic reviews,2013（5）:CD007815.

［11］LI X B,TANG Y L,WANG C Y. Adjunctive aripiprazole versus placebo for antipsychotic-
induced hyperprolactinemia:meta-analysis of randomized controlled trials. PLoS ONE,
2013,8（8）:e70179.

第二节　抑　郁　症

一、概述

抑郁障碍是一种常见的心境障碍,可由各种原因引起,以显著而持久的心境低落为主要临床特征,且心境低落与其处境不相称,临床表现可以从闷闷不乐到悲痛欲绝,甚至发生木僵;部分病例有明显的焦虑和运动性激越;严重者可出现幻觉、妄想等精神病性症状。多数病例有反复发作的倾向,每次发作大多数可以缓解,部分可有残留症状或转为慢性。根据《美国精神障碍诊断与统计手册(第 5 版)》(DSM-5)的分类,抑郁障碍包括抑郁症、破坏性心境失调障碍、持续性抑郁障碍、经前期心绪不良障碍、精神活性物质或非成瘾物质诱发的抑郁等。抑郁症是抑郁障碍的一种典型状况,符合抑郁发作标准至少 2 周,有显著的情感、认知和自主神经功能改变并在发作期间症状缓解。流行病学调查资料显示,全球 10 个国家的抑郁障碍终身患病率为 3.0%~16.9%。北京大学第六医院黄悦勤教授等 2019 年在《柳叶刀:精神病学》对中国精神卫生调查(CMHS)的患病率数据进行了报告,中国抑郁症的终身患病率为 6.9%,12个月患病率为 3.6%[1]。

抑郁障碍发病的危险因素涉及生物、心理、社会多个方面。目前多数学者认为抑郁障碍表现为多基因遗传方式,但并不遵循孟德尔遗传定律。迄今,围绕抑郁障碍的疾病机制的研究较多,但其神经生物学基础和病理学基础尚无最终定论。抑郁障碍的治疗目标在于尽可能早期诊断,及时规范治疗,控制症状,提高临床治愈率。抗抑郁药治疗是当前各种抑郁障碍的主要治疗方法。目前临床上治疗抑郁症首选安全性高、疗效好的第二代抗抑郁药,如选择性 5-羟色胺再摄取抑制剂(SSRI)、选择性 5- 羟色胺和去甲肾上腺素再摄取抑制剂(SNRI)、去甲肾上腺素和特异性 5- 羟色胺能抗抑郁药(NaSSA)、去甲肾上腺素和多巴胺再摄取抑制剂(NDRI)、其他新型抗抑郁药等。二线治疗药物包括三环类与四环类抗抑郁药(TCA)、单胺氧化酶抑制剂(MAOI)、选择性去甲肾上腺素再摄取抑制剂(NRI)、5- 羟色胺受体拮抗剂 / 再摄取抑制剂(SARI)等。临床治疗抑郁症的手段除药物治疗及心理治疗外,改良电休克治疗(MECT)和重复经颅磁刺激(rTMS)也常应用于临床[1]。

二、抑郁症超药品说明书用药情况及循证证据

(一)NMPA 批准用于治疗抑郁症的药品

NMPA 批准用于治疗抑郁症的药品包括大多数新型与经典抗抑郁药。这

些药物 NMPA 均批准用于成人抑郁症的治疗,而 NMPA 对各个药物治疗儿童抑郁症的临床数据存在差异。新型抗抑郁药均未被批准用于治疗儿童抑郁症,可用于治疗儿童抑郁症的药物包括阿米替林、马普替林和氯米帕明。

（二）国内药品说明书外用法用于治疗抑郁症的药品

目前国内临床治疗儿童抑郁症属药品说明书外用法的新型抗抑郁药主要有舍曲林、氟伏沙明、西酞普兰、艾司西酞普兰、帕罗西汀、文拉法辛、度洛西汀、米氮平等（表 21-2）。

三、处方评价示例

处方 1　年龄:16 岁　性别:女　诊断:抑郁症

氟西汀胶囊:20mg,口服,每日 1 次。

【处方评价】

（1）超说明书药品及类别:氟西汀胶囊（超适应人群）。

（2）循证分级情况:美国 FDA 已批准氟西汀胶囊用于治疗 8 岁以上儿童与青少年抑郁症患者。有效性等级 Class Ⅱa,推荐级别 Class Ⅱb,证据强度 Category B。

（3）指南推荐情况:中华医学会精神医学分会、美国儿童青少年精神病学会（AACAP）、英国国家卫生与临床优化研究所（NICE）的相关指南[1-3]均指出,儿童与青少年抑郁障碍的治疗应坚持抗抑郁药与心理治疗并重的原则,目前还没有一种对于儿童/青少年绝对安全的抗抑郁药。除经典的三环类抗抑郁药以外,美国 FDA 批准用于治疗儿童抑郁症的新型抗抑郁药包括 2 种 5- 羟色胺再摄取抑制剂氟西汀和艾司西酞普兰。其中氟西汀胶囊批准用于治疗 8~17 岁儿童/青少年抑郁症患者,起始剂量为 20mg/d,最大剂量为 50mg/d。国内的氟西汀胶囊说明书中目前尚未批准用于儿童/青少年抑郁障碍的治疗。《中国抑郁障碍防治指南（第 2 版）》（2015）指出,氟西汀、舍曲林与西酞普兰是治疗儿童/青少年抑郁障碍的一线药物,疗效与安全性得到证实（证据级别 1 级,证据强度 Category A）。美国《儿童青少年抑郁障碍评估与治疗实践参数》（2007）指出,氟西汀是临床试验中 SSRI 类抗抑郁药中唯一疗效显著优于安慰剂者。英国《儿童与青少年抑郁的诊断和管理》（2015 更新）指出,儿童/青少年抑郁患者在接受 4~6 个疗程的特定心理治疗后仍未改善,可谨慎考虑使用氟西汀。

Cipriani 等[4]纳入 34 项临床研究的网状荟萃分析结果表明,在儿童/青少年抑郁症的药物治疗中,只有氟西汀的疗效显著优于安慰剂。这一结论与 Hetrick 等[5]的纳入 12 项临床研究的结果相一致。

（4）剂量推荐范围:氟西汀胶囊 10~20mg/d（儿童）。

（5）超药品说明书用药作用机制:氟西汀为 5- 羟色胺再摄取抑制剂,一般

表 21-2　国内药品说明书外用法用于治疗儿童抑郁症的药品常用用法及循证证据[*]

药品名称	国内已批准的适应证	规格	用法用量	依据及其等级[**]			
				原研国说明书	有效性等级	推荐级别	证据强度
氟西汀胶囊	用于治疗抑郁症、强迫症、神经性厌食症	20mg/粒	抑郁症：10~20mg/d；强迫症：20~60mg/d，初始剂量为 10mg/d	美国 FDA 已批准氟西汀（仅限于片剂、胶囊及口服溶液）用于治疗 8 岁及 8 岁以上儿童及青少年抑郁症	儿童：Class II a	儿童：Class II b	儿童：Category B
艾司西酞普兰片	适用于抑郁障碍及伴或不伴有即时场恐惧症的惊恐障碍	10mg/片	抑郁障碍：每日 1 次，常用剂量为 10mg/d，最大剂量可以增加至 20mg。通常 2~4 周即可获得抗抑郁疗效	美国 FDA 已批准艾司西酞普兰用于治疗 12 岁以上青少年抑郁症	儿童：Class II b	儿童：Class II b	儿童：Category B
文拉法辛缓释胶囊	适用于各种类型的抑郁症及广泛性焦虑障碍	75mg/粒	抑郁症：起始剂量为 37.5mg/d，单次服药；最大剂量为 225mg/d。（≥50kg 体重）	美国 FDA 未批准文拉法辛用于治疗儿童抑郁症	儿童：Class II b	儿童：Class II b	儿童：Category B
度洛西汀肠溶胶囊	用于治疗抑郁症和广泛性焦虑障碍、慢性肌肉骨骼疼痛	60mg/粒	抑郁症：剂量为 30mg/d 至 120mg/d	美国 FDA 未批准度洛西汀用于治疗儿童/青少年抑郁症	儿童：Class III	儿童：Class III	儿童：Category A

注：[*] 临床提供证据来源；[**] 证据等级分级来自美国 Micromedex 数据库。

认为其抗抑郁作用与提高脑内的 5-HT 含量有关,还与其 5-HT$_{2C}$ 受体拮抗作用所致的 DA 与 NE 脱抑制有关。

（6）药物配伍:氟西汀作为第一个上市的 SSRI 类抗抑郁药,也是治疗儿童 / 青少年抑郁障碍的首选药物,对于改善情绪低落等抑郁症状有确定疗效。

（7）黑框警告:如果根据临床需要应当给予氟西汀治疗,在治疗过程中应小心观察自杀症状的表现。使用本品偶见皮疹、过敏反应和进一步的全身反应,如果出现皮疹或其他可能的过敏现象而不能确定病因时,应停用氟西汀。

（8）禁忌证:氟西汀不能与非选择性 MAOI 合并使用。同样,至少应当在停用本药 5 周后方可开始使用 MAOI。如果氟西汀长期使用和 / 或服用剂量较高时,可能需要间隔更长时间。不推荐合用可逆性 MAOI（例如吗氯贝胺）,氟西汀的治疗可以在可逆性 MAOI 停药后第 2 日开始。

（9）注意事项:①氟西汀须慎用于既往有抽搐发作史的患者。患者发生抽搐发作或抽搐发作频率增加,应立即停药。②对于严重肝功能紊乱的患者,应降低服用量,如隔日给药。③服用本品可能导致体重减轻,但通常与基线体重成比例。④糖尿病患者服用 SSRI 可影响血糖浓度。服用氟西汀期间可能出现低血糖,停药后继而出现高血糖。应调整胰岛素和口服降血糖药的剂量。⑤SSRI 停药时发生撤药反应比较普遍,尤见于突然停药。建议应当在至少 1~2 周内逐渐减少氟西汀用量,最终停药。⑥服用本品后出现皮肤出血已有报道,对合用其他能增加出血可能性的药物的患者以及既往有出血史的患者应加强监控。⑦合用其他 5- 羟色胺能药物时,极少情况下会出现 5- 羟色胺综合征,遇到这种情况发生,应立即终止氟西汀治疗并给予对症支持治疗。

（10）用药交代及用药教育:①氟西汀服药期间若出现严重的焦虑、恐慌、抑郁加重、自杀企图或明显的行为异常应及时告知医师;②定期监测心电图,若出现 Q-T 间期延长或其他心律失常的情况应及时告知医师;③使用本品期间应注意休息,避免剧烈活动及驾驶或操作机械;④服药期间若出现皮下出血的表现、其他出血点,以及皮疹的表现（包括水肿、发热）,应尽快告知医师;⑤服药期间戒饮酒。

处方 2　年龄:17 岁　性别:男　诊断:抑郁症
艾司西酞普兰片:15mg,口服,每日 1 次。

【处方评价】

（1）超说明书药品及类别:艾司西酞普兰片（超适应人群）。

（2）循证分级情况:美国 FDA 已批准艾司西酞普兰片用于治疗 12 岁以上儿童与青少年抑郁症患者。有效性等级 Class Ⅱb,推荐级别 Class Ⅱb,证据强度 Category B。

（3）指南推荐情况:中华医学会精神医学分会、美国儿童青少年精神病学会（AACAP）、英国国家卫生与临床优化研究所（NICE）的相关指南[1-3]均指出，儿童与青少年抑郁障碍的治疗应坚持抗抑郁药与心理治疗并重的原则，目前还没有一种对于儿童/青少年绝对安全的抗抑郁药。除经典的三环类抗抑郁药以外，美国FDA批准用于治疗儿童抑郁症的新型抗抑郁药包括2种5-羟色胺再摄取抑制剂氟西汀和艾司西酞普兰。其中艾司西酞普兰片批准用于治疗12~17岁儿童/青少年抑郁症患者，起始剂量为10mg/d，最大剂量为20mg/d。国内的艾司西酞普兰片说明书中目前尚未批准用于儿童/青少年抑郁障碍的治疗。

（4）剂量推荐范围：艾司西酞普兰片10~20mg/d。

（5）超药品说明书用药作用机制：艾司西酞普兰片是西酞普兰（消旋体）的S对映体，是一种典型的5-羟色胺再摄取抑制剂，通过抑制5-羟色胺转运体，显著升高脑内的5-羟色胺水平，从而改善抑郁症状。

（6）药物配伍：艾司西酞普兰为典型的5-羟色胺再摄取抑制剂，耐受性较好，在国外已批准用于治疗青少年抑郁症。

（7）黑框警告：在儿童/青少年抑郁症和其他精神障碍疾病中的短期研究提示，抗抑郁药增加自杀观念和自杀行为（自杀）的风险，如果考虑在儿童/青少年中使用艾司西酞普兰或任何其他抗抑郁药，必须权衡这个风险与临床需要。已经开始治疗的患者，应密切观察其是否有临床症状的恶化、自杀或异常的行为改变。应该建议家庭成员及照料者加强对患者的密切观察，并和处方医师加强沟通。

（8）禁忌证：艾司西酞普兰片禁与非选择性、不可逆性单胺氧化酶抑制剂及匹莫齐特合用。

（9）注意事项：①艾司西酞普兰应避免用于不稳定的癫痫发作患者，慎用于有躁狂或轻躁狂发作史的患者。②对于糖尿病患者，可能会影响对血糖的调节，需要调整降血糖药的剂量。③使用SSRI与静坐不能的发生有关，如果出现这些症状，不宜继续增加剂量。④罕有使用SSRI出现低钠血症的报告，使用本品的老年人、肝硬化患者或合并已知可以引起低钠血症的药物时应注意。⑤有使用SSRI发生皮下出血的报告，建议在下列人群中使用SSRI应谨慎，包括合并使用口服抗凝血药的患者，或者合并使用已知对血小板功能有影响的药物和已知有出血倾向的患者。⑥一般不推荐本品与MAO-A抑制剂合用，与其他5-羟色胺能药物合用时应谨慎。若出现5-羟色胺综合征的症状，如激越、震颤、肌阵挛和高热等，应立即停用SSRI和5-羟色胺能药物，并给予对症治疗。⑦和含有圣约翰草（金丝桃素）的中草药合用可能会增加不良反应的发生。⑧突然停药时可有停药反应，因此停药时要根据患者的需求，历时几周或几个月的逐渐减量的过程。

（10）用药交代及用药教育：①艾司西酞普兰服药期间若出现严重的焦虑、

恐慌、抑郁加重、自杀企图或明显的行为异常应及时告知医师；②定期监测心电图，若出现 Q-T 间期延长或其他心律失常的情况应及时告知医师；③使用本品期间应注意休息，避免剧烈活动及驾驶或操作机械；④服药初期若有较明显的胃肠道不适，必要时可至消化内科就诊。

处方 3　年龄：16 岁　性别：女　诊断：抑郁症

文拉法辛缓释胶囊：75mg，口服，每日 1 次。

【处方评价】

（1）超说明书药品及类别：文拉法辛缓释胶囊（超适应人群）。

（2）循证分级情况：美国 FDA 未批准文拉法辛用于治疗儿童/青少年抑郁症。有效性等级 Class Ⅱb，推荐级别 Class Ⅱb，证据强度 Category B。

（3）指南推荐情况：中华医学会精神医学分会、美国儿童青少年精神病学会（AACAP）、英国国家卫生与临床优化研究所（NICE）的相关指南[1-3]均指出，儿童与青少年抑郁障碍的治疗应坚持抗抑郁药与心理治疗并重的原则，目前还没有一种对于儿童/青少年绝对安全的抗抑郁药。除经典的三环类抗抑郁药以外，美国 FDA 批准用于治疗儿童抑郁症的新型抗抑郁药包括 2 种 5- 羟色胺再摄取抑制剂氟西汀和艾司西酞普兰。文拉法辛缓释胶囊在国内及国外未批准用于儿童/青少年抑郁症的治疗。2 项随机双盲临床试验显示，与安慰剂组相比较，文拉法辛缓释胶囊用于治疗 7~17 岁重症抑郁患者的疗效无显著性差异，但合并结果显示，与安慰剂组相比较，文拉法辛缓释胶囊用于治疗 12~17 岁重症抑郁患者的疗效较好[6]。

（4）剂量推荐范围：文拉法辛缓释胶囊 75~225mg/d。

（5）超药品说明书用药作用机制：非临床研究显示，文拉法辛及其活性代谢物 O- 去甲基文拉法辛为 5-HT、NE 再摄取强抑制剂，是多巴胺的弱抑制剂，能够增加脑内的 5-HT、NE 水平。

（6）药物配伍：文拉法辛缓释胶囊为典型的 5- 羟色胺及去甲肾上腺素再摄取抑制剂，耐受性较好，在国内外已批准用于治疗成年人抑郁症。

（7）黑框警告：在儿童/青少年抑郁症和其他精神障碍疾病中的短期研究提示，抗抑郁药增加自杀观念和自杀行为（自杀）的风险，如果考虑在儿童/青少年中使用文拉法辛缓释胶囊或任何其他抗抑郁药，必须权衡这个风险与临床需要。已经开始治疗的患者，应密切观察其是否有临床症状的恶化、自杀或异常的行为改变。应该建议家庭成员及照料者加强对患者的密切观察，并和处方医师加强沟通。

（8）禁忌证：文拉法辛缓释胶囊禁与 SSRI、SNRI、曲坦类及单胺氧化酶抑制剂合用。

（9）注意事项：①文拉法辛缓释胶囊慎用于有惊厥史、双相情感障碍病史或家族史的患者。②可能会影响患者血中的胆固醇水平，在长期治疗的患者中应监测血清胆固醇水平。③使用文拉法辛的患者较易出现畏食和体重下降。④罕有使用 SSRI 出现低钠血症的报告，使用本品的老年人、肝硬化患者或合并已知可以引起低钠血症的药物时应注意。⑤有使用 SSRI 发生皮下出血的报告，建议在下列人群中使用 SSRI 应谨慎，包括合并使用口服抗凝血药的患者，或者合并使用已知对血小板功能有影响的药物和已知有出血倾向的患者。⑥一般不推荐本品与 MAO-A 抑制剂合用，与其他 5- 羟色胺能药物合用时应谨慎。若出现 5- 羟色胺综合征的症状，如激越、震颤、肌阵挛和高热等，应立即停用 SSRI 和 5- 羟色胺能药物，并给予对症治疗。⑦突然停药时可有停药反应，因此停药时要根据患者的需求，历时几周或几个月的逐渐减量的过程。

（10）用药交代及用药教育：①文拉法辛缓释胶囊服药期间若出现严重的焦虑、恐慌、抑郁加重、自杀企图或明显的行为异常应及时告知医师；②正在或准备服用任何处方药或非处方药（包括中药和营养补充剂）时应及时告知医师；③使用本品期间应注意休息，避免剧烈活动及驾驶或操作机械；④服药初期若有较明显的胃肠道不适，必要时可至消化内科就诊。

处方 4　年龄：16 岁　性别：女　诊断：抑郁症
度洛西汀胶囊：120mg，口服，每日 1 次。
【处方评价】
（1）超说明书药品及类别：度洛西汀胶囊（超适应人群）。
（2）循证分级情况：美国 FDA 未批准度洛西汀胶囊用于治疗儿童与青少年重度抑郁症。有效性等级 Class Ⅲ，推荐级别 Class Ⅲ，证据强度 Category A。
（3）指南推荐情况：中华医学会精神医学分会、美国儿童青少年精神病学会（AACAP）、英国国家卫生与临床优化研究所（NICE）的相关指南[1-3]均指出，儿童与青少年抑郁障碍的治疗应坚持抗抑郁药与心理治疗并重的原则，目前还没有一种对于儿童 / 青少年绝对安全的抗抑郁药。除经典的三环类抗抑郁药以外，美国 FDA 批准用于治疗儿童抑郁症的新型抗抑郁药包括 2 种 5- 羟色胺再摄取抑制剂氟西汀和艾司西酞普兰。度洛西汀在国内及国外未批准用于儿童 / 青少年抑郁症的治疗，1 项荟萃分析[4]及 2 项随机试验（n=337 及 n=463）[7-8]结果显示，度洛西汀用于儿童患者无效，但 FDA 批准用于治疗儿童抑郁的氟西汀组疗效并不优于安慰剂组，因此度洛西汀用于治疗儿童抑郁患者的疗效未能确定[7-8]。
（4）剂量推荐范围：度洛西汀胶囊 60~120mg/d。
（5）超药品说明书用药作用机制：度洛西汀是一种选择性 5- 羟色胺和去甲肾上腺素再摄取抑制剂（SNRI）。度洛西汀抗抑郁与中枢镇痛作用的确切机制尚未明确，但认为与其增强中枢神经系统的 5- 羟色胺与去甲肾上腺素功能有关。

（6）药物配伍：度洛西汀为典型的5-羟色胺及去甲肾上腺素再摄取抑制剂，耐受性较好，在国内外已批准用于治疗成年人抑郁症。

（7）黑框警告：在儿童/青少年抑郁症和其他精神障碍疾病中的短期研究提示，抗抑郁药增加自杀观念和自杀行为（自杀）的风险，如果考虑在儿童/青少年中使用度洛西汀或任何其他抗抑郁药，必须权衡这个风险与临床需要。已经开始治疗的患者，应密切观察其是否有临床症状的恶化、自杀或异常的行为改变。应该建议家庭成员及照料者加强对患者的密切观察，并和处方医师加强沟通。

（8）禁忌证：①度洛西汀禁与单胺氧化酶抑制剂合用；②未经治疗的闭角型青光眼患者应避免使用；③禁用于已知对度洛西汀或产品中的任何活性成分过敏的患者。

（9）注意事项：①度洛西汀应避免用于不稳定的癫痫发作患者，慎用于有躁狂或轻躁狂发作史的患者。②有报道度洛西汀治疗患者中出现肝衰竭，表现为伴有腹痛、肝大、伴有或无黄疸的氨基转移酶升高超过正常值上限20倍的肝炎。如果出现黄疸或其他有临床显著意义的肝功能障碍时，应停用度洛西汀，而且不应该继续治疗。③使用治疗剂量的度洛西汀治疗时有直立性低血压、跌倒和晕厥的报道。④罕有使用SSRI出现低钠血症的报告，使用本品的老年人、肝硬化患者或合并已知可以引起低钠血症的药物时应注意。⑤有使用SSRI发生皮下出血的报告，建议在下列人群中使用SSRI应谨慎，包括合并使用口服抗凝血药的患者，或者合并使用已知对血小板功能有影响的药物和已知有出血倾向的患者。⑥一般不推荐本品与MAO-A抑制剂合用，与其他5-羟色胺能药物合用时应谨慎。若出现5-羟色胺综合征的症状，如激越、震颤、肌阵挛和高热等，应立即停用SSRI和5-羟色胺能药物，并给予对症治疗。⑦使用度洛西汀时可能出现严重的皮肤反应，包括多形红斑和Stevens-Johnson综合征（SJS），出现水疱、脱皮性皮疹、黏膜溃疡或没有其他病因确定的过敏症状时，应停止服用度洛西汀。⑧度洛西汀是一类可影响尿道阻力的药物，如果度洛西汀治疗过程中出现尿迟疑，需要考虑可能与药物有关。

（10）用药交代及用药教育：①度洛西汀服药期间若出现严重的焦虑、恐慌、抑郁加重、自杀企图或明显的行为异常应及时告知医师；②定期监测心电图、肝功能，若出现Q-T间期延长或其他心律失常的情况及肝功能异常应及时告知医师；③使用本品期间应注意休息，避免剧烈活动及驾驶或操作机械；④服药初期若有较明显的胃肠道不适，必要时可至消化内科就诊。

（邓书华　胡晋卿　邱　畅　温预关）

参考文献 ▶▶▶▶

［1］HUANG Y Q,WANG Y,WANG H,et al. Prevalence of mental disorders in China:a cross-sectional epidemiological study. The lancet psychiatry,2019,6(3):211-224.

［2］BIRMAHER B,BRENT D. Practice parameter for the assessment and treatment of children and adolescents with depressive disorders. Journal of the American academy of child & adolescent psychiatry,2007,46(11):1503-1526.

［3］HOPKINS K,CROSLAND P,ELLIOTT N,et al. Diagnosis and management of depression in children and young people:summary of updated NICE guidance. The BMJ,2015,350:h824.

［4］CIPRIANI A,ZHOU X Y,DEL GIOVANE C,et al. Comparative efficacy and tolerability of antidepressants for major depressive disorder in children and adolescents:a network meta-analysis. The lancet,2016,388(10047):881-890.

［5］HETRICK S E,MCKENZIE J E,COX G R,et al. Newer generation antidepressants for depressive disorders in children andadolescents. Cochrane database of systematic reviews,2012,11:CD004851.

［6］EMSLIE G J,FINDLING R L,YEUNG P P,et al. Venlafaxine ER for the treatment of pediatric subjects with depression:results of two placebo-controlled trials. Journal of the American academy of child & adolescent psychiatry,2007,46(4):479-488.

［7］ATKINSON S D,PRAKASH A,ZHANG Q,et al. A double-blind efficacy and safety study of duloxetine flexible dosing in children and adolescents with major depressive disorder. Journal of child and adolescent psychopharmacology,2014,24(4):180-189.

［8］EMSLIE G J,PRAKASH A,ZHANG Q,et al. A double-blind efficacy and safety study of duloxetine fixed doses in children and adolescents with major depressive disorder. Journal of child and adolescent psychopharmacology,2014,24(4):170-179.

第三节　抽动秽语综合征

一、概述

抽动秽语综合征(Gilles de la Tourette syndrome,GTS)也称 Tourette 综合征(TS),是儿童期发生的一种精神障碍疾病,临床以反复发作的不自主多部位抽动、声音(语言)抽动为主要特点,常有共病症,以行为障碍最常见,其中又以强迫症和注意力缺乏/多动障碍多见。GTS 的发病率为(0.5~1)/10 万,患病率为 0.005‰~0.8‰。多起病于 3~12 岁,7 岁左右症状最明显。男、女发病之比为（2~10）：1。GTS 通常进展缓慢，可持续至成年，药物治疗能控制或缓解者见于一半患者，仍有许多患者的症状波动，长期不愈，其智力和寿命一般不受影响[1-2]。

目前，GTS 的确切病因和发病机制尚未明确，其中中枢神经递质失衡、纹状体多巴胺活动过度或突触后多巴胺受体超敏感为其发病机制的关键环节。GTS 无特效治疗方法，只能给予综合的对症治疗，包括健康教育、药物治疗、心理行为治疗、手术治疗等，其中健康教育是首选，药物治疗是主要治疗手段。治疗 GTS 的常用药物包括：①抗精神病药即多巴胺受体拮抗剂，为治疗 GTS 的经典药物，包括第一代抗精神病药如氟哌啶醇、硫必利、舒必利、氟奋乃静及匹莫齐特。其中氟哌啶醇和匹莫齐特是治疗抽动秽语综合征最有效的药物，但副作用较多，不推荐作为首选。氟奋乃静和硫必利也有较好的疗效，且副作用较氟哌啶醇轻。第二代抗精神病药（利培酮、奥氮平、齐拉西酮、喹硫平、氯氮平等），由于拮抗 D_2 受体的强度不同，各个药物治疗抽动秽语综合征的效果也不同。利培酮的疗效与匹莫齐特、可乐定相当；齐拉西酮也有较好的效果；奥氮平推荐用于抽动秽语综合征的二线治疗，而氯氮平基本无效。②中枢性 α 受体激动剂如可乐定及胍法辛，是治疗轻至中度抽动秽语综合征的一线用药，推荐首选用药，特别适用于共患注意缺陷多动障碍（ADHD）的抽动秽语综合征患儿。③选择性 5- 羟色胺再摄取抑制剂（SSRI，如氟西汀、帕罗西汀、舍曲林、氟伏沙明等）具有抗抽动作用，还可用于抽动秽语综合征伴有强迫障碍的治疗[1-2]。

二、抽动秽语综合征超药品说明书用药情况及循证证据

（一）NMPA 批准用于治疗抽动秽语综合征的药品

NMPA 批准用于治疗抽动秽语综合征的药品主要有氟哌啶醇、硫必利、可乐定。但由于不同厂家上市前研究的差异，导致并非所有相同成分的药品都有抽动秽语综合征的适应证。如成分同为可乐定，可乐定透皮贴片的说明书中有治疗抽动秽语综合征的适应证，而可乐定透皮贴剂、可乐定控释贴、盐酸可乐定片的说明书中则无治疗抽动秽语综合征的适应证。

（二）国内药品说明书外用法用于治疗抽动秽语综合征的药品

目前，除氟哌啶醇、硫必利、可乐定外，国内临床用于治疗抽动秽语综合征的其他药物属于说明书外用法的见表 21-3。

三、处方评价示例

处方 1　年龄：10 岁　性别：男　诊断：抽动秽语综合征

（1）利培酮片：1mg，口服，每日 2 次。

表 21-3　国内药品说明书外用法用于治疗抽动秽语综合征的药品常用用法及循证证据*

药品名称	国内已批准的适应证	规格	用法用量	依据及其等级**			
				原研国说明书	有效性等级	推荐级别	证据强度
阿立哌唑片	用于治疗精神分裂症	5mg/片、10mg/片	儿童：①6~18岁，体重≤50kg者，初始剂量为2mg，维持2日，增至5mg/d，调整间隔不少于1周。②6~18岁，体重>50kg者，初始剂量为2mg，维持2日，增至5mg/d，维持5日，第8日调整剂量至10mg/d，增至最大剂量为20mg/d，剂量调整幅度为5mg/d，调整间隔不少于1周	美国FDA已批准阿立哌唑（仅限于片剂，口崩片、口服溶液）用于治疗6~18岁儿童抽动秽语综合征	儿童：Class Ⅱa	儿童：Class Ⅱb	儿童：Category B
利培酮片	用于治疗急性和慢性精神分裂症，以及其他各种精神病性状态明显的阳性和阴性症状；也可减轻与精神分裂症有关的情感症状；可用于治疗双相情感障碍的躁狂发作	2mg/片	儿童：建议起始剂量为0.5mg/次，1次/d，剂量可根据个体需要进行调整。剂量增加的幅度为0.5~1mg/d，推荐剂量一般不超过3mg/d	美国FDA未准利培酮用于成人或儿童GTS的治疗	成人或儿童：Class Ⅱa	成人或儿童：Class Ⅱb	成人或儿童：Category B
舒必利片	对淡漠、退缩、木僵、抑郁、幻觉和妄想症状的效果较好，适用于精神分裂症单纯型、偏执型、紧张型，及慢性精神分裂症的孤僻、退缩、淡漠症状。对抑郁症状有一定疗效。其他用途有止呕	0.1g/片	一项研究显示，口服舒必利片0.2~1g/d可使抽动发作的次数与严重程度显著减少	美国FDA未准舒必利片成人或儿童GTS的治疗	成人：Class Ⅱb	成人：Class Ⅲ	成人：Category B

注：*临床提供证据来源；**证据等级分级来自美国 Micromedex 数据库。

（2）阿立哌唑口腔崩解片：15mg，口服，每晚1次。

【处方评价】

（1）超说明书药品及类别

1）利培酮片（超适应证）。

2）阿立哌唑口腔崩解片（超适应证及适应人群）。

（2）循证分级情况

1）美国FDA未批准利培酮片用于治疗抽动秽语综合征。查阅Micromedex数据库中的non-FDA uses，其用于治疗抽动秽语综合征的有效性等级为Class Ⅱa，推荐级别为Class Ⅱb，证据强度为Category B。

2）美国FDA批准阿立哌唑用于治疗6~18岁儿童抽动秽语综合征。有效性等级Class Ⅱa，推荐级别Class Ⅱb，证据强度Category B。

（3）指南推荐情况：中华医学会神经病学分会、儿科学分会，美国儿童青少年精神病学会（AACAP）与欧洲儿童青少年精神病学会（ESCAP）的相关指南[1-4]均指出，抽动秽语综合征的治疗原则是药物治疗与心理行为治疗并重，药物治疗以多巴胺受体拮抗剂（抗精神病药）与中枢α受体激动剂等为主。美国FDA与NMPA均未批准利培酮用于治疗抽动秽语综合征。美国FDA批准阿立哌唑用于治疗GTS，初始剂量为2mg，推荐最大剂量为20mg；国内的阿立哌唑说明书中尚无此适应证。《图雷特综合征的诊断与治疗指南》（2009）指出，非典型抗精神病药利培酮、奥氮平、齐拉西酮、喹硫平、氯氮平等可用于治疗GTS，其中利培酮的疗效与匹莫齐特、可乐定效果相当（A类证据）。中国《儿童抽动障碍的诊断与治疗建议》（2013）指出，多种抗精神病药均有抗抽动作用，其中利培酮的常用治疗剂量为1~3mg/d，2~3次/d；阿立哌唑试用于治疗抽动秽语综合征患儿，取得较好的疗效，推荐治疗剂量为5~20mg/d，1~2次/d。美国《儿童青少年抽动障碍评估与治疗实践参数》（2013）指出，治疗GTS的非典型抗精神病药中，利培酮的证据较多，一项阿立哌唑的临床研究也显示其疗效较好。《欧洲抽动秽语综合征与其他抽动障碍临床指南》（2011）同样肯定利培酮与阿立哌唑的疗效。

（4）剂量推荐范围

1）利培酮片：0.5~3mg/d。

2）阿立哌唑口腔崩解片：5~20mg/d。

（5）超药品说明书用药作用机制

1）利培酮为具有代表性的非典型抗精神病药，主要通过拮抗5-HT$_{2A}$受体与D$_2$受体，改善阳性与阴性症状，除改善精神病性症状外，还可用于双相障碍中的躁狂症状以及儿童/青少年患者的激惹与攻击行为。

2）阿立哌唑为D$_2$受体部分拮抗剂，还可拮抗5-HT$_{2A}$受体以及部分激动

5-HT$_{1A}$受体,其独特的药理学特性使其可用于治疗精神分裂症的阳性症状,以及辅助治疗心境障碍如双相障碍与重性抑郁障碍。

(6)药物配伍:处方中2种抗精神病药利培酮与阿立哌唑合用,用于治疗1位儿童抽动秽语综合征患者。利培酮是国内可用于儿科的非典型抗精神病药,可改善多种精神障碍的临床症状,其用于治疗抽动秽语综合征及其攻击行为具有较多的临床证据。阿立哌唑被美国FDA批准用于抽动秽语综合征的治疗。此外,阿立哌唑可显著改善服用利培酮所致的常见不良反应高催乳素血症[5],有利于提高患者的服药依从性及躯体健康。

(7)黑框警告

1)利培酮:与安慰剂相比,使用非典型抗精神病药时,患有痴呆相关精神病的老年患者有死亡率增高的风险。在对患有痴呆和相关精神病的老年患者的17项安慰剂对照临床研究(平均众数治疗时间为10周)的分析发现,药物治疗组的死亡率为安慰剂组的1.6~1.7倍。一项典型的10周对照临床研究中,与安慰剂组约2.6%的死亡率相比,药物治疗组的死亡率约为4.5%。尽管死因不尽相同,但多数似与心血管疾病(如心力衰竭或猝死)或感染(如肺炎)有关。利培酮未被批准用于痴呆相关精神病的治疗。

2)阿立哌唑:与安慰剂比较,非典型抗精神病药用于老年痴呆相关精神病可增加患者死亡的风险。同类药物的17个安慰剂对照研究发现,药物治疗组的死亡率为安慰剂组的1.6~1.7倍。与安慰剂组约2.6%的死亡率相比,药物治疗组在典型的10周安慰剂对照试验中的死亡率约为4.5%。尽管死因不尽相同,但多数似与心血管疾病(如心力衰竭或猝死)或感染(如肺炎)有关。阿立哌唑不能用于痴呆相关精神病的治疗。

(8)禁忌证

1)利培酮禁用于对本品过敏的患者。

2)阿立哌唑禁用于对本品过敏的患者。

(9)注意事项

1)利培酮:①本品具有对α受体的拮抗作用,可能会发生(直立性)低血压,对于已知患有心血管疾病的患者应慎用本品。②在开始治疗的几个月,应对具有白细胞显著降低或药物诱导的白细胞减少症/中性粒细胞减少症病史的患者进行监测,在没有其他诱发因素的情况下,一旦发现WBC有显著降低,则应考虑停用本品。③本品可能引起迟发性运动障碍,其特征为有节律的非自主运动,主要见于舌及面部。如果出现迟发性运动障碍的症状,应考虑停用所有抗精神病药。④服用抗精神病药可能会出现恶性综合征,其特征为高热、肌强直、颤抖、意识障碍和血清肌酸激酶水平升高,此时应停用包括本品在内的所有抗精神病药。⑤对于路易体痴呆或帕金森病患者,处方抗精神病药时,除出现锥体外系症状外,还会出现混乱、迟缓、体位不稳而经常跌倒。⑥在使用本品期间,已有高血糖、糖尿病、原有糖尿病加重以及体重增加的报告。⑦对有心律失常病史、先天性 Q-T 间期延长综合征的患者给予本品,及与已知会延长 Q-T 间期的药物合用时应谨慎。⑧有癫痫发作或其他会潜在降低癫痫发作阈值病史的患者使用本品时应谨慎。

2)阿立哌唑:①本品可能引起直立性低血压,应慎用于已知心血管病患者、脑血管病患者或诱发低血压的情况。②与其他抗精神病药一样,应慎用于有癫痫病史的患者或癫痫阈值较低的情况。③使用本品应避免操作具有一定危险性的机器,包括汽车。④对于有吸入性肺炎风险的患者,应慎用阿立哌唑和其他抗精神病药。⑤本品可能引起抗精神病药恶性综合征,临床表现为高热、肌强直、精神状态改变和自主神经不稳定迹象。⑥服用本品可能会发生不可逆性的无意识性运动障碍综合征。如果阿立哌唑治疗患者出现迟发性运动障碍的体征和症状,应考虑停药。

(10)用药交代及用药教育:①使用利培酮与阿立哌唑期间应注意休息,避免剧烈活动及驾驶或操作机械;②从坐姿或卧姿起立时应缓慢,以避免直立性低血压;③若出现口颊、舌或肢体末端不自主运动,以及出汗、发热、血压明显波动、肌强直等情况时,应及时告知医师;④服药期间进行适当的体育锻炼,定期监测体重、血糖、血脂,若有明显改变应告知医师;⑤服药期间定期监测性激素水平,若出现停经、泌乳或乳房肿痛等表现应告知医师;⑥定期监测心电图,若出现 Q-T 间期延长或其他心律失常的情况应及时告知医师;⑦服药期间戒烟酒。

处方 2　年龄:26 岁　性别:男　诊断:抽动秽语综合征

(1)舒必利片:200mg,口服,睡前。

(2)苯海索片:2mg,口服,每日 1 次。

【处方评价】

(1)超说明书药品及类别:舒必利片(超适应证)。

(2)循证分级情况:美国 FDA 未批准舒必利片用于治疗抽动秽语综合征。查阅 Micromedex 数据库中的 non-FDA uses,其用于治疗抽动秽语综合征的有效性等级为 Class Ⅱb,推荐级别为 Class Ⅲ,证据强度为 Category B。

(3)指南推荐情况:中华医学会神经病学分会、儿科学分会,美国儿童青少年精神病学会(AACAP)与欧洲儿童青少年精神病学会(ESCAP)的相关指南[1-4]均指出,抽动秽语综合征的治疗原则是药物治疗与心理行为治疗并重,药物治疗以多巴胺受体拮抗剂(抗精神病药)与中枢 α 受体激动剂等为主。美国 FDA 与 NMPA 均未批准舒必利用于治疗抽动秽语综合征。《图雷特综合征的诊断与治疗指南》(2009)指出,典型抗精神病药氟哌啶醇、匹莫齐特、氟奋乃静、硫必利、舒必利等可用于治疗 GTS。其中舒必利的起始剂量一般为 50mg，每日 2 或 3 次口服；治疗剂量为 200~400mg/d。副作用较小，以嗜睡和轻度锥体外系反应较常见。《欧洲抽动秽语综合征与其他抽动障碍临床指南》(2011)同样肯定舒必利的疗效与耐受性，且硫必利与舒必利在德语地区广泛用于儿童/青少年抽动秽语综合征患者的治疗。

（4）剂量推荐范围

1）舒必利片：0.2~1g/d。

2）苯海索片：2~10mg/d。

（5）超药品说明书用药作用机制：舒必利为作用机制较为特别的典型抗精神病药，对于 D_2 受体具有部分激动作用，特别是在低剂量时，对于 5-HT 受体则没有明显的亲和力。这一独特的药理学特点使其能够改善精神分裂症患者的阴性症状，同时还有控制抽动、抗抑郁、改善焦虑和强迫症状的研究报道，且其锥体外系反应及对于自主神经功能的影响也显著减少。

（6）药物配伍：处方中包含典型抗精神病药舒必利与中枢胆碱抑制剂苯海索，用于治疗 1 位抽动秽语综合征患者。舒必利由于其独特的药理学特性，对于抽动秽语综合征的治疗疗效与耐受性较好，在欧洲广泛用于抽动秽语综合征的治疗，其常见不良反应为轻度锥体外系反应。苯海索用于抗精神病药引起的锥体外系反应的对症处理。

（7）禁忌证

1）舒必利片禁用于对本品过敏的患者及嗜铬细胞瘤、高血压、严重心血管疾病和严重肝病患者。

2）苯海索片禁用于青光眼、尿潴留、前列腺肥大患者。

（8）注意事项

1）舒必利片：①患有心血管疾病（如心律失常、心肌梗死、传导异常）应慎用；②出现迟发性运动障碍应停用所有抗精神病药；③出现过敏性皮疹及恶性综合征应立即停药并进行相应处理；④基底神经节病变、帕金森综合征、严重中枢神经抑制状态者慎用；⑤肝肾功能不全者应减量；⑥癫痫患者慎用。

2）苯海索片：服药后常见口干、视物模糊等，偶见心动过速、恶心、呕吐、尿潴留、便秘等。长期应用可出现嗜睡、抑郁、记忆力下降、幻觉、意识混乱。

（9）用药交代及用药教育

1）舒必利片：①为避免胃肠道不适，可与食物同服；②服药期间避免饮酒，也避免驾驶或操作机械；③若出现口颊、舌或肢体末端不自主运动，以及出汗、发热、血压明显波动、肌强直等情况时，应及时告知医师；④定期监测心电图，若出现 Q-T 间期延长或其他心律失常的情况应及时告知医师。

2）苯海索片：①为避免胃肠道不适，可与食物同服；②服药期间避免饮酒,也避免驾驶或操作机械;③若连续出现便秘或胃胀痛不适的情况应及时告知医师。

(朱秀清　邓书华　胡晋卿　邱　畅　温预关)

参考文献 ▶▶▶

[1] 中华医学会神经病学分会帕金森病及运动障碍学组,中山大学附属第一医院神经科.图雷特综合征的诊断与治疗指南.中华神经科杂志,2009,42(09):635-638.

[2] 中华医学会儿科学分会神经学组,武汉市儿童医院神经内科,北京大学第一医院儿科.儿童抽动障碍的诊断与治疗建议.中华儿科杂志,2013,51(01):72-75.

[3] MURPHY T K,LEWIN A B,STORCH E A,et al. Practice parameter for the assessment and treatment of children and adolescents with tic disorders. Journal of the American academy of child and adolescent psychiatry,2013,52(12):1341-1359.

[4] ROESSNER V,PLESSEN K J,ROTHENBERGER A,et al. European clinical guidelines for Tourette syndrome and other tic disorders. Part Ⅱ:pharmacological treatment. European child & adolescent psychiatry,2011,20(4):173-196.

[5] LI X B,TANG Y L,WANG C Y. Adjunctive aripiprazole versus placebo for antipsychotic-induced hyperprolactinemia:meta-analysis of randomized controlled trials. PLoS ONE,2013, 8(8):e70179.

第二十二章
内分泌代谢疾病超药品说明书用药处方评价

第一节　糖　尿　病

一、概述

糖尿病(diabetes mellitus)是指由于胰岛 β 细胞数量显著减少导致胰岛素分泌显著下降或缺失,或由胰岛素抵抗、高胰岛素血症伴随胰岛 β 细胞功能缺陷导致胰岛素分泌减少引起的慢性疾病[1]。其临床主要表现为初期血糖、尿糖增高及多饮等,随病情发展合并一系列心、肾、眼底的微血管病变,下肢血管病变,神经病变和感染等。

国际糖尿病联盟(International Diabetes Federation,IDF)于 2015 年 12 月发布的第七版糖尿病地图[2]显示,在全球范围内,2015 年 20~79 岁成人的糖尿病患病率约为 8.8%(7.2%~11.4%),糖尿病患者约有 4.15 亿(3.40 亿~5.35 亿)。其中,约 75% 的糖尿病患者来自中低收入国家,接近一半的患者(约 46.5%)未被诊断,约有 500 万人死于糖尿病。到 2040 年,预计将有 6.42 亿(患病率为 10.4%)人罹患糖尿病。近年来,我国的糖尿病患病率逐年增加,发展趋势不容乐观[3]。2007—2008 年中华医学会糖尿病学分会在我国 14 个省市开展的糖尿病流行病学调查结果显示,20 岁以上人群的糖尿病患病率为 9.7%[4]。糖尿病不仅降低患者的生活质量并导致寿命缩短,还给个人和社会带来沉重的经济负担。

糖尿病的病因和发病机制尚不清楚,缺乏针对病因的治疗。1 型糖尿病通常需外源性胰岛素进行治疗,2 型糖尿病目前强调早期治疗、长期治疗、综合治疗和治疗措施个体化的原则。国际糖尿病联盟提出糖尿病现代治疗的 5 个要点分别为饮食治疗、体育锻炼、血糖监测、药物治疗和糖尿病教育。降血糖药按药理作用主要有六大类,分别为促胰岛素分泌剂[包括磺酰脲类(sulfonylurea,SU)和非磺酰脲类 2 种]、双胍类(metformin)、α- 葡糖苷酶抑制剂(alpha-glucosidase inhibitor,AGi)、噻唑烷二酮类(thiazolidinedione,TZD),以及胰高血糖素样肽 1(glucagon-like peptide1,GLP-1)受体激动剂和 4 型二肽基肽酶(dipeptidyl peptidase 4,DPP-4)抑制剂。促胰岛素分泌剂通过 ATP 敏感性钾离子通道(K_{ATP})发挥降糖作用,只适用于无急性并发症的 2 型糖尿病。SU 是目前许多国家和国际组织制定的糖尿病指南中推荐的控制 2 型糖尿病患者高血糖的重要用药。其中格列吡嗪、格列喹酮为短效类 SU,格列本脲、格列美脲和格列齐特为中 - 长效类 SU。SU 的不良反应主要是低血糖。格列奈类(glinide,GLN)为非磺酰脲类促胰岛素分泌剂,有瑞格列奈、那格列奈 2 种。目前临床上使用的双胍类药物主要是二甲双胍。二甲双胍通过减少肝脏葡萄糖的输出,增加外周组织(如骨骼肌、脂肪)对葡萄糖的摄取和利用来降低血糖。许多国家和国际组织制定的糖尿病指南中推荐二甲双胍作为超重和肥胖的 2 型糖尿病患者控制高血糖的一线用药,但是禁用于肾功能不全患者。AGi 适用于以碳水化合物为主要食物和表现为以餐后高血糖为主的患者,有阿卡波糖和伏格列波糖。TZD 为胰岛素增敏剂,主要通过促进脂肪细胞分化,提高细胞对胰岛素作用的敏感性,减轻胰岛素抵抗达到降糖作用,有罗格列酮和吡格列酮 2 种。GLP-1 受体激动剂通过激动 GLP-1 受体,浓度依赖性地增强胰岛素分泌,抑制胰高血糖素分泌而发挥降低血糖作用。目前我国上市的制剂为艾塞那肽(exenatide)注射液和利拉鲁肽(liraglutide)注射液。DPP-4抑制剂通过抑制GLP-1降解而发挥降糖作用。DPP-4抑制剂有西格列汀、维格列汀、沙格列汀、利格列汀、阿格列汀。在我国,除利格列汀获得与二甲双胍和磺酰脲类联合治疗2型糖尿病的适应证外,其他4个制剂的适应证均为单药治疗或者与二甲双胍联合治疗。

二、糖尿病超药品说明书用药情况及循证证据

(一)NMPA批准的说明书中含有2型糖尿病适应证的药品

国内有2型糖尿病适应证的药物通用名及药物别名见表22-1。

表22-1 国内有2型糖尿病适应证的药物

类型	药物(通用名)	有2型糖尿病适应证的药物(别名)
促胰岛素分泌剂(包括磺酰脲类和非磺酰脲类)	氯磺丙脲	氯磺丙脲片
	格列本脲	格列本脲片、格列本脲胶囊
	格列吡嗪	瑞易宁、曼迪宝、美吡达
	格列齐特	达尔得、达美康、弘旭阳
	格列喹酮	捷适、普怡、卡瑞林
	格列美脲	亚莫利、佑苏、安尼平、万苏平
	瑞格列奈	诺和龙、孚来迪
	那格列奈	唐力、唐那、贝加、可宾、锡瑞
双胍类	二甲双胍	迪化唐锭、格华止、君士达新
α-葡糖苷酶抑制剂	阿卡波糖	拜唐苹、卡博平、贝希
	伏格列波糖	倍欣
噻唑烷二酮类	罗格列酮	太罗、文迪雅、宜力喜、圣敏
	吡格列酮	艾可拓、卡司平、欧迪贝、艾汀
GLP-1受体激动剂	艾塞那肽	百泌达
	利拉鲁肽	诺和力
4型二肽基肽酶(DPP-4)抑制剂	西格列汀	捷诺维
	维格列汀	佳维乐
	沙格列汀	安立泽
	利格列汀	欧唐宁
	阿格列汀	尼欣娜

类型	药物（通用名）	有 2 型糖尿病适应证的药物（别名）
胰岛素	普通胰岛素	甘舒霖 R
	中性精蛋白胰岛素	诺和灵 N 笔芯
	精蛋白锌胰岛素:甘精胰岛素;地特胰岛素	长秀霖、来得时;诺和平
	速效胰岛素:赖脯胰岛素;门冬胰岛素	优泌乐;诺和锐
	预混胰岛素	诺和灵 30R

（二）国内药品说明书外用法用于治疗 2 型糖尿病的药品

目前国内临床治疗 2 型糖尿病属药品说明书外用法的药品主要为 DPP-4 抑制剂,包括西格列汀、维格列汀、沙格列汀、利格列汀、阿格列汀,其中维格列汀、沙格列汀的说明书外用法见表 22-2。

三、处方评价示例

处方 1　年龄:52 岁　性别:男　诊断:2 型糖尿病

（1）维格列汀片:50mg,口服,每日 2 次。

（2）二甲双胍片:250mg,口服,每日 3 次。

（3）格列吡嗪控释片:5mg,口服,每日 1 次。

【处方评价】

（1）超说明书药品及类别:维格列汀片（超用法用量;NMPA 仅批准维格列汀单药治疗,或与二甲双胍联合用药治疗 2 型糖尿病）。

（2）循证分级情况:美国 FDA 未批准维格列汀片用于成人 2 型糖尿病,EMA 已批准维格列汀片用于成人 2 型糖尿病。

（3）指南推荐情况:2016 年美国临床内分泌协会（AACE）/ 美国内分泌学院（ACE）《共识声明:糖尿病综合管理方案》[5]、2015 年美国糖尿病协会（ADA）/ 欧洲糖尿病研究协会（EASD）《立场声明:2 型糖尿病患者的高血糖管理以患者为中心的治疗》[6]、2014 年国际糖尿病联盟（IDF）《全球 2 型糖尿病治疗指南》[7] 及 2017 年中华医学会糖尿病分会《中国 2 型糖尿病防治指南》[4] 均认可 DPP-4 抑制剂可与多种传统降血糖药联合应用。IDF 指南和 2017 版《中国 2 型糖尿病防治指南》建议在选择二甲双胍、磺酰脲类药物、α-糖苷酶抑制剂控制不佳后加用;AACE/ACE 共识声明和 ADA/EASD 立场声明认为二甲双胍不能治疗达标或不能耐受时即可选。在联合用药方面,AACE/

表 22-2　国内药品说明书外用法用于治疗 2 型糖尿病的药品常用用法及循证证据*

药品名称	国内已批准的适应证	规格	用法用量	依据及其等级**			
				原研国说明书	有效性等级	推荐级别	证据强度
维格列汀片	本品适用于治疗 2 型糖尿病：当二甲双胍作为单药治疗用至最大耐受剂量仍不能有效控制血糖时，本品可与二甲双胍联合使用	50mg/片	50mg q.12h.[与二甲双胍或噻唑烷二酮联合用药，或者与二甲双胍和磺酰脲类联合用药，或与胰岛素联合用药(联合或者不联合二甲双胍)];50mg q.d.(与磺酰脲类二联疗法)	EMA 已批准维格列汀用于成人 2 型糖尿病	无	无	无
沙格列汀片	用于 2 型糖尿病。单药治疗：可作为单药治疗，在饮食和运动的基础上改善血糖控制；联合治疗：当单独使用盐酸二甲双胍血糖控制不佳时，可与盐酸二甲双胍联合使用，在饮食和运动的基础上改善血糖控制	2.5mg/片、5mg/片	2.5 或 5mg，q.d.，口服	美国 FDA 批准用于治疗成人 2 型糖尿病	成人：Class IIa	成人：Class IIb	成人：Category A

注：* 临床提供证据来源[1-3]；** 证据等级分级来自美国 Micromedex 数据库。

ACE 认为 DPP-4 抑制剂可与二甲双胍、钠 - 葡萄糖协同转运蛋白 2 抑制剂
（sodium glucose cotransporter-2-inhibitor，SGLT2-i）、TZD、AGi、SU/GLN、考 来 维
仑（colesevelam）、溴隐亭快速释放剂型以及基础胰岛素联合使用。在 2015 年
ADA/EASD 声明降糖治疗流程图中，DPP-4 抑制剂可与二甲双胍、SU、TZD、
SGLT2-i 以及基础胰岛素联合使用，由于 ADA/EASD 认为 DPP-4 抑制剂与
AGi、考来维仑、溴隐亭快速释放剂型联合使用的疗效一般、服用频繁并且具
有限制其使用的不良反应，因此其治疗路径中没有推荐与上述药物联合使用。
目前已经上市的 DPP-4 抑制剂的安全性和有效性相似。由于 DPP-4 抑制剂对
体重的影响较小或不增加体重，并且引起低血糖的风险低，可优先应用于超重
/ 肥胖患者和老年患者[8]。目前对于 DPP-4 抑制剂的心血管安全性仍不确定，
指南建议在心力衰竭患者中谨慎使用 DPP-4 抑制剂[9]。

（4）剂量推荐范围

1）50mg q.12h.［与二甲双胍或噻唑烷二酮联合用药，或者与二甲双胍和
磺酰脲类联合用药，或与胰岛素联合用药（联合或者不联合二甲双胍）］。

2）50mg q.d.（与磺酰脲类二联疗法）。

（5）药物配伍：处方中二甲双胍和格列吡嗪与维格列汀三药联用治疗 2
型糖尿病。2016 年 AACE/ACE 共识声明中表明若两药联合治疗 3 个月后未
达到治疗目标，则进行三药联合治疗。二甲双胍或其他一线药物 + 二线药物
联合 DPP-4 抑制剂是其中的一种治疗方案。

（6）注意事项

1）维格列汀片：不能作为胰岛素的替代品用于需要补充胰岛素的患者。
不适用于 1 型糖尿病患者，亦不能用于治疗糖尿病酮症酸中毒。接受维格列
汀与二甲双胍和磺酰脲类药物治疗的患者的常见不良反应有头晕、震颤、衰
弱、低血糖、多汗。磺酰脲类药物会引起低血糖，维格列汀联合磺酰脲类药物
治疗有引发低血糖的风险，可考虑使用低剂量的磺酰脲类药物来降低低血糖
的风险。对于发生过胰腺炎的患者应谨慎使用维格列汀。

2）二甲双胍片：据报道二甲双胍相关乳酸酸中毒可能与死亡、低体温、低
血压及顽固性缓慢型心律失常相关，发病不易察觉并且无特异性症状。以下
情况风险增加，包括肝或肾功能障碍、年龄为 65 岁或 65 岁以上、使用对比剂
进行放射学检查、外科手术后、缺氧、过量饮酒。一旦怀疑发生乳酸酸中毒，应
停止用药，并给以支持治疗。

3）格列吡嗪控释片：药品说明书提示，与单纯饮食治疗或饮食加胰岛素
治疗相比，口服降血糖药治疗和心血管死亡率增加有关。G-6-PD 缺乏症患者
使用磺酰脲类药物治疗可能导致溶血性贫血。由于格列吡嗪属于磺酰脲类药
物，对于有 G-6-PD 缺乏症的患者应当考虑采用非磺酰脲类药物替代。

（7）用药交代及用药教育：特别注意监测皮肤病变（如水疱或溃疡）的情况；由于有自发性急性胰腺炎的不良反应报告，需注意交代急性胰腺炎的临床症状如持续、严重的腹痛，出现以上症状时及时就医。

处方 2　年龄：52 岁　性别：男　诊断：2 型糖尿病

（1）沙格列汀片：5mg，口服，每日 1 次。

（2）二甲双胍片：500mg，口服，每日 2 次。

（3）格列美脲片：3mg，口服，每日 1 次。

【处方评价】

（1）超说明书药品及类别：沙格列汀片（超用法用量）。

（2）循证分级情况：美国 FDA 批准沙格列汀片用于成人 2 型糖尿病。有效性等级 Class Ⅱa，推荐级别 Class Ⅱb，证据强度 Category A。

（3）指南推荐情况：沙格列汀为 DPP-4 抑制剂。指南推荐情况参考本节"处方 1"中的相关内容。

（4）剂量推荐范围：2.5 或 5mg q.d.。

（5）药物配伍：处方中二甲双胍和格列美脲与沙格列汀三药联用治疗 2 型糖尿病。2016 年 AACE/ACE 共识声明中表明若两药联合治疗 3 个月后未达到治疗目标，则进行三药联合治疗。二甲双胍或其他一线药物 + 二线药物联合 DPP-4 抑制剂是其中的一种治疗方案。

（6）注意事项

1）沙格列汀片：有严重的超敏反应报告，包括速发型超敏反应、血管性水肿以及剥脱性皮肤损害。美国 FDA 发出警告，DPP-4 抑制剂或可导致严重的关节疼痛。另外，用药期间注意监测急性胰腺炎。中度或重度肾功能不全或终末期肾病（ESRD）的 2 型糖尿病患者需要调整剂量，并注意监测。与强效 CYP3A4/5 抑制剂（如阿扎那韦、克拉霉素、茚地那韦、伊曲康唑、利托那韦、沙奎那韦）合用时，应将沙格列汀的剂量限制在 2.5mg 以内。

2）二甲双胍片：参考本节"处方 1"中的相关内容。

3）格列美脲片：G-6-PD 缺乏症患者使用磺酰脲类药物治疗可能导致溶血性贫血。由于格列美脲属于磺酰脲类药物，对于有 G-6-PD 缺乏症的患者应当考虑采用非磺酰脲类药物替代。

（7）用药交代及用药教育：格列美脲片必须在进餐前即刻或进餐中服用。需注意交代急性胰腺炎的临床症状如持续、严重的腹痛，出现以上症状时及时就医。药物不良反应可能有上呼吸道感染、尿道感染以及头痛。出现关节痛时及时就医，不要擅自停药。若漏服一次该药物，不用补服，下次按时服药即可。

（曾英彤　熊玲娟）

参考文献 ▶▶▶

[1] KLÖPPEL G, LÖHR M, HABICH K, et al. Islet pathology and the pathogenesis of type 1 and type 2 diabetes mellitus revisited. Pathology and immunopathology research, 1985, 4(2):110-125.

[2] International Diabetes Federation. IDF diabetes atlas. 7th ed. Brussels, Belgium: International Diabetes Federation, 2015. [2020-12-01]. http://www.diabetesatlas.org.

[3] 廖涌. 中国糖尿病的流行病学现状及展望. 重庆医科大学学报, 2015, 40(07):1042-1045.

[4] 中华医学会糖尿病学分会. 中国2型糖尿病防治指南(2017年版). 中国实用内科杂志, 2018, 38(04):292-344.

[5] GARBER A J, ABRAHAMSON M J, BARZILAY J I, et al. Consensus statement by the American Association of Clinical Endocrinologists and American College of Endocrinology on the comprehensive type 2 diabetes management algorithm—2016 executive summary. Endocrine practice, 2016, 22(1):84-113.

[6] INZUCCHI S E, BERGENSTAL R M, BUSE J B, et al. Management of hyperglycemia in type 2 diabetes, 2015: a patient-centered approach: update to a position statement of the American Diabetes Association and the European Association for the Study of Diabetes. Diabetes care, 2015, 38(1):140-149.

[7] International Diabetes Federation Guideline Development Group. Global guideline for type 2 diabetes. Diabetes research and clinical practice, 2014, 104(1):1-52.

[8] CERIELLO A, SPORTIELLO L, RAFANIELLO C, et al. DPP-4 inhibitors: pharmacological differences and their clinical implications. Expert opinion on drug safety, 2014, 13(Suppl 1): S57-S68.

[9] AHRÉN B, FOLEY J E. Improved glucose regulation in type 2 diabetic patients with DPP-4 inhibitors: focus on alpha and beta cell function and lipid metabolism. Diabetologia, 2016, 59(5):907-917.

第二节　糖尿病肾脏疾病

一、概述

糖尿病肾脏疾病(diabetic kidney disease, DKD)是指由糖尿病引起的慢性肾病,主要包括肾小球滤过率(glomerular filtration rate, GFR)低于 60ml/(min·1.73m²)或尿白蛋白与肌酐比值(ACR)高于 30mg/g 持续超过 3 个月。1983 年, Mogensen 根据病程及病理生理演变过程,将糖尿病肾脏改变分为 5

期：肾小球高滤过期、正常白蛋白尿期、早期糖尿病肾脏疾病期、临床糖尿病肾脏疾病期或显性糖尿病肾脏疾病期和肾衰竭期。DKD 是终末期肾脏疾病的主要病因。DKD 在美国的患病率为 20%~40%。2009 与 2012 年的文献报道在过去的几年中我国的 DKD 患病率分别为 50%[1]和 20% 左右[2]。

DKD 进展至肾衰竭期的速度比一般的肾脏疾病快，预防和延缓 DKD 的发生与发展是糖尿病防治的重要手段。治疗 DKD 的药物包括抗高血糖药，抗高血压药，纠正脂质代谢紊乱的药物，以及用于减少蛋白尿、保护肾功能和积极治疗并发症的药物。糖尿病患者往往需要采用口服降血糖药和 / 或胰岛素来控制血糖。第一代磺酰脲类药物在慢性肾功能不全患者中低血糖的风险增加，应避免使用；第二代降血糖药中格列吡嗪和格列齐特则可以应用于慢性肾功能不全患者，格列本脲则不建议使用。非磺酰脲类促胰岛素分泌剂中那格列奈（nateglinide）在慢性肾功能不全患者中的活性代谢产物增加，而瑞格列奈（repaglinide）及其他非磺酰脲类促胰岛素分泌剂则无此效应。双胍类降血糖药的代表药物是二甲双胍。二甲双胍在肾功能轻度下降时可出现剂量累积，增加患者乳酸酸中毒的风险，因此对于血清肌酐 >132μmol/L 的男性患者及血清肌酐 124>μmol/L 的女性患者不应使用二甲双胍。噻唑烷二酮类（罗格列酮、吡格列酮）在慢性肾功能不全患者不需调整剂量。GFR<30ml/（min·1.73m^2）时避免使用米格列醇和阿卡波糖，不建议使用 GLP-1 受体激动剂（艾塞那肽和利拉鲁肽）。4 型二肽基肽酶（DPP-4）抑制剂中西格列汀、沙格列汀在肾小球滤过率下降时宜调整剂量，利格列汀则不需调整剂量。用于 DKD 患者一线抗高血压的药物有噻嗪类利尿药、β 受体拮抗剂、ACEI、ARB 和钙通道阻滞剂（CCB）。糖尿病患者纠正脂质代谢紊乱应首选口服他汀类药物，以 TG 升高为主时可首选贝特类调血脂药。不论患者有无高血压，ACEI 和 ARB 都能减少DKD 患者尿蛋白的排泄，减轻肾脏组织病变，延缓肾脏疾病进展。

二、糖尿病肾脏疾病超药品说明书用药情况及循证证据

（一）NMPA 批准的说明书中含有 DKD 适应证的药品

NMPA 批准的说明书中含有 DKD 适应证的药品不多，仅有弹性酶肠溶片和渴络欣胶囊。国内有 DKD 适应证的药物通用名及药物别名见表 22-3。

表 22-3　国内有 DKD 适应证的药物

类型	药物（通用名）	有 DKD 适应证的药物（别名）	备注
酶类	弹性酶肠溶片	弹性酶肠溶片	临床用于 Ⅱ 和Ⅳ 型高脂血症（尤其适用于Ⅱ型）、动脉粥样硬化、脂肪肝、糖尿病肾脏疾病

续表

类型	药物（通用名）	有 DKD 适应证 的药物（别名）	备注
中成药	黄芪、女贞子、 水蛭、大黄、太 子参、枸杞子	渴络欣胶囊	

（二）国内药品说明书外用法用于治疗 DKD 的药品

目前国内临床治疗 DKD 属药品说明书外用法的药品包括 ACEI、ARB 和 CCB，常见的药品贝那普利、福辛普利、坎地沙坦、氯沙坦、缬沙坦、苯磺酸氨氯地平片见表 22-4。美国 FDA 已经批准氯沙坦用于 DKD 的治疗，规定了用法用量。其他未获美国 FDA 或者原研国批准用于治疗 DKD 的药品其用法用量不明确，仅美国肾脏病基金会（National Kidney Foundation，NKF）《KDOQI 糖尿病和慢性肾脏病的临床诊疗指南更新（2012 版）》（KDOQI：Kidney Disease Outcomes Quality Initiative，肾脏病预后质量倡议）[3]建议对于血压正常的伴有白蛋白尿的糖尿病患者，在不引起不良反应或不良事件（如高钾血症或急性肾损伤）的情况下，服用 ACEI 或 ARB 的剂量可以逐渐增加至所批准的用于治疗高血压的最大剂量。

三、处方评价示例

处方 1　年龄：69 岁　性别：男　诊断：2 型糖尿病肾脏疾病

（1）氯沙坦钾片：100mg，口服，每日 2 次。

（2）骨化三醇胶丸：0.25μg，口服，每日 1 次。

（3）福辛普利钠片（蒙诺）：10mg，口服，每日 1 次。

（4）苯磺酸氨氯地平分散片（西络宁）：5mg，口服，每日 1 次。

【处方评价】

（1）超说明书药品及类别

1）氯沙坦钾片（超适应证）。

2）福辛普利钠片（超适应证）。

3）苯磺酸氨氯地平分散片（超适应证）。

（2）循证分级情况

1）美国 FDA 已批准氯沙坦钾片用于 2 型糖尿病和有高血压病史的成人糖尿病肾脏疾病。有效性等级 Class Ⅰ，推荐级别 Class Ⅱa，证据强度 Category B。

2）美国 FDA 未批准福辛普利钠片用于糖尿病肾脏疾病。有效性等级 Class Ⅱa，推荐级别 Class Ⅱb，证据强度 Category B。

表22-4 国内药品说明书外用法用于治疗 DKD 的药品常用用法及循证证据*

药品名称	国内已批准的适应证	用法用量	规格	依据及其等级**			
				原研国说明书	有效性等级	推荐级别	证据强度
苯磺酸氨氯地平片	慢性稳定型心绞痛；血管痉挛性心绞痛 (prinzmetal's 或变异型心绞痛)	N/A	5mg/片、10mg/片	美国 FDA 未批准用于成人或儿童 DKD	成人：Class Ⅱa	成人：Class Ⅱb	成人：Category B
贝那普利片	各期高血压；充血性心力衰竭；作为对洋地黄和/或利尿药反应不佳的充血性心力衰竭患者 (NYHA 分级 Ⅱ~Ⅳ级) 的辅助治疗	N/A	5mg/片、10mg/片	美国 FDA 未批准用于成人或儿童 DKD	成人：Class Ⅱa	成人：Class Ⅱa	成人：Category B
福辛普利钠片	高血压和心力衰竭	N/A	10mg/片	美国 FDA 未批准用于成人或儿童 DKD	成人：Class Ⅱa	成人：Class Ⅱb	成人：Category B
氯沙坦钾片	原发性高血压	初始剂量为 50mg q.d.，根据血压逐渐增加至 100mg q.d.	50mg/片、0.1g/片	美国 FDA 批准用于 2 型糖尿病和有高血压病史的成人 DKD	成人：Class I	成人：Class Ⅱa	成人：Category B
缬沙坦胶囊	治疗轻、中度原发性高血压	N/A	80mg/粒、160mg/粒	美国 FDA 未批准用于 DKD	成人：Class Ⅱa	成人：Class Ⅱb	成人：Category B

注：* 临床提供证据来源[1-3]；** 证据等级分级来自美国 Micromedex 数据库。

3）美国 FDA 未批准苯磺酸氨氯地平分散片用于糖尿病肾脏疾病。有效性等级 Class Ⅱa,推荐级别 Class Ⅱb,证据强度 Category B。

（3）指南推荐情况:由于 ACEI 或 ARB 在 DKD 中有控制血压、减少蛋白尿、延缓肾功能损害进展的作用,《糖尿病肾病防治专家共识(2014 年版)》[4]推荐 ACEI 或 ARB 作为治疗 DKD 的一线药物。《KDOQI 糖尿病和慢性肾脏病的临床诊疗指南更新(2012 年版)》[3]建议血压正常、尿白蛋白与肌酐比值≥30mg/g 的糖尿病患者服用 ACEI 或者 ARB。由于有证据表明 ACEI 与 ARB 联合治疗的疗效并不优于单药,并且具有增加不良事件尤其是肾功能损害和高钾血症的风险,因此《糖尿病肾病防治专家共识(2014 年版)》和《KDOQI 糖尿病和慢性肾脏病的临床诊疗指南更新(2012 年版)》均不推荐联合使用 ACEI 和 ARB。对于已在联合使用 ACEI 和 ARB 的患者,则需要检测和随访血钾和肾功能。

《糖尿病肾病防治专家共识(2014 年版)》建议使用钙通道阻滞剂(CCB)作为 CKD 合并高血压的降压药,对于尿蛋白持续增多的情况,建议加用 ACEI 或 ARB 保护肾功能。

（4）剂量推荐范围:氯沙坦钾片的初始剂量为 50mg q.d.,根据血压逐渐增加至 100mg q.d.。

（5）超药品说明书用药作用机制:ACEI/ARB 控制高血压,减少蛋白尿,保护肾功能;改善肾小球血流动力学;保护足细胞;抑制肾组织局部细胞因子如 PDGF、TGF-β_1 产生,抑制肾小球固有细胞或成纤维细胞和巨噬细胞的活性和增殖,延缓肾间质纤维化进程。

二氢吡啶类钙通道阻滞剂能维持和增加肾血流量,改善 Ccr 和 GFR;抑制内皮素对肾脏的影响,以及预防肾脏肥大。

（6）药物配伍:处方中氯沙坦钾片、福辛普利钠片和苯磺酸氨氯地平分散片三药联用治疗 2 型糖尿病肾脏疾病。糖尿病肾脏疾病患者采用 ACEI 或者 ARB 控制血压不佳时,可以选择其他降压药联合降压,如 CCB。ACEI 或 ARB 联合 CCB 具有降低糖尿病患者心血管事件及延缓肾病进展的作用[5-6]。目前国内外指南(共识)均不推荐 ACEI 和 ARB 联合使用,ACEI 和 ARB 联合使用的利弊仍没有定论。2016 年发表的一项针对 2 型糖尿病肾脏疾病患者联合使用 ACEI 和 ARB 的疗效和安全性的 meta 分析结果显示,联合使用 ACEI 和 ARB 能更好地控制血压[7]。同时另外一项发表于 2013 年的针对慢性肾脏病患者的 meta 研究表明,联合使用 ACEI 和 ARB 与蛋白尿减少相关[8]。但是,联合使用肾素 - 血管紧张素 - 醛固酮系统抑制剂带来的高钾血症、低血压和肾衰竭等不良事件不容忽视[9]。联合使用 ACEI 和 ARB 应谨慎。骨化三醇胶丸用于治疗肾性骨营养不良。

（7）禁忌证

1）糖尿病患者不应联合使用氯沙坦钾片与阿利吉仑。

2）对福辛普利钠片或其他血管紧张素转换酶抑制药过敏者、孕妇及哺乳期妇女禁用。

（8）注意事项：联合使用 ACEI 和 ARB 时应注意监测和随访血钾，必要时减少剂量或中断药物治疗。

在妊娠末 3 个月或 2 个月内服作用于肾素 - 血管紧张素系统的药物会降低胎儿的肾功能并增加胎儿和新生儿的患病率和死亡率。导致的羊水过少可能与胎儿肺发育不全和骨骼变形有关。潜在的新生儿不良反应包括颅骨发育不全、无尿、低血压、肾衰竭与死亡。一旦怀孕，应尽快停止服药。

可造成低血压，应避免同时使用其他抑制肾素 - 血管紧张素系统的药物。

极少数患者特别是伴有严重冠状动脉阻塞性疾病的患者，在开始使用钙通道阻滞剂治疗或增加剂量时出现心绞痛频率增加、时间延长和 / 或程度加重，或发生急性心肌梗死，其作用机制目前尚不明确。

过度摄入维生素 D 对甲状旁腺激素（parathyroid hormone，PTH）有过度抑制作用，并可能导致进行性或者急性高钙血症、高磷血症。治疗期间应服用治疗剂量的维生素 D 及其衍生物，以避免发生高钙血症。

（9）用药交代及用药教育

1）氯沙坦钾片：对于女性患者，治疗期间避免怀孕，一旦发现怀孕应及时报告医师。

2）福辛普利钠：从坐位或卧位变为站立位时应缓慢，否则药物可引起直立性低血压。福辛普利钠与抗酸药同时服用时，应建议患者间隔 2 小时。避免使用钾补充剂或含钾盐的替代品，必要时应咨询医务人员。

3）苯磺酸氨氯地平分散片在开始服药及剂量增加时出现心绞痛或心肌梗死发作的相关症状时，及时报告医师。

4）苯磺酸氨氯地平分散片有多个显著的药物 - 药物相互作用，服用其他药物（包括非处方药和中药）前应先咨询医药工作者。出现漏服时尽快补服药，但漏服若超过 12 小时，则不需补服。

处方 2　年龄：61 岁　性别：男　诊断：糖尿病、2 型糖尿病肾脏疾病Ⅴ期

（1）贝那普利片：10mg，口服，每日 1 次。

（2）瑞舒伐他汀钙片：10mg，口服，每日 1 次。

（3）苯磺酸氨氯地平分散片（西络宁）：5mg，口服，每日 1 次。

（4）氯吡格雷片：75mg，口服，每日 1 次。

【处方评价】

（1）超说明书药品及类别

1）贝那普利片（超适应证）。

2）苯磺酸氨氯地平分散片（超适应证）。

（2）循证分级情况

1）美国 FDA 未批准贝那普利片用于糖尿病肾脏疾病。有效性等级 Class Ⅱa，推荐级别 Class Ⅱb，证据强度 Category B。

2）美国 FDA 未批准苯磺酸氨氯地平分散片用于糖尿病肾脏疾病。有效性等级 Class Ⅱa，推荐级别 Class Ⅱb，证据强度 Category B。

（3）指南推荐情况：贝那普利片为 ACEI，苯磺酸氨氯地平分散片为 CCB，指南推荐情况参考本节"处方 1"中的相关内容。

（4）超药品说明书用药作用机制：贝那普利片为 ACEI，苯磺酸氨氯地平分散片为 CCB，超药品说明书用药作用机制参考本节"处方 1"中的相关内容。

（5）药物配伍：糖尿病的治疗包括控制血糖，控制血压，纠正脂质代谢紊乱，减少蛋白尿，保护肾功能和积极治疗并发症。苯磺酸氨氯地平分散片和贝那普利片联合降压，并且贝那普利片具有减少蛋白尿、延缓肾功能损害进展的作用。《KDOQI 糖尿病和慢性肾脏病的临床诊疗指南更新（2012 年版）》[3]推荐使用降低 LDL-C 的药物，包括他汀类药物或他汀类药物 / 依折麦布组合。本处方使用瑞舒伐他汀钙片，纠正脂质代谢紊乱，以降低糖尿病和慢性肾病患者发生动脉粥样硬化的风险。氯吡格雷片用于预防动脉粥样硬化血栓形成事件。

（6）禁忌证：已知对贝那普利、相关化合物或本品的任何辅料过敏者；具有血管紧张素转换酶抑制药或非血管紧张素转换酶抑制药引起的血管性水肿病史者；孕妇；2 型糖尿病患者不应联合使用 ACEI 或血管紧张素受体拮抗剂（ARB）与阿利吉仑。

（7）黑框警告：一经检测出怀孕时，应尽快停止使用本品。在妊娠的第 2 和第 3 阶段（第 4~9 个月）抑制肾素 - 血管紧张素系统的药物会导致胎儿损伤甚至死亡。

（8）注意事项

1）贝那普利片：使用 ACEI（包括贝那普利）已经报告发现过面部、唇部、舌头、声门和喉头水肿，如出现该症状，要立即停服本品，并谨慎地监护患者，直到肿胀消失。如果只是发生面部和唇部水肿，这种症状不使用抗组胺药或不经治疗均可消失。伴喉部水肿和休克的血管水肿可能致命。发生舌、声门或喉部水肿需要立刻给予适当治疗，例如皮下注射 1∶1 000（0.3~0.5ml）肾上腺素溶液或其他方法以确保患者呼吸道畅通。使用 ACEI 后，有报告发生持续性咳嗽，可能是由于内生缓激肽降解受抑制而引起的，在中断治疗后该症状总是可以得到缓解。对于由 ACEI 导致的咳嗽，必须考虑进行咳嗽的鉴别诊断。

2）苯磺酸氨氯地平分散片参考本节"处方 1"中的相关内容。

3）瑞舒伐他汀钙片：在高剂量特别是 40mg 治疗的患者中，观察到蛋白尿（试纸法检测），蛋白大多数来源于肾小管，在大多数病例，蛋白尿是短暂性或断断续续的。蛋白尿未被认为是急性或进展性肾病的前兆。在接受本品各种剂量治疗的患者中均有对骨骼肌产生影响的报道，如肌痛、肌病，以及罕见的横纹肌溶解，特别是在使用剂量 >20mg 的患者中。

4）氯吡格雷片：由于出血和血液学不良反应的风险，在治疗过程中一旦出现出血的临床症状，就应立即考虑进行血细胞计数和 / 或其他适当的检查。与其他抗血小板药一样，因创伤、外科手术或其他病理状态使出血风险增加的患者和接受阿司匹林、非甾体抗炎药（NSAID）包括 COX-2 抑制剂、肝素、血小板糖蛋白Ⅱb/Ⅲa（GPⅡb/Ⅲa）拮抗剂或溶栓药物治疗的患者应慎用氯吡格雷，对患者应密切随访，注意出血包括隐性出血的任何体征，特别是在治疗的最初几周和 / 或心脏介入治疗、外科手术之后。因可能使出血加重，不推荐氯吡格雷与华法林合用。在需要进行择期手术的患者，如抗血小板治疗并非必需，则应在术前 7 天停用氯吡格雷。

（9）用药交代及用药教育：对于女性患者，治疗期间避免怀孕，一旦发现怀孕应停止用药并及时报告医师。避免使用钾补充剂或含钾盐的替代品。

服用氯吡格雷（单用或与阿司匹林合用）时止血时间可能比往常长，同时患者应向医师报告异常出血情况（出血部位和出血时间）。

（曾英彤　熊玲娟）

参考文献 ▶▶▶

[1] LU B，GONG W，YANG Z，et al. An evaluation of the diabetic kidney disease definition in chinese patients diagnosed with type 2 diabetes mellitus. Journal of international medical research，2009，37（5）：1493-1500.

[2] XU R，ZHONG Y-H，CHEN B，et al. The prevalence and risk factors of kidney disease in type 2 diabetic patients in rural Shanghai. 中华内科杂志，2012，51（1）：18-23.

[3] ROCCO M V. KDOQI Clinical Practice Guideline for Diabetes and CKD：2012 Update. American journal of kidney diseases，2012，60（5）：850-886.

[4] 中华医学会糖尿病学分会微血管并发症学组 . 糖尿病肾病防治专家共识（2014 年版）. 中华糖尿病杂志，2014，6（11）：792-801.

[5] AMEEN，KASHIF M A，SUMREEN. To compare anti-albumin urea effects of valsartan alone with combination of valsartan and amlodipine in patients of chronic kidney disease. Pakistan journal of medical sciences，2016，32（3）：613-616.

[6] WIDIMSKÝ J. The combination of an ACE inhibitor and a calcium channel blocker is an optimal combination for the treatment of hypertension. Internal medicine,2009,55(2): 123-130.

[7] FENG Y H,FU P. Dual blockade of the renin-angiotensin-aldosterone system in type 2 diabetic kidney disease. Chinese medical journal,2016,129(1):81-87.

[8] SUSANTITAPHONG P,SEWARALTHAHAB K,BALK E M,et al. Efficacy and safety of combined vs. single renin-angiotensin-aldosterone system blockade in chronic kidney disease:a meta-analysis. American journal of hypertension,2013,26(3):424-441.

[9] NAKAMURA A,SHIKATA K,NAKATOU T,et al. Combination therapy with an angiotensin-converting-enzyme inhibitor and an angiotensin II receptor antagonist ameliorates microinflammation and oxidative stress in patients with diabetic nephropathy. Journal of diabetes investigation,2013,4(2):195-201.

第三节　高尿酸血症

一、概述

高尿酸血症(hyperuricemia,HUA)是临床上的一种常见病症,正常嘌呤饮食状态下,非同日 2 次空腹血尿酸(serum urate,SU)水平男性 >420μmol/L、女性 >360μmol/L 即可称为 HUA。HUA 与痛风密切相关,是高血压、心脑血管疾病、慢性肾病等疾病发生与发展的独立危险因素[1]。2007—2008 年美国的 HUA 患病率为 21%[2],同时期我国报道的 HUA 患病率为 5%~23.5%[3],其中以经济发达的城市和沿海地区的患病率高。

HUA 可能与摄入较多高嘌呤的海产品、动物内脏、肉类食品,以及大量饮用啤酒等因素有关。因此对于已经发生 HUA 的患者,饮食上应以低嘌呤食物为主,并注意限制烟酒、坚持运动和控制体重等,预防并发症的发生与发展。患者出现以下情况时,应积极给予降尿酸治疗:有痛风的症状或体征;SU>420μmol/L(男性)或者 >360μmol/L(女性)并且有心血管病危险因素或心血管病及代谢性疾病;无心血管病危险因素或心血管病及代谢性疾病,SU 较高的(>540μmol/L)或者 420μmol/L(男性)、360μmol/L(女性)<SU<540μmol/L 经调整生活方式无效。目前临床常见的降尿酸药包含抑制尿酸合成和增加尿酸排泄的药物。前者为黄嘌呤氧化酶抑制剂(xanthine oxidase inhibitors,XOI),能减少尿酸生成,常用的药物有别嘌醇和非布司他。别嘌醇的严重不良反应与所用的剂量相关,应从小剂量开始服用,逐渐加量;期间需密切监测别嘌醇的超敏反应(最常见的是剥脱性皮炎)。非布司他为非嘌呤类黄嘌呤氧化酶选

择性抑制剂,于 2009 和 2013 年分别在美国和中国上市,适用于痛风患者 HUA 的长期治疗,不推荐用于无临床症状的 HUA。在服用非布司他的初期建议同时服用非甾体抗炎药或秋水仙碱,预防治疗初期的痛风发作。增加尿酸排泄的代表药物为苯溴马隆和丙磺舒。这类药物不仅能缓解或防止尿酸盐结晶生成,减少关节损伤,亦可促进已形成的尿酸盐结晶溶解,在使用这类药物时要注意多饮水和使用碱化尿液的药物。此外,尿酸氧化酶通过催化氧化尿酸为尿囊素,降低血尿酸水平。主要有重组黄曲霉菌尿酸氧化酶(rasburicase)、聚乙二醇化重组尿酸氧化酶(PEG-uricase)和培戈洛酶(pegloticase),培戈洛酶已经在美国和欧洲上市(尚未在我国上市)。

二、高尿酸血症超药品说明书用药情况及循证证据

(一)NMPA 批准的说明书中含有高尿酸血症适应证的药品

国内有 HUA 适应证的药物通用名及药物别名见表 22-5。

表 22-5　国内有高尿酸血症适应证的药物

类型	药物(通用名)	有 HUA 适应证的药物(别名)
抑制尿酸合成的药物——黄嘌呤氧化酶抑制剂	别嘌醇	奥迈必利
	非布司他	瑞扬、优立通、风定宁
增加尿酸排泄的药物	苯溴马隆	立加利仙、尤诺、步利仙
	丙磺舒	恩普洛

(二)国内药品说明书外用法用于治疗 HUA 的药品

目前国内临床治疗 HUA 属药品说明书外用法的药品主要为氯沙坦,用法见表 22-6。

表 22-6　国内药品说明书外用法用于治疗 HUA 的药品常用用法及循证证据[*]

药品名称	国内已批准的适应证	规格	用法用量	依据及其等级[**]			
				原研国说明书	有效性等级	推荐级别	证据强度
氯沙坦片	适用于治疗原发性高血压	50mg/片、100mg/片	N/A	美国 FDA 未批准用于成人或儿童 HUA	成人:Class Ⅱa	成人:Class Ⅱb	成人:Category B

注:[*]临床提供证据来源[1-3];[**]证据等级分级来自美国 Micromedex 数据库。

三、处方评价示例

处方:年龄:42 岁　性别:女　诊断:HUA

(1)氯沙坦钾片:100mg,口服,每日 1 次。

(2)秋水仙碱片:0.5mg,口服,每日 1 次。

(3)别嘌醇片:100mg,口服,每日 1 次。

【处方评价】

(1)超说明书药品及类别:氯沙坦钾片(超适应证)。

(2)循证分级情况:美国 FDA 未批准氯沙坦钾片用于 HUA。有效性等级 Class Ⅱa,推荐级别 Class Ⅱb,证据强度 Category B。

(3)指南推荐情况:《高尿酸血症和痛风治疗的中国专家共识》(2013 版)[3]提到氯沙坦可以辅助降低痛风患者的尿酸水平,推荐高血压伴血尿酸增高的患者以及合并血尿酸升高的慢性心功不全患者使用氯沙坦。欧洲抗风湿病联盟(The European League Against Rheumatism,EULAR)于 2006 年 12 月发布的痛风管理建议[4]中一项关键建议包含高血压伴血尿酸增高的患者选用氯沙坦的内容,2016 年 7 月 EULAR 发布的痛风管理建议[5]依然保留该建议。氯沙坦在健康志愿者、高血压患者以及接受器官移植的患者中,能降低尿酸 20%~25%[6]。一项基于大型流行病学调查的报告指出,服用氯沙坦的高血压患者发生痛风的风险相对于服用其他抗高血压药的患者较低[6]。

(4)超药品说明书用药作用机制:氯沙坦降尿酸的关键作用位点可能为人尿酸盐转运蛋白 1(urate anion exchanger 1,URAT1),作用的结果为增加血尿酸排泄[6-8]。

(5)药物配伍:小剂量秋水仙碱与降尿酸药氯沙坦钾和别嘌醇同时服用,预防痛风急性发作。

(6)注意事项

1)氯沙坦钾片:同本章第二节"处方 1"中的相关内容。

2)秋水仙碱片:如发生呕吐、腹泻等反应,应减小用量,严重者应立即停药。骨髓造血功能不全、严重心脏病、肾功能不全及胃肠道疾患者慎用。用药期间应定期检查血象及肝肾功能。女性患者在服药期间及停药以后的数周内不得妊娠。

3)别嘌醇片:本品不能控制痛风性关节炎的急性炎症症状,不能作为抗炎药使用,因为本品促使尿酸结晶重新溶解时可再次诱发并加重关节炎急性期症状。本品必须在痛风性关节炎的急性炎症症状消失后(一般在发作后 2 周左右)开始应用。服药期间应多饮水,并使尿液呈中性或碱性以利于尿酸排泄。本品用于血尿酸和 24 小时尿尿酸过多,或有痛风石,或有泌尿系统结石及不宜用增加尿酸排泄的药物者。本品必须由小剂量开始,逐渐递增至有效量维持正常的血尿酸和尿尿酸水平,以后逐渐减量,用最小有效量维持较长时间。与排尿酸药合用可加强疗效。用药前及用药期间要定期检查血尿酸及24小时尿尿酸水平,以此作为调整药物剂量的依据。有肾、肝功能损害者及老年人应谨慎用药,并应减少每日用量。用药期间应定期检查血象及肝肾功能。

(7)用药交代及用药教育:同本章第二节"处方1"中的相关内容。

(曾英彤　熊玲娟)

参考文献 ▶▶▶

[1] FEIG D I,KANG D H,JOHNSON R J. Uric acid and cardiovascular risk. New England journal of medicine,2008,359(17):1811-1821.

[2] ZHU Y Y,PANDYA B J,CHOI H K. Prevalence of gout and hyperuricemia in the US general population:the National Health and Nutrition Examination Survey 2007-2008. Arthritis & rheumatology,2011,63(10):3136-3141.

[3] 中华医学会内分泌学分会.高尿酸血症和痛风治疗的中国专家共识.中华内分泌代谢杂志,2013,29(11):913-920.

[4] ZHANG W,DOHERTY M,BARDIN T,et al. EULAR evidence based recommendations for gout. Part Ⅱ:management. Report of a task force of the EULAR Standing Committee for International Clinical Studies Including Therapeutics(ESCISIT). Annals of the rheumatic diseases,2006,65(10):1312-1324.

[5] RICHETTE P,DOHERTY M,PASCUAL E,et al. 2016 updated EULAR evidence-based recommendations for the management of gout. Annals of the rheumatic diseases,2017,76(1):29-42.

[6] CHOI H K,SORIANO L C,ZHANG Y Q,et al. Antihypertensive drugs and risk of incident gout among patients with hypertension:population based case-control study. The BMJ,2012,344:d8190.

[7] ENOMOTO A,KIMURA H,CHAIROUNGDUA A,et al. Molecular identification of a renal urate anion exchanger that regulates blood urate levels. Nature,2002,417(6887):447-452.

[8] HAMADA T,ICHIDA K,HOSOYAMADA M,et al. Uricosuric action of losartan via the inhibition of urate transporter 1(URAT 1) in hypertensive patients. American journal of hypertension,2008,21(10):1157-1162.

第四节　肥　胖

一、概述

肥胖(obesity)是机体脂肪总含量过多和/或局部含量增多及分布异常,对健康带来一定损害的慢性代谢性疾病。WHO 对成人肥胖的定义为 BMI≥30kg/m², 对儿童肥胖的定义还需考虑年龄因素。肥胖是高血压、2 型糖尿病、血脂紊乱等多种代谢性疾病的危险因素。目前,在发达国家和发展中国家,肥胖的患病率都呈上升趋势。WHO 数据表明,自 1980 年,全球的肥胖患者已经翻了 1 倍。2014 年,全球 18 岁及 18 岁以上的成年人中有超过 6 亿人肥胖,肥胖的患病率为 13%;并且有 4 100 万 5 岁以下的儿童为超重或肥胖[1]。近年来报道的我国成人肥胖患病率为 5.1%~21.0%[2-4], 儿童肥胖患病率为 10.0%~18.0%[6], 其中经济发达的城市和沿海地区的患病率比较高,超出世界平均水平,形势严峻。

肥胖的治疗主要有 3 种手段。对于所有体重指数(BMI)≥25kg/m² 的患者都应控制饮食、加强运动并调节生活方式;对于 BMI≥30kg/m² 或者 BMI≥27kg/m² 伴并发症的患者应给予减肥药进行治疗;对于 BMI≥40kg/m² 或者 BMI≥35kg/m² 伴并发症的患者给予外科手术治疗,以加强患者对生活方式干预的顺应性。目前,美国 FDA 共批准 6 种药物用于治疗肥胖,分别为奥利司他(orlistat)和非处方型奥利司他(胰腺及胃的脂肪酶抑制剂)、

氯卡色林(Belviq,Eisai)(5-羟色胺 $_{2C}$ 受体激动剂)、芬特明/托吡酯的合剂(Qsymia,Vivus)(g-氨基丁酸受体调节剂和促进去甲肾上腺素释放剂)、纳曲酮/安非他酮(Contrave,Takeda)(多巴胺和去甲肾上腺素再吸收抑制剂和阿片受体拮抗剂)、利拉鲁肽(Swxenda,Novo Nordisk),以上药物均可长期应用。其中,利拉鲁肽为 GLP-1 受体激动剂,是一种多肽类药物,需通过皮下注射给药。我国批准上市的减肥药为奥利司他。

二、肥胖超药品说明书用药情况及循证证据

(一)NMPA 批准的说明书中含有肥胖适应证的药品

国内有肥胖适应证的药物通用名及药物别名见表 22-7。

表 22-7　国内有肥胖适应证的药物

类型	药物(通用名)	有肥胖适应证的药物(别名)
胰腺及胃的脂肪酶抑制剂	奥利司他	赛尼可

（二）国内药品说明书外用法用于治疗肥胖的药品

目前国内临床治疗肥胖属药品说明书外用法的药品主要为二甲双胍,用法见表22-8。

表22-8　国内药品说明书外用法用于治疗肥胖的药品常用用法及循证证据[*]

药品名称	国内已批准的适应证	规格	用法用量	依据及其等级[**]			
				原研国说明书	有效性等级	推荐级别	证据强度
二甲双胍片	本品首选用于单纯饮食控制及体育锻炼治疗无效的2型糖尿病,特别是肥胖的2型糖尿病。对于1或2型糖尿病,本品与胰岛素合用,可增加胰岛素的降血糖作用,减少胰岛素用量,防止低血糖发生。本品可与磺酰脲类口服降血糖药合用,具协同作用	0.5g/片、0.85g/片	N/A	美国FDA未批准用于成人或儿童高胰岛素血症性肥胖	成人:Class Ⅱa 儿童:Class Ⅱa	成人:Class Ⅱa 儿童:Class Ⅱa	成人:Category B 儿童:Category B

注:[*]临床提供证据来源[1-3];[**]证据等级分级来自美国Micromedex数据库。

三、处方评价示例

处方　年龄:23岁　性别:男　诊断:肥胖症
二甲双胍片(格华止):500mg,每日4次,餐中服用。
【处方评价】
（1）超说明书药品及类别:二甲双胍片(超适应证)。
（2）循证分级情况:美国FDA未批准二甲双胍用于肥胖。有效性等级成人Class Ⅱa,儿童Class Ⅱa;推荐级别成人Class Ⅱa,儿童Class Ⅱa;证据强度成人Category B,儿童Category B。
（3）指南推荐情况:2015年《肥胖的药物管理:美国内分泌学会临床实践指南》[7]中提到,采用二甲双胍等其他一些药物治疗肥胖属超适应证用药,不建议仅为减轻体重选用这些超适应证药物。同时,该指南也提到,有内分泌或体重管理专业背景的健康管理人员可以在研究中使用这些超适应证药物,使用前须充分告知患者,做好医疗记录。

（4）超药品说明书用药作用机制：二甲双胍可能具有诱导抑制血浆胰高血糖素样肽 1（glucagon-likepeptide1，GLP-1）降解，从而提高 GLP-1 水平的作用[8]；后者可抑制胃排空，减少肠蠕动，具有控制摄食、减轻体重的作用。

（5）注意事项：二甲双胍累积可造成乳酸酸中毒，乳酸酸中毒的危险因素包括肝肾损伤、急性充血性心力衰竭、脓毒血症、脱水以及过量摄入乙醇。乳酸酸中毒时不易察觉，症状不典型，可包括乏力、肌痛、呼吸困难、嗜睡、腹痛。血糖控制良好的 2 型糖尿病患者出现实验室化验（血清电解质、酮体、血糖、血酸碱度、乳酸盐、丙酮酸盐）异常或临床异常（特别是乏力或难以言表的不适）时，一旦怀疑乳酸酸中毒应立即停用该药，并立即住院治疗。

（6）用药交代及用药教育：本品的常见不良反应包括腹泻、消化不良、腹胀、恶心、呕吐、低血糖。需向患者解释乳酸酸中毒的危险性、症状和容易发生乳酸酸中毒的情况。当出现不能解释的过度呼气、肌痛、乏力、嗜睡或其他非特异性的症状时，应立即停药，及时看医师。80 岁以上的老年人使用本品的风险增大。本品最好随三餐分次服用，服药期间应多饮水、禁酒。

（熊玲娟　曾英彤）

参考文献 ▶▶▶

［1］世界卫生组织 . 肥胖和超重 . 2016.［2020-12-01］. http://www.who.int/mediacentre/factsheets/fs311/en/.

［2］王增武，郝光，王馨，等 . 我国中年人群超重／肥胖现况及心血管病危险因素聚集分析 . 中华流行病学杂志，2014，35（04）：354-358.

［3］李永进，游凯，陈利，等 . 北京市成年男性肥胖人群流行病学调查及危险因素分析 . 卫生研究，2014，43（03）：500-503.

［4］郭剑津，饶华祥，柳洁，等 . 神池县城乡居民超重和肥胖及其危险因素现况调查 . 中国慢性病预防与控制，2008，16（06）：619-621.

［5］ZHANG T，CAI L，MA L，et al. The prevalence of obesity and influence of early life and behavioral factors on obesity in Chinese children in Guangzhou. BMC public health，2016，16（1）：954.

［6］张隽，陶晔璇，汤庆娅，等 . 上海市 7~9 岁儿童肥胖现况及危险因素分析 . 上海交通大学学报（医学版），2013，33（05）：672-675，696.

［7］APOVIAN C M，ARONNE L J，BESSESEN D H，et al. Pharmacological management of obesity：an endocrine society clinical practice guideline. The journal of clinical endocrinology and metabolism，2015，100（2）：342-362.

［8］MANNUCCI E,OGNIBENE A,CREMASCO F,et al. Effect of metformin on glucagon-like peptide 1（GLP-1）and leptin levels in obese nondiabetic subjects. Diabetes Care,2001,24（3）:489-494.

第五节　骨质疏松症

一、概述

骨质疏松症（osteoporosis）是一种以骨量低下、骨微结构损坏，导致骨脆性增加，易发生脆性骨折为特征的全身性骨病。骨质疏松症最严重的后果是发生骨质疏松性骨折，其危害大，致残率和病死率高，再发骨折的风险高。2010 年，欧洲有 220 万女性和 55 万男性患有骨质疏松症[1]。近期研究结果显示我国年龄 >50 岁的女性有 31.2% 患骨质疏松症，男性有 10.4% 患有骨质疏松症[2]。骨质疏松症的发病率逐年增加。

骨质疏松症分为原发性骨质疏松症（绝经妇女骨质疏松症、老年性骨质疏松症）和由疾病和 / 或药物引起的继发性骨质疏松症。因此，选择抗骨质疏松药物时应综合考量药物的临床疗效和安全性、患者个体因素，以及治疗方案的应用便捷性。抗骨质疏松药物主要分为三大类，包括抗骨吸收药物、促进骨形成药物和双重作用机制药物。双膦酸盐类、降钙素类、雌激素类、选择性雌激素受体调节剂能降低骨转换，增加骨密度。其中，双膦酸盐类中的阿仑膦酸钠、阿仑膦酸钠 / 维生素 D_3、利塞膦酸钠及唑来膦酸为一线或优选药物。使用雌激素或雌孕激素替代治疗（hormone replacement therapy,HRT）时应用最低有效剂量治疗绝经症状和预防骨质疏松，并且建议用于较年轻的绝经后女性（骨折高风险）骨质疏松的预防。选择性雌激素受体调节剂选择性地作用于雌激素的靶器官，只用于女性患者。促进骨形成药物的代表药物为特立帕肽，为重组人甲状旁腺激素（parathyroid hormone 1-34,PHT_{1-34}），用于严重骨质疏松症患者，由于在动物实验中应用大剂量时出现骨肉瘤，因此对其应用疗程作出限制（整个治疗时间不宜超过 2 年）。锶盐可同时作用于成骨细胞和破骨细胞，具有抑制骨吸收和促进骨形成的双重作用。由于锶盐治疗具有严重不良反应的风险，仅限用于不适合采用其他药物治疗的严重骨质疏松患者。此外，治疗骨质疏松症同时补充钙剂和维生素 D 可降低骨质疏松性骨折风险。

二、骨质疏松症超药品说明书用药情况及循证证据

（一）NMPA 批准的说明书中含有骨质疏松症适应证的药品

国内有骨质疏松症适应证的药物通用名及药物别名见表22-9。

表 22-9　国内有骨质疏松症适应证的药物

类型	药物（通用名）	有骨质疏松症适应证的药物（别名）
双膦酸盐类	阿仑膦酸钠	福善美、固邦、天可
	依替膦酸二钠	根德
	利塞膦酸钠	吉威、唯善
	伊班膦酸	邦罗力、艾默坤、艾本
	唑来膦酸	密固达、苏奇、择泰
降钙素类	鲑鱼降钙素	密盖息、升丐（素）、卡西蒙
	依降钙素	益盖宁、斯迪诺
雌激素类	雌二醇与醋酸炔诺酮复方制剂	复方雌二醇片（预防）
	戊酸雌二醇片雌二醇环丙孕酮片复合包装	克龄蒙（预防）
选择性雌激素受体调节剂	雷洛昔芬	易维特、贝邦
甲状旁腺素片	人工合成甲状旁腺激素1-34、特立帕肽	复泰奥
锶盐	雷奈酸锶	欧思美
钙	碳酸钙	盖唯达、钙尔奇
活性维生素 D	阿法骨化醇	阿法迪三、萌格旺、依安凡、盖三醇、立庆
	骨化三醇	罗盖全

（二）国内药品说明书外用法用于治疗骨质疏松症的药品

目前国内临床治疗骨质疏松症属药品说明书外用法的药品主要为特立帕肽注射液和替勃龙片，用法见表 22-10。

三、处方评价示例

处方 1　年龄：57 岁　性别：男　诊断：骨质疏松症

特立帕肽注射液：0.08ml，皮下注射，每日 1 次。

【处方评价】

（1）超说明书药品及类别：特立帕肽注射液（超人群）。

（2）循证分级情况：美国 FDA 已经批准特立帕肽用于成人男性原发性或继发于性腺功能障碍引起的骨质疏松。有效性等级 Class Ⅱa，推荐级别 Class

表 22-10　国内药品说明书外用法用于治疗骨质疏松症的药品常用用法及循证证据[*]

药品名称	国内已批准的适应证	规格	用法用量	依据及其等级[**]			
				原研国说明书	有效性等级	推荐级别	证据强度
特立帕肽注射液	适用于有骨折高发风险的绝经妇女骨质疏松症的治疗。本品可显著降低绝经后妇女椎骨和非椎骨骨折的风险,但对降低髋骨骨折风险的效果尚未证实	20μg:80μl,2.4ml/支	皮下注射 0.08ml,每日 1 次	美国 FDA 已经批准用于成人男性原发性或继发于性腺功能障得引起的骨质疏松症	成人:Class Ⅱ a	成人:Class Ⅱ b	成人:Category B
			皮下注射 0.08ml,每日 1 次	美国 FDA 已经批准用于皮质激素引起的骨质疏松症	成人:Class Ⅱ a	成人:Class Ⅱ b	成人:Category B
替勃龙片	治疗妇女自然绝经和手术绝经所引起的低雌激素症状。对于所有患者,应根据对患者的总体风险评估情况决定是否处方本品治疗,对于 60 岁以上的患者尚应考虑脑卒中的风险	2.5mg/片	2.5mg 每日 1 次	美国 FDA 未批准用于绝经妇女骨质疏松症	成人:Class Ⅱ a	成人:Class Ⅱ b	成人:Category B

注:[*] 临床提供证据来源[1-3];[**] 证据等级分级来自美国 Micromedex 数据库。

Ⅱb,证据强度 Category B。

（3）指南推荐情况：美国内分泌学会 2012 年发布的《男性骨质疏松临床指南》[3]提到，男性存在高骨折风险时建议根据患者的情况综合考量选择使用阿仑膦酸钠、利塞膦酸钠、唑来膦酸或特立帕肽,考量的因素包括骨折史、骨质疏松症的严重程度、髋骨骨折的风险、骨密度、并发疾病（如消化性溃疡、胃食管反流、吸收不良综合征、恶性肿瘤等）、费用及其他情况。国家骨质疏松指南组（英国）（National Osteoporosis Guideline Group,NOGG）2014 年发布的《英国绝经后女性及 50 岁以上男性人群骨质疏松诊断和治疗指南》[4]建议，男性患者使用的抗骨质疏松药物为阿仑膦酸钠、利塞膦酸钠、唑来膦酸、特立帕肽和雷奈酸锶。

（4）剂量推荐范围：皮下注射 0.08ml,每日 1 次。

（5）超药品说明书用药作用机制：特立帕肽通过优先刺激成骨细胞的活性,促进骨小梁和皮质骨表面新骨形成。

（6）注意事项：对雄性和雌性大鼠的研究提示,特立帕肽长期给药会使骨肉瘤的发生率增加。禁用于骨肉瘤风险增加的患者（包括佩吉特病,不明原因的碱性磷酸酶升高,骨骺未闭合的儿童和青年患者,或之前骨骼接受过外部射线或植入放射治疗的患者）。

（7）用药交代及用药教育：给药时间不应超过推荐的 24 个月。

处方 2　年龄:53 岁　性别:女　诊断:骨质疏松症
替勃龙片:2.5mg,口服,每日 1 次。
【处方评价】

（1）超说明书药品及类别：替勃龙片（超适应证）。

（2）循证分级情况：美国 FDA 未批准替勃龙用于骨质疏松症。有效性等级 Class Ⅱa,推荐级别 Class Ⅱb,证据强度 Category B。

（3）指南推荐情况：在欧洲,替勃龙被批准用于骨质疏松症的预防。中华医学会骨质疏松和骨矿盐疾病分会于 2011 年发布的《原发性骨质疏松症诊治指南》[5]将替勃龙列入抗骨质疏松的雌激素类药物中。美国国家骨质疏松基金会（National Osteoporosis Foundation,NOF）2014 年发布的《骨质疏松的预防和治疗临床指南》[6]则不建议使用替勃龙等其他美国 FDA 未批准的抗骨质疏松药物用于治疗骨质疏松。

（4）剂量推荐范围:2.5mg,每日 1 次。

（5）超药品说明书用药作用机制：替勃龙为组织选择性雌激素活性调节剂,有类雌激素作用,具有减少骨质丢失的作用。

（6）注意事项：只有在绝经后症状严重影响生活质量时才开始使用替勃龙治疗。怀孕期间禁服替勃龙,如果在服用期间怀孕,应立即停药。

（7）用药交代及用药教育：漏服如果未超过 12 小时，应尽快补服漏服的剂量；如已超过 12 小时，则忽略漏服的剂量，正常服用下一剂量。漏服会使出血和点滴出血的可能性升高。在替勃龙治疗的最初几个月可能出现突破性出血和点滴出血。如果治疗 6 个月后或更长时间开始出现突破性出血或点滴出血，或治疗停止后仍继续出血，应向医师报告，建议进行妇科检查，包括子宫内膜活组织检查以排除子宫内膜癌变。

（熊玲娟　曾英彤）

参考文献

［1］HERNLUND E,SVEDBOM A,IVERGARD M,et al. Osteoporosis in the European Union：medical management,epidemiology and economic burden. A report prepared in collaboration with the International Osteoporosis Foundation（IOF）and the European Federation of Pharmaceutical Industry Associations（EFPIA）. Archives of osteoporosis,2013,8：136.

［2］International Osteoporosis Foundation. Epidemiology,costs & burden of osteoporosis in 2013.［2020-12-01］. https://www.iofbonehealth.org/data-publications/regional-audits/asia-pacific-regional-audit.

［3］WATTS N B,ADLER R A,BILEZIKIAN J P,et al. Osteoporosis in men：an Endocrine Society clinical practice guideline. The journal of clinical endocrinology and metabolism,2012,97（6）：1802-1822.

［4］COMPSTON J,COOPER A,COOPER C,et al. Guidelines for the diagnosis and management of osteoporosis in postmenopausal women and men from the age of 50 years in the UK. Maturitas,2009,62（2）：105-108.

［5］中华医学会骨质疏松和骨矿盐疾病分会 . 原发性骨质疏松症诊治指南（2011 年）. 中华骨质疏松和骨矿盐疾病杂志,2011,4（01）：2-17.

［6］COSMAN F,DE BEUR S J,LEBOFF M S,et al. Clinician's guide to prevention and treatment of osteoporosis. Osteoporosis international,2014,25（10）：2359-2381.

第二十三章
心脑血管疾病超药品说明书用药处方评价

第一节 肺动脉高压

一、概述

肺动脉高压(pulmonary hypertension,PH)是一种病变累及肺动脉血管内皮细胞、肌层以及外膜而使肺动脉血流受限,导致肺血管阻力增加,肺动脉压进行性升高,最终右心衰竭甚至死亡的恶性进展性疾病[1]。PH的早期表现不明显,随病情发展可导致呼吸困难、昏厥、心绞痛、右心衰竭等症,并由于其致残率与死亡率较高,因此在临床中已受到高度重视。肺动脉高压是一类严重威胁身心健康的心肺血管疾病,致死率和致残率高,与恶性肿瘤相仿。有研究报道患者1年和3年生存率分别为96%和93%,已成为全球性的重要医疗卫生问题[2]。

任何使通过肺脏的血流受阻的疾病都可引起PH,先天性心脏病、支气管炎及气肿等疾病是常见的致病原因。PH主要分为五大类,其中动脉型肺动脉高压(PAH)属于其中一大类。目前,用于PAH的治疗药物主要有5类,包括钙通道阻滞剂、前列环素类似物、内皮素受体拮抗剂、5型磷酸二酯酶(PDE-5)抑制剂及可溶性鸟苷酸环化酶激动剂(sGCS)。钙通道阻滞剂仅对急性血管扩张试验阳性的大约20%的突发性肺动脉高压患者有效,而对于急性血管扩张试验阴性的患者是有害的[1]。临床上常用的钙通道阻滞剂有硝苯地平、地尔硫草和氨氯地平等。2015 ESC(欧洲心脏病学会)《肺动脉高压诊断与治疗指南》[3]推荐心率相对较慢者选择硝苯地平,心率相对较快者选择地尔硫草。前列环素可逆转充血性心力衰竭和严重PAH患者的肺动脉高压,而且与硝酸甘油、硝普钠和多巴酚丁胺相比呈现最大程度的肺血管阻力降低。因此在治疗紧急性逆转充血性心力衰竭患者时,前列环素较其他药物有效[4]。常用的前列环素类似物药物有吸入剂型伊洛前列素、口服剂型贝前列素、皮下泵入剂型曲前列尼尔。内皮素受体拮抗剂中,波生坦是内皮素A受体和B受体的双重拮抗剂,有研究显示波生坦大幅提高系统性硬化症相关PAH患者的预后[5]。同类药物还有安立生坦、马西替坦等。西地那非是5型磷酸二酯酶(PDE-5)

抑制剂,是美国 FDA 第一个批准用于治疗 PAH 的口服制剂。西地那非可使患者的运动耐量提高,改善患者的生活质量,延缓其临床恶化。2015 ESC《肺动脉高压诊断与治疗指南》[3]中推荐西地那非的剂量为 20mg t.i.d.,对于长期不能口服的肺动脉高压患者还可以静脉注射西地那非进行治疗。类似药物还有他达拉非。在可溶性鸟苷酸环化酶激动剂(sGCS)中,利奥西呱可显著提高患者的运动耐量、血流动力学参数、心功能,延长到达临床恶化的时间。由于可引起低血压,依据收缩压剂量逐步增加,PATENT-1 和 CHEST-1 研究在长期观察中发现其耐受性良好[6]。

二、肺动脉高压超药品说明书用药情况及循证证据

(一)NMPA 批准用于治疗 PAH 的药品

NMPA 批准用于治疗 PAH 的药品主要有以下四大类:钙通道阻滞剂、前列环素类似物、内皮素受体拮抗剂、可溶性鸟苷酸环化酶激动剂(sGCS)。

(二)国内药品说明书外用法用于治疗 PAH 的药品

目前国内临床治疗 PAH 属药品说明书外用法的心脑血管科药品主要有氨氯地平、西地那非、伐地那非、他达拉非(表 23-1)。

三、处方评价示例

处方 1　年龄:31 岁　性别:男　诊断:肺动脉高压 / 地中海贫血

(1)苯磺酸氨氯地平片:5mg,口服,每日 1 次。

(2)华法林钠片:4.5mg,口服,每日 1 次。

(3)西地那非片:5~20mg,口服,每日 3 次,间隔 4~6 小时。

【处方评价】

(1)超说明书药品及类别

1)苯磺酸氨氯地平片(超适应证)。

2)西地那非片(超适应证)。

(2)循证分级情况

1)美国 FDA 未批准苯磺酸氨氯地平用于成人肺动脉高压的治疗。Micromedex 有效性等级 Class Ⅱa,证据支持有效(evidence favor efficacy);推荐级别 Class Ⅱb,在某些情况下推荐使用(recommend,in some);证据强度 Category C[7]。

2)美国 FDA 已批准西地那非用于成人肺动脉高压的治疗。Micromedex 有效性等级 Class Ⅱa,证据支持有效(evidence favor efficacy);推荐级别 Class Ⅱa,在大多情况下推荐使用(recommend,in some);证据强度 Category B。

(3)指南推荐情况:中华医学会《临床诊疗指南:心血管分册》[8]及 2015

表 23-1 国内药品说明书外用法用于治疗 PAH 的药品常用用法及循证证据*

药品名称	国内已批准的适应证	规格	用法用量	依据及其等级**			
				原研国说明书	有效性等级	推荐级别	证据强度
氨氯地平片	主要用于高血压的治疗,也适用于慢性稳定型心绞痛、血管痉挛性心绞痛	5mg/片	通常为小剂量(≤10mg/d)口服	美国 FDA 未准苯磺酸氨氯地平片用于成人或儿童肺动脉高压的治疗	成人：Class Ⅱa	成人：Class Ⅱb	成人：Category C
西地那非片	适用于治疗勃起功能障碍	100mg/片	5~20mg t.i.d.,间隔 4~6 小时	美国 FDA 已批准西地那非用于治疗成人肺动脉高压	成人：Class Ⅱa	成人：Class Ⅱa	成人：Category B
伐地那非片	治疗勃起功能障碍	20mg/片	5mg q.d.,2~4 周后改为 5mg b.i.d.	美国 FDA 未批准伐地那非用于治疗成人或儿童肺动脉高压	成人：Class Ⅱa	成人：Class Ⅱb	成人：Category B
他达拉非片	治疗勃起功能障碍	20mg/片	40mg q.d. 口服	美国 FDA 已经批准他达拉非用于治疗成人肺动脉高压	成人：Class Ⅱa	成人：Class Ⅱa	成人：Category B

注:*临床提供证据来源[7];**证据等级分级来自美国 Micromedex 数据库。

ESC《肺动脉高压诊断与治疗指南》[5]中提到钙通道阻滞剂(如氨氯地平、非洛地平)可用于肺动脉高压的治疗,但仅适用于血管扩张性试验阳性患者,不宜滥用,剂量往往较常规用量偏大。

2015 ESC《肺动脉高压诊断与治疗指南》推荐氨氯地平的服用剂量最少为20mg/d,通常起始剂量为2.5mg。2014 ACCP美国胸科医师学会《成人肺动脉高压药物治疗指南》[9]建议患者如果没有右侧心力衰竭和钙通道阻滞剂治疗禁忌证的情况,并且血管扩张性试验阳性的患者可以使用钙通道阻滞剂,其中氨氯地平的推荐治疗量为20~30mg/d。

中华医学会《临床诊疗指南:心血管分册》及《2010年中国肺动脉高血压诊治指南》中提到西地那非已在欧美上市用于PHD的治疗。已有研究证实,西地那非可安全有效地用于我国PAH患者的治疗[8,10,11]。

2015 ESC《肺动脉高压诊断与治疗指南》[5]中提到西地那非作为5型磷酸二酯酶选择性抑制剂可用于治疗肺动脉高压,对患者的运动耐受能力及血流动力学的变化都是有利的,并推荐西地那非治疗肺动脉高压的剂量为20mg每日3次。2014 ACCP美国胸科医师学会《成人肺动脉高压药物治疗指南》[9]中推荐不适用于钙通道阻滞剂治疗肺动脉高压的患者可以选用5型磷酸二酯酶选择性抑制剂进行治疗,其中西地那非的推荐治疗量为20mg每日3次。

(4)剂量推荐范围

1)苯磺酸氨氯地平片:以2.5mg为起始剂量(q.d.),常规进行血流动力学监测,并尝试每日10、20和40mg直至达到压力降低20%的目标或患者不耐受。

2)西地那非片:5~20mg t.i.d.,间隔4~6小时。

(5)超药品说明书用药作用机制

1)氨氯地平可抑制钙离子进入血管平滑肌细胞跨膜转运,舒张肺动脉血管。

2)西地那非可抑制血管分解cGMP(环鸟苷酸)的5型磷酸二酯酶(PDE5)来增强一氧化氮(NO)的作用,通过NO/cGMP通路抑制血管扩张。因此,抑制cGMP降解可激活NO系统并诱导肺血管舒张。

(6)药物配伍:在处方中,医师同时开具苯磺酸氨氯地平片和西地那非片,在西地那非药品说明书相互作用中说明服用5或10mg氨氯地平的高血压患者加用西地那非100mg时,收缩压和舒张压分别平均进一步降低1.07kPa(8mmHg)和0.93kPa(7mmHg)。而处方中的华法林对苯磺酸氨氯地平和西地那非均无影响。

(7)禁忌证

1)对氨氯地平及本品中的任何成分过敏者禁用。

2）西地那非可增强硝酸酯的降压作用,故服用任何剂型硝酸酯的患者,无论是规律服用或间断服用,均为禁忌证。禁止本品与鸟苷酸环化酶激动剂(例如利奥西呱)合用,因为这样会引起症状性低血压。本品不适用于妇女、儿童。

（8）注意事项

1）服用苯磺酸氨氯地平片后,可能会发生症状性低血压,特别是严重主动脉瓣狭窄患者。极少数患者特别是严重阻塞性冠状动脉疾病患者,开始或增加本品剂量后,可能出现心绞痛恶化或急性心肌梗死,由于本品被肝脏广泛代谢,血浆消除半衰期($t_{1/2}$)为 56 小时,对严重肝损伤患者给予本品时应缓慢增量。

2）当 PDE-5 抑制剂与 α 受体拮抗剂联用时,建议小心。PDE-5 抑制剂包括西地那非和 α 受体拮抗剂都是具有降血压作用的血管扩张药。当联合使用血管扩张药时,可能会发生对血压的累加效应。在一些患者中,伴随使用这 2 种药物类别可以显著降低血压,导致症状性低血压。可能会引起视力或听力减退,如情况严重,请及时就医。

（9）用药交代及用药教育

1）苯磺酸氨氯地平片晨起后服用,定期监测血压和心率,当收缩压低于 12kPa（90mmHg）或心率低于 60 次 /min 时应停用苯磺酸氨氯地平片,并及时咨询随诊医师和药师。

2）华法林应空腹服用,剂量遵医嘱,如果漏服 1 次,不能第 2 天加服,仍按原剂量服用。定期检测血药浓度,避免出血反应。

处方 2　年龄:35 岁　性别:女　诊断:肺动脉高压

（1）西他生坦片:100mg,口服,每日 1 次。

（2）他达拉非片:10mg,口服,每日 1 次。

【处方评价】

（1）超说明书药品及类别:他达拉非片(超适应证)。

（2）循证分级情况:美国 FDA 已经批准他达拉非用于治疗成人肺动脉高压。Micromedex 有效性等级 Class Ⅱa,证据支持有效(evidence favor efficacy);推荐级别 Class Ⅱa,大多数情况下推荐使用(recommend,in most);证据强度 Category B。

（3）指南推荐情况:2015 ESC《肺动脉高压诊断与治疗指南》[5]中推荐他达拉非的治疗量为 2.5、10、20 或 40mg 每日 1 次,对患者的临床症状、运动耐力、肺弥散功能都有进一步的改善。

2014 ACCP 美国胸科医师学会《成人肺动脉高压药物治疗指南》[9]中推荐他达拉非的治疗量为 2.5、10、20 或 40mg 每日 1 次,临床试验效果均显示对患者的病程有改善。

（4）剂量推荐范围：他达拉非 40mg 每日 1 次口服。

（5）超药品说明书用药作用机制：他达拉非是环磷酸鸟苷（cGMP）特异性磷酸二酯酶 5（PDE5）的选择性、可逆性抑制剂。PH 患者的血管内皮细胞释放一氧化氮受损，肺血管平滑肌细胞内的 cGMP 浓度降低，他达拉非通过抑制 PDE-5 增加细胞内的 cGMP 含量从而松弛血管平滑肌，降低肺动脉压。

（6）药物配伍：内皮素受体拮抗剂西他生坦与磷酸二酯酶（PDE-5）抑制剂他达拉非联用治疗肺动脉高压发挥良好的预后效果。

（7）禁忌证

1）已知对他达拉非及其处方中的成分过敏的患者不得服用本品。

2）服用任何形式的硝酸盐类药物的患者禁止服用本品。

3）在最近 90 天内发生过心肌梗死的患者禁用。

4）不稳定型心绞痛或在性交过程中发生过心绞痛的患者禁用。

5）在过去 6 个月内达到纽约心脏病协会诊断标准Ⅱ级或超过Ⅱ级的心力衰竭患者禁用。

6）最近 6 个月内发生过脑卒中的患者禁用。

（8）注意事项

1）视力缺陷和非动脉性前部缺血性神经病变被报告与服用他达拉非和其他 PDE-5 抑制剂相关。

2）正在使用 α 受体拮抗剂的患者如联用他达拉非，有一些患者可能导致症状性低血压，所以不推荐他达拉非与多沙唑嗪联合使用。

3）如果给正在使用强效 CYP3A4 抑制剂（如利托那韦、沙奎那韦、伊曲康唑、红霉素）的患者开他达拉非处方，应特别注意。因为已经发现他达拉非与此类药物联合使用，可以增加他达拉非的 AUC。

（9）用药交代及用药教育：应告知患者如果突然发生视力缺陷，应停止使用他达拉非并立刻咨询医师。

（吴凯珊　张广德）

参考文献 ▶▶▶

［1］谭晓明，李燕明.肺动脉高压药物治疗进展.临床药物治疗杂志，2015，13（02）：1-4.

［2］王慧，张娜，赵音，等.结缔组织病相关动脉性肺动脉高压临床特点分析.天津医科大学学报，2020，26（01）：32-34.

［3］GALI N，HUMBERT M，VACHIERY J L，et al. 2015 ESC/ERS Guidelines for the diagnosis and treatment of pulmonary hypertension. Rev Esp Cardiol（Engl Ed）. 2016,69（2）:177.

［4］孟晓冬,单福祥. 肺动脉高压治疗进展. 心血管病学进展,2016,37（3）:319-322.

［5］VALKOV A V,KURNUKOV I A,IUDKINA N N,et al. Impact of bosentan therapy on stress-induced pulmonary hypertension in patients with systemic sclerosis. Therapeutic archive,2015,87（1）:49-56.

［6］MAKOWAKI C T,ROSSMILLER R W,BULLINGTON W M. Riociguat:a novel new drug for treatment of pulmonary hypertension. Pharmacotherapy,2015,35（5）:502-519.

［7］广东省药学会. 超药品说明书用药目录（2016年版）. 今日药学,2016,26（6）:369-383.

［8］中华医学会. 临床诊疗指南:心血管分册. 北京:人民卫生出版社,2009.

［9］TAICHMAN D B,ORNELAS J,CHUNG L,et al. Pharmacologic therapy for pulmonary arterial hypertension in adults:CHEST guideline and expert panel report. Chest,2014,146（2）:449-475.

［10］荆志成.2010年中国肺高血压诊治指南. 中国医学前沿杂志（电子版）,2011,3（02）:62-81.

［11］XU X Q,JING Z C,ZHANG J H,et al. The efficacy and safety of sildenafil in Chinese patients with pulmonary arterial hypertension. Hypertension research,2009,32（Suppl 5）:911-915.

第二节　心力衰竭

一、概述

心力衰竭又称为心功能不全,是指心脏泵血功能降低,在静息或一般体力活动的情况下,不能有效搏出与静脉回流及身体组织代谢所需相称的血液的一种病理生理状态及临床综合征[1]。临床上除原发病的症状和体征外,还有心功能不全、左心衰竭及右心衰竭的临床表现。流行病学资料显示,目前全球的心力衰竭患者数量已高达2 250万,且5年存活率比常见的实体恶性肿瘤还要低[2]。

临床上引起心力衰竭的主要病因包括高血压、心肌梗死、肺动脉高压、糖尿病、甲状腺功能亢进等。目前,临床上用于治疗心力衰竭的药物主要有六大类,包括传统的强心苷类、利尿药、β受体拮抗剂、血管紧张素转换酶抑制药（ACEI）、选择性血管紧张素Ⅱ受体拮抗剂（ARB）、醛固酮受体拮抗剂。强心苷类药物可通过抑制心肌细胞和肾脏的酶活性发挥正性肌力作用,特别适用于心肌收缩力明显降低的患者,其优势是能够快速改善心力衰竭症状,增加心输出量,常用药物有地高辛、毛花苷丙等。利尿药可以充分控制心力衰竭体液潴留,对于心力衰竭伴水肿的患者适宜单独或合并使用利尿药,首选噻嗪类药物如氢氯噻嗪,而袢利尿药如呋塞米特别适用于有严重水钠潴留或顽固性水肿的心力衰竭患者[3]。在心力衰竭代偿早期应尽早使用β受体拮抗剂,有助于改善心力衰竭患者的预后,目前临床上使用较多的有比索洛尔、美托洛尔以及卡维地洛。ACEI 作为慢性心力衰竭治疗的首选药物,可使患者的死亡率降低,可改善心肌梗死后心功能不全患者的预后,可缓解患者的临床症状,临床上常用的 ACEI 有卡托普利、依那普利、西拉普利、贝那普利、培哚普利、雷米普利等。2016 年美国心脏病学会(ACC)、美国心脏协会(AHA)与美国心衰学会(HFSA)更新的《药物治疗心力衰竭的管理》[4]中提到,ACEI 还抑制激肽酶并增加缓激肽水平,可以诱导多达 20% 的患者的咳嗽,但也可能有助于有益的血管舒张。如果不能忍受最大剂量,应尝试中等剂量。ARB 治疗心力衰竭的效果与 ACEI 相近,研究表明 ARB 在改善充血性心力衰竭的运动能力、症状和心功能分级方面与ACEI 同样有效[5]。2016 年 ACC/AHA/HFSA 更新的《药物治疗心力衰竭的管理》中提出,对于不能耐受 ACEI 引起的咳嗽的患者可以选用 ARB 进行治疗,但对于全身血压低、肾功能不全或血清钾升高(>5.0mmol/L)的患者应谨慎给予ARB。常用的 ARB 有缬沙坦、氯沙坦钾等。醛固酮受体拮抗剂除保钾利尿作用外,可以阻止心肌和血管周围纤维化,但不影响心肌组织修复及瘢痕形成,改善舒张和收缩功能,改善心脏重构;可以降低血浆儿茶酚胺水平,减少室性异位激动;同时,醛固酮受体拮抗剂还可以改变心率变异性和压力反射敏感性。这些都对心力衰竭患者有益。常用的醛固酮受体拮抗剂有螺内酯、依普利酮。

二、心力衰竭超药品说明书用药情况及循证证据

(一)NMPA 批准用于治疗心力衰竭的药品

NMPA 批准用于治疗心力衰竭的药品主要有以下五大类:强心苷类、利尿药、β受体拮抗剂、血管紧张素转换酶抑制药(ACEI)、醛固酮受体拮抗剂。

(二)国内药品说明书外用法用于治疗心力衰竭的药品

目前国内临床治疗心力衰竭属药品说明书外用法的心脑血管科药品主要有选择性血管紧张素 Ⅱ 受体拮抗剂(ARB),如坎地沙坦酯、缬沙坦、氯沙坦钾、厄贝沙坦、替米沙坦(表 23-2)。

三、处方评价示例

处方 1　年龄:73 岁　性别:女　诊断:心力衰竭
(1)厄贝沙坦片:150mg,口服,每日 1 次。
(2)美托洛尔缓释片:17.5mg,口服,每日 1 次。
(3)地高辛片:0.25mg,口服,每日 1 次。

表 23-2 国内药品说明书外用法用于治疗心衰竭的药品常用用法及循证证据*

药品名称	国内已批准的适应证	规格	用法用量	依据及其等级**			
				原研国说明书	有效性等级	推荐级别	证据强度
坎地沙坦酯片	用于治疗原发性高血压。本品可单独使用，也可与其他抗高血压药联用	8mg/片	起始剂量为 4mg q.d.，根据患者耐受程度，隔 2 周可剂量加倍，目标剂量为 32mg q.d.	美国 FDA 已批坎地沙坦酯用于治疗成人 NYHA 分级 Ⅱ~Ⅳ 级，射血分数为 40% 或 40% 以下的心力衰竭	成人：Class Ⅱ a	成人：Class Ⅱ b	成人：Category A
缬沙坦片	用于治疗轻至中度原发性高血压	80mg/片	起始剂量为 40mg b.i.d.，根据耐受程度可增加至 80 或 160mg；最大剂量为 320mg/d，需分次服用	美国 FDA 已批缬沙坦用于治疗成人心力衰竭	成人：Class Ⅰ	成人：Class Ⅱ a	成人：Category B
氯沙坦钾片	适用于治疗原发性高血压	0.1g/片	从小剂量开始，起始剂量/推荐剂量为 25~50mg q.d./50~100mg q.d.	美国 FDA 未批氯沙坦钾用于治疗成人或儿童心力衰竭	成人：Class Ⅱ a	成人：Class Ⅱ a	成人：Category B
厄贝沙坦片	用于高血压	0.15g/片	从小剂量开始，起始剂量/推荐剂量为 150mg q.d./300mg q.d.	美国 FDA 未批厄贝沙坦用于治疗成人或儿童心力衰竭	成人：Class Ⅱ b	成人：Class Ⅱ b	成人：Category B
替米沙坦片	用于治疗原发性高血压	40mg/片	从小剂量开始，起始剂量/推荐剂量为 40mg q.d./80mg q.d.	美国 FDA 未批替米沙坦用于治疗成人心力衰竭	无	无	无

注：*临床提供证据来源[6-7]；**证据等级分级来自美国 Micromedex 数据库。

【处方评价】

（1）超说明书药品及类别：厄贝沙坦片（超适应证）。

（2）循证分级情况：美国 FDA 未批准厄贝沙坦用于治疗成人心力衰竭。有效性等级 Class Ⅱb，推荐级别 Class Ⅱb，证据强度 Category B。

（3）指南推荐情况：中华医学会《临床诊疗指南：心血管分册》中提到厄贝沙坦作为血管紧张素Ⅱ受体拮抗剂适用于不能耐受 ACEI 且 LVEF 低下者的慢性心力衰竭的治疗[8]。

2016 年 ACC/AHA/HFSA 更新的《药物治疗心力衰竭临床指南》中提出血管紧张素Ⅱ受体拮抗剂（ARB）适用于不能耐受 ACEI 的慢性心力衰竭的治疗，ARB 应该以低剂量开始治疗，试图使用低剂量来降低临床试验中心血管事件的风险。对于全身血压低、肾功能不全或血清钾升高（>5.0mmol/L）的患者，应谨慎给予 ARB。尽管 ARB 是 ACEI 引起的血管性水肿患者的替代方案，但建议谨慎行事，因为有些患者也发生 ARB 血管性水肿。

（4）剂量推荐范围：厄贝沙坦片从小剂量开始，起始剂量 / 推荐剂量为150mg q.d./300mg q.d.。

（5）超药品说明书用药作用机制：厄贝沙坦通过对缓激肽降解与醛固酮系统的抑制来治疗心力衰竭。

（6）黑框警告：厄贝沙坦是直接作用于肾素 - 血管紧张素系统的药物，可能造成发育期胚胎损伤甚至死亡。因此，与任何直接作用于肾素 - 血管紧张素系统的药物相似，不得在妊娠期使用本品。如果在治疗期间发生妊娠，必须尽快停止本品治疗。作为保险措施，在妊娠的前 3 个月最好不使用本品。在计划妊娠前应转换合适的替代治疗。在妊娠的第 4~9 个月，直接作用于肾素 - 血管紧张素系统的物质能引起胎儿和新生儿肾衰竭、胎儿头颅发育不良和胎儿死亡，因此本品禁用于妊娠 4~9 个月的孕妇。如果被查出怀孕，应尽快停用本品。如果由于疏忽治疗了较长时间，应超声检查头颅和肾功能。

（7）禁忌证：厄贝沙坦禁用于妊娠第 4~9 个月、哺乳期妇女；糖尿病或中至重度肾功能受损患者不能将本品与阿利吉仑联合使用；糖尿病肾脏疾病患者不能将本品与血管紧张素转换酶抑制药联合使用。

（8）注意事项：对于那些血管张力和肾功能主要依赖肾素 - 血管紧张素 - 醛固酮系统的活性的患者（如严重充血性心力衰竭患者或者肾脏疾病患者包括肾动脉狭窄），使用能影响该系统的血管紧张素转换酶抑制药或血管紧张素Ⅱ受体拮抗剂治疗时，与出现急性低血压、氮质血症、少尿或少见的急性肾衰竭有关。就如使用任何抗高血压药，对缺血性心肌病或缺血性心血管疾病患者过度降血压可能导致心肌梗死或卒中。

（9）用药交代及用药教育：提醒驾车或操作机器的患者，在高血压治疗中偶尔可出现头晕或疲倦。

处方 2　年龄:69 岁　性别:女　诊断:心力衰竭

（1）氯沙坦片:25mg,口服,每日 1 次。

（2）美托洛尔缓释片:23.75mg,口服,每日 1 次。

（3）螺内酯片:20mg,口服,每日 1 次。

【处方评价】

（1）超说明书药品及类别:氯沙坦片(超适应证)。

（2）循证分级情况:美国 FDA 未批准氯沙坦用于治疗成人心力衰竭。有效性等级 Class Ⅱa,推荐级别 Class Ⅱa,证据强度 Category B。

（3）指南推荐情况:2017 ACC/AHA/HFSA(美国心脏病学会 / 美国心脏协会 / 美国心力衰竭学会)共同发布的《心力衰竭管理指南》[4]中指出血管紧张素Ⅱ受体拮抗剂作为Ⅰ类推荐用于治疗心力衰竭,并提到使用血管紧张素Ⅱ受体拮抗剂可降低心力衰竭患者的再入院率。

（4）剂量推荐范围:从小剂量开始,起始剂量 / 推荐剂量为 25~50mg q.d./50~100mg q.d.,口服。

（5）超药品说明书用药作用机制:氯沙坦可拮抗 AT_1 受体,防止 AngⅡ与其结合,通过抑制肾素 - 血管紧张素系统最终起到抑制交感神经兴奋和扩张血管的作用[9]。

（6）药物配伍:本处方采用 β 受体拮抗剂联合醛固酮受体拮抗剂,同时使用血管紧张素Ⅱ受体拮抗剂。美托洛尔缓释片与氯沙坦片联用能够产生良好的协同作用,两者同时作用于肾素 - 血管紧张素 - 醛固酮系统的不同环节,对心力衰竭发挥良好的治疗作用,使血浆肾素活性降低,对肾素 - 血管紧张素 - 醛固酮系统的调节和抑制更完全,达到更好的临床疗效[10]。加用醛固酮受体拮抗剂螺内酯除更好地发挥保钾利尿作用外,可以阻止心肌和血管周围纤维化。

（7）黑框警告:氯沙坦是直接作用于肾素 - 血管紧张素系统的药物,可能造成发育期胚胎损伤甚至死亡。因此,与任何直接作用于肾素 - 血管紧张素系统的药物相似,不得在妊娠期使用本品。如果在治疗期间发生妊娠,必须尽快停止本品治疗。作为保险措施,在妊娠的前 3 个月最好不使用本品。在计划妊娠前应转换合适的替代治疗。在妊娠第 4~9 个月,直接作用于肾素 - 血管紧张素系统的物质能引起胎儿和新生儿肾衰竭、胎儿头颅发育不良和胎儿死亡,因此本品禁用于妊娠 4~9 个月的孕妇。如果被查出怀孕,应尽快停用本品。如果由于疏忽治疗了较长时间,应超声检查头颅和肾功能。

（8）禁忌证:对本品中的任何成分过敏者禁用;糖尿病患者不应联合使用本品与阿利吉仑。

（9）注意事项:在怀孕中至晚期,使用作用于肾素 - 血管紧张素系统的药物会降低胎儿的肾功能并增加胎儿和新生儿的患病率和死亡率。发现怀孕时，应尽早停用本品。

注意在服药期间发生的血管性水肿不良反应。

血管容量不足的患者可发生症状性低血压。在使用本品治疗前应纠正这些情况，或使用较低的起始剂量。

药动学资料表明，肝硬化患者的氯沙坦血浆浓度明显增加，故对有肝功能损害病史的患者应该考虑使用较低剂量。

由于抑制肾素 - 血管紧张素系统，已有关于敏感个体出现包括肾衰竭在内的肾功能变化的报道；停止治疗后，这些肾功能的变化可以恢复。

（10）用药交代及用药教育：应告知患者服用本品可能会引起血管性水肿（包括导致气道阻塞的喉及声门肿胀，以及面、唇、咽和舌胀肿）的过敏反应。如发生过敏反应，应马上联系医师就诊，调整用药剂量。

（吴凯珊　冯冠能）

参考文献 ▶▶▶

［1］高妍,高建平.心力衰竭的药物治疗研究进展.重庆医学,2013,24(42):2918-2920.

［2］张宇辉,张健.慢性心力衰竭药物治疗新进展.中国医师杂志,2016,18(07):961-963.

［3］MARTINELLI M V,BOSCH C,SIGNORELL J,et al. Advanced heart failure-treatment options beyond medical management. Therapeutische Umschau. Revue thérapeutique,2011,68(12):715-723.

［4］2017 ACC/AHA/HFSA Focused Update of the 2013 ACCF/AHA Guideline for the Management of Heart Failure:a report of the American College of Cardiology/American Heart Association Task Force on clinical practice guidelines and the heart failure society of America. Journal of the American college of cardiology,2017,70(6):776-803.

［5］张萍.心力衰竭非药物治疗新技术:不应期刺激术.中国心血管杂志,2008,13(06):447-448.

［6］广东省药学会.超药品说明书用药目录 2016 年版.今日药学,2016,26(6):369-383.

［7］张波,郑志华,李大魁.超药品说明书用药参考.北京:人民卫生出版社,2013.

［8］中华医学会.临床诊疗指南:心血管分册.北京:人民卫生出版社,2009.

［9］毕立雄.美托洛尔联合氯沙坦钾治疗收缩性心力衰竭的临床疗效分析.中国医药指南,2014,12(29):277.

［10］董行东,张丹,王菊飞.氯沙坦联用美托洛尔治疗慢性充血性心力衰竭的疗效.现代实用医学,2007,19(08):609-610,622.

第三节　儿童室性心律失常

一、概述

儿童室性心律失常起源于心室的心律失常,是常见的心律失常,包括室性期前收缩(室早)、室性心动过速(室速)、心室颤动(室颤)等。不同年龄的儿童室性心律失常的临床表现各不相同,婴幼儿主要表现为烦躁不安、哭闹、拒食、气促、面色苍白或发绀,有时还伴有干咳或呕吐;年长的儿童表现为头晕、胸闷、心悸、乏力、精神不振[1]。国内多项研究表明,在有心律失常症状的患儿中,感染和中毒性心肌炎是引起心律失常的主要病因[2]。儿童心律失常的发病率约5%,且呈逐年升高的趋势。

目前,临床上治疗儿童室性心律失常的药物主要有四大类,一般用的分类方式为 Vaughan Williams 分类:Ⅰ类、Ⅱ类、Ⅲ类和Ⅳ类。在Ⅰ类药物中,常用的是利多卡因和美西律,它们属于ⅠB类抗心律失常药,其治疗持续性心动过速的转复率为20%左右[3]。另外,普罗帕酮属于ⅠC类药物,主要用于无器质性心脏病的患者,对于治疗心房扑动、心房颤动、室性心动过速等具有明显疗效[4]。Ⅱ类药物属于选择性β受体拮抗剂,其主要用来治疗心房颤动控制心室率、因情绪激动以及运动引起的心律失常、折返性室上性心动过速等[5]。2014年《美国儿科与先天性电生理学会(Pediatric and Congenital Electrophysiology Society,PACES)/美国心律学会(Heart Rhythm Society,HRS)心脏结构正常儿童的室性心律失常的评估和管理专家共识声明》[6]中指出,选择性β受体拮抗剂作为治疗儿童心律失常的一线药物。常用的药物有美托洛尔、比索洛尔、艾司洛尔等。Ⅲ类抗心律失常药对各种类型的心律失常均具有良好的治疗效果。其中,常用的药物是胺碘酮,其具有α肾上腺素能受体及β肾上腺素能受体的非竞争性拮抗作用,具有Ⅰ、Ⅳ类药物样作用。胺碘酮能够扩张冠状动脉等,使得心脏负荷大大减轻,因此在临床上胺碘酮成为治疗心律失常的首选考虑药物。中华医学会心血管病学分会在2008版《胺碘酮抗心律失常治疗应用指南》[7]中提到,胺碘酮可以用于终止持续性室性心动过速、心室颤动等症状。Ⅳ类药物主要用于治疗房性心动过速、室上性期前收缩和心动过速,其为钙通道阻滞剂,常用的药物有维拉帕米,其不能用于治疗预激综合征,防止出现心室颤动。2014年《PACES/HRS心脏结构正常儿童的室性心律失常的评估和管理专家共识声明》[6]中指出,钙通道阻滞剂作为一线药物治疗心律失常的效果非常好,但不推荐用于儿童[8-9]。

二、儿童室性心律失常超药品说明书用药情况及循证证据

（一）NMPA 批准用于治疗儿童室上性心律失常的药品

NMPA 批准用于治疗儿童室上性心律失常的药品主要有以下四大类：Ⅰ类——钠通道阻滞剂、Ⅱ类——β受体拮抗剂、Ⅲ类——钾通道阻滞剂、Ⅳ类——钙通道阻滞剂。

（二）国内药品说明书外用法用于治疗儿童室性心律失常的药品

目前国内临床治疗儿童室性心律失常属药品说明书外用法的心脑血管科药品主要有美西律、胺碘酮、艾司洛尔（表 23-3）。

美西律用于儿童室性心律失常在 Micromedex 中推荐内容为安全性和有效性在儿童患者中不能确定。但在 UP TO DATE 中指出，美西律属于ⅠB 类抗心律失常药。Ccr<10ml/min 的肾衰竭患者应用常规剂量的 50%~75%[10]；患有肝病的儿童应用常规剂量的 25%~30%；患有严重肝病的患者可能需要进一步减量，并密切监测。另外，《中国国家处方集：化学药品与生物制品卷·儿童版》[11]中指出，美西律可用于室性缓慢型心律失常。

三、处方评价示例

处方 1　年龄：13 岁　性别：女　诊断：室性心律失常

胺碘酮片：100mg，口服，每 12 小时 1 次。

【处方评价】

（1）超说明书药品及类别：胺碘酮片（超适应人群）。

（2）循证分级情况：美国 FDA 未批准胺碘酮用于治疗儿童室性心律失常。有效性等级 Class Ⅱa，推荐级别 Class Ⅱa，证据强度 Category B。

（3）指南推荐情况：《中国国家处方集：化学药品与生物制品卷·儿童版》[11]中推荐胺碘酮可用于室性心律失常，治疗危及生命的室性期前收缩和室性心动过速或心室颤动的预防，尤其合并器质性心脏病的患者。口服适用于危及生命的阵发性室性心动过速或心室颤动的预防。

UP TO DATE 中指出，胺碘酮可用于危及生命的心律失常：仅用于那些危及生命的心律失常的原因是其应用伴随的毒性大[12-14]。

2009 年卫生部合理用药专家委员会发布的《中国医师药师临床用药指南》[15]中也给出胺碘酮用于儿童室上性心律失常的用药参考：出生 1 周 ~15 岁的儿童治疗室上性心律失常及室性心律失常时，开始用量为 2.7~34mg/kg，剂量范围变化较大；治疗 7~14 日后，给予维持剂量每日 2.5~10mg/kg。1 岁以下婴儿需要的维持剂量可能更高，平均为每日 15mg/kg。

（4）剂量推荐范围：胺碘酮片口服，每日 10~20mg/kg，分 2 次服用；7~10

表23-3 国内药品说明书外用法用于治疗儿童心律失常的药品常用用法及循证证据*

药品名称	国内已批准的适应证	规格	用法用量	依据及其等级**			
				原研国说明书	有效性等级	推荐级别	证据强度
美西律片	主要用于慢性室性心律失常,如室性期前收缩、室性心动过速	50mg/片	6~8mg/kg,分2~3次服用	美国FDA未批准美西律用于治疗儿童危及生命的室性心律失常	无	无	无
胺碘酮片	用于房性心律失常、结性心律失常,室性心律失常和治疗预激综合征的心律失常	0.2g/片	口服,每日10~20mg/kg,分2次服用;7~10日后减至每日5~10mg/kg顿服10日后减至每日1次 2.5mg/kg维持	美国FDA未批准胺碘酮用于预防和治疗儿童危及生命的室性心律失常	儿童：Class Ⅱa	儿童：Class Ⅱa	儿童：Category B
艾司洛尔注射液	用于心房颤动、心房扑动时控制心室率,围手术期高血压,窦性心动过速 -	0.2g;2ml	根据《英国国家儿童处方集》(British National Formulary of Children, BNFC)(2011—2012)推荐:1个月~18岁,开始负荷剂量为0.5mg/kg,静脉注射1分钟,然后以每分钟0.05mg/kg静脉滴注,4分钟后若疗效理想继续维持	美国FDA未批准艾司洛尔用于治疗儿童室性心律失常	儿童：Class Ⅱa	儿童：Class Ⅱb	儿童：Category C

注：* 临床提供证据来源[5]；** 证据等级分级来自美国Micromedex数据库。

日后减至每日 5~10mg/kg 顿服;10 日后可减至每日 1 次 2.5mg/kg 维持。

（5）超药品说明书用药作用机制:胺碘酮通过阻滞钾离子外向电流,延长有效不应期（ERP）和动作电位时程（APD）。

（6）药物配伍:单独用药。

（7）黑框警告:由于胺碘酮使用伴有严重的毒性,因此美国 FDA 已经说明胺碘酮只适用于危及生命的患者。

1）胺碘酮会引起心脏异常。胺碘酮的药理作用可诱导心电图改变,如 Q-T 间期延长,可伴 U 波;这是达到治疗浓度的征象,而不是毒性效应。如果出现二或三度房室传导阻滞、窦房传导阻滞或双分支阻滞,则应该停止治疗;如果出现一度房室传导阻滞,需要严密监护。

2）上市后研究报告显示,接受口服胺碘酮治疗的患者（不论有无初始静脉胺碘酮给药）,可出现急性（数天或数周）肺损伤。包括 X 线检查发现肺浸润和 / 或肺肿块、肺泡出血、胸腔积液;支气管痉挛、喘息、发热、呼吸困难、咳嗽、咯血和低氧血症。一些患者疾病进展为呼吸衰竭和 / 或死亡。

3）在开始胺碘酮治疗时,推荐对肝脏功能进行定期监测,然后在整个胺碘酮治疗期间应该定期对肝功能进行监测。口服和静脉给药均可能发生急性肝病（包括严重肝细胞功能不全或肝衰竭,有时是致命的）和慢性肝病。因此,如果氨基转移酶增加或超过正常范围的 3 倍,或者在基线已升高的患者中氨基转移酶水平出现倍增,则需要降低胺碘酮的剂量或终止治疗。

（8）禁忌证:胺碘酮禁用于未安装心脏起搏器的窦性心动过缓和窦房传导阻滞患者;未安装心脏起搏器的病态窦房结综合征患者;未安装心脏起搏器的严重房室传导异常患者;甲状腺功能亢进患者,由于胺碘酮可导致甲状腺功能恶化;已知对胺碘酮或者其中的赋形剂过敏者。

（9）注意事项:胺碘酮可导致甲状腺功能减退,也可导致甲状腺功能亢进,在治疗前应对甲状腺功能进行检测。胺碘酮的不良反应通常与药物剂量过高有关,通过严格选择最小维持剂量,可以避免这些情况。

（10）用药交代及用药教育:在治疗期间应该建议患者避免暴露于日光下,或者采取日光保护措施。

处方 2　年龄:5 岁　性别:女　诊断:室性心律失常

（1）艾司洛尔注射液:0.5mg/kg,静脉快速注射（首次）。

（2）艾司洛尔注射液:0.05~0.1mg/（kg·min）,静脉泵入（心率稳定后停药）。

【处方评价】

（1）超说明书药品及类别:艾司洛尔注射液（超适应人群）。

（2）循证分级情况:美国 FDA 未批准艾司洛尔注射液用于治疗儿童室性心律失常。有效性等级 Class Ⅱa,推荐级别 Class Ⅱa,证据强度 Category C。

（3）指南推荐情况：《中国国家处方集：化学药品与生物制品卷·儿童版》^[11]中推荐艾司洛尔可用于心律失常，其用药的个体差异大，用量必须个体化。肝肾功能不全者需降低用药剂量。用药期间应定期检查血常规、血压、心功能、肝肾功能等。

2009 年卫生部合理用药专家委员会发布的《中国医师药师临床用药指南》[15]中也给出艾司洛尔注射液用于儿童室上性心律失常的用药参考：按 0.3mg/（kg·min）静脉滴注，持续监测心率、血压，以确定 β 受体拮抗剂作用是否起效（心率降低约 10% 以上）。必要时每隔 10 分钟将用量增加 0.05~0.1mg/（kg·min）。平均有效剂量为 0.535mg/（kg·min），比成人的有效剂量高很多。

（4）剂量推荐范围：根据 BNFC（2011—2012）推荐，年龄为 1 个月 ~18 岁的患者，开始负荷剂量为 0.5mg/kg，静脉注射 1 分钟，然后以每分钟 0.05mg/kg 静脉滴注，4 分钟后若疗效理想继续维持（如果血压或心率太低需调整滴注速度）。若疗效欠佳，重复负荷剂量，随之静脉维持滴注的剂量以每分钟 0.05mg/kg 递增，直到治疗效果满意；或者最大静脉滴注速度达每分钟 0.2mg/kg。

（5）超药品说明书用药作用机制：艾司洛尔作为一种超短效、高选择性的 β₁ 受体拮抗剂，对纠正因应激反应和不良刺激导致的心率加快、血压升高有特殊的药理基础和良好的临床疗效，尤其对窦性心动过速。

（6）药物配伍：单独用药。

（7）禁忌证：艾司洛尔注射液禁用于支气管哮喘患者或有支气管哮喘史者；严重的慢性阻塞性肺疾病患者；窦性心动过缓患者；二 ~ 三度房室传导阻滞患者；难治性心功能不全患者；心源性休克患者；对本品过敏者。

（8）注意事项

1）高浓度给药（>10mg/ml）会造成严重的静脉反应，包括血栓性静脉炎；20mg/ml 的浓度在血管外科造成严重的局部反应，甚至坏死，故应尽量经大静脉给药。

2）本品的酸性代谢产物经肾消除，半衰期约 3.7 小时，肾病患者则约为正常的 10 倍，故肾衰竭患者使用本品需注意监测。

3）糖尿病患者应用时应小心，因本品可掩盖低血糖反应。

4）支气管哮喘患者应慎用。

5）用药期间需检测血压、心率、心功能变化。

6）运动员慎用。

（9）用药交代及用药教育：告知糖尿病患者应用时应小心，因本品可掩盖低血糖反应。

（吴凯珊　陈勇辉）

参考文献 ▶▶▶

［1］张雨,李方洁.95例正常儿童与成人心率变异性对照分析.医学研究杂志,2009,38 (04):101-103.

［2］马丽娟,石琳,吴铁吉,等.北京地区3至12岁1 581例健康儿童心率变异性分析.中国小儿急救医学,2013,20(06):627-630.

［3］农斌生.儿童心律失常的药物治疗进展.中西医结合心脑血管病杂志,2014,2(3): 135-136.

［4］郭社霞.步长稳心颗粒治疗儿童心肌炎伴心律失常的48例分析.中外医学研究, 2012,10(22):26-27.

［5］赵志刚,费宇彤.药品超说明书使用循证评价.北京:中国协和医科大学出版社,2015.

［6］CROSSON J E,CALLANS D J,BRADLEY D J,et al. PACES/HRS expert consensus statement on evaluation and management of ventricular arrhythmias in the child with a structurally normal heart. Heart rhythm,2014,11(9):e55-e78.

［7］中华医学会心血管学分会,中国生物医学工程学会心律学分会,胺碘酮抗心律失常治疗应用指南工作组.胺碘酮抗心律失常治疗应用指南(2008).中华心血管病杂志, 2008,36(09):769-777.

［8］EPSTEIN M L,KIEL E A,VICTORICA B E. Cardiac decompensation following verapamil therapy in infants with 1441 supraventricular tachycardia. Pediatrics,1985,75(4):737-740.

［9］LAPAGE M J,BRADLEY D J,DICK M. Verapamil in infants:an exaggerated fear? Pediatric cardiology,2013,34(7):1532-1534.

［10］HEGENBARTH M A,American Academy of Pediatrics Committee on Drugs. Preparing for pediatric emergencies:drugs to consider. Pediatrics,2008,121(2):433-443.

［11］中国国家处方集编委会.中国国家处方集:化学药品与生物制品卷·儿童版(2013版).北京:人民军医出版社,2013.

［12］BUCKNALL C A,KEETON B R,CURRY P V,et al. Intravenous and oral amiodarone for arrhythmias in children. British heart journal,1986,56(3):278-284.

［13］COUMEL P,FIDELLE J. Amiodarone in the treatment of cardiac arrhythmias in children: one hundred thirty-five cases. American heart journal,1980,100(6):1063-1069.

［14］CHALMER J R,BOBEK M B,MILITELLO M A. Visual compatibility of amiodarone hydrochloride injection with various intravenous drugs. American journal of health - system pharmacy,2001,58(6):504-506.

［15］卫生部合理用药专家委员会.中国医师药师临床用药指南.重庆:重庆出版社,2009.

第二十四章
感染性疾病超药品说明书用药处方评价

第一节 结 核 病

一、概述

结核病（tuberculosis，MTB or TB）俗称痨病，是由结核分枝杆菌（*Mycobacterium tuberculosis*）引起的全身性传染性疾病。人与人之间呼吸道传播是本病传染的主要方式。TB 一年四季都可以发病，多发于 15~35 岁的青年人，潜伏期为 4~8 周。人体除毛发外的几乎全身所有组织都可以感染 TB，如肠结核、骨结核、淋巴结核等，但以肺结核的感染率最高。早期无明显症状，病情发展后可有全身症状如疲乏、食欲缺乏、消瘦、低热等，还有病变器官的局部症状。结核分枝杆菌侵入人体后具有向全身脏器的扩散性和在组织中的长期潜伏性。TB 常在人体抵抗力低下时发病或复发。TB 的病理以结核结节、渗出、浸润、干酪坏死和空洞形成的混合存在为特征。TB 是全球单一病原体感染导致死亡的第九大原因，位于 HIV/AIDS 之前。据世界卫生组织（World Health Organization，WHO）2017 年全球结核病报告[1]显示，2016 年估计有 1 040 万新发结核病，90% 为成人，65% 为男性，10% 为 HIV 感染者（其中 74% 在非洲）；56% 在下述 5 个国家：印度、印度尼西亚、中国、菲律宾、巴基斯坦。2016 年，有 60 万新发结核为利福平耐药（RR-TB），其中 49 万为多耐药结核病（PDR-TB）。这些患者的近一半（47%）在印度、中国和俄罗斯联邦。我国的 TB 防控形势仍然严峻。

抗结核药的使用略有别于其他抗生素，使用不当，不但影响耐药结核病的治疗效果，而且可能导致新的耐药发生。TB 的化学治疗强调早期、联合、适量、规律和全程用药；耐药结核病的化学治疗不仅要坚持这 5 项基本原则，而且需要根据耐药结核病的特点加以适当调整。抗结核药可分为一线和二线药物，为了方便耐药结核病化学治疗药物的选择和方案的设计，WHO 在 2014 年更新的《耐药结核病规划管理指南伙伴手册》[2]中根据药物的杀菌活性、临床疗效和安全性，在一线和二线抗结核药分类的基础上，将抗结核药进一步划分为 5 组。第 1 组为一线口服类抗结核药，包括异烟肼、利福平、乙胺丁醇、吡嗪酰胺、利福布汀、利福喷丁,本组药物的药效最强,耐受性最佳,如果具有实验室证据和临床治疗史提示该组中的药物有效,就应该选用。第2组为注射类抗结核药,包括链霉素、卡那霉素、阿米卡星、卷曲霉素,所有耐药的TB患者都应在强化期接受注射类抗结核药治疗,除非药敏试验结果证实耐药或高度怀疑耐药。当这些药物都被认为"可能有效时",可选用卡那霉素、阿米卡星或卷曲霉素中的任何一种。第3组为氟喹诺酮类药物,主要为新的氟喹诺酮类,如左氧氟沙星、莫西沙星、加替沙星,在多耐药结核病(poly-drug resistant tuberculosis,PDR-TB)的化学治疗方案中,氟喹诺酮类药物往往是最有效的抗结核药,建议优先选择第三和第四代氟喹诺酮类药物,左氧氟沙星或莫西沙星是治疗 PDR-TB 的首选氟喹诺酮类药物。氧氟沙星的抗结核作用弱,环丙沙星的抗结核作用更差,均不推荐用于治疗耐药结核病。第4组为二线口服抑菌抗结核药,如乙硫异烟胺、丙硫异烟胺、环丝氨酸、特立齐酮、对氨基水杨酸等,丙硫异烟胺的抗结核效果最佳,环丝氨酸、对氨基水杨酸应该纳入 PDR-TB 的化学治疗方案中,除对氨基水杨酸与对氨基水杨酸-异烟肼有交叉耐药性外,两者与其他抗结核药无交叉耐药性。第5组为有效性和安全性依据有限的抗结核药,如贝达喹啉、德拉马尼、利奈唑胺、阿莫西林克拉维酸钾、美罗培南、大剂量异烟肼、克拉霉素等。尽管第5组抗结核药在体外和动物模型都证实其具有抗结核活性,但对人体有效性及安全性的依据仍然不足,因此 WHO 不推荐第5组药物常规用于耐药结核病的治疗。其中贝达喹啉和德拉马尼为尚未获得Ⅲ期临床试验结果的新药,美国与欧盟于2014年分别破例让其在美国、欧盟和日本等地正式上市,之所以将两者放在第5组抗结核药,主要是因为到目前为止对贝达喹啉和德拉马尼的有效性和长期治疗耐药结核病的安全性方面的资料较少。

二、结核病超药品说明书用药情况及循证证据

(一)NMPA 批准用于治疗 TB 的药品

NMPA批准用于治疗TB的药品如下:一线抗结核药,包括异烟肼、利福平、乙胺丁醇、吡嗪酰胺、利福布汀、利福喷丁、链霉素;某些二线抗结核药,包括卷曲霉素、环丝氨酸、丙硫异烟胺、对氨基水杨酸钠;不同抗结核药的固定剂量复合剂,如异福胶囊、异福酰胺片、对氨基水杨酸异烟肼片等。

(二)国内药品说明书外用法用于治疗 TB 的药品

目前国内临床治疗TB属超药品说明书用法的药品主要有氨基糖苷类抗菌药如卡那霉素和阿米卡星,以及喹诺酮类药物如莫西沙星、左氧氟沙星、氧氟沙星(表24-1)。

针对利福平耐药、多耐药和广泛耐药结核病患者,超药品说明书用药不

表 24-1　国内药品说明书外用法用于治疗 TB 的药品常用用法及循证证据*

药品名称	国内已批准的适应证	规格	用法用量	原研国说明书	依据及其等级**		
					有效性等级	推荐级别	证据强度
硫酸阿米卡星注射液	本品适用于铜绿假单胞菌及部分其他假单胞菌、大肠埃希菌、变形杆菌属、克雷伯菌属、肠杆菌属、沙雷菌属、不动杆菌属等敏感革兰阴性杆菌与葡萄球菌(甲氧西林敏感株)所致的严重感染，如菌血症或败血症、细菌性心内膜炎、下呼吸道感染、骨关节感染、胆管感染、腹腔感染、复杂性尿路感染、皮肤软组织感染等。由于本品对多数氨基糖苷类钝化酶稳定，故尤其适用于治疗革兰阴性杆菌对卡那霉素、庆大霉素或妥布霉素耐药菌株所致的严重感染	1ml:0.1g(10万U)、2ml:0.2g(20万U)	成人:15~20mg/(kg·d)，不超过1.0g/d。强化期每次15mg/kg[0.75~1g/d，不超过1g/d;最佳剂量为150~200mg/(kg·d)]，每周5~7次;如需要，继续期治疗可以采用每次15mg/kg，每周3次。年龄>59岁者,推荐强化期每次10mg/kg(不超过750mg/d)，每周5~7次;继续期每周2~3次。中国因产地不同,成人的常规用量为0.4~0.6g/d，一般不超过0.8g/d。儿童:强化期每次15~30mg/kg(不超过1g/d)，每周5~7次;继续期每次15~30mg/kg(不超过1g/d)，每周3次。用药途径:深部肌内注射或静脉滴注	美国FDA未批准阿米卡星治疗成人或儿童结核病	成人:Class IIa 儿童:Class IIa	成人:Class IIb 儿童:Class IIb	成人:Category C 儿童:Category C
硫酸卡那霉素注射液	本品适用于治疗敏感肠杆菌科细菌如大肠埃希菌、克雷伯菌属、变形杆菌属、产气肠	按卡那霉素计 2ml:0.5g(50万U)	成人:15~20mg/(kg·d)，不超过1.0g/d，体重<50kg者0.5g/d,体重≥50kg者0.75g/d;儿童:15~30mg/(kg·d)，不超过1.0g/d	美国FDA未批准卡那霉素治	成人:Class IIa	成人:Class IIb	成人:Category C

药品名称	规格	国内已批准的适应证	用法用量	依据及其等级**			
				原研国说明书	有效性等级	推荐级别	证据强度
		杆菌、志贺菌属等引起的严重感染，如肺炎、败血症、腹腔感染等，后两者常与其他抗菌药联合应用	每周5~7次；老年人：0.5g/d或0.75g，隔日1次；肾功能不全患者：每次12~15mg/kg，每周3次。用药途径：深部肌内注射	疗成人或儿童结核病			
氧氟沙星片	0.2g/片	适用于敏感菌引起的泌尿生殖系统感染，包括单纯性、复杂性尿路感染，细菌性前列腺炎，淋菌性尿道炎或宫颈炎（包括产酶株所致者）；呼吸道感染，包括敏感革兰氏阴性杆菌所致的支气管感染急性发作及肺部感染；胃肠道感染，由志贺菌属、沙门菌属、肠产毒性大肠埃希菌、亲水气单胞菌、副溶血孤菌等所致；伤寒；骨和关节感染；皮肤软组织感染；败血症等全身性感染	用量为15~20mg/(kg·d)，体重<50kg者0.4g/d，体重≥50kg者0.6g/d，不宜超过0.8g/d；每日剂量1次或分次服用	美国FDA未批准氧氟沙星治疗成人或儿童结核病	成人：Class IIa	成人：Class IIb	成人：Category C

续表

药品名称	国内已批准的适应证	规格	用法用量	原研国说明书	依据及其等级**		
					有效性等级	推荐级别	证据强度
乳酸左氧氟沙星分散片	适用于敏感菌引起的泌尿生殖系统感染,包括单纯性、复杂性尿路感染,细菌性前列腺炎,淋菌性尿道炎或宫颈炎(包括产酶株所致者);呼吸道感染,包括敏感革兰氏阴性杆菌所致的支气管感染急性发作及肺部感染;胃肠道感染,由志贺菌属,沙门菌属,肠产毒性大肠埃希菌,亲水气单胞菌,副溶血孤菌等所致;骨和关节感染;皮肤软组织感染;败血症等全身性感染	0.2g/片(以左氧氟沙星计)	成人:10~15mg/(kg·d),体重<50kg者0.4g/d,体重≥50kg者0.5g/d,可用至0.6g/d;WHO推荐成人剂量为0.75g/d,最大剂量可达到1.0g/d;每日剂量1次或分次使用。儿童:≤5岁者15~20mg/(kg·d),分早、晚2次服用;>5岁者10~15mg/(kg·d),1次/d。肾衰竭和/或透析:当Ccr<30ml/min时750~1 000mg/次,每周3次,不可每日服用	美国FDA未批准左氧氟沙星治疗成人或儿童结核病	成人:Class Ⅱa	成人:Class Ⅱb	成人:Category C
莫西沙星片	成人(≥18岁)上呼吸道和下呼吸道感染,加急性鼻窦炎、慢性支气管炎急性发作、社区获得性肺炎,以及皮肤和软组织感染	0.4g/片	用量为7.5~10mg/(kg·d),成人0.4g/d;每日剂量1次或分次服用,以1次顿服为佳	美国FDA未批准莫西沙星治疗成人或儿童结核病	成人:Class Ⅰ	成人:Class Ⅱb	成人:Category C

注:*临床提供证据来源[1-3];**证据等级分级来自美国Micromedex数据库。

415

可避免。①超适应证:氟喹诺酮类药物是治疗 PDR-TB 的核心药物,早在 20 世纪 80 年代已被证实具有抗结核作用。WHO 于 1996 年正式推荐用于治疗耐药结核病,但药品说明书上至今没有用于 TB 的适应证。②超用法:例如氨基糖苷类长疗程使用,二线注射剂中的卡那霉素和阿米卡星同属于氨基糖苷类抗结核药,是治疗 PDR-TB 的核心药物,注射用药时间可长达 6 个月之久;如果是广泛耐药结核病(extensive drugresistant tuberculosis,XRD-TB),则需使用 12 个月。卡那霉素和阿米卡星的药品说明书中并未介绍这样的使用方法。③超用量:例如 WHO 在 2006 年提出采用 16~20mg/(kg·d)的高剂量异烟肼治疗 PDR-TB,尽管对此存在很大的争议,但国内外均已在试用。

三、处方评价示例

(一)门诊处方

处方　年龄:35 岁　性别:女　诊断:肺结核

(1)利福平胶囊:0.45g,口服,每日 1 次。

(2)吡嗪酰胺片:1g,口服,每日 1 次。

(3)盐酸乙胺丁醇片:0.75g,口服,每日 1 次。

(4)氧氟沙星片:0.4g,口服,每日 1 次。

(5)甘草酸二铵肠溶胶囊:100mg,口服,每日 3 次。

【处方评价】

(1)超说明书药品及类别:氧氟沙星片(超适应证、超疗程)。

(2)循证分级情况:美国 FDA 未批准氧氟沙星用于 TB 的治疗。Micromedex 中关于氧氟沙星治疗 TB 的推荐为有效性等级 Class Ⅱa,推荐级别 Class Ⅱb,证据强度 Category C。

(3)指南推荐情况:世界卫生组织(WHO)于 1996 年推出的《耐药结核病管理指南》[3]明确将氟喹诺酮类抗菌药如环丙沙星、氧氟沙星和司帕沙星等作为二线抗结核药,其中氧氟沙星是最早被用于与其他抗结核病药联合治疗慢性耐药结核病(疗程为 6~8 个月)以及对不能耐受一线抗结核药的患者使用的氟喹诺酮类药物。2010 年 WHO 制定的第 4 版《结核病治疗指南》[4]中将氧氟沙星列入 PDR-TB 第 3 组治疗药物,并指出如果结核分枝杆菌菌株对第 3 组药物敏感或认为第 3 组药物有疗效,则患者应服用第 3 组药物。国内多家研究单位报道氧氟沙星对复治性、难治性肺结核及 PDR-TB 经 6~12 个月的治疗(联用 2 种以上的敏感药物),痰菌阴转率可望达到 70%~80%。虽然氧氟沙星早已用于 PDR-TB 的治疗,但是目前国内外的氧氟沙星的说明书中均无 TB 适应证,且说明书中的用药疗程一般不超过 14 日,治疗前列腺炎的疗程稍长,用药疗程为 6 周,但氧氟沙星用于耐药结核病的治疗疗程往往大于 6 个月,远远超出药品说明书中的用药疗程。经过十几年的临床检验，氧氟沙星被作为二线抗结核药，在治疗 PDR-TB 以及对不能耐受一线抗结核药的患者使用中发挥重要作用。然而，随着长期广泛的使用以及不合理用药，近年来 TB 对氧氟沙星的耐药性明显增加。在 2014 年 WHO 公布的《耐药结核病规划管理指南伙伴手册》[2]中指出，因氧氟沙星的抗结核活性较低，已从抗结核药的第 3 组中删除。国内的《耐药结核病化学治疗指南（2015）》[5]中也因氧氟沙星的抗结核作用弱而不推荐用于治疗耐药 TB。而意大利 2016 年推出的《儿童耐药性结核病的管理建议》[6]中将氧氟沙星列为治疗儿童耐药 TB 治疗的第 3 组药物中，用于儿童 PDR-TB 和 XRD-TB 的治疗，推荐剂量为 15~20mg/kg，每日 1 或 2 次，每日不超过 800mg。

（4）剂量推荐范围：氧氟沙星片的用量为 15~20mg/（kg·d），体重 <50kg 者 0.4g/d，体重 ≥50kg 者 0.6g/d，不宜超过 0.8g/d；每日 1 或 2 次服用。

（5）超药品说明书用药作用机制：氧氟沙星主要通过作用于细菌脱氧核糖核酸（DNA）促旋酶与拓扑异构酶Ⅱ，致使细菌染色体上的 DNA 链断裂，并抑制 DNA 促旋酶的 A 亚单位，达到阻止 DNA 复制、转录而杀菌的目的。当 DNA 促旋酶 A 亚单位的 gyrA 基因突变时，意味着对氟喹诺酮类药物出现中至高度耐药性；gyrB 基因突变发生者将出现低度耐药性。

（6）药物配伍：处方中利福平、吡嗪酰胺片、乙胺丁醇与氧氟沙星联用治疗肺结核。在 2014 年 WHO《耐药结核病规划管理指南伙伴手册》中[2]指出，有些专家针对异烟肼单药耐药，建议采用利福平 - 乙胺丁醇 - 吡嗪酰胺再加上氟喹诺酮类药物。

甘草酸二铵：处方中的利福平、吡嗪酰胺发生药物性肝损伤的频率较高[7]，甘草酸二铵可对抗各类肝脏炎症，兼有保护肝细胞膜及改善肝功能的作用，临床广泛应用于各类肝炎的预防和治疗。

（7）黑框警告：在所有年龄组中，氟喹诺酮类药物（包括氧氟沙星）可致肌腱炎和肌腱断裂的风险增加；在 60 岁以上的老年患者、接受糖皮质激素治疗的患者和接受肾移植、心脏移植或肺移植的患者中，这种风险进一步增加。氟喹诺酮类药物可使重症肌无力患者的肌无力恶化，应避免已知重症肌无力病史的患者使用氟喹诺酮类药物。

（8）禁忌证：氧氟沙星禁用于有精神病病史、癫痫病史者，对任何氟喹诺酮类药物过敏者；禁止非甾体抗炎镇痛药（阿司匹林、丁苯羟酸、双氯芬酸）与氟喹诺酮类药物合用，防止加剧中枢神经系统毒性反应和诱发癫痫发作。

（9）注意事项：氧氟沙星属于浓度依赖型抗菌药，以一次顿服为佳；需与其他抗结核药联合应用；与抗结核药联合应用时，需注意中枢神经系统、造血系统、肌肉骨骼、肝肾功能损伤，以及出现过敏反应和光敏反应；用药后避免日光照射,也可涂抹防晒霜预防光敏毒性。

（10）用药交代及用药教育:抗结核药一般以采用每日1次空腹顿服的方法为佳,可将利福平、吡嗪酰胺、乙胺丁醇、氧氟沙星每日定时在早晨空腹服用。为减少药物之间的相互作用,服用抗结核药后至少间隔2小时再服用甘草酸二铵。服用利福平可出现尿液、汗液、痰、泪液呈橘红色或红棕色,该现象为正常现象,不用担心。服用利福平期间不宜饮酒、吸烟。注意服用乙胺丁醇期间的视力变化,定期从红色中区别出绿色,若异常,立即与医师联系。服用吡嗪酰胺期间避免在日光下曝晒,以防出现皮肤发红、皮疹等光敏反应,一般48小时内恢复正常,不必停药,且需多饮水。定期监测肝肾功能及血清尿酸水平。

（二）住院医嘱1

【病史摘要】

患者,女,57岁。2007年诊断为肺结核。2012年肺结核复发并有支气管扩张大咯血,行介入治疗,继续抗结核治疗1年后停药。2014年3月肺结核再复发并有左上尖后段、前段散在新发病灶,涂阳。抗结核方案复治至2015年3月,效果差。2015年3月26日入院治疗,患者咳嗽、咳痰,多为鲜红色血丝痰,偶为鲜红色血液,总量为40ml,无发热,无潮热、盗汗。CT检查提示肺结核并空洞形成,右肺中叶及双肺下叶支气管扩张,左上尖后段、前段散在病灶,左肺下叶大片阴影,考虑结核沿支气管播散的可能性。痰涂片查抗酸杆菌:发现抗酸杆菌;痰培养:异烟肼、利福平、链霉素、丙硫异烟胺耐药,阿米卡星、左氧氟沙星、乙胺丁醇、对氨基水杨酸敏感。

【诊断】

两肺Ⅲ型结核,涂阳,复治（多耐药）。

【医嘱】

（1）乳糖左氧氟沙星片:0.4g,口服,每日1次。

（2）硫酸阿米卡星注射液0.4g+0.9%氯化钠注射液100ml,静脉滴注,每日1次。

（3）对氨基水杨酸钠肠溶片:10g,口服,每日1次。

（4）盐酸乙胺丁醇片:0.75g,口服,每日1次。

（5）吡嗪酰胺片:1g,口服,每日1次。

（6）硫普罗宁片:100mg,口服,每日3次。

（7）雷贝拉唑钠肠溶胶囊:10mg,口服,每日1次。

【处方评价】

（1）超说明书药品及类别

1）乳酸左氧氟沙星片（超适应证、超疗程）。

2）硫酸阿米卡星注射液（超适应证、超疗程）。

（2）循证分级情况

1）美国 FDA 未批准左氧氟沙星用于 TB 的治疗。Micromedex 中关于左氧氟沙星治疗 TB 的推荐为有效性等级 Class Ⅱa，推荐级别 Class Ⅱb，证据强度 Category C。

2）美国 FDA 未批准阿米卡星用于 TB 的治疗。Micromedex 中关于阿米卡星治疗 TB 的推荐为成人 TB 的有效性等级 Class Ⅱa，推荐级别 Class Ⅱb，证据强度 Category C；儿童 TB 的有效性等级 Class Ⅱa，推荐级别 Class Ⅱb，证据强度 Category C。

（3）指南推荐情况

1）WHO 制定的第 4 版《结核病治疗指南》[4]中将左氧氟沙星列入第 2 组 PDR-TB 治疗药物，并推荐左氧氟沙星或者莫西沙星作为治疗 PDR-TB 的首选氟喹诺酮类药物。加拿大 2013 年推出的第 7 版《结核病规范》[8]中指出，含氟喹诺酮类药物的治疗异烟肼单耐药结核病（monoresistant tuberculosis，MR-TB）的诊疗方案（强化期：氟喹诺酮类药物 / 利福平 / 吡嗪酰胺 / 乙胺丁醇，每日 1 次，服用 2 个月；继续期：氟喹诺酮类药物 / 利福平 / 乙胺丁醇，每周 3 次，服用 4~7 个月）中的氟喹诺酮类药物推荐左氧氟沙星而不是莫西沙星，因为左氧氟沙星与利福平的半衰期相近，能更好地发挥联合抗结核的效果。由于左氧氟沙星对结核分枝杆菌具有良好的抗菌活性，因此被各大指南作为氟喹诺酮类药物中的首推药物之一用于治疗 PDR-TB，但是目前国内外的左氧氟沙星的说明书中均无 TB 适应证，且说明书中的用药疗程一般 7~14 日，平均为 10 日；而治疗 PDR-TB，左氧氟沙星的用药疗程至少为 6 个月，有时甚至长达 24 个月，这已远远超出药品说明书中规定的用药疗程。2017 年 7 月，NMPA 要求抗菌药生产厂家对全身用氟喹诺酮类药物的说明书进行修订，增加该类药物会引发腱鞘炎和导致肌腱断裂、周围神经病变、中枢神经系统的影响和重症肌无力加剧风险的黑框警告。由于存在导致关节病变、影响骨骼发育的风险，因此左氧氟沙星不宜用于正在发育的 18 岁以下人群。在左氧氟沙星的说明书中提到，在接受左氧氟沙星的儿科患者中观察到肌肉骨骼疾病（关节痛、关节炎、肌腱病症和步态异常）发病率的增加，仅当获益超过风险时才可采用长期左氧氟沙星治疗。2014 年 WHO 新推出的《耐药结核病规划管理指南伙伴手册》[2]指出，氟喹诺酮类药物治疗儿童耐药 TB 的获益大于风险，在儿童耐药 TB 的治疗中可以考虑应用。意大利 2016 年推出的《儿童耐药性结核病的管理建议》[6]将左氧氟沙星列入第 3 组耐药 TB 治疗药物，推荐剂量为 <5 岁者 10mg/kg 每日 2 次，≥5 岁者 10mg/kg 每日 1 次，每日总量不超过 750mg。

2）中国防痨协会制定的《耐药结核病化学治疗指南（2009）》[9]中关于治

疗 PDR-TB 和 XRD-TB 的第 2 组药物（链霉素、阿米卡星、卡那霉素、卷曲霉素）中，推荐首选阿米卡星；WHO 制定的第 4 版《结核病治疗指南》[4]中将阿米卡星、卡那霉素、卷曲霉素、链霉素和左氧氟沙星列为第 2 组 PDR-TB 治疗药物，并指出如果有药敏试验结果或疑似药敏试验结果记录，则患者应注射第 2 组注射剂。由于耐药 TB 患者的链霉素耐药率很高，因此在氨基糖苷类药物中，阿米卡星或卡那霉素是作为首选的注射药物。WHO 2014 年公布的《耐药结核病规划管理指南伙伴手册》[2]中明确指出，所有耐药 TB 患者强化期均应选择一种二线注射类药物，除非药敏试验结果证实耐药或高度怀疑耐药。当这些药物都被认为"可能有效时"，可选用卡那霉素、阿米卡星或卷曲霉素中的任何一种。卡那霉素和阿米卡星具有高度交叉耐药性，但阿米卡星具有更低的最小抑菌浓度和相对较低的不良反应，因此常规推荐阿米卡星。意大利 2016 年推出的《儿童耐药性结核病的管理建议》[6]将阿米卡星列为第 2 组耐药 TB 治疗药物，并推荐阿米卡星在治疗儿童 PDR-TB 或者 XRD-TB 的第 1 个月期间使用，推荐剂量为 15~22.5mg/kg 每日 1 次，每日总量不超过 1 000mg。

阿米卡星为氨基糖苷类广谱抗生素，是 WHO 推荐的注射用抗结核药，也是治疗 PDR-TB 的核心二线药物。但是在氨基糖苷类抗生素中，只有链霉素的说明书中有 TB 适应证，阿米卡星的国内外说明书中未见有 TB 适应证，且阿米卡星的说明书中的疗程不超过 10 日。而在 WHO 制定的第 4 版《结核病治疗指南》[4]中指出，注射类抗结核药最少使用 6 个月，等到患者首次痰涂片阴性或痰培养阴性后至少继续治疗 4 个月；建议痰培养阴转后应至少继续治疗 18 个月；如果出现慢性广泛肺部损伤病例，可将治疗时间延长为 24 个月，这远远超过药品说明书中的用药疗程。

（4）剂量推荐范围

1）左氧氟沙星为①成人：10~15mg/（kg·d）；体重 <50kg，0.4g/d；体重≥50kg，0.5g/d；可用至 0.6g/d；WHO 推荐成人剂量 0.75g/d，最大剂量可达到 1.0g/d。每日量 1 次或分次使用。②儿童：≤5 岁，15~20mg/（kg·d），分早、晚 2 次服用；>5 岁，10~15mg/（kg·d），1 次 /d。③肾衰竭和 / 或透析：当 Ccr<30ml/min，750~1 000mg/ 次，每周 3 次，不可每日服用。

2）阿米卡星为①成人：15~20mg/（kg·d），不超过 1g/d。强化期每次 15mg/kg（0.75~1g/d），不超过 1g/d；最佳剂量为 150~200mg/（kg·d），每周 5~7 次；如需要，继续期治疗可以采用每次 15mg/kg，每周 3 次。年龄 >59 岁者推荐强化期每次 10mg/kg（不超过 750mg/d），每周 5~7 次；继续期每周 2~3 次。中国因产地不同，成人的常规用量为 0.4~0.6g/d，一般不超过 0.8g/d。②儿童：强化期每次 15~30mg/kg（不超过 1g/d），每周 5~7 次；继续期每次 15~30mg/kg（不超过 1g/d），每周 3 次。

（5）超药品说明书用药作用机制

1）左氧氟沙星：参阅氧氟沙星。

2）阿米卡星：通过干扰蛋白质合成而阻止细菌生长。

（6）药物配伍：处方中左氧氟沙星、阿米卡星、乙胺丁醇、对氨基水杨酸与吡嗪酰胺联用治疗多耐药结核病。

硫普罗宁：处方中的对氨基水杨酸钠、吡嗪酰胺发生药物性肝损伤的频率较高。硫普罗宁为含活性巯基的甘氨酸衍生物，是新型代谢改善解毒剂，具有较强的防治四氯化碳、乙醇及氨基半乳糖所致的急性肝损伤，抑制过氧化物产生，保护肝线粒体结构并改善其功能的作用。

雷贝拉唑：采用雷贝拉唑预防左氧氟沙星、乙胺丁醇、对氨基水杨酸与吡嗪酰胺引起的胃肠道不良反应。

（7）黑框警告

1）左氧氟沙星：在所有年龄组中，氟喹诺酮类药物（包括氧氟沙星）可致肌腱炎和肌腱断裂的风险增加；在60岁以上的老年患者，接受糖皮质激素治疗的患者和接受肾移植、心脏移植或肺移植的患者中，这种风险进一步增加。氟喹诺酮类药物可使重症肌无力患者的肌无力恶化，应避免已知重症肌无力病史的患者使用氟喹诺酮类药物。

2）阿米卡星：治疗存在潜在的神经毒性、耳毒性和肾毒性；肾功能受损、老年患者、脱水，以及接受高剂量或者长期治疗的患者，这种风险进一步增加。治疗期间监测肾功能和听觉功能，如果出现明显的耳毒性或神经毒性应终止治疗或者调整剂量。氨基糖苷类抗生素的耳毒性通常是不可逆性的。为了达到有效的治疗浓度，避免毒副作用，应监测氨基糖苷类的血药浓度。有报道，给阿米卡星后引起神经肌肉阻滞和呼吸麻痹，应避免同时与潜在的神经毒性剂、肾毒性药物或者强效利尿药合用。

（8）禁忌证

1）左氧氟沙星：对本品及氟喹诺酮类药过敏的患者禁用。

2）阿米卡星：①慎用或禁用于肾功能减退、脱水、使用强效利尿药者，特别是老年患者；②对阿米卡星或者其他氨基糖苷类药物过敏者禁用。

（9）注意事项

1）左氧氟沙星：参阅氧氟沙星。

2）阿米卡星：①因与卡那霉素有完全性双向交叉耐药性，故不可用于对卡那霉素耐药的患者；②不宜用于孕妇及肾功能不良者；③严重肝病可能快速发展为肝肾综合征者慎用；④注意定期复查肾功能及听力检查；⑤本品干扰正常菌群，长期应用可导致非敏感菌过度生长；⑥应给予患者足够的水分，以减少肾小管损害。

（10）用药交代及用药教育：可将乙胺丁醇、左氧氟沙星、吡嗪酰胺每日定时在早晨空腹服用。为减少药物之间的相互作用，服用抗结核药后至少间隔2小时再服用硫普罗宁、雷贝拉唑。雷贝拉唑钠肠溶胶囊不能咀嚼或压碎服用，应整粒吞服，每日1次，于清晨服用。对氨基水杨酸服药期间发生变态反应、发热、咽喉痛、皮疹、异常出血等应立即停药，及时咨询医师或药师。阿米卡星注射液应该每日注射1次，如果出现明显的不良反应，可适当降低频次（每周3次），最好可以用至痰培养转阴。注射阿米卡星期间出现头晕、眼花、耳鸣、听力丧失等耳毒性或者少尿、蛋白尿等肾毒性症状，应咨询医师调整剂量或者停药。定期复查肝肾功能，进行听力以及视力测试。

（三）住院医嘱2

【病史摘要】

患者，男，33岁。2012年因肺结核进行初治，规范化抗结核治疗1年，效果差。2013年4月肺结核复发并右肺上叶结核性支气管扩张大咯血，抗结核方案复治至2014年11月，效果差。2014年11月29日入院治疗，患者入院当天夜间咯血约200ml，给予垂体后叶素、酚磺乙胺对症止血后症状好转，第4天共咯血3次，每次咯鲜红色血4~5口，住院期间无发热，无胸痛，无潮热、盗汗、无纳差、乏力。胸部CT提示右肺上尖后段、前段团片状病变较前增宽、进展，以沿支气管散播为主，考虑肺结核并空洞形成，左上、两下肺都有播散型病灶，右上肺病灶较陈旧，以纤维增殖灶为主，伴有支气管扩张。结核抗体阳性（+）；痰培养：异烟肼、利福平、链霉素、左氧氟沙星高浓度、低浓度均耐药，对乙胺丁醇、环丙沙星高浓度敏感、低浓度耐药，对阿米卡星、对氨基水杨酸、卷曲霉素、卡那霉素均敏感。

【诊断】

两肺Ⅲ型结核，涂阳，复治（多耐药）。

【医嘱】

（1）对氨基水杨酸异烟肼片：0.6g，口服，每日1次。

（2）硫酸卡那霉素注射液 0.5g+0.9%氯化钠注射液100ml，静脉滴注，每日1次。

（3）盐酸乙胺丁醇片：0.75g，口服，每日1次。

（4）盐酸莫西沙星片：0.4g，口服，每日1次。

（5）环丝氨酸胶囊：0.75g，口服，每日2次。

（6）维生素B_6片：150mg，口服，每日1次。

（7）盐酸雷尼替丁胶囊：150mg，口服，每日2次。

（8）还原型谷胱甘肽片：400mg，口服，每日3次。

【处方评价】

（1）超说明书药品及类别

1）盐酸莫西沙星片（超适应证、超疗程）

2）硫酸卡那霉素注射液（超适应证、超疗程）

（2）循证分级情况

1）美国 FDA 未批准莫西沙星用于 TB 的治疗。Micromedex 中关于莫西沙星治疗 TB 的推荐为有效性等级 Class Ⅰ，推荐级别 Class Ⅱb，证据强度 Category C。

2）美国 FDA 未批准卡那霉素用于 TB 的治疗。Micromedex 中关于卡那霉素治疗 TB 的推荐为有效性等级 Class Ⅱa，推荐级别 Class Ⅱb，证据强度 Category C。

（3）指南推荐情况

1）WHO 于 2008 年推出的《耐药结核治疗指南》[10]中将氟喹诺酮类药物（氧氟沙星、左氧氟沙星、莫西沙星）列为治疗 PDR-TB 的第 3 组药物，并将氟喹诺酮类药物作为耐药 TB 治疗中的最主要的药物，同时指出对氧氟沙星、左氧氟沙星低度耐药可用莫西沙星治疗，与其他 4 组药物联合应用治疗 PDR-TB。WHO 2014 年公布的《耐药结核病规划管理指南伙伴手册》[2]中指出，对于 PDR-TB 患者，推荐联合氟喹诺酮类药物如左氧氟沙星、加替沙星、莫西沙星，莫西沙星具有较强的抗结核作用，效果优于氧氟沙星和左氧氟沙星。国内的《耐药结核病化学治疗指南（2015）》[5]将莫西沙星列为第 3 组抗结核药，并指出若左氧氟沙星被证明耐药时，使用更高代数的氟喹诺酮类药物如莫西沙星，XRD-TB 首选莫西沙星。莫西沙星为第四代氟喹诺酮类药物，其抗结核分枝杆菌的活性优于左氧氟沙星，目前国内外的莫西沙星的说明书中均无治疗 TB 适应证；且说明书中莫西沙星的用药疗程一般为 7~14 日，平均为 10 日，而治疗 PDR-TB 时莫西沙星的用药疗程至少为 6 个月，有时甚至长达 24 个月，这已远远超出药品说明书中规定的用药疗程。除此之外，莫西沙星说明书中禁止用于儿童和发育阶段的青少年，但是在治疗多耐药或者广泛耐药结核病时其获益大于风险。意大利 2016 年推出的《儿童耐药性结核病的管理建议》[6]将莫西沙星列为第 3 组耐药 TB 治疗药物，推荐剂量为 7.5~10mg/kg 每日 1 次，每日总量不超过 400mg，并指出莫西沙星和左氧氟沙星的抗结核效果优于氧氟沙星。

2）WHO 公布的《耐药结核病规划管理指南（2011 年）》[11]中指出，研究并没有表明哪种二线抗结核药注射剂如卡那霉素、阿米卡星或卷曲霉素优于其他药物。考虑到价格低廉，往往优先选择卡那霉素。WHO 制定的第 4 版《结核病治疗指南》[4]中将卡那霉素、阿米卡星、卷曲霉素、链霉素和左氧氟沙星列为第 2 组 PDR-TB 治疗药物,并指出如果有药敏试验结果或疑似药敏试验结果记录,则患者应注射第 2 组注射剂。由于耐药 TB 患者的链霉素耐药率很高,因此在氨基糖苷类药物中,阿米卡星或卡那霉素作为首选的注射剂。WHO 2014 年公布的《耐药结核病规划管理指南伙伴手册》[2]中推荐卡那霉素、阿米卡星或者卷曲霉素作为治疗 PDR-TB 的第一选择用药,明确指出所有耐药 TB 患者强化期均应选择一种二线注射类药物,除非药敏试验结果证实耐药或高度怀疑耐药。在制订方案 PDR-TB 时,第 2 组注射类药物的使用应每日 1 次,如果药物不良反应比较明显,可以采取间断使用的方法(如每周 3 次),最好可以用至痰培养转阴。意大利 2016 年推出的《儿童耐药性结核病的管理建议》[6]将卡那霉素列为第 2 组耐药 TB 治疗药物,推荐剂量为 15~30mg/kg 每日 1 次,每日总量不超过 1 000mg。卡那霉素为氨基糖苷类抗生素,是 WHO 推荐的注射用抗结核药,也是治疗 PDR-TB 的核心二线药物。国内外的卡那霉素的说明书中未见有 TB 适应证,且卡那霉素说明书中的疗程通常不超过 14 日;而在 PDR-TB 治疗中,抗结核药注射剂最少使用 6 个月,有时视情况可延长至 24 个月,这远远超过说明书中的用药疗程。

(4)剂量推荐范围

1)莫西沙星:用量为 7.5~10mg/(kg·d),成人为 0.4g/d,每日量 1 次或分次服用,以 1 次顿服为佳。

2)卡那霉素:①成人 15~20mg/(kg·d),不超过 1.0g/d。体重 <50kg 者 0.5g/d,体重 ≥50kg 者 0.75g/d,不宜超过 1.0g/d。②儿童 15~30mg/(kg·d),不超过 1.0g/d,每周 5~7 次。③老年人 0.5g/d 或 0.75g,隔日 1 次。④肾功能不全患者 12~15mg/(kg·d),每周 3 次。用药途径为深部肌内注射。

(5)超药品说明书用药作用机制

1)莫西沙星:通过对细菌拓扑异构酶Ⅱ(DNA 促旋酶)和拓扑异构酶Ⅳ的抑制作用阻断细菌 DNA 复制而起抗菌作用。

2)卡那霉素:参阅住院医嘱 1 阿米卡星。

(6)药物配伍:对氨基水杨酸异烟肼、卡那霉素、乙胺丁醇、莫西沙星、环丝氨酸联用治疗多耐药结核病。

维生素 B₆:防治环丝氨酸和对氨基水杨酸异烟肼使用过程中产生的神经系统不良反应。

还原型谷胱甘肽:处方中的对氨基水杨酸异烟肼等发生药物性肝损害的频率较高,使用还原型谷胱甘肽解毒、护肝。

雷尼替丁:采用雷尼替丁预防对氨基水杨酸异烟肼、乙胺丁醇、莫西沙星的胃肠道不良反应。

（7）黑框警告

1）莫西沙星：在所有年龄组中，氟喹诺酮类药物（包括莫西沙星）可致肌腱炎和肌腱断裂的风险增加；在60岁以上的老年患者，接受糖皮质激素治疗的患者和接受肾移植、心脏移植或肺移植的患者中，这种风险进一步增加。氟喹诺酮类药物可使重症肌无力患者的肌无力恶化，应避免已知重症肌无力病史的患者使用氟喹诺酮类药物。

2）卡那霉素

①由于氨基糖苷类药物在使用中的潜在毒性，接受任何途径的氨基糖苷类药物治疗的患者都应进行密切的临床观察。与其他氨基糖苷类药物一样，卡那霉素的毒性反应主要作用于听觉和第八对脑神经的前庭分支以及肾小管。已经证实，神经毒性表现为双侧听觉毒性且往往是永久性的，有时可表现为前庭耳毒性。患者的高频听力受损往往出现在明显的听觉损伤之前，可通过听力测试检查早期发现。没有明显的临床指征提示进展中的耳蜗损伤。可能出现眩晕，此为前庭损伤的征兆。其他神经毒性症状包括麻痹、皮肤刺痛、肌肉抽搐。听力减退的风险随着高峰或者高谷血药浓度的暴露程度而增加，且在停药后继续进展。

②肾功能受损的表现：肌酐清除率降低，出现细胞或者管型、少尿、蛋白尿、尿比重减小，或氮贮留增加（尿素氮、非蛋白氮或血肌酐升高）。

③肾功能损伤和大剂量或者长期接受治疗的肾功能正常的患者，发生重度耳毒性和肾毒性的风险明显增大。

④应密切监测肾以及第八对脑神经功能，尤其是在治疗开始时已知或者怀疑肾功能降低，以及最初肾功能正常但是治疗期间出现肾功能损伤的患者。为保证足够的治疗水平同时避免潜在的毒性反应，应监测非胃肠道给药的氨基糖苷类药物的血药浓度。检查尿比重的减少、分泌的蛋白质的增加，以及细胞或者管型的出现。定期检查尿素氮、血肌酐或者肌酐清除率。对老年人，尤其是高危患者应进行听电图检查。如出现耳毒性（头晕、眼花、耳鸣和听力丧失）或肾毒性，应调整剂量或者停药。

⑤卡那霉素与麻醉药和肌肉松弛药同时腹腔注入可能引起神经肌肉阻滞和呼吸麻痹。已报道胃肠外注射或口服氨基糖苷类药物可引起神经肌肉阻滞。氨基糖苷类通过任何途径给药均应考虑发生神经肌肉阻滞和呼吸麻痹的可能性，尤其是同时接受麻醉药，神经肌肉阻滞剂如筒箭毒箭、琥珀胆碱、十烃季胺，或大量滴注枸橼酸抗凝血的患者。如出现神经肌肉阻滞，钙盐能减轻症状，但可能有必要使用机械呼吸辅助。

⑥卡那霉素不宜与其他潜在肾毒性和/或神经毒性药物，尤其是多黏菌素B、杆菌肽、黏菌素、两性霉素B、顺铂、万古霉素，以及所有其他氨基糖苷类

（包括巴龙霉素）合用，或先后连续局部或全身应用，以免毒性叠加。此外，高龄和脱水也可能导致患者毒性风险增加。

⑦卡那霉素不宜与强效利尿药（如依他尼酸、呋塞米或甘露醇）同时使用。某些利尿药本身可引起耳毒性，静脉注射利尿药可通过改变血浆和组织中的抗菌药浓度而增加氨基糖苷类药物的毒性。

（8）禁忌证

1）莫西沙星：①已知对莫西沙星的任何成分，或其他喹诺酮类，或任何辅料过敏者；②孕妇和哺乳期妇女；③儿童和发育阶段的青少年。

2）卡那霉素：①禁用于听神经障碍及肾功能不良者；②禁止与强效利尿药并用，禁止胸腔注射、腹腔注射，避免呼吸抑制；③禁用于对卡那霉素或其他氨基糖苷类药物过敏者。

（9）注意事项

1）莫西沙星：①肾功能受损包括透析患者应用莫西沙星不需减量；②莫西沙星可以与食物一同服用，但是需要注意在服用该药前2小时或服用后4小时，不要服用乳制品、抗酸药（尤其是含铝类药物）、维生素、硫糖铝等可能影响吸收的食物或药品。

2）卡那霉素：①由于与链霉素等氨基糖苷类药物有单向交叉耐药性，故需注意临床用药顺序，链霉素耐药时再考虑采用本药。②使用本品需注意定期进行尿常规、肾功能和电解质检测。③停药后发生听力减退、耳鸣或耳部饱满感，提示可能为耳毒性，必须引起注意。④氨基糖苷类药物的毒性与其血药浓度密切相关。为了防止血药浓度骤然升高，本品规定只可肌内注射和静脉滴注，有呼吸抑制作用，不可静脉注射，以防意外。

（10）用药交代及用药教育：对氨基水杨酸异烟肼、乙胺丁醇、莫西沙星每日定时早晨空腹服用。为减少药物之间的相互作用，服用抗结核药后至少间隔2小时再服用雷尼替丁、还原型谷胱甘肽。雷尼替丁每日2次于清晨和睡前服用。服用环丝氨酸期间如果出现头痛、易怒、睡眠障碍、有进攻性、抑郁、意识模糊、眩晕、不安、焦虑等精神症状，应立即联系医师。环丝氨酸胶囊的剂量为0.75g/d，分2次使用，推荐上午服用0.25g和晚上服用0.5g。卡那霉素注射液应该每日注射1次，如果出现明显的不良反应，可适当降低频次（每周3次），最好可以用至痰培养转阴。注射卡那霉素期间出现头晕、眼花、耳鸣、听力丧失等耳毒性或者少尿、蛋白尿等肾毒性症状，应咨询医师调整剂量或者停药。定期复查肝肾功能，进行听力以及视力检查。

（刘春霞　吴巧利）

参考文献 ▶▶▶

［1］World Health Organization. Global tuberculosis report 2017. Geneva：World Health Organization，2017.

［2］World Health Organization. Companion handbook to the WHO guidelines for the programmatic management of drug-resistant tuberculosis. WHO/HTM/TB/2014. 11. Geneva：World Health Organization，2014.

［3］CROFTON J W，CHAULET P，MAHER D. Guidelines for the management of drug-resistant tuberculosis. Geneva：World Health Organization，1997.

［4］World Health Organization. Guidelines for treatment of tuberculosis. 4th ed. Geneva：World Health Organization，2010.

［5］中国防痨协会．耐药结核病化学治疗指南（2015）．中国防痨杂志，2015，37（05）：421-469.

［6］GALLI L，LANCELLA L，GARAZZINO S，et al. Recommendations for treating children with drug-resistant tuberculosis. Pharmacological research，2016，105：176-182.

［7］中华医学会结核病学分会，《中华结核和呼吸杂志》编辑委员会．抗结核药物所致药物性肝损伤诊断与处理专家建议．中华结核和呼吸杂志，2013，36（10）：732-736.

［8］MENZIES D. Canadian tuberculosis standards. 7th ed. Center for Communicable Disease and Infection Control，Public Health Agency of Canada，2014.

［9］中国防痨协会．耐药结核病化学治疗指南（2009）．中国防痨杂志，2010，32（04）：181-198.

［10］JARAMILLO E. Guidelines for the programmatic management of drug-resistant tuberculosis. Geneva：World Health Organization，2008.

［11］World Health Organization. Guidelines for the programmatic management of drug-resistant tuberculosis-2011 update. Geneva：World Health Organization，2011.

第二节　幽门螺杆菌根除治疗

一、概述

幽门螺杆菌（*Helicobacter pylori*，Hp）是从胃黏膜中分离出来的一种弯曲杆菌。Hp 感染是慢性胃炎、消化性溃疡的主要致病因素，并与胃黏膜相关淋巴组织（MALT）淋巴瘤及胃癌的发生密切相关。除此之外，有证据表明，幽门螺杆菌与不明原因缺铁性贫血、特发性血小板减少性紫癜（ITP）和维生素 B_{12} 缺乏的发病相关。对这些疾病,应该检测和根除幽门螺杆菌。近年来,Hp 感染率在高度工业化、经济发展较快的国家和地区呈下降趋势,中东、非洲的发展中国家和新兴工业化国家感染率保持相对稳定,2015 年报告全球 Hp 感染率为 60.3%,Hp 感染率在不同地区、不同种族、不同人群之间的差异很大,非洲(79.1%)、拉丁美洲和加勒比海地区(63.4%)、亚洲(54.7%)感染率最高,北美洲(37.1%)和大洋洲(24.4%)感染率最低[1]。一项分析 2000—2017 年 73 个国家 183 项流行病学研究的系统性评价指出,发展中国家 Hp 感染率为 50.8%,发达国家为 34.7%[2]。在我国,有 meta 分析显示,我国 Hp 感染率在 2008—2014 年由 56.6% 降为 41.1%,小于 20 岁的人群患病率最低(31.9%),40~49 岁患病率最高(42.5%),少数民族的患病率高于汉族,分别为 58.9% 及 40.8%[3]。根除 Hp 可以防止溃疡复发,世界卫生组织已将 Hp 定为胃癌的 I 类致癌因子。

目前 Hp 根除治疗方法主要有抗菌药根除疗法、联合应用微生态制剂、中药治疗、免疫防治等。除抗菌药根除疗法外,其他措施尚待更多的研究结果证实。抗菌药根除的方案很多,根据药物性质不同,可以分为两大类:一类含铋制剂;另一类含质子泵抑制剂(protonpump inhibitor,PPI)或 H_2 受体拮抗剂(H_2 receptor antagonist,H_2RA)。根据药物组合情况,可分为二联、三联及四联疗法。由于二联方案的根除率较低,且复发率高,几乎已被废弃。目前国内外学者一致推荐的一线方案是标准剂量的 PPI(P)或枸橼酸铋雷尼替丁(RBC)或铋剂(B)+2 种抗生素的三联疗法。随着 Hp 的耐药率上升,标准三联方案的根除率已低于或者远低于 80%,三联疗法的疗程从 7 日延长至 10 或 14 日,根除率仅能提高约 5%。标准三联疗法中推荐的 PPI 为奥美拉唑、泮托拉唑、埃索美拉唑、兰索拉唑、雷贝拉唑,抗生素主要包括阿莫西林(A)、克拉霉素(C)、甲硝唑(M)及呋喃唑酮(F)。我国 Hp 耐药率普遍较高,克拉霉素耐药率已达 20%~40%,甲硝唑耐药率 >60%,左氧氟沙星耐药率已与克拉霉素耐药率相当。此外,这些抗菌药物的双重或三重耐药率也较高[4-5]。耐药性显著影响根除率。在 Hp 高耐药率背景下,经典的铋剂四联方案(即 PPI+ 铋剂 +2 种抗生素的四联疗法)的疗效再次得到确认。在最新的 Maastricht-5 共识[6]中,在克拉霉素耐药率高(>15%)的地区,推荐铋剂四联疗法或非铋剂四联伴同疗法(PPI+ 阿莫西林 + 克拉霉素 + 甲硝唑)。在克拉霉素和甲硝唑高双重耐药率地区,推荐铋剂四联方案作为一线疗法;在克拉霉素耐药率低的地区除推荐标准三联疗法外,也推荐铋剂四联疗法作为一线方案。经典四联疗法中的抗菌药建议主要采用甲硝唑、四环素(T)和呋喃唑酮等。为了提高 Hp 根除率,近年来国际上又推荐了一些根除方案,包括序贯疗法(sequential therapy)[前 5 日 PPI+ 阿莫西林(PA),后 5 日 PPI+ 克拉霉素 + 甲硝唑(PMC),共 10 日)、伴同疗法(concomitant therapy)[同时服用 PPI+ 克拉霉素 + 阿莫西林 + 甲硝唑（PAMC）］、含氟喹诺酮类三联疗法、含利福布汀三联疗法和含阿奇霉素三联疗法。伴同疗法需要同时服用 3 种抗菌药，不仅有可能增加抗菌药的不良反应，还使治疗失败后抗菌药的选择余地减小。因此，除非有铋剂使用禁忌，否则不推荐伴同疗法。含氟喹诺酮类三联疗法在我国多中心随机对照临床研究中也未显示出优势[7]，这与我国的氟喹诺酮类药物耐药率高有关。最近几年，研究发现利福布汀能有效治疗多耐药 Hp 感染，Maastricht-3 共识中[8]将其列为三线治疗药物。为了避免对分枝杆菌产生耐药性，利福布汀应仅限用于三联和四联疗法治疗无效的患者。此外，利福布汀的高费用也限制了它的应用。除上述药物外，Hp 疫苗是正在探索的选择之一。自 1999 年以来，已有多种疫苗接受测试，最新的一种口服重组 Hp 疫苗在 6~15 岁中国儿童中进行了随机、双盲、安慰剂对照的Ⅲ期临床试验，主要终点为接种后的头 12 个月内出现 Hp 感染，在 4、8、12、24 和 36 个月时随访患儿。研究得出结论，口服重组疫苗在未感染 HP 的儿童中有效、安全、可产生免疫性[9]。除此之外，另一类新型的抑酸类新药如钾离子竞争性酸阻滞剂（P-CABs）在 2014 年消化疾病周期间展示的Ⅲ期临床试验结果显示，P-CABs 相对于 PPI（兰索拉唑）安全且有效。与常规 PPI 相比，该药起效非常快。但是，P-CABs 目前只在日本使用[10]。抗菌药根除疗法强调个体化治疗，方案、疗程和药物的选择需考虑既往抗菌药应用史、药物过敏史和潜在不良反应、根除适应证、伴随疾病和年龄等。

二、幽门螺杆菌根除治疗超药品说明书用药情况及循证证据

（一）NMPA 批准用于根除 Hp 的药品

NMPA 批准用于根除 Hp 的药品主要有 PPI、铋剂、抗菌药和枸橼酸铋雷尼替丁 4 类。有根除 Hp 适应证的抗菌药包括克拉霉素、阿莫西林、呋喃唑酮、甲硝唑。

由于厂家上市前研究的差异，有些具有相同成分的药品并不都有根除 Hp 的适应证。如枸橼酸铋钾片（必诺片）的说明书中有根除 Hp 的适应证，而枸橼酸铋钾片（丽珠得乐）的说明书中则无根除 Hp 的适应证；阿莫西林（阿克林、再林、珍棒）的说明书中有根除 Hp 的适应证，而阿莫西林（阿莫仙、阿莫灵）则无根除 Hp 的适应证。

（二）国内药品说明书外用法用于根除 Hp 的药品

目前国内临床根除 Hp 属药品说明书外用法的抗菌药主要有左氧氟沙星、利福布汀等（表 24-2）。

表 24-2 国内药品说明书外用用法用于根除 Hp 的药品常用用法及循证证据*

药品名称	国内已批准的适应证	规格	用法用量	原研国说明书	有效性等级	推荐级别	证据强度
					依据及其等级**		
盐酸左氧氟沙星片	本品适用于敏感菌所引起的下列中至重度感染：呼吸系统感染，如急性支气管炎、慢性支气管炎急性发作、弥漫性细支气管炎、支气管扩张合并感染、肺炎、扁桃体炎（扁桃体周脓肿）；泌尿系统感染，如肾盂肾炎、复杂性尿路感染等；生殖系统感染，如急性前列腺炎、急性附睾炎、宫腔感染、子宫附件炎、盆腔炎（疑有厌氧菌感染时可合用甲硝唑）；皮肤软组织感染，如传染性脓疱病、蜂窝织炎、淋巴管（结）炎、皮下脓肿、肛周脓肿等；肠道感染，如细菌性痢疾、感染性肠炎、沙门菌属肠炎、伤寒及副伤寒；败血症、粒细胞减少及免疫功能低下患者的各种感染；其他感染，如乳腺炎、外伤、烧伤及手术后伤口感染、胆囊炎、胆管炎、骨与关节感染（必要时合用甲硝唑）、腹腔感染以及五官科感染等	按 $C_{18}H_{20}FN_3O_4$ 计 0.1g/片	500mg，每日 1 次；或 200mg，每日 2 次	美国 FDA 未批准左氧氟沙星用于治疗胃肠道 Hp 感染	无	无	无
利福布汀胶囊	与其他抗结核药联合用于分枝杆菌感染所致的疾病，如结核及与-胞内分枝杆菌复合群（MAC）感染	0.15g/粒	150mg，每日 2 次	美国 FDA 未批准利福布汀用于治疗成人或儿童胃肠道 Hp 感染	成人：Class Ⅱa	成人：Class Ⅱb	成人：Category B

注：* 临床提供证据来源[5,10-11]；** 证据等级分级来自美国 Micromedex 数据库。

三、处方评价示例

（一）住院医嘱 1

【病史摘要】

患者,男,56 岁,既往有上消化道出血史,长期自服抗感冒药。因"半天前呕吐咖啡样物 3 次"入院,起病前 1 周因感冒服用"抗感冒药"(具体不详),呕吐物无混血块,量共约 400ml,伴头晕、心悸、冒冷汗、晕倒在地数次,间有反酸、嗳气,无胃灼热感、吞咽困难,无腹痛、腹胀,无排黑粪及便血,拟诊"上消化道出血"收治入院。胃镜结果:①复合性溃疡(十二指肠球部溃疡,H2 期 + 胃窦多发性溃疡,A1 期);②慢性浅表性胃炎伴糜烂,以胃窦为主。¹³碳尿素呼气试验阳性。血清 Hp 抗体检测阳性。

【诊断】

复合性溃疡伴出血。

【医嘱】

(1) 雷贝拉唑钠肠溶胶囊:10mg,口服,每日 2 次。

(2) 铝镁加混悬液:15ml,口服,每日 3 次。

(3) 替普瑞酮胶囊:50mg,口服,每日 3 次。

(4) 盐酸左氧氟沙星片:200mg,口服,每日 2 次。

(5) 阿莫西林胶囊:1g,口服,每日 2 次。

(6) 枸橼酸铋钾胶囊:0.6g,口服,每日 2 次。

【处方评价】

(1) 超说明书药品及类别:盐酸左氧氟沙星分散片(超适应证)。

(2) 循证分级情况:美国 FDA 未批准左氧氟沙星用于胃肠道 Hp 感染。Micromedex 中没有关于左氧氟沙星治疗 HP 感染的评价,其有效性等级、推荐级别、证据强度需要进行系统化的循证药学评价。

(3) 指南推荐情况:左氧氟沙星属于氟喹诺酮类药物,美国 FDA 并未批准左氧氟沙星用于根除 Hp 的治疗,一般与 PPI 和阿莫西林或者克拉霉素或呋喃唑酮构成三联方案用于根除 Hp 失败的补救治疗,也可以与铋剂、PPI、阿莫西林或者克拉霉素组成四联方案用于初始治疗或者再次治疗。我国的氟喹诺酮类药物耐药率较高,左氧氟沙星对于 Hp 的耐药率达到 20%~50%,治疗失败后易产生耐药性,因此原则上含左氧氟沙星方案治疗失败后,不推荐在后续治疗方案中重复应用左氧氟沙星。2010 年 WGO 全球指南[11]推荐含左氧氟沙星三联方案(PAL、PFL)作为含克拉霉素方案根除失败后的二线治疗方案,以及含克拉霉素根除方案和四联方案根除失败的三线治疗方案。在 Maastricht-5 共识[6]中推荐,在含铋剂四联方案或 PPI- 克拉霉素三联方案或非铋剂四联方案治疗失败后,推荐含左氧氟沙星三联或者四联疗法作为二线治疗方案。在2016年《多伦多共识:成人幽门螺旋杆菌感染的治疗》[12]中,推荐含左氧氟沙星方案作为 Hp 根除失败患者的再次治疗,疗程为 14 日,推荐剂量为 500mg 每日 1 次。对于含左氧氟沙星根除 Hp 治疗失败的患者,不建议采用含左氧氟沙星的方案用于后续的根除治疗。2017 年美国 ACG 临床指南[13]指出,如果患者既往接受含克拉霉素的一线治疗,补救治疗可用铋剂四联疗法或左氧氟沙星方案;如果患者既往一线用铋剂四联疗法,优先选择含克拉霉素或左氧氟沙星的补救治疗方案,强烈推荐 14 日左氧氟沙星三联疗法作为补救治疗方案,左氧氟沙星的用法用量为 500mg 每日 1 次。

2017 年更新的《第五次全国幽门螺杆菌感染处理共识报告》[14]推荐铋剂四联(PPI+ 铋剂 +2 种抗菌药物)作为主要的经验性治疗根除 Hp 方案。然而,目前我国 Hp 左氧氟沙星耐药率已达 20%~50%。为了尽可能提高初次治疗根除率,不推荐含左氧氟沙星方案用于初次治疗,可用于作为初次治疗失败的补救治疗备选。左氧氟沙星的用法用量为 500mg 每日 1 次或 200mg 每日 2 次,推荐疗程为 10 或 14 日。

(4)剂量推荐范围:盐酸左氧氟沙星片 500mg,每日 1 次;或 200mg,每日 2 次。

(5)超药品说明书用药作用机制:通过与细菌的 DNA 解旋酶和拓扑异构酶Ⅳ结合,干扰细菌 DNA 复制而发挥作用。通常,对于革兰氏阴性菌,此类药物作用的首要靶位是 DNA 解旋酶;而对革兰氏阳性菌,首要靶位是拓扑异构酶。

(6)药物配伍:盐酸左氧氟沙星片与阿莫西林胶囊、雷贝拉唑钠肠溶胶囊、枸橼酸铋钾胶囊组成铋剂四联方案,用于根除 Hp 的初始治疗。在我国 2017 年更新的《第五次全国幽门螺杆菌感染处理共识报告》中[14]推荐该四联方案用于根除 Hp 的初始治疗或者补救治疗。

铝镁加混悬液口服后可中和胃酸,并可在炎症处的溃疡表面形成保护膜,抵御胃酸侵袭而具有收敛作用。替普瑞酮胶囊可以增加和改善胃黏膜血流,保护胃黏膜。在我国 2016 年《消化性溃疡诊断与治疗规范》中[15]指出,对于老年人消化性溃疡、难治性溃疡、巨大溃疡和复发性溃疡,建议在抑酸、抗 Hp 治疗的同时,联合应用胃黏膜保护剂。铝镁加混悬液和替普瑞酮胶囊均有保护胃黏膜的作用,可以提高消化性溃疡的愈合质量,有助于减少溃疡的复发。

(7)黑框警告:在所有年龄组中,氟喹诺酮类药物(包括氧氟沙星)可致肌腱炎和肌腱断裂的风险增加;在 60 岁以上的老年患者,接受糖皮质激素治疗的患者和接受肾移植、心脏移植或肺移植的患者中,这种风险进一步增加。氟喹诺酮类药物可使重症肌无力患者的肌无力恶化,应避免已知重症肌无力病史的患者使用氟喹诺酮类药物。

（8）禁忌证：对喹诺酮类药物过敏者、孕妇及哺乳期妇女、18岁以下患者禁用。

（9）注意事项

1）中枢神经系统影响：已知或怀疑患者患有容易发生癫痫或癫痫发作阈值降低（例如严重的脑动脉硬化、癫痫）的中枢神经系统疾病，或存在其他危险因素而容易发生癫痫或癫痫发作阈值降低（例如使用某些药物治疗肾功能不全）的患者应慎用左氧氟沙星。

2）Q-T间期延长。

3）血糖紊乱：与其他氟喹诺酮类抗生素相同，曾有关于血糖紊乱如症状性高血糖和低血糖的报道，这种情况多发生于同时口服降血糖药（如格列本脲）或使用胰岛素的糖尿病患者。因此对于此类患者，建议应密切监测其血糖变化情况。

4）光敏感性／光毒性：用药后避免日光照射。

（10）用药交代及用药教育：告知患者雷贝拉唑钠肠溶胶囊、枸橼酸铋钾胶囊、阿莫西林胶囊、盐酸左氧氟沙星片4种药物应足量、足疗程、规范化治疗，以免导致根除治疗失败。患者诊断为Hp阳性的复合性溃疡，常规根除Hp的疗程结束之后，抑酸剂雷贝拉唑钠肠溶胶囊应该继续使用至消化性溃疡的治疗疗程结束。枸橼酸铋钾胶囊需要在酸性环境下才能发挥作用，所以不能和PPI同时服用，建议餐前半小时服用，每次服药后刷牙和舌面、用清水漱口，防止舌面着色。替普瑞酮胶囊分三次饭后口服。告知糖尿病患者口服左氧氟沙星期间汇报血糖控制不佳的症状，建议进行更频繁的血糖监测。建议患者每天在口服左氧氟沙星的同时多饮水，防止尿液浓缩和结晶形成。铝镁加混悬液会与左氧氟沙星发生相互作用，建议服用铝镁加混悬液时，提前或者延后2小时服用左氧氟沙星。

（二）住院医嘱2

【病史摘要】

患者，女，44岁，既往消化性溃疡史（Hp阳性），先后采用PAMC（PPI+阿莫西林+甲硝唑+克拉霉素）、PAL（PPI+阿莫西林+左氧氟沙星）、PBMT（PPI+铋剂+甲硝唑+四环素）方案行根除Hp治疗。因"1天前始无明显诱因出现排黑色柏油样成形便，共排3次，每次量约200g"入院，伴头晕、乏力，活动后明显，无呕血，无胸闷、胸痛，无心悸、气促，无发热、咳嗽、咯血，无晕厥、抽搐。大便常规示潜血试验阳性（+）；胃镜示①十二指肠球部溃疡（A1期）；②慢性浅表性胃炎，以胃窦为主。^{13}碳尿素呼气试验阳性，表明Hp根除失败。药敏试验结果表明对甲硝唑、克拉霉素以及左氧氟沙星耐药。

【诊断】

十二指肠球部溃疡伴出血。

【医嘱】

（1）雷贝拉唑钠肠溶胶囊：10mg，口服，每日 2 次。

（2）阿莫西林胶囊：1g，口服，每日 2 次。

（3）利福布汀胶囊：150mg，口服，每日 2 次。

（4）硫糖铝混悬凝胶：1g，口服，每日 2 次。

【处方评价】

（1）超说明书药品及类别：利福布汀胶囊（超适应证）。

（2）循证分级情况：美国 FDA 未批准利福布汀用于胃肠道 Hp 感染。Micromedex 中关于利福布汀治疗 Hp 感染的推荐为有效性等级 Class Ⅱa，推荐级别 Class Ⅱb，证据强度 Category B。

（3）指南推荐情况：利福布汀是利福霉素衍生物，1992 年被美国 FDA 批准用于治疗和预防发生在 AIDS 患者中的鸟分枝杆菌感染。在 Hp 高耐药背景下，国外有指南推荐含利福布汀三联方案[PPI+ 利福布汀 + 阿莫西林（PAR）]用于治疗三联和四联疗法治疗无效的多耐药 Hp 感染患者。2010 年WGO 全球指南[11]推荐含利福布汀三联方案 PAR 作为含克拉霉素根除方案和含铋剂四联方案根除失败的三线治疗方案。在 2012 年 Maastricht-4 共识中指出，在二线治疗方案根除失败后，根据药敏试验结果，后续的三线治疗方案中可以选用利福布汀。更新的 2016 年 Maastricht-5[6]中，一线治疗（基于克拉霉素）和二线治疗（经典铋剂四联方案）失败后，推荐含氟喹诺酮类药物的方案，在已知氟喹诺酮类药物高耐药率地区，可考虑铋剂与不同抗菌药或利福布汀组合的补救治疗。2017 年美国 ACG 临床指南[13]中指出，对于既往接受克拉霉素三联疗法或者铋剂四联疗法失败的患者，若青霉素过敏为阴性，无论是否有氟喹诺酮类药物的暴露史，均可选用 10 日疗程的利福布汀三联疗法作为补救方案，用法用量为 300mg 每日 1 次。加拿大 2016 年共识[12]中，推荐含利福布汀方案仅限于 3 种推荐治疗方案失败后的患者的根除治疗。目前的证据表明，含利福布汀方案 10 日疗程的治疗效果优于 7 日，但是 14 日疗程的治疗效果并未显示出明显优势，而且可能会增加不良反应，因此推荐治疗疗程为 10日。但是接受利福布汀方案的患者可能面临多次治疗失败的结果，因为利福布汀方案用于补救治疗的 Hp 根除率低。除此之外，不良反应尤其是脊髓毒性也是需要考虑的因素，而且高费用也限制了它的应用。且为了避免对分枝杆菌产生耐药性，应该严格限制利福布汀的使用条件。

（4）剂量推荐范围：利福布汀 150mg，每日 2 次；或 300mg，每日 1 次。

（5）超药品说明书用药作用机制：利福布汀的抗微生物活性是通过抑制

细菌 DNA 依赖的 RNA 聚合酶,从而抑制转录,最终抑制蛋白质合成而发挥作用。利福布汀是一种广谱抗菌药,抗菌谱包括分枝杆菌(麻风分枝杆菌、结核分枝杆菌以及非典型分枝杆菌)、各种革兰氏阳性菌和革兰氏阴性菌、沙眼衣原体和弓形虫。

(6)药物配伍:利福布汀胶囊与阿莫西林胶囊、雷贝拉唑钠肠溶胶囊组成三联方案用于三联和四联疗法治疗鸟分枝杆菌无效的多耐药 Hp 感染患者。

硫糖铝混悬凝胶为胃黏膜保护剂,与抑酸剂、根除 Hp 的抗菌药合用,以提高溃疡愈合质量和减少复发。

(7)禁忌证:禁用于对利福布汀及其他利福霉素类过敏的患者。

(8)注意事项

1)由于利福霉素类对肝药酶有诱导作用,可能导致肝功能异常,应用本品过程中应定期检查肝功能。

2)利福布汀可能导致白细胞和血小板数减少,应用过程中应定期进行血常规检查。

3)合并严重肾功能损害者的剂量应减半,而轻至中度肾功能损害者不需调整剂量。

4)逾量处理:洗胃后向胃内注入药用炭糊,可以帮助吸收胃肠道内残存的药物。由于 85% 的利福布汀与蛋白结合,它广泛分布在组织内,很少通过尿道排泄,因此血液透析和利尿都不能有效减少患者体内残存的药物。

(9)用药交代及用药教育:告知患者雷贝拉唑钠肠溶胶囊、阿莫西林胶囊、利福布汀胶囊 3 种药物应足量、足疗程、规范化治疗,以免导致根除治疗失败。常规根除 Hp 的疗程结束之后,抑酸剂雷贝拉唑钠肠溶胶囊应该继续使用至消化性溃疡的治疗疗程结束。硫糖铝混悬凝胶在酸性环境中才能发挥作用,不能与雷贝拉唑钠肠溶胶囊同时服用,建议餐前半小时服用,可增加与溃疡面的接触。告知患者服用利福布汀后,大小便、唾液、痰液、泪液等可呈橙红色,该现象为正常现象,不用担心。提醒患者,利福布汀可能会引起皮疹、腹泻、味觉改变、消化不良,甚至恶心,如果容易出现恶心症状,可与食物同服。告知患者利福布汀与多种药物有相互作用,如果服用处方外的药物,服用前应咨询医师。利福布汀可能影响口服避孕药的功效,服药期间采用其他方法避孕。

(刘春霞　吴巧利)

参考文献 ▶▶▶

[1] HOOI J K Y,LAI W Y,NG W K,et al. Global prevalence of Helicobacter pylori infection:

systematic review and meta-analysis. Gastroenterology,2017,153（2）:420-429.

［2］ZAMANI M,EBRAHIMTABAR F,ZAMANI V,et al. Systematic review with meta-analysis: the worldwide prevalence of Helicobacter pylori infection. Alimentary pharmacology & therapeutics,2018,47（7）:868-876.

［3］WANG R,ZHANG M G,CHEN X Z,et al. Risk population of Helicobacter pylori infection among Han and Tibetan ethnicities in western China:a cross-sectional,longitudinal epidemiological study. The lancet,2016,388:S17.

［4］ZHOU L Y,ZHANG J Z,SONG Z Q,et al. Tailored versus triple plus bismuth or concomitant therapy as initial Helicobacter pylori treatment:a randomized trial. Helicobacter,2016,21（2）:91-99.

［5］ZHANG Y X,ZHOU L Y,SONG Z Q,et al. Primary antibioticresistance of Helicobacter pyloristrains isolated frompatients with dyspeptic symptoms in Beijing:a prospectiveserial study. World Journal of gastroenterology,2015,21（9）:2786-2792.

［6］MALFERTHEINER P,MEGRAUD F,O'MORAIN C A. Management of Helicobacter pylori infection-the Maastricht Ⅴ/Florence Consensus Report. Gut,2017,66（1）:6-30.

［7］成虹,胡伏莲,张国新,等 . 含左氧氟沙星三联疗法一线治疗幽门螺杆菌感染:多中心随机对照临床研究 . 中华医学杂志,2010,90（02）:79-82.

［8］MALFERTHEINER P,MEGRAUD F,O'MORAIN C,et al. Current concepts in the management of Helicobacter pylori infection:the Maastricht Ⅲ consensus report. Gut,2007,56（6）:772-781.

［9］ZENG M,MAO X H,LI J X,et al. Efficacy,safety,and immunogenicity of an oral recombinant Helicobacter pylori vaccine in children in China:a randomised,double-blind,placebo-controlled,phase 3 trial. The lancet,2015,386（10002）:1457-1464.

［10］HUNT R H,SCARPIGNATO C. Potassium-competitive acid blockers（P-CABs）:are they finally ready for prime time in acid-related disease? Clinical and translational gastroenterology,2015,6（10）:e119.

［11］HUNT R H,XIAO S D,MEGRAUD F,et al. Helicobacter pylori in developing countries. World Gastroenterology Organisation Global Guidelines. Journal of gastrointestinal and liver diseases,2011,20（3）:299-304.

［12］FALLONE C A,CHIBA N,VAN ZANTEN S V,et al. The Toronto consensus for the treatment of Helicobacter pylori infection in adults. Gastroenterology,2016,151（1）:51-69. e14.

［13］CHEY W D,LEONTIADIS G I,HOWDEN C W,et al. ACG clinical guideline:treatment of Helicobacter pylori infection. The American journal of gastroenterology,2017,112（2）:212-239.

［14］中华医学会消化病学分会幽门螺杆菌和消化性溃疡学组,全国幽门螺杆菌研究协作

组,上海交通大学医学院附属仁济医院消化科,等.第五次全国幽门螺杆菌感染处理共识报告.胃肠病学,2017,22(06):346-360.

[15] 中华消化杂志编委会,上海交通大学医学院附属瑞金医院消化科.消化性溃疡诊断与治疗规范(2016年,西安).中华消化杂志,2016,36(08):508-513.

第三节　细菌性脑膜炎

一、概述

细菌性脑膜炎(bacterial meningitis,BM)是指因细菌感染所致的包裹大脑和脊髓的保护薄膜的一种急性炎症,具有高发病率和高死亡率的特点,成人常见,儿童患者尤多。BM 的典型症状即发热、头痛,往往伴有呼吸道感染或咽痛,同时还存在颈项强直与呕吐。成人可在 24 小时内陷入重危病态,儿童的病程进展甚至可以更快。在大龄儿童与成人中,意识状态从易激惹、错乱、昏沉、木僵,逐步发展到昏迷,可出现抽搐发作与脑神经病变。BM 在西方国家每年发病率在 0.02‰~0.05‰,而发展中国家的发病率则为西方国家的 10 倍[1]。BM 是世界前 10 位感染导致死亡的病因之一[2],同时 30%~50% 的患者会有永久性神经系统后遗症[3-4]。在具有免疫功能活性的婴儿(>4 周)、儿童以及成人中,肺炎链球菌和脑膜炎奈瑟菌是导致 BM 的最主要的 2 种病原菌,约占 BM 总数的80%;其次为单核细胞性李斯特菌和葡萄球菌;革兰氏阴性杆菌(包括大肠埃希菌、克雷伯菌、肠杆菌和铜绿假单胞菌)引起的 BM 占不到总数的10%。在婴儿和幼童中,脑膜炎主要是由流感嗜血杆菌感染所致,但由于流感嗜血杆菌 B 疫苗(Hib)在全世界范围内的推广接种,BM 的发病率已较低。在免疫功能不全的患者中,BM 的主要致病菌为肺炎链球菌、单核细胞性李斯特菌、革兰氏阴性杆菌以及铜绿假单胞菌。多种病原菌混合感染的情况只占 BM 总数的 1%,常见于免疫功能抑制的患者,以及头盖骨破裂、连通外部的硬脑膜瘘管、脑膜外相关感染(如耳炎、鼻窦炎)和神经外科术后等[5]。

临床上用于治疗 BM 的抗菌药主要有以下几类:①青霉素类,如青霉素钠、阿莫西林、氨苄西林等;②头孢菌素类,如头孢曲松、头孢噻肟、头孢吡肟;③糖肽类,如万古霉素、达托霉素;④碳青霉烯类,如美罗培南;⑤氟喹诺酮类,如莫西沙星、环丙沙星;⑥利福平;⑦氯霉素;⑧噁唑烷酮类,如利奈唑胺;⑨磷霉素。

由于急性细菌性脑膜炎,尤其是脑膜炎奈瑟菌性脑膜炎可以在数小时内引起死亡,因此必须及早作出正确诊断并进行紧急治疗。当怀疑为细菌性脑膜炎时,应立即给予抗菌药经验性治疗。2016 年欧洲临床微生物学会和感染病学会(ESCMID)更新的《急性细菌性脑膜炎的诊断与治疗指南》[6]中,BM 的抗菌药经验性治疗方案见表 24-3。

表 24-3　社区获得性细菌性脑膜炎的经验性抗菌治疗方案

患者分组	标准治疗方案	
	对青霉素的敏感性降低的肺炎链球菌	对青霉素敏感的肺炎链球菌
<1 个月的新生儿	阿莫西林 / 氨苄西林 / 青霉素联合头孢噻肟或阿莫西林 / 氨苄西林联合氨基糖苷类	
1 个月 ~18 岁	头孢噻肟或头孢曲松联合万古霉素或利福平	头孢噻肟或头孢曲松
18~50 岁	头孢噻肟或头孢曲松联合万古霉素或利福平	头孢噻肟或头孢曲松
>50 岁或者 18~50 岁有单核细胞性李斯特菌感染风险	头孢噻肟或头孢曲松联合万古霉素或利福平联合阿莫西林 / 氨苄西林 / 青霉素	头孢噻肟或头孢曲松联合阿莫西林 / 氨苄西林 / 青霉素

通过腰椎穿刺获得脑脊液涂片检查并培养确诊病原菌后，经验性治疗便可改为有针对性的抗感染治疗。2016 年 ESCMID 指南对于已知特殊病原体的 BM 的抗菌药针对性治疗方案见表 24-4。

二、细菌性脑膜炎超药品说明书用药情况及循证证据

（一）NMPA 批准用于治疗细菌性脑膜炎的药品
NMPA 批准用于治疗 BM 的抗菌药主要有以下几大类：青霉素类（如青霉素钠、阿莫西林和氨苄西林）、头孢菌素类（如头孢曲松和头孢噻肟）、糖肽类（如万古霉素）、碳青霉烯类（如美罗培南）等。

（二）国内药品说明书外用法用于治疗细菌性脑膜炎的药品
目前国内临床治疗 BM 属药品说明书外用法的抗感染药主要有青霉素钠、氨苄西林、阿米卡星和利福平（表 24-5）。

三、处方评价示例

（一）住院医嘱 1
【病史摘要】
患者，男，59 岁，以"神志不清伴发热 1 天"于 2014 年 9 月 17 日入院。患者家属于 2014 年 9 月 17 日 6:30 发现患者躺在床上神志不清，呼之不应，床

表 24-4　社区获得性细菌性脑膜炎的针对性抗菌治疗方案

病原菌		标准治疗方案	替代选择	持续时间
肺炎链球菌	青霉素敏感 (MIC<0.1μg/ml)	青霉素或者阿莫西林/氨苄西林	头孢噻肟、头孢曲松、氯霉素	10~14 天
	青霉素耐药 (MIC>0.1μg/ml),对第三代头孢菌素敏感 (MIC<2μg/ml)	头孢噻肟或头孢曲松	头孢吡肟、美罗培南、莫西沙星	10~14 天
	头孢菌素耐药 (MIC>2μg/ml)	万古霉素联合利福平;或万古霉素联合头孢噻肟或头孢曲松;或利福平联合头孢噻肟或头孢曲松	万古霉素联合莫西沙星、利奈唑胺	10~14 天
脑膜炎奈瑟菌	青霉素敏感 (MIC<0.1μg/ml)	青霉素或者阿莫西林/氨苄西林	头孢噻肟、头孢曲松、氯霉素	7 天
	青霉素耐药 (MIC>0.1μg/ml)	头孢噻肟或头孢曲松	头孢吡肟、美罗培南、环丙沙星或氯霉素	7 天
单核细胞性李斯特菌		阿莫西林或氨苄西林、青霉素	复方磺胺甲噁唑、莫西沙星、美罗培南、利奈唑胺	至少 21 天
流感嗜血杆菌	β-内酰胺酶阴性	阿莫西林或氨苄西林	头孢噻肟、头孢曲松或氯霉素	7~10 天
	β-内酰胺酶阳性	头孢噻肟或头孢曲松	头孢吡肟、环丙沙星、氯霉素	7~10 天
	β-内酰胺酶阴性但氨苄西林耐药	头孢噻肟或头孢曲松联合美罗培南	环丙沙星	7~10 天
金黄色葡萄球菌	甲氧西林敏感	氟氯西林、萘夫西林或苯唑西林	万古霉素、利奈唑胺、利福平、磷霉素、达托霉素	至少 14 天
	甲氧西林耐药	万古霉素	复方磺胺甲噁唑、利奈唑胺、利福平、磷霉素、达托霉素	至少 14 天
	万古霉素耐药 (MIC>2μg/ml)	利奈唑胺	利福平、磷霉素、达托霉素	至少 14 天

表 24-5 国内药品说明书外用法用于细菌性脑膜炎的药品常用用法及循证证据[*]

药品名称	国内已批准的适应证	规格	用法用量	原研国说明书	依据及其等级[**]		
					有效性等级	推荐级别	证据强度
注射用青霉素钠	青霉素适用于敏感菌所致的各种感染，如脓肿、菌血症、肺炎和心内膜炎等。其中青霉素为以下感染的首选药物：①溶血性链球菌感染，如咽炎、扁桃体炎、猩红热、丹毒、蜂窝织炎和产褥热等；②肺炎链球菌感染，如肺炎、中耳炎、脑膜炎和菌血症等；③不产青霉素酶葡萄球菌感染；④炭疽；⑤破伤风、气性坏疽等厌氧芽孢梭菌感染；⑥梅毒（包括先天性梅毒）；⑦钩端螺旋体病；⑧回归热；⑨白喉；⑩青霉素与氨基糖苷类药物联合用于治疗草绿色链球菌心内膜炎。青霉素亦可用于治疗：①流行性脑脊髓膜炎；②放线菌病；③淋病；④樊尚咽喉炎；⑤莱姆病；⑥多杀巴斯德菌感染；⑦鼠咬热；⑧李斯特菌感染；⑨除脆弱拟杆菌以外的许多厌氧菌感染。风湿性心脏病或先天性心脏病患者进行口腔、牙科、胃肠道或泌尿生殖道手术和操作前，可用青霉素预防感染性心内膜炎发生	0.12g（20万U）、0.24g（40万U）、0.48g（80万U）、0.6g（100万U）、0.96g（160万U）、2.4g（400万U）	成年人：2400万U/d，每4小时1次。婴幼儿：0.3万U/（kg·d），每4~6小时1次。新生儿：①0~7天者0.15万U/（kg·d），每8~12小时1次；②8~28天者0.2万U/（kg·d），每6~8小时1次	美国FDA已批准青霉素钠注射液用于治疗成人以及幼儿BM	成人：Class I 儿童：Class I	成人：Class Ⅱa 儿童：Class Ⅱa	成人：Category B 儿童：Category B

续表

药品名称	国内已批准的适应证	规格	用法用量	依据及其等级**			
				原研国说明书	有效性等级	推荐级别	证据强度
注射用氨苄西林钠	适用于敏感菌所致的呼吸道感染,胃肠道感染,尿路感染,软组织感染,心内膜炎,败血症,脑膜炎等	按 $C_{16}H_{19}N_3O_4S$ 计 0.5g、1.0g、2.0g	成人:12g/d,每 4 小时 1 次。婴幼儿:300mg/(kg·d),每 6 小时 1 次。新生儿:① 0~7 天者 150mg/(kg·d),每 8 小时 1 次;② 8~28 天者 200mg/(kg·d),每 6~8 小时 1 次	美国 FDA 已批准氨苄西林注射液用于治疗成人以及幼儿 BM	成人:Class I 儿童:Class I	成人:Class IIb 儿童:Class IIb	成人:Category B 儿童:Category B
硫酸阿米卡星注射液	本品适用于铜绿假单胞菌等部分其他假单胞菌,大肠埃希菌,变形杆菌属,克雷伯菌属,肠杆菌属,沙雷菌属,不动杆菌属等敏感革兰氏阴性杆菌与葡萄球菌属(甲氧西林敏感株)所致的严重感染,如菌血症或败血症,细菌性心内膜炎,下呼吸道感染,骨关节感染,胆道感染,腹腔感染,复杂性尿路感染,皮肤软组织感染等。由于本品对多数氨基糖苷类钝化酶稳定,故尤其适用于治疗革兰氏阴性杆菌对卡那霉素、庆大霉素或妥布霉素耐药菌株所致的严重感染	1ml:0.1g(10 万 U)、2ml:0.2g(20 万 U)	成人:15mg/(kg·d),每 8 小时 1 次。婴幼儿:20~30mg/(kg·d),每 8 小时 1 次。新生儿:① 0~7 天者 15~20mg/(kg·d),每 12 小时 1 次;② 8~28 天者 30mg/(kg·d),每 8 小时 1 次。治疗脑膜炎需联合其他抗菌药,不能单用	美国 FDA 已批准阿米卡星注射液用于治疗成人以及幼儿 BM	成人:Class I 儿童:Class I	成人:Class IIb 儿童:Class IIb	成人:Category B 儿童:Category B

续表

药品名称	国内已批准的适应证	规格	用法用量	原研国说明书	依据及其等级**		
					有效性等级	推荐级别	证据强度
利福平注射液	本品用于不能耐受口服给药治疗的急症患者,例如手术后,昏迷,胃肠道吸收功能损害的患者。结核病:本品与其他抗结核药联合使用,用于治疗各种类型的结核,包括初治,进展期,慢性及耐药病例。本品对大多数非典型分枝杆菌株也有效。其他感染:本品可以治疗难治性军团菌属及重症耐甲氧西林葡萄球菌感染。为预防敏感的机体出现耐药性,本品应与适应相应感染的机体出现耐药性,本品应与其他抗生素联合使用	5ml:0.3g(以利福平计)	成人:600mg/d,每天1次;婴幼儿:10~20mg/(kg·d),每12~24小时1次;新生儿:8~28天者10~20mg/(kg·d),每12小时1次	美国FDA未批准利福平用于治疗金黄色葡萄球菌或肺炎链球菌BM	成人:Class Ⅱa 儿童:Class Ⅱa	成人:Class Ⅱb 儿童:Class Ⅱb	成人:Category C 儿童:Category C

注:*临床未提供证据来源[5-7];**证据等级分级来自美国Micromedex数据库。

上及地板可见大量未消化的胃内容物,四肢活动度可,但辅助下不能行走,无其他不适,遂来院急诊就诊,以"神志不清查因"收住入院。2011年患者因脑外伤住院治疗后,遗留有脑脊液鼻漏,曾因反复出现6次"细菌性脑膜炎"住院治疗。入院查体:体温39℃,心率、呼吸、血压均正常。神志不清,查体不合作,精神差,言语欠少,颈硬,生理反射正常,病理征未引出,脑膜刺激征阳性。入院当天即完善相关检查:血常规示 WBC $18.60×10^9$/L,NEUT% 91.11%;红细胞沉降率45mm/h;脑脊液常规示压力 2.65kPa(270mmH$_2$O),外观乳白色,澄清度微混浊,潘氏蛋白定性(+),WBC $1\,940×10^6$/L,多核细胞84.5%,单个核细胞15.5%;脑脊液生化示 GLU 0.19mmol/L,Cl^{-} 109mmol/L,CSF 总蛋白158mg/dl。头颅MR:①可疑右侧额叶-右侧前组筛窦脑脊液鼻漏;双侧筛窦积液。②额骨居中及右侧前颅窝部分骨质缺如,考虑术后改变。考虑患者既往有脑脊液鼻漏病史,且患者以往对于青霉素钠的敏感性良好,采用大剂量青霉素钠联合头孢曲松钠进行经验性抗感染治疗,同时给予护脑、脱水治疗等对症治疗。入院第2天,患者的脑脊液涂片结果示 G^{-} 杆菌。根据脑脊液涂片结果,停用青霉素钠,考虑覆盖肠杆菌属和铜绿假单胞菌,采用加用阿米卡星联合抗感染治疗,2天后患者的体温恢复正常,感染指标较前改善。脑脊液培养3天示铜绿假单胞菌生长,根据药敏试验结果,停用头孢曲松,换用头孢他啶,治疗3周,患者好转出院。

【诊断】
化脓性脑膜炎。

【医嘱】
(1)注射用青霉素钠 400万 U+0.9% 氯化钠注射液 100ml,静脉滴注,每4小时1次。
(2)注射用头孢曲松钠 4g+0.9% 氯化钠注射液 100ml,静脉滴注,每日1次。
(3)注射用盐酸头孢他啶 2g+0.9% 氯化钠注射液 100ml,静脉滴注,每8小时1次。
(4)硫酸阿米卡星注射液 300mg+0.9% 氯化钠注射液 250ml,静脉滴注,每8小时1次。
(5)甘露醇注射液 125ml(25g),静脉滴注,每8小时1次。
(6)对乙酰氨基酚片:0.5g,口服,每日1次,必要时4小时后服用1次。

【处方评价】
(1)超说明书药品及类别
1)注射用青霉素钠(超用法用量)。
2)硫酸阿米卡星注射液(超适应证)。

（2）循证分级情况

1）美国 FDA 已经批准青霉素钠用于治疗成人以及幼儿 BM。Micromedex 中关于青霉素钠治疗 BM 的推荐为成人 BM 的有效性等级 Class Ⅰ，推荐级别 Class Ⅱa，证据强度 Category B；儿童 BM 的有效性等级 Class Ⅰ，推荐级别 Class Ⅱa，证据强度 Category B。

2）美国 FDA 已批准阿米卡星注射液用于治疗成人以及幼儿 BM。Micromedex 中关于阿米卡星治疗 BM 的推荐为成人 BM 的有效性等级 Class Ⅰ，推荐级别 Class Ⅱb，证据强度 Category B；儿童 BM 的有效性等级 Class Ⅰ，推荐级别 Class Ⅱb，证据强度 Category B。

（3）指南推荐情况

1）青霉素是流行性脑膜炎的首选抗菌药之一，也用于肺炎链球菌敏感菌群引起的感染，但大多数流感嗜血杆菌对青霉素耐药，肺炎链球菌的耐药率也较高。注射用青霉素钠的说明书中的用法用量为成人静脉滴注，200 万 ~ 2 000 万 U/d，分 2~4 次给药。由于脑脊液中的药物浓度一般为血药浓度的 10%~30%，因此需要大剂量使用，以使脑脊液含量达到有效治疗浓度，因此指南均推荐青霉素钠用于治疗成人细菌性脑膜炎的用法用量为 2 400 万 U/d，每 4 小时 1 次。2004 年美国感染性疾病协会（IDSA）[7] 推荐青霉素钠首选用于青霉素敏感的肺炎链球菌、脑膜炎奈瑟菌，以及单核细胞性李斯特菌、无乳链球菌所致的脑膜炎。其中针对单核细胞性李斯特菌所致的脑膜炎，应考虑联合应用氨基糖苷类，推荐青霉素钠的成人剂量为 2 400 万 U/d，每 4 小时 1 次，静脉滴注。2016 年 ESCMID 指南[6] 也给出相同的建议。ESCMID 指南中指出，在未知具体病原体的情况下，社区获得性细菌性脑膜炎的经验性抗菌治疗可根据患者的年龄，以及当地的肺炎链球菌对青霉素和第三代头孢菌素的敏感性选择抗菌药。对于青霉素敏感性降低的肺炎链球菌所致的脑膜炎，<1 月龄的患者推荐可以选择青霉素联合头孢噻肟钠；年龄 >50 岁或者年龄在 18~50 岁但是有感染单核细胞性李斯特菌风险的患者，推荐可以选择青霉素联合利福平。

2）阿米卡星对肠杆菌科细菌和铜绿假单胞菌等革兰氏阴性杆菌具有强大的抗菌活性，对葡萄球菌属亦有良好作用。氨基糖苷类抗菌药中只有阿米卡星较易透过血脑屏障，不单独使用，通常与其他抗生素联合应用于危重症、有铜绿假单胞菌感染危险因素的患者。由于具有耳毒性和肾毒性，静脉给药仅作为备用药物短期联合应用，一般疗程为 5~7 日。2004 年 IDSA 指南[7] 推荐对于铜绿假单胞菌所致的脑膜炎，首选头孢吡肟或者头孢他啶，应考虑联合氨基糖苷类。2016 年 ESCMID 指南[6] 中指出，对于青霉素敏感性降低的肺炎链球菌所致的脑膜炎，<1 月龄的患者推荐可以选择氨苄西林联合氨基糖苷类，

阿米卡星推荐的剂量为 10mg/(kg·d),3 次 /d。

（4）剂量推荐范围

1）青霉素钠：成年人 2 400 万 U/d,每 4 小时 1 次（指南推荐）。婴幼儿 30 万 U/(kg·d),每 4~6 小时 1 次。新生儿 0~7 天者 15 万 U/(kg·d),每 8~12 小时 1 次;8~28 天者 20 万 U/(kg·d),每 6~8 小时 1 次。

2）阿米卡星：成人 15mg/(kg·d),每 8 小时 1 次。婴幼儿 20~30mg/(kg·d),每 8 小时 1 次。新生儿 0~7 天者 15~20mg/(kg·d),每 12 小时 1 次;8~28 天者 30mg/(kg·d),每 8 小时 1 次。治疗脑膜炎需联合其他抗菌药,不能单用。

（5）超药品说明书用药作用机制

1）青霉素钠：与细胞膜上的青霉素结合蛋白（PBP）结合,抑制细菌细胞壁黏肽合成酶,使之不能交联而造成细胞壁缺损,致使细菌细胞破裂而死亡。此外,还能触发细菌的自溶酶活性,属于繁殖期杀菌剂。脑脊液中的药物浓度一般为血药浓度的 10%~30%,因此需大剂量使用青霉素钠,以使脑脊液含量达到有效治疗浓度。

2）阿米卡星：主要作用于细菌的蛋白质合成过程,使其合成异常蛋白质,阻碍已合成蛋白的释放,使细菌细胞膜通透性增加,从而导致其重要生理物质外漏,最终细菌死亡,属于静止期杀菌剂。

（6）药物配伍：细菌性脑膜炎是神经病学急症,一旦怀疑或确诊为细菌性脑膜炎,应尽可能快地给予抗菌治疗。患者既往有脑外伤史,遗留脑脊液鼻漏,考虑鼻腔定植菌多为 G^+ 菌,且患者此前出现 6 次"细菌性脑膜炎"住院治疗时,采用大剂量青霉素 + 头孢曲松联合治疗效果良好,结合患者的病史、年龄和病情,采用大剂量青霉素与头孢曲松进行初始经验性抗感染治疗。

入院第 2 天,脑脊液涂片结果显示 G^- 杆菌,停用青霉素钠,考虑覆盖肠杆菌属以及铜绿假单胞菌属,加用氨基糖苷类抗菌药阿米卡星联合治疗,治疗 2 天后患者情况改善,脑脊液培养 3 天提示铜绿假单胞菌感染。根据脑脊液培养和药敏试验结果,将头孢曲松更换为头孢他啶进行治疗。氨基糖苷类抗生素一般与其他抗生素联合应用于危重症、有铜绿假单胞菌感染危险因素的患者,该类药物中只有阿米卡星较易通过血脑屏障,且由于有耳、肾毒性,疗程一般为 5~7 天。第三代头孢菌素中,较易透过血脑屏障的有头孢噻肟钠、头孢曲松和头孢他啶,其中头孢他啶常与氨基糖苷类抗生素联用于铜绿假单胞菌感染。

患者的脑脊液压力为 2.65kPa（270mmH$_2$O）,采用甘露醇注射液降低颅内压,用药过程中注意监测患者的电解质平衡、肾功能变化及每日出入量是否平衡。

患者高热,采用对乙酰氨基酚片与物理降温联用进行对症治疗,若持续发热或疼痛,可间隔 4~6 小时重复用药 1 次,24 小时内不得超过 4 次。

（7）黑框警告：阿米卡星治疗存在潜在的神经毒性、耳毒性和肾毒性；肾功能受损、老年患者、脱水，以及接受高剂量或者长期治疗的患者，这种风险进一步增加。治疗期间监测肾功能和听觉功能，如果出现明显的耳毒性或神经毒性应终止治疗或者调整剂量。氨基糖苷类抗生素的耳毒性通常是不可逆性的。为了达到有效的治疗浓度，避免毒副作用，应监测氨基糖苷类的血药浓度。有报道，给本品后引起神经肌肉阻滞和呼吸麻痹。避免同时与潜在的神经毒性剂、肾毒性药物或者强效利尿药合用。

（8）禁忌证

1）青霉素钠：有青霉素类药物过敏史或青霉素皮肤试验阳性患者禁用。

2）阿米卡星：①慎用或禁用于肾功能减退、脱水、使用强效利尿药者，特别是老年患者；②对阿米卡星或者其他氨基糖苷类药物过敏者禁用。

（9）注意事项

1）青霉素钠：①应用本品前需详细询问药物过敏史并进行青霉素皮肤试验，皮试结果呈阳性反应者禁用；②有哮喘、湿疹、花粉症、荨麻疹等过敏性疾病患者应慎用本品；③青霉素水溶液在室温不稳定，因此应用本品须新鲜配制；④大剂量使用本品时应定期检测电解质；⑤过大剂量可致青霉素脑病，注意不要误认为是病情加重。

2）阿米卡星：①在用药过程中应注意进行下列检查，包括 a. 尿常规和肾功能测定，以防止出现严重的肾毒性反应；b. 听力或听电图检查，尤其注意高频听力损害，这对老年患者尤为重要。②下列情况应慎用本品，包括 a. 失水；b. 第八对脑神经损害；c. 重症肌无力或帕金森病；d. 肾功能损害者。③氨基糖苷类与 β- 内酰胺类（头孢菌素类与青霉素类）混合时可导致相互失活，因此阿米卡星与头孢曲松和头孢他啶联合应用时必须分瓶滴注。阿米卡星亦不宜与其他药物同瓶滴注。

（10）用药交代及用药教育：注射阿米卡星期间出现头晕、眼花，耳鸣、听力丧失等耳毒性或者少尿、蛋白尿等肾毒性症状，应咨询医师调整剂量或者停药。定期复查肝肾功能，进行听力以及视力测试。

指导接受甘露醇注射溶液的患者报告肾功能下降的征兆或症状，包括尿量减少。告知患者，对乙酰氨基酚 24 小时内服用不得超过 4g，不良反应包括胃肠道出血和肝毒性。服用对乙酰氨基酚时患者不宜饮酒，建议每天饮用 3 种以上乙醇饮料的患者在服用对乙酰氨基酚前咨询医护人员。

（二）住院医嘱 2

【病史摘要】

患者，女，67 岁，以"头痛伴发热、呕吐 2 天"于 2016 年 3 月 15 日入院。患者于 2016 年 3 月 11 日无明显诱因出现头痛，以双侧颞部明显，呈持续性钝痛,次日头痛加重,胀痛难忍,伴发热,最高体温 39.6℃,伴恶心、呕吐,呕吐呈喷射样,呕吐物为胃内容物,遂来院急诊就诊,急诊行头部 CT 检查未见明显异常,以"头痛查因"收住入院。患者既往有高血压病史。入院查体:体温 38.6℃,心率、呼吸、血压均正常。神志清,查体合作,颈抵抗,生理反射正常,双侧巴氏征(+),脑膜刺激征阳性。入院当天行腰椎穿刺及完善相关检查,血常规:WBC 12.74 × 10⁹/L,NEUT% 84.31%;红细胞沉降率:78mm/h;脑脊液常规:压力 2.35kPa(240mmH₂O),澄清度微混浊,WBC 1324 × 10⁶/L,多核细胞 56.1%,单个核细胞 43.9%;脑脊液生化:GLU 1.08mmol/L,Cl⁻ 125.8mmol/L,CSF 总蛋白 75mg/dl;连续 3 天送检血培养(需氧 + 厌氧)均未见异常。按"化脓性脑膜炎"给予足量头孢曲松钠 + 万古霉素经验性抗感染、甘露醇降颅内压治疗 3 天后,患者仍有头痛,程度较前减轻,体温波动于 39℃左右。此时脑脊液培养 3 天结果提示单核细胞性李斯特菌。根据药敏试验结果,停用头孢曲松钠和万古霉素,给予足量氨苄西林治疗 2 天后体温降至正常,头痛明显好转,3 周足疗程治疗后,患者出院。

【诊断】

急性细菌性脑膜炎。

【医嘱】

(1)注射用头孢曲松钠 4g+0.9% 氯化钠注射液 100ml,静脉滴注,每日 1 次。

(2)盐酸万古霉素注射液 1g+0.9 氯化钠注射液 250ml,静脉滴注,每 12 小时 1 次。

(3)注射用氨苄西林钠 2g+0.9% 氯化钠注射液 100ml,静脉滴注,每 4 小时 1 次。

(4)甘露醇注射液 125ml(25g),静脉滴注,每 8 小时 1 次。

(5)地塞米松磷酸钠注射液:8mg,静脉注射,每 6 小时 1 次。

(6)洛索洛芬钠片:60mg,口服,每日 2 次。

(7)雷贝拉唑钠肠溶胶囊:10mg,口服,每日 1 次。

【处方评价】

(1)超说明书药品及类别:注射用氨苄西林钠(超用法)。

(2)循证分级情况:美国 FDA 已批准氨苄西林注射液用于治疗成人以及幼儿 BM。Micromedex 中关于氨苄西林钠治疗 BM 的推荐为成人 BM 的有效性等级 Class Ⅰ,推荐级别 Class Ⅱb,证据强度 Category B;儿童 BM 的有效性等级 Class Ⅰ,推荐级别 Class Ⅱb,证据强度 Category B。

(3)指南推荐情况:氨苄西林钠为广谱青霉素,抗菌谱除革兰氏阳性菌外,对部分肠杆菌科细菌有抗菌活性。氨苄西林在脑脊液中的浓度较高,可与氨基糖苷类、头孢菌素类、万古霉素等药物合用,发挥协同作用。氨苄西林钠说明书中成年人的用法用量为 4~8g/d,分 2~4 次给药,重症感染患者剂量可以增加至 12g/d,最高剂量为 14g/d,静脉注射。2004 年 IDSA 指南[7]以及 2016 年 ESCMID 指南[6]推荐在细菌培养和药敏试验结果的基础上,氨苄西林作为首选药物治疗青霉素敏感的肺炎链球菌、脑膜炎奈瑟球菌、单核细胞性李斯特菌及不产 β- 内酰胺酶的流感嗜血杆菌所致的脑膜炎,成人剂量为 2.0g,每 4 小时 1 次,总剂量为 12g/d,静脉滴注。2008 年欧洲神经科学协会联盟(EFNS)指南[5]推荐氨苄西林作为首选药物治疗青霉素敏感的肺炎链球菌、单核细胞性李斯特菌所致的细菌性脑膜炎,推荐与氯霉素联合作为治疗 B 型流感嗜血杆菌所致的脑膜炎的备选方案,成人剂量为 2.0g,每 4 小时 1 次,总剂量为 12g/d。治疗单核细胞性李斯特菌所致的脑膜炎,该指南还推荐在初始治疗的 7~10 日可以联用庆大霉素(1~2mg/kg,每 8 小时 1 次),两者联用具有协同作用。但是庆大霉素透过血脑屏障的能力弱,联合使用预后不良[8]。2016 年 ESCMID 指南[6]中指出,对于青霉素敏感性降低的肺炎链球菌所致的脑膜炎,<1 月龄的患者推荐可以选择氨苄西林联合头孢噻肟钠;年龄 >50 岁或者年龄在 18~50 岁但是有感染单核细胞性李斯特菌风险的患者,推荐可以选择氨苄西林联合利福平。2016 年英国联合专家学会指南[9]指出,对于怀疑脑膜炎或者脑膜炎链球菌败血症的年龄 >60 岁的患者或者免疫功能低下(包括糖尿病或者酒精滥用史)的患者,推荐头孢曲松或者头孢噻肟钠联用氨苄西林,推荐剂量为 2g,每 4 小时 1 次,总剂量为 12g/d,静脉滴注。

（4）剂量推荐范围:注射用氨苄西林钠,成人 12g/d,每 4 小时 1 次。婴幼儿 300mg/(kg·d),每 6 小时 1 次。新生儿 0~7 天者 150mg/(kg·d),每 8 小时 1 次;8~28 天者 200mg/(kg·d),每 6~8 小时 1 次(指南推荐)。

（5）超药品说明书用药作用机制:氨苄西林与细胞膜上的青霉素结合蛋白(PBP)结合,抑制细菌细胞壁黏肽合成酶,使之不能交联而造成细胞壁缺损,致使细菌细胞破裂而死亡。此外,还能触发细菌的自溶酶活性。属于繁殖期杀菌剂。

（6）药物配伍:年龄 >50 岁的细菌性脑膜炎患者其常见的致病菌为肺炎链球菌、脑膜炎奈瑟菌、单核细胞性李斯特菌、需氧革兰氏阴性杆菌,采用万古霉素联合头孢曲松钠经验性抗感染治疗。

经验性治疗效果不佳,且脑脊液培养为单核细胞性李斯特菌,根据药敏试验结果,停用万古霉素和头孢曲松,采用大剂量氨苄西林钠治疗。当临床怀疑或确诊单核细胞性李斯特菌脑膜炎时,大剂量氨苄西林(2g/ 次,每 4 小时 1 次)作为首选治疗方法[10],在治疗的第 1 周可以联用与其具有协同作用的氨基糖苷类抗生素,增强其杀菌活性[11],指南推荐使用庆大霉素作为联合用药。

地塞米松用于抗炎,2016 年英国联合专家学会指南[9]中指出,对于怀疑细菌性脑膜炎的患者,推荐给予地塞米松 10mg,每 6 小时 1 次,药敏试验结果确认致病菌为肺炎链球菌时,应继续使用地塞米松,共 4 日;若为其他菌株,则停用地塞米松。地塞米松应该在抗菌药第 1 次给药前 10~20 分钟用药,或者至少同时应用。有证据表明[12],在抗菌治疗开始前或者同时给予地塞米松,对小儿 B 型流感嗜血杆菌脑膜炎有肯定疗效,对小儿肺炎链球菌脑膜炎可能有效,突出疗效是保护患儿的听力。在成人肺炎球菌脑膜炎患者中,使用地塞米松的患者受益明显,后遗症和死亡率较低[13]。

患者入院腰椎穿刺之后,脑脊液检查示脑脊液压力为 2.35kPa(240mmH$_2$O),以甘露醇注射液降低颅内压。洛索洛芬钠片用于对症治疗患者头痛。由于同时使用糖皮质激素和非甾体抗炎药,因此采用雷贝拉唑钠肠溶胶囊用于保护胃黏膜。

(7)禁忌证:有青霉素类药物过敏史或青霉素皮肤试验阳性患者禁用氨苄西林。

(8)注意事项:①应用氨苄西林前需详细询问药物过敏史并进行青霉素皮肤试验;②本品须新鲜配制。

(9)用药交代及用药教育:注意交代患者要及时报告腹泻情况,因为氨苄西林可能会导致中度甚至危及生命的假膜性结肠炎。胃肠道反应如舌炎、胃炎、恶心、呕吐、肠炎、腹泻及轻度腹痛等也较多见。指导接受甘露醇注射溶液的患者报告肾功能下降的征兆或症状,包括尿量减少。

(三)住院医嘱 3

【病史摘要】

患者,男,65 岁,以"头痛伴发热、呕吐 2 天"于 2015 年 3 月 20 日入院。患者于 2015 年 3 月 19 日早晨无明显诱因出现头痛,以前额、顶部最为明显,呈持续性胀痛,伴发热,体温最高 39.8℃,伴恶心、呕吐,呕吐呈喷射状,呕吐物为胃内容物。遂来院急诊就诊,急查血常规:WBC 29.43 × 10^9/L,NEUT% 92.11%,CRP 158mg/L。并查头颅 CT,未见异常。急诊拟以"头痛查因:脑膜炎?"收治入院。入院查体:体温 38.5℃,心率、呼吸、血压均正常。神志清,反应可,颈抵抗,颈部不能右转,双侧布氏征(+),脑膜刺激征阳性。入院当天行腰椎穿刺:①脑脊液常规示潘氏蛋白定性(+),无色,透明度清澈,脑脊液压力 2.16kPa(220mmH$_2$O);WBC 240 × 10^6/L,白细胞分类多核 80%。②脑脊液生化示 GLU 1.1mmol/L,Cl$^-$ 87mmol/L。以"急性脑膜炎"给予头孢曲松钠联合大剂量青霉素钠经验性抗感染,甘露醇降颅内压等治疗 3 天后患者仍诉头痛,程度较前稍减轻,体温波动在 39℃左右。此时脑脊液培养 3 天结果显示肺炎链球菌生长,药敏试验结果提示头孢噻肟中敏,头孢曲松中敏,美罗培南中敏,万古霉素敏感,利福平敏感,青霉素耐药。结合药敏试验结果,停用头孢曲松和青霉素钠,采用万古霉素联合利福平抗感染治疗 2 周,患者好转出院。

【诊断】

细菌性脑膜炎。

【医嘱】

(1) 注射用青霉素钠 400 万 U+0.9% 氯化钠注射液 100ml,静脉滴注 每 4 小时 1 次。

(2) 注射用头孢曲松钠 4g+0.9% 氯化钠注射液 100ml,静脉滴注,每日 1 次。

(3) 盐酸万古霉素注射液 1g+0.9% 氯化钠注射液 250ml,静脉滴注,每 12 小时 1 次。

(4) 利福平胶囊:600mg,口服,每日 1 次。

(5) 甘露醇注射液 125ml(25g),静脉滴注 每 8 小时 1 次。

(6) 对乙酰氨基酚片:0.5g,口服,每日 1 次,必要时 4 小时后服用 1 次。

【处方评价】

(1) 超说明书药品及类别:利福平胶囊(超适应证)。

(2) 循证分级情况:美国 FDA 未批准利福平用于治疗成人及幼儿细菌性脑膜炎。Micromedex 中关于利福平治疗 BM 的推荐为成人 BM 的有效性等级 Class Ⅱa,推荐级别 Class Ⅱb,证据强度 Category C;儿童 BM 的有效性等级 Class Ⅱa,推荐级别 Class Ⅱb,证据强度 Category C。

(3) 指南推荐情况:利福平可以很好地透过血脑屏障,由于单独使用会很快产生耐药性,因此必须与其他抗菌药联合应用,可与第三代头孢菌素或者万古霉素合用治疗以下情况,包括耐青霉素肺炎链球菌性脑膜炎对本药敏感,或经治疗临床反应及细菌学反应延迟者;凝固酶阴性葡萄球菌或耐甲氧西林金黄色葡萄球菌脑膜炎单用万古霉素无效者。可以用于流行性脑膜炎患者的密切接触者的预防性用药,600mg/d,2 次 /d,连服 2 日;也可用于预防流感嗜血杆菌性脑膜炎,口服利福平,600mg/d,2 次 /d,连服 5 日。2004 年 IDSA[7] 推荐对于耐头孢菌素(当头孢曲松的 MIC>2μg/ml 时)肺炎链球菌所致的脑膜炎首选万古霉素联用第三代头孢菌素,同时考虑联合利福平;对于耐甲氧西林金黄色葡萄球菌和表皮葡萄球菌所致的脑膜炎首选万古霉素,可以考虑联合利福平。2008 年 EFNS 指南[5] 推荐治疗耐青霉素以及头孢菌素的肺炎链球菌脑膜炎首选头孢曲松或者头孢噻肟钠联用万古霉素,可以考虑联用利福平;同时推荐利福平联用莫西沙星或者美罗培南或者利奈唑胺用于备选方案。2016 年 ESCMID 指南[6] 中,对于年龄在 18~50 岁的青霉素敏感性降低的肺炎链球菌所致的社区获得性细菌脑膜炎患者的经验性治疗,推荐利福平联合头孢噻肟钠或者头孢曲松进行治疗,剂量为 300mg,2 次 /d,总剂量为 600mg/d;对于明确病原菌之后的针对性治疗,推荐利福平联用万古霉素或者头孢噻肟钠或者头孢曲松方案首选用于治疗对头孢菌素耐药的肺炎链球菌所致的社区获得性脑膜炎；对于耐甲氧西林金黄色葡萄球菌所致的脑膜炎，推荐万古霉素治疗，可以考虑联合利福平。2016 年英国联合专家学会指南[9]中，对于所有怀疑脑膜炎或者脑膜炎奈瑟菌败血症的患者，均推荐给予头孢曲松或者头孢噻肟钠进行经验性治疗，如果患者 6 个月内有去过耐青霉素钠肺炎链球菌流行的地区，需加用利福平或者万古霉素，利福平的用法用量为 600mg/d，2 次 /d，静脉滴注或者口服。

（4）剂量推荐范围：利福平，成人 600mg/d，每日 1 次；婴幼儿 10~20mg/（kg·d），每日 1 或 2 次；新生儿 8~28 天者 10~20mg/（kg·d），每日 2 次，日剂量不超过 600mg。

（5）超药品说明书用药作用机制：利福平通过与 DNA 依赖的 RNA 聚合酶的 β 亚单位牢固结合，抑制细菌 RNA 合成，防止该酶与 DNA 连接，从而阻断 RNA 转录过程，对细胞内和细胞外革兰氏阳性、革兰氏阴性菌和结核分枝杆菌具有杀菌效应。

（6）药物配伍：患者为老年男性，拟诊断为细菌性脑膜炎，年龄 >50 岁的患者其常见的致病菌为肺炎链球菌、脑膜炎奈瑟菌、单核细胞性李斯特菌、需氧革兰氏阴性杆菌。入院前未有抗菌药使用史，根据欧洲指南，对于 >50 岁且肺炎链球菌敏感的患者，可使用头孢曲松联用大剂量青霉素进行经验性治疗。

经验性治疗 3 天后评价，疗效不佳。脑脊液培养 3 天结果显示肺炎链球菌生长，药敏试验结果提示头孢曲松中敏，万古霉素敏感，利福平敏感，青霉素耐药。结合药敏试验结果，停用头孢曲松和青霉素钠，采用万古霉素联合利福平抗感染治疗。根据 2004 年美国 IDSA 指南[7]，利福平联合第三代头孢菌素 ± 万古霉素，用于治疗对青霉素或头孢菌素高度耐药的肺炎链球菌脑膜炎。2016 年欧洲 ESCMID 指南推荐[6]，对于第三代头孢菌素耐药的肺炎链球菌，可采用万古霉素联用利福平或者利福平联用第三代头孢菌素。

患者入院腰椎穿刺之后，脑脊液检查示脑脊液压力为 220mmH$_2$O，以甘露醇注射液降低颅内压。对乙酰氨基酚联合物理降温作为退热的对症治疗。

（7）禁忌证：对利福平过敏的患者禁用本品。孕妇尽可能避免使用本品，特别是孕期的前 3 个月，药物可能危及胎儿安全，所以必须仔细权衡对母亲的治疗作用与胎儿安全的利与弊。在孕期的最后几周使用本品可导致产后母亲和新生儿出血，此时应加用维生素 K$_1$ 治疗。本品可以进入乳汁，所以使用本品的母亲不能哺乳婴儿。虽然不建议黄疸患者使用本品，但应权衡使用本品治疗的益处与可能会产生的风险。

（8）注意事项：利福平可致肝功能不全，在原有肝病患者或本品与其他肝毒性药物同服时有伴发黄疸死亡病例的报道，因此原有肝病患者仅在有明确指征的情况下方可慎用,如需应用需减少剂量。治疗开始前、治疗中严密观察肝功能变化,肝损害一旦出现,立即停药。

(9)用药交代及用药教育:注意交代患者服用利福平会导致尿液、粪便、唾液、汗液以及眼泪变成红色,不用担心。告知患者利福平会导致胃灼热、上腹部不适、畏食、恶心、呕吐、黄疸、胃肠胀气、痉挛和腹泻。

(余晓霞 吴巧利)

参考文献 ▶▶▶

[1] BRAININ M,BARNES M,BARON J C,et al. Guidance for the preparation of neurological management guidelines by EFNS scientific task forces-revised recommendations 2004. European journal of neurology,2004,11(9):577-581.

[2] CHAUDHURI A. Adjunctive dexamethasone treatment in acute bacterial meningitis. The lancet neurology,2004,3(1):54-62.

[3] VAN DE BEEK D,DE GANS J,SPANJAARD L,et al. Clinical features and prognostic factors in adults with bacterial meningitis. The New England journal of medicine,2004,351 (18):1849-1859.

[4] HARNDEN A,NINIS N,THOMPSON M,et al. Parenteral penicillin for children with meningococcal disease before hospital admission:case-control study. The BMJ,2006,332 (7553):1295-1298.

[5] CHAUDHURI A,MARTINEZ-MARTIN P,KENNEDY P G,et al. EFNS guideline on the management of community-acquired bacterial meningitis:report of an EFNS Task Force on acute bacterial meningitis in older children and adults. European journal of neurology,2008, 15(7):649-659.

[6] VAN DE BEEK D,CABELLOS C,DZUPOVA O,et al. ESCMID guideline:diagnosis and treatment of acute bacterial meningitis. Clinical microbiology and infection,2016,22(Suppl 3):S37-S62.

[7] TUNKEL A R,HARTMAN B J,KAPLAN S L,et al. Practice guidelines for the management of bacterial meningitis. Clinical infectious diseases,2004,39(9):1267-1284.

[8] AMAYA-VILLAR R,GARCIA-CABRERA E,SULLEIRO-IGUAL E,et al. Three-year multicenter surveillance of community-acquired Listeria monocytogenes meningitis in adults. BMC infectious diseases,2010,10(1):324.

[9] MCGILL F,HEYDERMAN R S,MICHAEL B D,et al. The UK joint specialist societies guideline on the diagnosis and management of acute meningitis and meningococcal sepsis in

immunocompetent adults. Journal of infection,2016,72(4):405-438.

[10] MATANO S,SATOH S,HARADA Y,et al. Antibiotic treatment for bacterial meningitis caused by Listeria monocytogenes in a patient with multiple myeloma. Journal of infection and chemotherapy,2010,16(2):123-125.

[11] CONE L A,LEUNG M M,BYRD R G,et al. Multiple cerebral abscesses because of Listeria monocytogenes:three case reports and a literature review of supratentorial Listerial brain abscess(es). World neurosurgery,2003,59(4):320-328.

[12] MCINTYRE P B,BERKEY C S,KING S M,et al. Dexamethasone as adjunctive therapy in bacterial meningitis:a meta-analysis of randomized clinical trials since 1988. JAMA,1997, 278(11):925-931.

[13] DE GANS J,VAN DE BEEK D. Dexamethasone in adults with bacterial meningitis. New England journal of medicine,2002,347(20):1549-1556.

第四节 感染性心内膜炎

一、概述

感染性心内膜炎(infective endocarditis,IE)是指致病微生物如细菌、真菌、病毒等经血行途径直接侵袭心内膜、心瓣膜或邻近大动脉内膜引起的炎症性疾病,常伴赘生物形成,是一种致死性疾病。大多数 IE 发生于伴器质性心脏病的患者,但亦可发生于无基础心脏病的患者,如先天性心脏病、风湿性心瓣膜病、老年退行性心瓣膜病以及人工心瓣膜置换术后等。在欧洲 IE 患病率为每年(3~10)/10 万,70~80 岁的老年人为每年 14.5/10 万,男、女之比≥2∶1。在我国,随着人口老龄化,老年退行性心瓣膜病患者增加,人工心瓣膜置换术、植入器械术以及各种血管内检查操作增加,IE 呈显著增长趋势,其中致病菌以链球菌和葡萄球菌居最前列。IE 的发病率虽不高,但一旦患病,住院患者的死亡率高达 15%~30%,且预后差[1-3]。

欧洲心脏病学会(ESC)和美国心脏协会(AHA)关于 IE 的管理指南均提出 IE 的诊治应坚持早诊断、早期应用抗菌药及早期手术相结合的治疗思路,同时注意高危人群在进行高危操作时应考虑预防性应用抗菌药。IE 治愈的关键在于清除赘生物中的病原微生物,由于 IE 致病菌的特点是被致密的生物膜所包绕,治疗药物应选择杀菌型并对生物被膜具有较大穿透性的抗菌药,同时药物应在血流中和特定组织(心瓣膜上的赘生物)中有足够的分布和渗透。IE 治疗多为大剂量和长疗程,且具有良好的安全性。所以 IE 抗感染治疗的基本要求有:①杀菌剂;②联合应用 2 种具有协同作用的抗菌药;③大剂量;④静脉给药;⑤长疗程,一般为 4~6 周。人工瓣膜心内膜炎需 6~8 周或更长疗程,以降低复发率。由于血培养结果往往滞后,对于疑似 IE、病情较重且不稳定的患者积极启动经验性治疗策略:自体瓣膜 IE 轻症患者可选用青霉素,对青霉素过敏者可用头孢曲松。人工瓣膜 IE 未确诊且病情稳定者,建议停止所有抗生素,复查血培养。当进行血培养明确致病菌后,IE 的治疗主要根据其不同种类的致病菌应用敏感的抗菌药,包括 β- 内酰胺类如青霉素、头孢曲松,糖肽类如万古霉素,以及氨基糖苷类和利福平等[4-6]。

二、感染性心内膜炎超药品说明书用药情况及循证证据

(一)NMPA 批准用于治疗 IE 的药品

目前 NMPA 批准用于治疗 IE 的药品主要有 β- 内酰胺类如注射用青霉素钠、氨苄西林、头孢曲松,糖肽类如万古霉素、替考拉宁,以及亚胺培南西司他丁等。

(二)国内药品说明书外用法用于治疗 IE 的药品

目前国内临床治疗 IE 属药品说明书外用法的药品主要有青霉素、庆大霉素和利奈唑胺(表 24-6)。

三、处方评价示例

(一)住院医嘱 1

【病史摘要】

患者,男,30 岁。反复发热 1 年余,加重 20 余天,体温最高 39.5℃,伴头晕、乏力、胸痛,偶有畏寒、寒战,于外院诊断为亚急性感染性心内膜炎,行二尖瓣置换术,术后用华法林(3.75mg,每日 1 次)进行抗凝治疗。20 余天前无明显诱因反复发热,一般体温 38.8℃,伴胸闷,无气促、头晕。于门诊查血常规示白细胞(WBC)10.55×10^9/L,中性粒细胞百分比(NEUT%)88.7%,血清钾(K^+)3.32mmol/L。为求进步一诊治,门诊以“感染性心内膜炎”收入院。患者入院体检:体温 37.5℃,脉搏 73 次 /min,呼吸 20 次 /min,血压 13.3/9.3kPa(100/70mmHg)。入院实验室检查:C 反应蛋白(CRP)3.64mg/L,红细胞沉降率 50mm/h,降钙素原(PCT)0.32ng/ml。血培养结果:链球菌。

【诊断】

感染性心内膜炎。

【医嘱】

(1)注射用青霉素钠 600 万 U+0.9% 氯化钠注射液 100ml,静脉滴注,每 6 小时 1 次。

(2)华法林钠片:3mg,口服,每日 1 次。

表24-6　国内药品说明书外用法用于治疗 IE 的药品常用用法及循证证据*

药品名称	国内已批准的适应证	规格	用法用量	原研国说明书	依据及其等级**		
					有效性等级	推荐级别	证据强度
注射用青霉素钠	青霉素适用于敏感菌所致的各种感染，如脓肿，菌血症，肺炎和心内膜炎等。其中青霉素为以下感染的首选药物：①溶血性链球菌感染，如咽炎，扁桃体炎，猩红热，丹毒，蜂窝织炎和产褥热等；②肺炎链球菌感染，如肺炎，中耳炎，脑膜炎和菌血症等；③不产青霉素酶葡萄球菌感染；④炭疽；⑤破伤风，气性坏疽等厌氧芽孢梭菌感染；⑥梅毒（包括先天性梅毒）；⑦钩端螺旋体病；⑧回归热；⑨白喉；⑩青霉素与氨基糖苷类药物联合用于治疗草绿色链球菌心内膜炎。青霉素亦可用于治疗：①流行性脑脊髓膜炎；②放线菌病；③淋病；④樊尚咽峡炎；⑤莱姆病；⑥多杀巴斯德菌感染；	0.12g(20万U)、0.24g(40万U)、0.48g(80万U)、0.6g(100万U)、0.96g(160万U)、2.4g(400万U)	2 400万U/d，静脉滴注，每4~6小时1次	美国FDA已批准青霉素钠用于治疗成人、幼儿IE	成人：Class I 儿童：Class I	成人：Class Ⅱa 儿童：Class Ⅱa	成人：Category B 儿童：Category B

续表

药品名称	国内已批准的适应证	规格	用法用量	原研国说明书	依据及其等级*		
					有效性等级	推荐级别	证据强度
	⑦鼠咬热； ⑧李斯特菌感染； ⑨除脆弱拟杆菌以外的许多厌氧菌感染。风湿性心脏病或先天性心脏病患者进行口腔、牙科、胃肠道或泌尿生殖道手术和操作前，可用青霉素预防感染性心内膜炎发生						
硫酸庆大霉素注射液	适用于治疗敏感革兰氏阴性杆菌如大肠埃希菌、克雷伯菌属、肠杆菌属、变形杆菌属、沙雷菌属、铜绿假单胞菌，以及葡萄球菌甲氧西林敏感株所致的严重感染，如败血症、下呼吸道感染、肠道感染、盆腔感染、腹腔感染、皮肤软组织感染、复杂性尿路感染等。治疗腹腔感染及盆腔感染时应与抗厌氧菌药物合用。临床上多采用庆大霉素与其他抗菌药联合应用。与青霉素（或氨苄西林）合用可治疗肠球菌属感染。用于敏感菌所致的中枢神经系统感染，如脑膜炎、脑室炎时，可同时用本品鞘内注射作为辅助治疗	1ml:2万U、 1ml:4万U、 2ml:8万U	成人剂量:3mg/(kg·d)，静脉注射或肌内注射，每日1次；儿童剂量:3mg/(kg·d)，静脉注射或肌内注射，每日1次或每8小时1次给药	美国FDA已批准庆大霉素用于治疗成人、幼年IE，可与青霉素联合用于草绿色链球菌、金黄色葡萄球菌及其他革兰氏阴性杆菌所致的IE	成人： Class I 儿童： Class I	成人： Class IIa 儿童： Class IIa	成人： Category B 儿童： Category B
利奈唑胺注射液/片	本品用于治疗由特定微生物敏感株引起的下列感染：①医院获得性肺炎（甲氧西林敏感菌）或金黄色葡萄球菌引起的医院获得性肺炎。②社区获得性肺炎，由肺炎链球菌引起的社区获得性肺炎，包括伴发的菌血症；或由金黄色葡	注射液:300ml:600mg；片剂:600mg/片	600mg/d，静脉注射或口服，每12小时1次，疗程为4~6周	美国FDA未批准利奈唑胺用于治疗成人IE	成人： Class IIa	成人： Class IIb	成人： Category C

续表

药品名称	国内已批准的适应证	规格	用法用量	原研国说明书	依据及其等级**			证据强度
					有效性等级	推荐级别		
	球菌（仅为甲氧西林敏感的菌株）引起的社区获得性肺炎。③复杂性皮肤和皮肤软组织感染，包括未并发骨髓炎的糖尿病足部感染，由金黄色葡萄球菌（甲氧西林敏感和耐药菌株）、化脓性链球菌或无乳链球菌引起的复杂性皮肤和皮肤软组织感染。尚无利奈唑胺用于治疗压疮的研究。④非复杂性皮肤和皮肤软组织感染，由金黄色葡萄球菌（仅为甲氧西林敏感的菌株）或化脓性链球菌引起的非复杂性皮肤和皮肤软组织感染。⑤对万古霉素耐药的屎肠球菌感染，包括伴发的菌血症。为减少细菌耐药药物的发生，确保利奈唑胺及其他抗菌药的疗效，利奈唑胺应仅用于治疗或预防确诊或高度怀疑敏感菌所致的感染。如可获得细菌培养和药敏试验结果，应当考虑据此选择或调整抗菌治疗。如缺乏这些数据，当地的流行病学资料和药物敏感性状况可能有助于经验性治疗的选择。在对照临床研究中，对于应用利奈唑胺剂量超过28天的安全性和有效性尚未进行评价。利奈唑胺不适用于治疗革兰氏阴性菌感染。如确诊或疑诊合并革兰氏阴性菌感染，立即开始有针对性的抗革兰氏阴性菌治疗十分重要							

注：* 临床提供证据来源[7-9]；** 证据等级分级来自美国 Micromedex 数据库。

（3）氯化钾缓释片：1g，口服，每日2次。

【处方评价】

（1）超说明书药品及类别：注射用青霉素钠（超用法用量）。

（2）循证分级情况：美国FDA也已批准青霉素钠用于治疗成人及幼儿IE。Micromedex中关于青霉素钠治疗IE的推荐为成人IE的有效性等级ClassⅠ，推荐级别ClassⅡa，证据强度Category B；儿童IE的有效性等级ClassⅠ，推荐级别ClassⅡa，证据强度Category B。

（3）指南推荐情况：Micromedex数据库中指出，对于自体瓣膜且青霉素敏感链球菌所致的IE应首选青霉素钠，给药剂量为1 200万~1 800万U/d，持续4~6周；对于人工瓣膜且青霉素敏感链球菌可选择增加青霉素钠的用量至2 400万U/d，分4~6次或持续给药；对于人工瓣膜且对青霉素相对耐药的链球菌感染的IE可选青霉素钠的剂量为2 400万U/d，分4~6次给药，并联合庆大霉素3mg/kg静脉注射或肌内注射单次剂量给药。2015年AHA的《关于成人感染性心内膜炎诊断、抗菌治疗以及并发症的处置的科学声明》[7]中，对青霉素敏感的链球菌感染IE首要推荐青霉素钠1 200万~2 400万U/d，静脉注射，每6小时1次给药或持续给药。2015年ESC《感染性心内膜炎管理指南》[8]中提出，对青霉素敏感（MIC≤0.125mg/L）的链球菌感染所致的IE可选用青霉素钠，剂量为1 200万~1 800万U/d，静脉注射，分4~6次给药或持续给药，疗程为4周；而对青霉素相对耐药（MIC为0.25~2mg/L）的菌株选用青霉素钠的剂量为2 400万U/d，静脉注射，分4~6次给药或持续给药，疗程为4周。

（4）剂量推荐范围：注射用青霉素钠2 400U/d，静脉注射，分4~6次给药或持续给药，疗程为4周。

（5）超药品说明书用药作用机制：青霉素钠可与细胞膜上的青霉素结合蛋白（PBP）结合，抑制细菌胞壁黏肽合成酶，使之不能交联而造成细胞壁缺损，致使细菌细胞破裂而死亡。此外，还能触发细菌的自溶酶活性。属繁殖期杀菌剂。

（6）药物配伍：华法林作为香豆素类口服抗凝血药，可预防术后血栓。华法林与青霉素钠合用可减少维生素K吸收和影响凝血酶原合成，继而增强华法林的抗凝作用而增加出血风险[10]。本医嘱中华法林的剂量调整至3mg，如有条件，应密切监测本品的血药浓度。

氯化钾缓释片可补充钾盐，治疗各种原因引起的低钾血症；且缓释片可使片中的氯化钾在胃肠道中缓慢均匀地释放，从而能稳定血钾浓度，避免血钾过高的风险。

（7）禁忌证：有青霉素类药物过敏史或青霉素皮肤试验阳性患者禁用青霉素钠。

（8）注意事项:使用青霉素钠时均应详细询问药物过敏史并进行青霉素皮肤试验,对一种青霉素过敏者可能对其他青霉素类药物、青霉胺过敏,有哮喘、湿疹、花粉症、荨麻疹等过敏性疾病的患者应慎用。注射用青霉素钠易在碱性溶液中失活,须新鲜配制。大剂量应用青霉素时宜分次静脉滴注,避免高剂量给药后可能引起的中枢神经系统毒性反应,如青霉素脑病等。

（9）用药交代及用药教育:服用华法林期间应小心避免损伤或割伤,特别是刷牙以及使用牙线时。如果服用华法林期间有任何损伤、瘀青或皮肤出现瘀斑,请通知医师。尽量不要忘记服药,若忘记服药,应尽快在平时服用此药的 8 小时内服用;如果已经超过 8 小时,不可再服用,需等到隔天同样的时间照常吃药,千万不可加倍剂量。用氯化钾缓释片需要注意应吞服,不得咬碎。对口服氯化钾缓释片出现胃肠道反应可改用口服溶液,稀释于冷开水或饮料中内服。

（二）住院医嘱 2

【病史摘要】

患者,女,50 岁。于 2 个多月前无明显诱因发热,最高体温 39℃,体温高峰多于午后出现,夜间可自行退热,伴畏寒、心悸、乏力。10 个月前曾行磨牙拔除术,当地社区门诊考虑感染,给予左氧氟沙星、克林霉素、甲硝唑静脉输液 5 日,体温未得到有效控制。后至医院门诊,血常规 WBC $13.31 \times 10^9/L$,NEUT% 86.4%,ESR 55mm/h。予注射用头孢哌酮钠舒巴坦钠 2.0g（每日 2 次 ×3 日）抗感染治疗,体温降至正常,5 日后再次发热,怀疑"感染性心内膜炎"收治入院。入院查体:体温 37.6℃,脉搏 90 次 /min,呼吸 20 次 /min,血压 16/9.9kPa（120/74mmHg）,可闻及各瓣膜区杂音,无肝肾功能异常。超声心动图:轻度主动脉瓣狭窄关闭不全。血培养提示链球菌。药敏试验结果提示青霉素、头孢曲松中敏,万古霉素、替加环素、利奈唑胺敏感。

【诊断】

感染性心内膜炎。

【医嘱】

（1）注射用青霉素钠 600 万 U+0.9% 氯化钠注射液 100ml,静脉滴注,每 6 小时 1 次。

（2）硫酸庆大霉素注射液 150mg+0.9% 氯化钠注射液 300ml,静脉滴注,每日 1 次。

（3）富马酸比索洛尔片:2.5mg,口服,每日 1 次。

【处方评价】

（1）超说明书药品及类别:硫酸庆大霉素注射液（超适应证）。

（2）循证分级情况:美国 FDA 已批准庆大霉素用于治疗成人 IE、幼年 IE,

可与青霉素联合用于草绿色链球菌、金黄色葡萄球菌及其他革兰氏阴性杆菌所致的 IE。Micromedex 中关于庆大霉素治疗 IE 的推荐为成人 IE 的有效性等级 Class Ⅰ,推荐级别 Class Ⅱa,证据强度 Category B;儿童 IE 的有效性等级 Class Ⅰ,推荐级别 Class Ⅱa,证据强度 Category B。

（3）指南推荐情况:2015 年 ESC《感染性心内膜炎管理指南》[8]中推荐链球菌感染的心内膜炎首选为青霉素,并推荐青霉素的用量为 1 200 万 ~ 1 800 万 U,分 4~6 次给药或持续给药;当青霉素 MIC 的敏感度为中介值（0.125mg/L<MIC≤0.5mg/L）时,建议应用 4 周青霉素或头孢曲松的过程中前 2 周联合单剂量庆大霉素进行治疗。2015 年 AHA《关于成人感染性心内膜炎诊断、抗菌治疗以及并发症的处置的科学声明》[7]中指出,对于非复杂性 IE、需快速治疗及无潜在肾脏疾病的患者可进行庆大霉素治疗,持续 2 周;缺陷乏氧菌、颗粒链球菌与草绿色链球菌（VGS）引起的 IE 及肠球菌性 IE 患者可进行氨苄西林或青霉素联合庆大霉素治疗;对青霉素 MIC≥0.5μg/ml 且头孢曲松钠敏感性的 VGS 菌株,可选头孢曲松钠联合庆大霉素治疗;菌株 MIC>0.12μg/ml 时可将庆大霉素治疗延长至 6 周。

（4）剂量推荐范围:美国 FDA 推荐庆大霉素治疗 IE 的剂量为 3mg/（kg·d）,静脉注射或肌内注射,分成 3 等分剂量（每日 3 次）给药,维持 7~10 日。2015 年 AHA 的 IE 指南[7]中推荐链球菌感染性 IE 使用的庆大霉素剂量为 3mg/（kg·d）,静脉注射或肌内注射,单次给药或分成 3 等分剂量,持续 2 周。我国 2014 年《成人感染性心内膜炎预防、诊断和治疗专家共识》[9]中,庆大霉素用于治疗 IE 的用法用量为 1mg/kg,每 12 小时 1 次。日本 2017 年《感染性心内膜炎的预防和治疗指南》[10],庆大霉素治疗 IE 的用法用量为 3mg/（kg·d）,每天 1~3 次。

（5）超药品说明书用药作用机制:庆大霉素可与敏感菌细胞核糖体 30S 和 50S 亚单位结合,干扰蛋白质合成,从而导致细菌细胞膜功能障碍。

（6）药物配伍:青霉素和庆大霉素均为杀菌剂,联合应用可增强抗菌活性,扩大抗菌谱;但当青霉素和庆大霉素合用时,若存在高的青霉素 / 氨基糖苷类比例（>50/1）会使 2 个化合物之间存在化学灭活效应,两者的抗菌活性降低。

富马酸比索洛尔片减轻心肌耗氧量,增加组织供氧,抑制缺血时的血小板聚集,改善心肌血液循环。

（7）黑框警告:庆大霉素有潜在的神经毒性、耳毒性、肾毒性。有肾功能损害、高龄、脱水以及大剂量或长疗程应用的患者,发生以上毒性的风险增加。在治疗期间应监测肾功能及听力,若有耳毒性或肾毒性的表现则应停药或调整剂量。氨基糖苷类药物导致的耳毒性通常是不可逆的。若可行,应监测氨基糖苷类药物的血药浓度,以保证达有效血药浓度,并避免潜在的毒性。应避免联用有潜在神经毒性或肾毒性的药物、强效利尿药。对孕妇使用氨基糖苷类药物可能伤害到胎儿。

（8）禁忌证：孕妇、肌无力及接受肌肉松弛药的患者禁用庆大霉素；失水、第八对脑神经损害或帕金森病及肾功能损害患者慎用庆大霉素。

（9）注意事项：庆大霉素注射液与其他氨基糖苷类抗生素之间存在交叉过敏的可能性。应给予患者足够的水分，以减少对肾小管的损害。庆大霉素注射液有抑制呼吸的作用，不得静脉注射。长期应用可能导致耐药菌过度生长。给予首次饱和剂量（1~2mg/kg）后，有肾功能不全、前庭功能或听力减退的患者所用的维持剂量应酌减。

（10）用药交代及用药教育：注意补充足够的水分，避免在使用庆大霉素治疗的过程中脱水而增加毒性风险。患者应随时报告耳毒性或肾毒性的相关体征或症状。如发生听力减退、耳鸣或耳部饱满感时应引起注意，告知医师。比索洛尔可能会掩盖低血糖症状，建议糖尿病患者仔细监测血糖水平。建议患者避免突然停药。告知患者如果漏服比索洛尔尽快补服，但如果距离下次服药时间不足 8 小时，则不需要补服。

（三）住院医嘱 3

【病史摘要】

患者，男，76 岁。于 9 日前出现反复寒战发热，体温最高 41.5℃，伴阵发性心慌、胸闷、气短。查血常规白细胞（WBC）12.94×10^9/L，中性粒细胞（NE）10.42×10^9/L，红细胞（RBC）4.99×10^{12}/L，血小板（PLT）177×10^9/L，血红蛋白（HGB）155g/L。超声心动图示主动脉瓣左冠状动脉相对高回声团块，考虑为赘生物形成。血培养示金黄色葡萄球菌，对青霉素钠、甲氧西林、克林霉素、环丙沙星耐药，对万古霉素、复方磺胺甲噁唑、利奈唑胺、替考拉宁敏感。予利奈唑胺注射液 600mg，每日 2 次，静脉滴注治疗，次日体温恢复正常，继续应用至第 19 日复查血常规指标均有降低：白细胞（WBC）2.81×10^9/L，中性粒细胞（NE）1.24×10^9/L，红细胞（RBC）3.09×10^{12}/L，血小板（PLT）52×10^9/L，血红蛋白（HGB）77g/L。在此期间间断给予重组人粒细胞刺激因子等对症治疗。

【诊断】

感染性心内膜炎。

【医嘱】

（1）利奈唑胺葡萄糖注射液 300ml：600mg，静脉滴注，每 12 小时 1 次。

（2）重组人粒细胞刺激因子注射液：200μg，皮下注射，每日 1 次。

（3）琥珀酸亚铁片：0.2g，口服，每日 1 次。

【处方评价】

（1）超说明书药品及类别：利奈唑胺葡萄糖注射液（超适应证）。

（2）循证分级情况：美国 FDA 未批准利奈唑胺用于治疗成人 IE、幼年 IE。Micromedex 中关于利奈唑胺治疗 IE 的推荐为成人 IE 的有效性等级 Class Ⅱa，推荐级别 Class Ⅱb，证据强度 Category C。

（3）指南推荐情况：2005 年 AHA 提出，对于自体瓣膜或人工瓣膜屎肠球菌感染且对青霉素、氨基糖苷类和万古霉素耐药引起的 IE 可选用利奈唑胺 1 200mg/d，分 2 次静脉注射或口服，疗程至少为 8 周；儿童的推荐剂量为 30mg/(kg·d)，分 3 次静脉注射或口服[2]。2015 年 AHA 感染性心内膜炎指南[7]中也保留推荐静脉注射或者口服利奈唑胺治疗多重耐药引起的 IE，剂量为 600mg，每 12 小时 1 次，疗程至少为 6 周。同时 2015 年 ESC 指南[8]中也提及对于氨基糖苷类、β- 内酰胺类和万古霉素均耐药的 IE，建议可选静脉注射或口服利奈唑胺 600mg/d，每日 2 次，疗程至少为 8 周。基于利奈唑胺潜在的骨髓抑制等严重不良反应，且为一种抑菌剂，利奈唑胺一般不作为 IE 治疗的一线药物，但对多重耐药革兰氏阳性菌株引起的 IE，尤其是不能耐受万古霉素或经其他抗生素治疗无效的患者来说，还是一个重要的治疗选择[11-12]。

（4）剂量推荐范围：利奈唑胺葡萄糖注射液 600mg，静脉滴注，每 12 小时 1 次，疗程至少为 6 周。

（5）超药品说明书用药作用机制：利奈唑胺为噁唑烷酮类抑菌药，选择性地与细菌 50S 亚基上核糖体 RNA 的 23S 位点结合，可抑制细菌 70S 核糖体亚基起始复合物的形成以抑制细菌活性。利奈唑胺对革兰氏阳性菌，包括对万古霉素耐药的肠球菌和耐甲氧西林金黄色葡萄球菌均有抗菌活性。

（6）药物配伍：重组人粒细胞刺激因子注射液有助于减少使用利奈唑胺引起的中性粒细胞减少症，加速粒细胞计数恢复，减少合并感染发热的风险。

琥珀酸亚铁片有助于治疗感染所引起的隐性或显性缺铁性贫血。

（7）禁忌证：利奈唑胺禁用于高血压未控制的患者、嗜铬细胞瘤、甲状腺功能亢进、双相抑郁、分裂情感性精神障碍或处于急性意识模糊状态的患者。若正在服用 5- 羟色胺再摄取抑制剂、三环类抗抑郁药、单胺氧化酶抑制剂、直接或间接拟交感神经药物等时，应禁用利奈唑胺。

（8）注意事项：有骨髓抑制病史、严重肾功能不全、未控制的高血压、嗜铬细胞瘤、甲状腺功能亢进、惊厥史或其他精神障碍的患者，以及孕妇、哺乳期妇女慎用利奈唑胺。使用利奈唑胺期间应每周检测血细胞计数。

（9）用药交代及用药教育：叮嘱患者有高血压或癫痫发作病史者，或正在服用含盐酸伪麻黄碱或盐酸苯丙醇胺的药物如抗感冒药和缓解充血的药物，或正在服用 5- 羟色胺再摄取抑制剂或其他抗抑郁药，应告知医师；应避免进食大量富含酪胺的饮料及食物，如陈年乳酪、发酵过或风干的肉类、泡菜、酱油、生啤、红酒；利奈唑胺可能会引起腹泻、恶心或头痛；服药期间出现视觉改变、水样便或便血（伴或不伴胃痉挛和发热），应告知医师。琥珀酸亚铁片宜在餐后或餐时服用以减轻胃部刺激性，且不应与浓茶同服。

（刘春霞）

参考文献

[1] WILSON W, TAUBERT K A, GEWITZ M, et al. Prevention of infective endocarditis: Guidelines from the American Heart Association. Journal of the American dental association, 2008, 139 Suppl: 3S-24S.

[2] BADDOUR L M, WILSON W R, BAYER A S, et al. Infective endocarditis - Diagnosis, antimicrobial therapy, and management of complications - a statement for healthcare professionals from the Committee on Rheumatic Fever, Endocarditis, and Kawasaki Disease, Council on Cardiovascular Disease in the Young, and the Councils on Clinical Cardiology, Stroke, and Cardiovascular Surgery and Anesthesia, American Heart Association. Circulation, 2005, 111 (23): E394-E434.

[3] TATTEVIN P, MAINARDI J L. Analysis of the 2015 American and European guidelines for the management of infective endocarditis. Médecine et maladies infectieuses, 2016, 46 (8): 406-410.

[4] 李新立, 黄峻, 杨杰孚. 学习和遵循共识　做好感染性心内膜炎的综合防治. 中华心血管病杂志, 2014, 42 (10): 804-805.

[5] HOYER A, SILBERBACH M. Infective endocarditis. Pediatrics in review, 2005, 26 (11): 394-400.

[6] MARTI-CARVAJAL A J, DAYER M, CONTERNO L O, et al. A comparison of different antibiotic regimens for the treatment of infective endocarditis. Cochrane database of systematic reviews, 2016, 4: CD009880.

[7] BADDOUR L M, WILSON W R, BAYER A S, et al. Infective endocarditis in adults: diagnosis, antimicrobial therapy, and management of complications: a scientific statement for healthcare professionals from the American Heart Association. Circulation, 2015, 132 (15): 1435-1486.

[8] HABIB G, LANCELLOTTI P, ANTUNES M J, et al. 2015 ESC guidelines for the management of infective endocarditis: the Task Force for the Management of Infective Endocarditis of the European Society of Cardiology (ESC). Endorsed by: European Association for Cardio-Thoracic Surgery (EACTS), the European Association of Nuclear Medicine (EANM). European heart journal, 2015, 36 (44): 3075-3128.

［9］中华医学会心血管病学分会,中华心血管病杂志编辑委员会.成人感染性心内膜炎预防、诊断和治疗专家共识.中华心血管病杂志,2014,42(10):806-816.

［10］SATOCHI N,TAKAHIRO O,KYOMI A,et al. JCS 2017 Guideline on prevention and treatment of infective endocarditis. Circulation journal,2019,83(8):1767-1809.

［11］CHIANG F Y,CLIMO M. Efficacy of linezolid alone or in combination with vancomycin for treatment of experimental endocarditis due to methicillin-resistant Staphylococcus aureus. Antimicrobial agents and chemotherapy,2003,47(9):3002-3004.

［12］CHIAPPINI E,CONTI C,GALLI L,et al. Clinical efficacy and tolerability of linezolid in pediatric patients:a systematic review. Clinical therapeutics,2010,32(1):66-88.

第二十五章
血液系统疾病超药品说明书用药处方评价

第一节　多发性骨髓瘤

一、概述

多发性骨髓瘤(multiple myeloma,MM)是一种克隆性浆细胞异常增殖的恶性疾病,是血液系统第 2 位常见的恶性肿瘤。其特征为骨髓浆细胞异常增殖伴有单克隆免疫球蛋白或轻链(M 蛋白)过度生成,极少数患者出现不产生 M 蛋白的未分泌型 MM。多发性骨髓瘤常伴有多发性溶骨性损害、高钙血症、贫血、肾脏损害。由于正常免疫球蛋白的生成受抑,因此容易出现各种细菌感染。国际骨髓瘤基金会(International Myeloma Foundation)2018 年发布的统计数据显示,全球约有 75 万名多发性骨髓瘤患者。在我国,多发性骨髓瘤的发病率已超过急性白血病,约为十万分之一。随着我国人口老龄化程度不断加剧与疾病诊断能力的逐步增强,患病人数将进一步增加。

对有症状的 MM 应采用系统治疗,包括诱导治疗、巩固治疗(含干细胞移植)及维持治疗,达到疾病稳定及以上疗效时可用原方案继续治疗,直到获得最大程度的缓解。对适合自体移植的患者,应尽量采用含新药的诱导治疗 + 干细胞移植;诱导治疗中避免使用干细胞毒性药物(避免使用烷化剂以及亚硝脲类药物,来那度胺使用不超过 4 个周期)。常用的治疗药物包括:①传统化疗药物,包括美法仑、多柔比星和环磷酰胺等;②糖皮质激素,如地塞米松、泼尼松等;③靶向药物,目前主要为蛋白酶体抑制剂和免疫调节剂 2 种。传统化疗方法如 MP(美法仑和泼尼松)虽可缓解部分患者的病情,但是复发率仍然较高。环磷酰胺在 MM 中作为二线用药配合使用。蛋白酶体抑制剂是近年来临床认为治疗多发性骨髓瘤较为有效的药物,如硼替佐米。沙利度胺是 MM 维持治疗中的常用免疫调节剂之一,可口服,价格便宜。其类似物来那度胺在临床治疗上也取得了一定效果。

二、多发性骨髓瘤超药品说明书用药情况及循证证据

(一) NMPA 批准的说明书中含有 MM 适应证的药品

NMPA 批准用于治疗 MM 的药品主要有以下几大类:传统化疗药物,如美法仑、苯丁酸氮芥;靶向药物,如硼替佐米、英夫利西单抗;免疫调节剂,如来那度胺、唑来膦酸等。

由于厂家上市前研究的差异,导致并非所有相同成分的药品都有 MM 适应证。如成分同为唑来膦酸的择泰的说明书中有 MM 适应证,而密固达的说明书中则无 MM 适应证;成分同为长春新碱,深圳生产的说明书中有 MM 适应证,而浙江生产的说明书中则无 MM 适应证。

(二) 国内药品说明书外用法用于治疗 MM 的药品

目前国内临床治疗 MM 属药品说明书外用法的血液科药品主要有长春新碱、沙利度胺、多柔比星(表 25-1)。

三、处方评价示例

(一) 门诊处方

处方　年龄:55 岁　性别:女　诊断:多发性骨髓瘤

(1)沙利度胺片:口服,200mg,每日 1 次。

(2)地塞米松片:口服,20mg,第 1~4 日、9~12 日和 17~20 日。

【处方评价】

(1)超说明书药品及类别:沙利度胺片(超适应证)。

(2)循证分级情况:美国 FDA 已批准沙利度胺用于治疗成人首次诊断的 MM,需与地塞米松联合治疗。有效性等级 Class Ⅰ,推荐级别 Class Ⅱa,证据强度 Category B。

(3)指南推荐情况:国外沙利度胺具有治疗 MM 的适应证。美国 FDA 已批准沙利度胺用于治疗成人首次诊断的 MM,需与地塞米松联合治疗。有效性等级 Class Ⅰ,推荐级别 Class Ⅱa,证据强度 Category B。

表25-1　国内药品说明书外用法用于治疗 MM 的药品常用用法及循证证据*

药品名称	国内已批准的适应证	规格	用法用量	依据及其等级**			
				原研国说明书	有效性等级**	推荐级别	证据强度
注射用长春新碱	用于治疗急性白血病、霍奇金病、恶性淋巴瘤，也用于乳腺癌、支气管肺癌、软组织肉瘤、神经母细胞瘤等	1mg/瓶	$0.4mg/m^2$，静脉滴注，持续96小时	美国 FDA 未批准长春新碱用于治疗成人 MM，儿童 MM	成人：Class IIa	成人：Class IIb	成人：Category B
沙利度胺片	用于控制瘤型麻风反应证	25mg/片	用于平台期维持治疗，剂量一般为 200~300mg/d	美国 FDA 已批准沙利度胺用于治疗成人新诊断的 MM，需与地塞米松联合治疗	成人：Class I	成人：Class IIa	成人：Category B
盐酸多柔比星注射液	适用于急性白血病(淋巴细胞性和粒细胞性)、恶性淋巴瘤、乳腺癌、肺癌(小细胞和非小细胞肺癌)、卵巢癌、骨及软组织肉瘤、肾母细胞瘤、膀胱癌、甲状腺癌、前列腺癌、头颈部鳞癌、睾丸癌、胃癌、肝癌等	5ml:10mg	$9mg/m^2$，静脉滴注，持续96小时	美国 FDA 未批准多柔比星用于治疗成人 MM，儿童 MM	成人：Class IIa	成人：Class IIa	成人：Category B

注：临床证据来源[1-5]；** 证据等级分级来自美国 Micromedex 数据库。

　　2013 年英国血液学标准委员会（British Committee for Standards in Haematology，BCSH）指南[1]推荐沙利度胺用于高剂量治疗前的诱导治疗。2014 年欧洲骨髓瘤网络（European Myeloma Network，EMN）指南[2]推荐使用沙利度胺用于自体造血干细胞移植后维持期治疗，可延长肿瘤无进展生存期或总生存期。并且美法仑 / 地塞米松 / 沙利度胺方案不适宜作自体造血干细胞移植患者的标准治疗方案之一。2016 年 NCCN 指南[3]推荐沙利度胺为用于 MM 维持期治疗的首选方案之一。中华医学会《临床诊疗指南：血液学分册》推荐[4]诱导化疗中可在化疗方案的基础上联合沙利度胺以提高缓解率。沙利度胺逐渐应用于平台期维持治疗，剂量一般为 200~300mg/d。此外，沙利度胺也用于复发和难治性多发性骨髓瘤的治疗。《中国多发性骨髓瘤诊治指南（2015 年修订）》[5]推荐沙利度胺可用于有症状 MM 的初始诱导治疗，也可用于维持期以及复发 MM 的治疗。同时，沙利度胺 / 地塞米松也是《实用内科学》[6]推荐的治疗方案之一，每 4 周给药 1 次，共半年。推荐剂量为沙利度胺片 200mg/d，口服，第 1~28 日；地塞米松片 20mg，口服，第 1~4 日、9~12 日和 17~20 日。

　　（4）剂量推荐范围：沙利度胺片 200~300mg/d，口服。

　　（5）超药品说明书用药作用机制：沙利度胺具有免疫调节和阻断多种参与 MM 进展的重要途径，如血管生成、IL-6 分泌，激活 caspase-8 介导的凋亡途径等。

　　（6）药物配伍：处方中沙利度胺与地塞米松联用治疗多发性骨髓瘤。在《中国多发性骨髓瘤诊治指南（2015 年修订）》中将沙利度胺 / 地塞米松方案列为治疗有症状的 MM 的初始诱导方案之一[5]。

　　（7）黑框警告：沙利度胺有严重的致畸作用。如果在怀孕期间服用本品，对未出生的胎儿会引起严重的出生缺陷和死亡。孕妇即使在孕期仅服用单次剂量的本品也会引起严重的出生缺陷。

　　沙利度胺在用于多发性骨髓瘤患者时可导致动脉和静脉血栓栓塞（如深静脉血栓形成和肺栓塞）的风险增加。在与标准化疗药物如地塞米松合用时，血栓风险将进一步增加。建议在使用时密切监控血栓的发生。

　　（8）禁忌证：沙利度胺禁用于孕妇及哺乳期妇女、儿童、对其有过敏反应的患者，以及从事危险工作者如驾驶员、机器操纵者等。

　　（9）注意事项：患者在使用沙利度胺前应被告知本品对育龄妇女存在的风险。因在怀孕期间服用沙利度胺会对未出生胎儿引起严重的出生缺陷和死亡，所以在怀孕期间不应服用。如果在治疗期间怀孕，必须立即停止使用沙利度胺，并咨询医师对胎儿进行相应处理。沙利度胺可能会引起外周神经病变，其早期有手足麻木、麻刺感或灼烧样痛感，出现上述情况应及时告知医师。患者在服用期间不可以献血。

结核病、急性细菌或病毒感染患者慎用地塞米松,必要应用时,必须给予适当的抗感染治疗。停药前应逐渐减量。糖尿病、骨质疏松症、肝硬化、肾功能不良、甲状腺功能低下患者慎用。运动员慎用。

(10)用药交代及用药教育:沙利度胺需晚餐后至少1小时服用。服药期间不可饮酒,避免怀孕。注意史-约综合征/中毒性表皮坏死松解症(流感样症状、严重多形红斑或皮肤/黏膜水疱)、血栓栓塞(气短、胸痛或手臂和腿肿胀)。

糖皮质激素要在晨起顿服,由于人体正常分泌的激素在早晨8点时血液中的浓度最高,而晚上12点浓度最低,早晨顿服激素类药物与人体的生理状态同步,可减少药物对下丘脑-垂体-肾上腺轴的抑制,减少药物不良反应。另外仍需留意有无黑粪、便血等情况,预防消化道溃疡出血。

(二)住院医嘱

【病史摘要】

患者,女,35岁,因"无明显诱因出现四肢乏力2个月余"入院。近1周来症状加重,并出现头昏,活动时胸闷、气促,左侧第4、第5肋骨有压痛,牙龈有出血。血常规检查:血小板与白细胞计数正常,血红蛋白70g/L。血生化:白蛋白38g/L,β_2-微球蛋白6.0mg/L。血免疫:IgG 97.5g/L,λ轻链65g/L。免疫固定电泳出M蛋白lgG-λ型。骨髓检查:骨髓增生活跃,粒系占10%,红系占2.5%,淋巴系占4.5%,浆细胞占48.3%。尿本周蛋白阳性。

【诊断】

多发性骨髓瘤,拟行干细胞移植治疗。

【医嘱】

化疗前30分钟预处理方案:兰索拉唑30mg静脉滴注,每日1次;帕洛诺司琼20mg静脉滴注,每日1次。

移植前诱导化疗方案:每4周为1个疗程。注射用长春新碱0.4mg/m²,持续静脉滴注96小时;多柔比星注射液9mg/m²,持续静脉滴注96小时;地塞米松片20mg/m²,口服,第1~4日、9~12和17~20日。

【处方评价】

(1)超说明书药品及类别

1)注射用长春新碱(超适应证)。

2)多柔比星注射液(超适应证)。

(2)循证分级情况

1)美国FDA未批准长春新碱用于治疗MM。有效性等级Class Ⅱa,推荐级别Class Ⅱb,证据强度Category B。

2)美国FDA未批准多柔比星用于治疗MM。有效性等级Class Ⅱa,推荐级别 Class Ⅱa,证据强度 Category B。

（3）指南推荐情况:长春新碱与多柔比星是国内与美国指南推荐用于 MM 的经典药物之一。2016 年 NCCN 指南[3]推荐长春新碱 / 多柔比星 / 地塞米松（VAD）为不适于干细胞移植患者的化疗替选方案之一。《中国多发性骨髓瘤诊治指南（2015 年修订）》[5]推荐长春新碱 / 多柔比星 / 地塞米松为活动性 MM 的初始诱导治疗方案之一。同时 VAD 方案为《实用内科学》[6]推荐的常用化疗方案之一,每 4 周给药 1 次,共半年,对大约 50% 的复发患者可取得再次缓解,对大约 25% 的难治性病例有效。推荐给药量为注射用长春新碱 0.4mg/m²,持续静脉滴注 96 小时;多柔比星注射液 9mg/m²,持续静脉滴注 96 小时;地塞米松片 20mg/m²,口服,第 1~4 日、9~12 日和 17~20 日。

目前国内注射用长春新碱为静脉注射,常用剂量为 1~1.4mg/m²;多柔比星静脉注射的常用剂量为 1.2~2.4mg/kg。而在超药品说明书用于多发性骨髓瘤的 VAD 方案中,长春新碱与多柔比星的剂量均较小,这可能与 VAD 方案强调长春新碱与多柔比星持续静脉滴注 96 小时有关。

（4）超药品说明书用药作用机制

1）长春新碱为夹竹桃科植物长春花中提取的有效成分,其抗肿瘤作用靶点是微管,主要抑制微管蛋白聚合而影响纺锤体微管形成,使有丝分裂停止于中期。

2）多柔比星的结构中既含有脂溶性的蒽环配基,又有水溶性的柔红糖胺;并有酸性酚羟基和碱性氨基。作为一种周期非特异性抗癌化疗药物,其作用机制在于可直接作用于 DNA,插入 DNA 的双螺旋链,使后者解开,改变 DNA 的模板性质,抑制 DNA 聚合酶,从而既抑制 DNA 合成,也抑制 RNA 合成。

（5）剂量推荐范围

1）注射用长春新碱:0.4mg/m²,持续静脉滴注 96 小时。

2）多柔比星注射液:9mg/m²,持续静脉滴注 96 小时。

（6）药物配伍:医嘱中地塞米松为 VAD 方案的组成之一。

1）兰索拉唑:使用质子泵抑制剂预防化疗药物引起的胃黏膜损伤。

2）帕洛诺司琼:使用 5-HT₃ 受体拮抗剂预防化疗引起的恶心、呕吐。

（7）黑框警告

1）据报道使用多柔比星可发生快速型或延迟型心肌病变,包括左心室射血分数降低和充血性心力衰竭;发生风险与蒽环霉素或蒽醌类药物的累积暴露量成正比;同时使用其他具有心脏毒性的药物（如环磷酰胺）可增加心肌病的发生风险。在输液过程中发生外渗可能引起严重的局部组织坏死。

2）据报道多柔比星可导致严重甚至致死性的骨髓抑制（如白细胞减少症、血小板减少症、中性粒细胞减少症）。建议在使用期间监测以上不良反应发生,一旦发生立即停药。使用多柔比星可能导致继发性恶性肿瘤(如急性髓性骨髓增生异常综合征)或其发生风险增加。

(8)禁忌证

1)长春新碱不能用于肌内注射、皮下注射或鞘内注射。

2)多柔比星禁用于严重的器质性心脏病和心功能异常,以及对多柔比星及蒽环类过敏者;既往细胞毒性药物治疗所致的持续的骨髓抑制或严重的全身性感染;明显的肝功能损害;严重心律失常、心功能不全,既往心肌梗死;既往蒽环类治疗已达药物最大累积剂量。

(9)注意事项

1)长春新碱仅用于静脉注射,漏于皮下可导致组织坏死、蜂窝织炎。一旦漏出或可疑外漏,应立即停止输液,并予相应处理。输液时避免日光直接照射。肝功能异常时减量使用。剂量限制性毒性是神经系统毒性,主要引起外周神经症状如手指、神经毒性等,与累积量有关,包括足趾麻木、腱反射迟钝或消失、外周神经炎。运动神经、感觉神经和脑神经也可受到破坏,并产生相应症状。

2)多柔比星外渗后可引起局部组织坏死,需确定静脉通畅后才能给药。用药前后要测定心脏功能,监测心电图、超声心动图、血清酶学和其他心肌功能试验;随访检查周围血象(每周至少1次)和肝功能试验;应经常查看有无口腔溃疡、腹泻以及黄疸等情况,应劝患者多饮水以减少高尿酸血症的可能性,必要时检查血清尿酸或肾功能。过去曾用过足量柔红霉素、表柔比星及多柔比星者不能再用。

(10)用药交代及用药教育

1)多柔比星用药后1~2日内可出现红色尿,一般都在2日后消失。用药期间多饮水以减少高尿酸血症的可能性。如出现心脏不适,及时就医。每周随访复查血象与肝肾功能。

2)告知患者长春新碱可能导致脱发、恶心、呕吐、手脚麻木等不良反应。每周随访复查血象与肝肾功能。

3)地塞米松要在晨起顿服,由于人体正常分泌的激素在早晨8点时血液中的浓度最高,而晚上12点浓度最低,早晨顿服激素类药物与人体的生理状态同步,可减少药物对下丘脑-垂体-肾上腺轴的抑制,减少药物不良反应。另外仍需留意有无黑粪、便血等情况,预防消化道溃疡出血。

(孙萍萍　任　斌)

参考文献 ▶▶▶

［1］ DE MORAES HUNGRIA V T,DE QUEIROZ CRUSOE E,QUERO A A,et al. Guidelines on the diagnosis and management of multiple myeloma treatment:Associacao Brasileira de Hematologia e Hemoterapia e Terapia Celular Project guidelines:Associacao Medica Brasileira - 2012. Revista brasileira de hematologia e hemoterapia,2013,35(3):201-217.

［2］ ENGELHARDT M,TERPOS E,KLEBER M,et al. European Myeloma Network recommendations on the evaluation and treatment of newly diagnosed patients with multiple myeloma. Haematologica,2014,99(2):232-242.

［3］ NCCN. The NCCN clinical practice guidelines in Multiple myeloma(version 1. 2016). Fort Washington:NCCN,2016［2015-05-28］. http://www.nccn.org/professionals/physician_gls/f_guidelines.asp.

［4］ 中华医学会.临床诊疗指南:血液学分册.北京:人民卫生出版社,2007.

［5］ 陈协群.《中国多发性骨髓瘤诊治指南(2015年修订)》初始治疗部分解读.中华内科杂志,2016,55(02):92-93.

［6］ 陈灏珠,林果为,王吉耀.实用内科学.14版.北京:人民卫生出版社,2013.

第二节　真性红细胞增多症

一、概述

真性红细胞增多症(polycythemia vera,PV)是病因不明的造血干细胞异常克隆性疾病。PV起病隐袭,进展缓慢。其临床表现是外周血中的红细胞和血小板增多,常伴有多血质、脾大,以及由此引起的血液黏滞表现,高风险者转为骨髓纤维化和白血病。据美国报道发病率为(44~57)/10万,中老年发病居多[1]。

除异基因造血干细胞移植外,目前临床上的其他治疗方法均不能治愈PV或延长生命。其治疗目的是尽快使血容量及红细胞容量接近正常,抑制骨髓造血功能,从而缓解病情,减少并发症。应用放化疗可能诱发PV恶变,临床上应尽量避开放疗,减少化疗,推荐的治疗方法有造血干细胞移植、静脉放血、放射性核素^{32}P。常用的治疗药物包括骨髓抑制剂以及干扰素。骨髓抑制剂中羟基脲最为常用,疗效好,一般无致白血病不良反应;其无效后,可选用白消安以及美法仑,但作为烷化剂有致突变可能,目前已很少应用。干扰素有抑制细胞增殖的作用,减少骨髓纤维组织增生,近年也已开始用于本病的治疗。皮下注射治疗3个月后脾脏缩小,放血次数减少。

二、真性红细胞增多症超药品说明书用药情况及循证证据

（一）NMPA 批准的说明书中含有 PV 适应证的药品

NMPA 批准用于治疗 PV 的药品较少，主要有羟基脲、美法仑、白消安以及高三尖杉酯碱注射液、芦可替尼等。

但由于厂家上市前研究的差异，导致并非所有相同成分的药品都有 PV 适应证。如成分同为羟基脲的羟基脲胶囊的说明书中有 PV 适应证，而羟基脲片的说明书中则无 PV 适应证。

（二）国内药品说明书外用法用于治疗 PV 的药品

目前国内临床治疗 PV 属说明书外用法的血液科药品主要有干扰素 α2b（表 25-2）。

表 25-2　国内药品说明书外用法用于治疗 PV 的药品常用用法及循证证据[*]

药品名称	国内已批准的适应证	规格	用法用量	依据及其等级[**]			
				原研国说明书	有效性等级	推荐级别	证据强度
干扰素 α2b 注射液	适用于治疗病毒性疾病和某些恶性肿瘤。主要适用于治疗慢性乙型肝炎、慢性丙型肝炎和毛细胞白血病等。对尖锐湿疣、慢性宫颈炎、疱疹性角膜炎、带状疱疹、流行性出血热和小儿呼吸道合胞病毒性肺炎等病毒性疾病均有效。对其他病毒性疾病和恶性肿瘤，如慢性粒细胞白血病、黑色素瘤、淋巴瘤等也有良好疗效	1MIU/支	300 万～500 万 IU，皮下注射，每周 3 次	美国 FDA 未批准干扰素 α2b 用于治疗成人 PV、儿童 PV	成人：Class Ⅱ a	成人：Class Ⅱ b	成人：Category B

注：[*] 临床证据来源[1-4]；[**] 证据等级分级来自美国 Micromedex 数据库。

三、处方评价示例

处方　年龄：55 岁　性别：女　诊断：真性红细胞增多症

（1）重组人干扰素 α2b 注射液：300 万 IU，皮下注射，每周 3 次。

（2）阿司匹林肠溶片：100mg，口服每日 1 次。

【处方评价】

（1）超说明书药品及类别：重组人干扰素 α2b 注射液（超适应证）。

（2）循证分级情况：美国 FDA 未批准干扰素 α2b 用于治疗 PV。有效性等级 Class Ⅱa，推荐级别 Class Ⅱb，证据强度 Category B。

（3）指南推荐情况：2005 年，干扰素 α 被 BCSH 推荐用于 40~75 岁 PV 患者的二线治疗[2]，可缩小脾脏。在 2015 年的韩国 PV 指南[3]中同样推荐干扰素 α 用于高风险患者的治疗。在中国，干扰素 α 已经用于临床，用于抑制 PV 的克隆和增殖。第 2 版《内科学》[4]推荐的使用剂量为 300 万 IU，每周 3 次，3 个月的疗程后脾脏可明显减小，缓解率可达 80%。第 14 版《实用内科学》[5]推荐 PV 患者使用重组干扰素 α，剂量为 300 万 ~500 万 IU，皮下注射，每周 3 次。

（4）剂量推荐范围：重组人干扰素 α2b 注射液 300 万 ~500 万 IU/ 次，皮下注射，每周 3 次。

（5）超药品说明书用药作用机制：干扰素 α 可抑制造血干细胞增殖，同时可直接抑制一些细胞生长因子如血小板衍生生长因子，以减少骨髓纤维组织增生。

（6）药物配伍：处方中小剂量的阿司匹林（100mg）主要作用为预防血栓形成，此为 PV 治疗常用的药物之一。

（7）禁忌证：对聚乙二醇干扰素 α2b 或任何一种干扰素或某赋形剂过敏者；孕妇；未获得妊娠阴性结果之前不能开始使用本品者；与利巴韦林联合治疗配偶妊娠的男性患者；本品不能与利巴韦林联合应用；自身免疫性肝炎或有自身免疫病病史者；肝功能失代偿者；联合用药时，严重的肾功能不全患者（肌酐清除率 <50ml/min）。

（8）注意事项

1）干扰素 α 可引起或加重致命性的或危及生命的神经精神、自身免疫性、缺血性和传染性疾病，因此应定期严密监测患者的临床和实验室评价参数。若患者出现持续性重度或加重的上述疾病的体征或症状时，则应停止治疗。如果患者在治疗中出现肝功能失代偿，应考虑停止本品治疗并密切监测患者。

2）既往有出血病史或血小板 >1 500×10^9/L 的患者应避免使用阿司匹林。

（9）用药交代及用药教育

1）注射干扰素后可能引起食欲缺乏、恶心、呕吐，以及流感样症状（发热、寒战、头痛）等不良反应。一旦出现抑郁或具有自杀倾向的行为举止时，需立即告知医师。

2）阿司匹林可能会引起消化不良、恶心、呕吐、胃肠溃疡、耳鸣、血管性水肿等不良反应。如出现肠胃不适的迹象/症状需报告医师。

（孙萍萍　任　斌）

参考文献 ▶▶▶

［1］MEHTA J,WANG H,IQBAL S U,et al. Epidemiology of myeloproliferative neoplasms in the United States. Leukemia & lymphoma,2014,55（3）:595-600.

［2］MCMULLIN M F,BAREFORD D,CAMPBELL P,et al. Guidelines for the diagnosis, investigation and management of polycythaemia/erythrocytosis. British journal of haematology,2005,130（2）:174-195.

［3］CHOI C W,BANG S M,JANG S,et al. Guidelines for the management of myeloproliferative neoplasms. Korean journal of internal medicine,2015,30（6）:771-788.

［4］王吉耀.内科学.2版.北京:人民卫生出版社,2010.

［5］陈灏珠,林果为,王吉耀.实用内科学.14版.北京:人民卫生出版社,2013.

第三节　骨髓增生异常综合征

一、概述

骨髓增生异常综合征（myelodysplastic syndrome,MDS）是起源于造血干细胞的一组异质性髓系克隆性疾病,特点是髓系细胞分化及发育异常,表现为无效造血、难治性血细胞减少、造血功能衰竭,高风险者向急性髓细胞性白血病（AML）转化。MDS 大多发生于中老年人,以 50 岁以上的人群居多,美国 MDS 发病率为（5.3~13.1）/10 万[1]。

MDS 的治疗主要解决两大问题:骨髓衰竭及并发症、AML 转化。MDS 患者的自然病程和预后的差异性很大,治疗宜个体化。异基因造血干细胞移植（allo-HSCT）为唯一可能治愈 MDS 的方法。除成分输血、造血生长因子,以及祛铁等支持治疗外,常用的治疗药物还包括免疫调节剂、去甲基化药物以及化疗药物。常用的免疫调节剂包括沙利度胺和来那度胺等。部分患者接受沙利度胺治疗后可改善红系造血,减轻或脱离输血依赖,对于无法耐受沙利度胺治疗的患者可应用来那度胺治疗。常用的去甲基化药物包括地西他滨（5-阿扎-2-脱氧胞苷）和阿扎胞苷（5-阿扎胞苷）。去甲基化药物可应用于相对高危组 MDS 患者,与支持治疗组相比,去甲基化药物治疗组可降低患者向 AML 进展的风险,改善生存。相对低危组 MDS 患者如出现严重血的细胞减少和/

或输血依赖,也可应用去甲基化药物治疗。相对高危组尤其是原始细胞比例增高的患者的预后较差,化疗是其治疗方式之一,预激方案(阿糖胞苷/重组人粒细胞集落刺激因子/阿柔比星或高三尖杉酯碱或伊达比星)在国内广泛应用于相对高危组 MDS 患者,且老年或身体功能较差的患者对预激方案的耐受性优于常规 AML 化疗方案。

二、骨髓增生异常综合征超药品说明书用药情况及循证证据

(一)NMPA 批准的说明书中含有 MDS 适应证的药品

NMPA 批准用于治疗 MDS 的药品主要有乌苯美司、地西他滨、伊马替尼以及高三尖杉酯碱等。

(二)国内药品说明书外用法用于治疗 MDS 的药品

目前国内临床治疗 MDS 属药品说明书外用法的血液科药品主要有阿糖胞苷、维 A 酸、沙利度胺、来那度胺、丙戊酸钠(表 25-3)。

三、处方评价示例

(一)门诊处方

处方 1　年龄:45 岁　性别:女　诊断:骨髓增生异常综合征

(1)沙利度胺片:100mg,口服,每晚 1 次。

(2)粒细胞集落刺激因子:300mg,皮下注射,每日 1 次。

【处方评价】

(1)超说明书药品及类别:沙利度胺片(超适应证)。

(2)循证分级情况:美国 FDA 未批准沙利度胺用于治疗 MDS。有效性等级 Class Ⅱa,推荐级别 Class Ⅱb,证据强度 Category B。

(3)指南推荐情况:国内《实用内科学》[2]推荐使用沙利度胺用于 MDS 免疫调节治疗,50~200mg,每晚 1 次。中华医学会《临床诊疗指南:血液学分册》[3]推荐低危以及中危患者选用沙利度胺作为支持治疗的一部分,可纠正血细胞减少的程度,改善生活质量。

(4)剂量推荐范围:沙利度胺片 50~200mg,每晚 1 次。

(5)超药品说明书用药作用机制:沙利度胺是一种免疫抑制剂,具有免疫调节作用,可抑制 T 细胞克隆性增殖;促进 Th2 细胞生成;同时具有抑制肿瘤坏死因子 -α 及其他抑制造血的生长因子生成,从而抑制骨髓造血干细胞凋亡的作用。

(6)药物配伍:对于中性粒细胞缺乏患者,粒细胞集落刺激因子可提高中性粒细胞水平,为 MDS 对症支持治疗的一部分。

(7)黑框警告:沙利度胺有严重的致畸作用。如果在怀孕期间服用本品,

表 25-3 国内药品说明书外用法用于治疗 MDS 的药品常用用法及循证证据*

药品名称	国内已批准的适应证	规格	用法用量	依据及其等级**			
				原研国说明书	有效性等级	推荐级别	证据强度
注射用阿糖胞苷	用于成人和儿童急性非淋巴细胞白血病的诱导缓解和维持治疗。对其他类型的白血病也有治疗作用，如急性淋巴细胞白血病和慢性髓性粒细胞性白血病（急变期）。对少数实体肿瘤患者有效，含阿糖胞苷的联合治疗方案对儿童霍奇金和非霍奇金淋巴瘤有效	500mg、100mg	10~20mg/(m²·d)，14~21 日为 1 个疗程	美国 FDA 未批准阿糖胞苷用于治疗成人 MDS、儿童 MDS	成人：Class Ⅱb	成人：Class Ⅱb	成人：Category B
维 A 酸片	适用于痤疮、扁平苔藓、白斑、毛发红糠疹和面部糠疹等。可作为银屑病、鱼鳞病的辅助治疗，也可用于治疗多发性寻常疣以及角化异常类的各种皮肤病。同时用于维持治疗急性早幼粒细胞白血病（APL），并可作为维持治疗的药物	10mg/片	30~40mg/d，1~3 个月；10~20mg/d，3~6 个月	美国 FDA 未批准维 A 酸用于治疗成人 MDS、儿童 MDS	成人：Class Ⅱa	成人：Class Ⅱb	成人：Category B
沙利度胺片	用于控制瘤型麻风反应症	25mg/片	50~200mg，每晚 1 次	美国 FDA 未批准沙利度胺用于治疗成人 MDS、儿童 MDS	成人：Class Ⅱa	成人：Class Ⅱb	成人：Category B
来那度胺片	与地塞米松合用，治疗曾接受过至少 1 种疗法的多发性骨髓瘤成年患者	25mg/片	10mg/d	美国 FDA 批准来那度胺用于治疗成人具有 5q 缺失细胞遗传学异常的骨髓增生异常综合征所致的，具有低中度风险的输血依赖性贫血患者	成人：Class Ⅱa	成人：Class Ⅱa	成人：Category B
丙戊酸钠片	癫痫：既可作为单药治疗，也可作为添加治疗；躁狂症：用于治疗与双相情感障碍相关的躁狂发作	0.2g/片	0.2~0.3g/d，口服	美国 FDA 未批准丙戊酸钠用于治疗 MDS	无	无	无

注：* 临床证据来源[1-2]；** 证据等级分级来自美国 Micromedex 数据库。

对未出生的胎儿会引起严重的出生缺陷和死亡。孕妇即使在孕期仅服用单次剂量的本品也会引起严重的出生缺陷。

沙利度胺在用于多发性骨髓瘤患者时可导致动脉和静脉血栓栓塞（如深静脉血栓形成和肺栓塞物）的风险增加。在与标准化疗药物如地塞米松合用时，血栓风险进一步增加。建议在使用时监控血栓发生。

（8）禁忌证：沙利度胺禁用于孕妇及哺乳期妇女、儿童、对其有过敏反应的患者，以及从事危险工作者如驾驶员、机器操纵者等。

（9）注意事项

1）患者在使用沙利度胺前应被告知本品对育龄妇女存在的风险。因在怀孕期间服用沙利度胺会对未出生胎儿引起严重的出生缺陷和死亡，所以在怀孕期间不应服用。如果在治疗期间怀孕，必须立即停止使用沙利度胺，并咨询医师对胎儿进行相应处理。沙利度胺可能会引起外周神经病变，其早期有手足麻木、麻刺感或灼烧样痛感，出现上述情况应及时告知医师。患者在服用期间不可以献血。

2）既往有药物过敏史的患者须慎用粒细胞集落刺激因子。为预测过敏反应等，使用时应充分问诊，并建议预先进行皮试。由于已知伴有幼稚细胞增多的类型有转化为髓细胞性白血病的风险，因此应用粒细胞集落刺激因子时，建议对采集细胞进行体外试验，以证实幼稚细胞集落无增多现象。用药过程中应定期进行血液检查防止中性粒细胞过度增加，如发现过度增加，应给予减量或停药等适当处置。

（10）用药交代及用药教育

1）沙利度胺需晚餐后至少 1 小时服用。服药期间不可饮酒，避免怀孕。注意史 - 约综合征 / 中毒性表皮坏死松解症（流感样症状、严重多形红斑或皮肤 / 黏膜水疱）、血栓栓塞（气短、胸痛或手臂和腿肿胀）。用药期间定期随访复查血象与肝肾功能。

2）粒细胞集落刺激因子给药后可能会引起骨痛、腰痛等，此时可给予非麻醉性镇痛药等适当处置。如出现皮疹、荨麻疹、颜面水肿、呼吸困难、心动过速及低血压等过敏症状，须立即告知医师并及时处理。用药期间定期随访复查血象。

处方 2　年龄：56 岁　性别：男　诊断：5q 异常 - 骨髓增生异常综合征

（1）来那度胺胶囊：10mg，口服，每晚 1 次。

（2）粒细胞集落刺激因子：300mg，皮下注射，每日 1 次。

【处方评价】

（1）超说明书药品及类别：来那度胺胶囊（超适应证）。

（2）循证分级情况：美国 FDA 未批准来那度胺用于治疗 MDS。有效性等级 Class Ⅱa,推荐级别 Class Ⅱa,证据强度 Category B。

（3）指南推荐情况:国内《实用内科学》[2]推荐使用来那度胺用于输血依赖性低危 MDS 及伴 5q-MDS 的患者。《骨髓增生异常综合征诊断与治疗中国专家共识(2014 年版)》[4]对于伴有 5q- 的低危或中危组 MDS 患者,如存在输血依赖性贫血,且对细胞因子治疗效果不佳,可应用来那度胺治疗,部分患者可减轻或脱离输血依赖,并获得细胞遗传学缓解,生存期延长。

（4）剂量推荐范围:来那度胺 10mg,每日 1 次,连用 21 日,28 日为 1 个疗程。

（5）超药品说明书用药作用机制:来那度胺是沙利度胺的类似物,可抑制某些造血系统肿瘤细胞(包括多发性骨髓瘤浆细胞和存在 5 号染色体缺失的肿瘤细胞)增殖,提高 T 细胞和自然杀伤细胞介导的免疫功能,提高自然杀伤 T 细胞的数量,通过阻止内皮细胞迁移和黏附,以及阻止微血管形成来抑制血管生成,通过 CD34 造血干细胞增加胎儿血红蛋白生成,抑制由单核细胞产生的促炎症细胞因子生成。

（6）药物配伍:对于中性粒细胞缺乏患者,粒细胞集落刺激因子可提高中性粒细胞水平,为 MDS 对症支持治疗的一部分。

（7）黑框警告:来那度胺有严重的致畸作用,可导致显著的中性粒细胞减少和血小板减少,深静脉血栓形成和肺栓塞风险增加。

（8）禁忌证:来那度胺禁用于孕妇、未达到避孕要求的可能怀孕的女性,及对其有过敏反应的患者。

（9）注意事项

1）在开始治疗和治疗结束后 4 周,有可能怀孕的女性患者都必须使用 2 种可靠的避孕方法。治疗前需用 2 种孕检方法排除怀孕。使用前 8 周内,应每周进行 1 次全血细胞计数监测,之后则每月 1 次。来那度胺在用于多发性骨髓瘤患者时可导致动脉和静脉血栓栓塞(如深静脉血栓形成、肺栓塞、心肌梗死和脑卒中)的风险增加。在与地塞米松合用时,血栓风险进一步增加,在使用时建议监控血栓发生。来那度胺可能会引起外周神经病变,其早期有手足麻木、麻刺感或灼烧样痛感,出现上述情况应及时告知医师。在服用期间不可以献血。

2）既往有药物过敏史的患者须慎用粒细胞集落刺激因子。为预测过敏反应等,使用时应充分问诊,并建议预先进行皮试。由于已知伴有幼稚细胞增多的类型有转化为髓细胞性白血病的风险,因此应用粒细胞集落刺激因子时,建议对采集细胞进行体外试验,以证实幼稚细胞集落无增多现象。用药过程中应定期进行血液检查防止中性粒细胞过度增加,如发现过度增加,应给予减量或停药等适当处置。

（10）用药交代及用药教育

1）来那度胺建议每天在同一时间服用。服药期间不可饮酒,避免怀孕。

注意史 - 约综合征 / 中毒性表皮坏死松解症（流感样症状、严重多形红斑或皮肤 / 黏膜水疱）、血栓栓塞（气短、胸痛或手臂和腿肿胀）。用药期间定期随访复查血象与肝肾功能。

2）粒细胞集落刺激因子给药后可能会引起骨痛、腰痛等，此时可给予非麻醉性镇痛药等适当处置。如出现皮疹、荨麻疹、颜面水肿、呼吸困难、心动过速及低血压等过敏症状，须立即告知医师并及时处理。用药期间定期随访复查血象。

处方 3　年龄：61 岁　性别：男　诊断：骨髓增生异常综合征

（1）维 A 酸片：10mg，口服，每日 3 次。

（2）丙戊酸钠片：200mg，口服，每日 3 次。

【处方评价】

（1）超说明书药品及类别

1）维 A 酸片（超适应证）。

2）丙戊酸钠片（超适应证）。

（2）循证分级情况：

1）美国 FDA 未批准维 A 酸用于治疗 MDS。有效性等级 Class Ⅱa，推荐级别 Class Ⅱb，证据强度 Category B。

2）美国 FDA 未批准丙戊酸钠用于治疗 MDS。

（3）指南推荐情况：国内《实用内科学》[2] 使用维 A 酸用于各型 MDS 患者。《实用内科学》[2] 同时推荐维 A 酸与丙戊酸钠用于 MDS 的治疗。

（4）剂量推荐范围

1）维 A 酸：30~40mg/d，疗程为 1~3 个月；或 10~20mg/d，疗程为 3~6 个月。

2）丙戊酸钠：200~300mg/d。

（5）超药品说明书用药作用机制

1）维 A 酸可刺激 MDS 异常造血克隆细胞转变为正常克隆及促进来源于异常克隆的各阶段的幼稚细胞进一步分化为成熟细胞，可促进早期粒细胞分化，抑制白血病细胞增殖。

2）丙戊酸钠具有组蛋白去乙酰化酶抑制活性，可抑制肿瘤细胞增长，诱导分化。

（6）药物配伍：体外试验发现丙戊酸钠与维 A 酸可相互协同诱导白血病细胞分化和凋亡。

（7）黑框警告：维 A 酸有严重的致畸作用，治疗期间可迅速发展为致死性的白细胞减少。

（8）禁忌证

1）孕妇及严重肝肾功能损害者禁用维 A 酸。

2）有药源性黄疸个人史或家族史者、有肝病或明显的肝功能损害者禁用丙戊酸钠。有血液病、肝病史、肾功能损害、器质性脑病时慎用。

（9）注意事项

1）在维 A 酸开始治疗和治疗结束后 4 周，有可能怀孕的女性患者必须使用 2 种可靠的避孕方法。治疗前需用 2 种孕检方法排除怀孕。治疗期间需每月进行 1 次孕检。

2）丙戊酸钠用药期间禁止饮酒，饮酒可加重镇静作用。用药前和用药期间应定期进行全血细胞（包括血小板）计数、肝肾功能检查。对诊断的干扰，尿酮试验可出现假阳性，甲状腺功能试验可能受影响。可使乳酸脱氢酶、谷丙转氨酶、谷草转氨酶轻度升高并提示无症状性肝脏中毒。血清胆红素可能升高提示潜在的严重肝脏中毒。

（10）用药交代及用药教育

1）维 A 酸可能导致皮肤过度角化、口唇干裂、头疼、关节肌肉酸痛、肝功能损害等，如有以上症状请及时就医。

2）丙戊酸钠可导致秃顶、体重增加 / 减轻、虚弱乏力等不良反应。有极少数患者出现胰腺炎。对急性腹痛患者应给予快速的医疗检查。若胰腺炎的诊断成立，丙戊酸应立即停用。服药期间禁止饮酒。

（二）住院医嘱

【病史摘要】

患者，女，55 岁，因"活动后明显气促 1 周"入院。反复头晕、乏力 1 个月余，无明显诱因出现活动后气促、心悸 1 周，休息后缓解。血象检查：白细胞 3.19×10^9/L，中性粒细胞 0.88×10^9/L，血红蛋白 80g/L。骨髓细胞学检查：原始细胞达 13%，红细胞系 32%，有发育异常表现。

【诊断】

骨髓增生异常综合征。

【医嘱】

（1）高三尖杉酯碱注射液：2mg，静脉滴注，每日 1 次，第 1~8 日。

（2）阿糖胞苷注射液：10mg/m²，皮下注射，每 12 小时 1 次，第 1~14 日。

（3）粒细胞集落刺激因子：5μg/kg，皮下注射，每日 1 次，第 1~14 日。

【处方评价】

（1）超说明书药品及类别：阿糖胞苷注射液（超适应证）。

（2）循证分级情况：美国 FDA 未批准阿糖胞苷用于治疗 MDS。有效性等级 Class Ⅱb，推荐级别 Class Ⅱb，证据强度 Category B。

（3）指南推荐情况：国内《实用内科学》[2] 推荐采用小剂量阿糖胞苷 10~20mg/（m²·d），14~21 日为 1 个疗程，用于 MDS 的治疗。中华医学会《临床诊疗指南:血液学分册》[3]推荐年龄较大、体能状况较差的中危或高危患者可选用小剂量阿糖胞苷化疗。

（4）剂量推荐范围:阿糖胞苷注射液 10~20mg/（m²·d），14~21 日为 1 个疗程。

（5）超药品说明书用药作用机制:低剂量的阿糖胞苷治疗 MDS 的机制尚不清楚。其作为嘧啶拮抗剂在细胞内转变成阿糖胞苷三磷酸盐（Ara-CTP），Ara-CTP 竞争性地抑制 DNA 聚合酶，尤其作用于 S 期;此外由于阿糖胞苷的掺入，使 DNA 的合成受到抑制，从而促进恶性克隆细胞凋亡。此外阿糖胞苷对 DNA 和某些大分子的作用可导致"初步"成熟效应，可诱导白血病细胞的分化成熟作用。临床不建议使用中至大剂量的阿糖胞苷治疗，中至大剂量会带来比较强烈的毒副作用，包括严重的胃肠道反应、肝功能损害、皮疹及发热等症状。

（6）药物配伍:由高三尖杉酯碱/阿糖胞苷/粒细胞集落刺激因子组成 MDS 治疗预激方案（HAG）。粒细胞集落刺激因子可通过促使 G_0 期恶性克隆细胞进入 DNA 合成期，增加暴露于化疗药物下的时间，促进阿糖胞苷对恶性克隆细胞的促凋亡作用，杀灭肿瘤细胞克隆[5-6]。高三尖杉酯碱是从三尖杉植物中提取的生物碱类抗肿瘤药，对髓系肿瘤疗效明确，心脏毒性小，价格相对低。

（7）黑框警告:阿糖胞苷的主要毒性是致命性的骨髓抑制，包括白细胞减少症、血小板减少和贫血，预先存在药物诱导的骨髓抑制的患者使用此药时需警惕;用于诱导治疗时需密切监测不良反应的发生，必要时可停药或调整剂量。

应在有肿瘤治疗经验的，并且熟知阿糖胞苷治疗的利与弊的医师指导下使用。

患者应在可以处理致命性不良反应发生的医院接受治疗。

不良反应包括恶心、呕吐、腹泻、腹痛、口腔溃疡和肝功能损害等。

（8）禁忌证:对阿糖胞苷有效成分过敏者;不是因肿瘤而引起的白细胞和/或血小板缺乏者;治疗 60 岁以上的患者时应仔细权衡利弊才能确定;妊娠期不能使用本品;如果哺乳期必须治疗，应停止喂乳。

（9）注意事项

1）使用高三尖杉酯碱时适当增加患者的液体摄入量，以防止血清尿酸含量增高及尿酸性肾病的发生。对已合并弥散性血管内凝血（DIC）的患者，在处理 DIC 的同时，仍可考虑小剂量选用本品。白血病时有大量白血病细胞破坏，采用本品时破坏会更多，血液及尿中的尿酸浓度可能增高。静脉滴注速度过快或长期重复给药时会产生各种心脏毒性，故使用本品时静脉滴注速度应缓慢;对患有心律失常及各类器质性心血管疾病的患者应慎用本品，对严重或频发的心律失常及器质性心血管疾病患者不宜选用本品。下列情况应慎用：骨髓功能显著抑制或血象呈严重粒细胞减少或血小板减少；肝或肾功能损害；有痛风或尿酸盐肾结石病史的患者。用药期间应定期随访检查周围血象、肝肾功能、心脏体征及心电图检查。

2）阿糖胞苷诱导治疗只能在医院有经验的肿瘤医师监督下进行，同时需要仔细追踪检查，常规血细胞计数、肝肾功能监测以及血清尿酸水平检查都是必需的。有可引起出血并发症和因骨髓抑制引起感染的风险。高剂量治疗时，还可看到中枢神经系统功能紊乱、胃肠道反应、肝损坏、皮肤反应和眼睛并发症。建议对中枢神经系统毒性进行特别评估，过敏的最初症状也同样重要。

3）既往有药物过敏史的患者须慎用粒细胞集落刺激因子。为预测过敏反应等，使用时应充分问诊，并建议预先进行皮试。由于已知伴有幼稚细胞增多的类型有转化为髓细胞性白血病的风险，因此应用粒细胞集落刺激因子时，建议对采集细胞进行体外试验，以证实幼稚细胞集落无增多现象。具体用量应根据患者的白细胞水平调整，做到个体化。用药过程中应定期进行血液检查防止中性粒细胞过度增加，如发现过度增加，应给予减量或停药等适当处置。

（10）用药交代及用药教育

1）高三尖杉酯碱可能导致窦性心动过速、房性或室性期前收缩，心电图出现 ST 段变化及 T 波平坦等心肌缺血的表现，可导致粒细胞明显下降、尿酸升高。化疗期间需定期复查血象以及肝肾功能。如出现心脏异常症状需立即报告医师。

2）阿糖胞苷可能导致血栓性静脉炎、肛门炎症或溃疡、腹泻、食欲缺乏、恶心、呕吐等不良反应。使用阿糖胞苷可适量增加饮水，减少其毒性。定期随访复查血象以及肝肾功能。

3）粒细胞集落刺激因子给药后可能会引起骨痛、腰痛等，此时可给予非麻醉性镇痛药等适当处置。如出现皮疹、荨麻疹、颜面水肿、呼吸困难、心动过速及低血压等过敏症状，须立即告知医师并及时处理。用药期间定期随访复查血象。

（孙萍萍　任　斌）

参考文献 ▶▶▶

［1］COGLE C R. Incidence and burden of the myelodysplastic syndromes. Current hematologic malignancy reports,2015,10(3):272-281.

［2］陈灏珠,林果为,王吉耀. 实用内科学. 14 版. 北京:人民卫生出版社,2013.

［3］中华医学会. 临床诊疗指南：血液学分册. 北京：人民卫生出版社，2007.

［4］中华医学会血液学分会. 骨髓增生异常综合征诊断与治疗中国专家共识（2014年版）. 中华血液学杂志，2014，35（11）：1042-1048.

［5］AKASHI K，ETO T，SHIBUYA T，et al. Aclarubicin induces differentiation of leukemic progenitors in myelodysplastic syndrome cooperating with granulocyte colony-stimulating factor. Leukemia research，2000，24（3）：243-248.

［6］WU L Y，LI X，SU J Y，et al. Effect of low-dose cytarabine，homoharringtonine and granulocyte colony-stimulating factor priming regimen on patients with advanced myelodysplastic syndrome or acute myeloid leukemia transformed from myelodysplastic syndrome. Leukemia & lymphoma，2009，50（9）：1461-1467.

第四节　巨球蛋白血症

一、概述

巨球蛋白血症（Waldenstrom's macroglobulinemia，WM）是一种不常见的恶性增殖性 B 淋巴细胞疾病，主要特征是淋巴样浆细胞浸润骨髓并伴血浆单克隆 IgM 异常增高。WM 在所有血液系统肿瘤中约占 2%，为老年发病，具一定的遗传学内因，亦具有显著相关的环境因素。

目前尚未明确 WM 的具体病因，有学者认为其发病有家族聚集现象，WM 患者中有家族史的高达 18.7%。因此，初始治疗 WM 不仅依据血清 IgM 水平，无症状患者也要接受观察。在 WM 的治疗上，应多借鉴其他 B 细胞增殖性疾病，尤其是多发性骨髓瘤和慢性淋巴细胞白血病。2016 年 NCCN 的临床实践指南将治疗 WM 的药物区分为无干细胞毒性（non-stem cell toxic）的药物和可能有干细胞毒性或恶性转化风险［possible stem cell toxicity and/or risk of transformation（or unknown）］的药物。无干细胞毒性的药物包括单克隆抗体（McAb）如利妥昔单抗，蛋白酶体抑制剂（proteasome inhibitor）如硼替佐米，免疫调节剂（immunomodulator）如沙利度胺；可能有干细胞毒性或恶性转化风险的药物包括烷化剂（alkylating agent）如苯丁酸氮芥、环磷酰胺，核苷类似物（NAs）如氟达拉滨、克拉屈滨。此外，BTK 抑制剂（依鲁替尼）、新型烷化剂（苯达莫司汀）均被 2016 年 NCCN 指南推荐用于治疗 WM，在国外有相关研究结果提示疗效确切，但至截稿止药品仍未进入中国，对国内临床指导意义不大，故文中不予讨论。McAb 在临床应用中的毒性反应可耐受且疗效确切，主要不良反应为头痛、发热、寒战，较少有干细胞毒性反应和骨骼抑制现象，因此 McAb 单药或以其为基础的联合治疗方案在 WM 治疗的一线方案中占重要地位。蛋白酶体抑制剂由于神经毒性较大,在治疗 WM 时经常要通过联合其他药物和调整给药方案的办法以减低毒性。免疫调节剂则以神经毒性为主要不良反应,而 WM 患者又以老年患者居多,常合并 WM 相关神经病变,故较少被采用于一线方案。烷化剂能抑制肿瘤细胞,但选择性差,对生长旺盛的正常细胞也有毒性,会造成骨髓抑制。NAs 单药或联合其他药物的治疗方案有较高的反应率且反应持续时间较长,在 WM 的补救治疗中应用广泛。总体来说,在 WM 的治疗中,应根据患者年龄、是否存在干细胞减少和自体移植倾向制订个性化治疗方案,对于有干细胞移植倾向的患者应尽量使用无干细胞毒性的药物,有干细胞毒性或恶性转化风险的药物则需慎重使用且考虑在用药前先收集干细胞。

二、巨球蛋白血症超药品说明书用药情况及循证证据

(一)NMPA 批准用于治疗 WM 的药品

NMPA 批准用于治疗 WM 的药品主要有两大类:单克隆抗体(McAb)和烷化剂。

(二)国内药品说明书外用法用于治疗 WM 的药品

目前国内临床治疗 WM 属药品说明书外用法的血液科药品主要有硼替佐米、沙利度胺、氟达拉滨(表 25-4)。

三、处方评价示例

(一)门诊处方

处方 1　年龄:56 岁　性别:男　诊断:巨球蛋白血症(WM)

(1)利妥昔单抗注射液:630mg,静脉注射,每周 1 次 ×28 日。

(2)注射用硼替佐米:2.7mg,静脉注射,每周 1 次 ×28 日。

(3)地塞米松注射液:50mg,静脉注射,每周 1 次 ×28 日。

【处方评价】

(1)超说明书药品及类别

1)注射用硼替佐米(超适应证)。

2)地塞米松注射液(超常用量)。

(2)循证分级情况:美国 FDA 仅批准硼替佐米用于治疗多发性骨髓瘤(MM)和套细胞淋巴瘤(MCL),未批准用于巨球蛋白血症(WM)。Thomson 有效性等级 Class Ⅱa,推荐级别 Class Ⅱb,证据强度 Category B。

(3)指南推荐情况:国外的硼替佐米的说明书中无 WM/ 淋巴浆细胞淋巴瘤(Lymphoplas-macytic lymphoma,LPL)/NHL 等适应证,美国 FDA 仅批准硼替佐米用于治疗 MM 和 MCL。国内的硼替佐米的说明书中也仅有 MM 适应证

表 25-4 国内药品说明书外用法用于治疗 WM 的药品常用用法及循证证据*

药品名称	国内已批准的适应证	规格	用法用量	原研国说明书	依据及其等级**		
					有效性等级	推荐级别	证据强度
注射用硼替佐米	用于多发性骨髓瘤患者的治疗	3.5mg/瓶	单次注射 1.3mg/m², 每周注射 2 次, 连续注射 2 周 (即在第 1、4、8 日和 11 日注射) 后停药 10 日 (即第 12~21 日)。3 周为 1 个疗程, 2 次给药至少间隔 72 小时	美国 FDA 未批准硼替佐米用于治疗成人或儿童 WM	成人: Class Ⅱ a	成人: Class Ⅱ b	成人: Category B
沙利度胺片	用于控制瘤型麻风反应症	25mg/片	口服, 每次 25~50mg (1~2 片), 每日 100~200mg (4~8 片); 或遵医嘱	美国 FDA 未批准沙利度胺片用于治疗成人或儿童 WM	成人: Class Ⅱ a	成人: Class Ⅱ b	成人: Category B
注射用氟达拉滨	用于 B 细胞性慢性淋巴细胞白血病 (CLL) 患者的治疗	50mg/瓶	推荐剂量为 25mg/m² 磷酸氟达拉滨, 每 28 日静脉给药连续 5 日, 每个小瓶用 2ml 注射用水配制, 使配制的溶液中含有 25mg/ml 磷酸氟达拉滨	美国 FDA 未批准氟达拉滨用于治疗成人或儿童 WM	成人: Class Ⅱ a	成人: Class Ⅱ b	成人: Category B

注:* 临床证据来源[1-4];** 证据等级分级来自美国 Micromedex 数据库。

而无 WM 适应证。

2016 年 NCCN 更新的 WM/LPL 临床诊疗指南[1]中明确提出推荐使用硼替佐米治疗 WM。WM 患者因单克隆 IgM 过高,导致高黏滞血症、冷球蛋白血症和冷凝集素血症的发生率较高。利妥昔单抗相关性"IgM 反跳"可能加重单克隆 IgM 的相关症状。对于 IgM 浓度 >40g/L 的患者,在应用利妥昔单抗之前可给予血浆置换以避免"IgM 反跳";硼替佐米可快速降低 IgM 浓度,治疗过程中,在利妥昔单抗给药前单独给予硼替佐米,有助于预防利妥昔单抗导致的"IgM 反跳"[5-8]。

（4）剂量推荐范围

1）注射用硼替佐米:单次注射 1.3mg/m²,每周注射 2 次,连续注射 2 周后停药 10 日。

2）地塞米松注射液:一般剂量为每次 2~50mg 静脉注射。

（5）超药品说明书用药作用机制:硼替佐米通过特异性地抑制肿瘤细胞内蛋白酶体 26S 亚基的活性,减少肿瘤细胞生长因子分泌和黏附因子表达,导致肿瘤细胞凋亡。

（6）药物配伍:处方是典型的 BDR 方案,此方案通过 WMCTG（WM 临床试验组织）一系列的临床试验并被 NCCN 推荐用于治疗难治性、复发性 WM[8-9]。

（7）禁忌证

1）注射用硼替佐米:对硼替佐米、硼或者甘露醇过敏的患者禁用。

2）地塞米松注射液:对本品及肾上腺皮质激素类药物有过敏史的患者禁用,特殊情况下权衡利弊使用,注意病情恶化的可能性;高血压、血栓症、胃与十二指肠溃疡、精神病、电解质代谢异常、心肌梗死、内脏手术、青光眼等患者一般不宜使用。

（8）注意事项:关于硼替佐米用于治疗 WM 的方案仍处于摸索阶段,BDR 方案最常见的不良反应为外周神经病变,一般可通过降低硼替佐米的剂量减轻,但由于方案联合利妥昔单抗,容易引起治疗后 IgM 反跳。国外有报道第 1 个疗程单用硼替佐米,第 2~5 个疗程采用 BDR 组合的新型 BDR 治疗方案,可参考[6]。

（9）用药交代及用药教育:BDR 方案常见的外周神经病变通常是可逆性的,须提前提示患者,以免造成心理负担而影响方案依从性。这些外周神经病变的具体表现为感觉丧失、肌肉无力、腱反射减退以及血管运动症状。

处方 2 年龄:64 岁 性别:男 诊断:巨球蛋白血症（WM）

（1）利妥昔单抗注射液:630mg,静脉注射,每周 1 次 ×28 日。

（2）沙利度胺片:2.7mg,口服,每周 1 次 ×28 日。

【处方评价】

（1）超说明书药品及类别：沙利度胺片（超适应证）。

（2）循证分级情况：美国FDA仅批准沙利度胺用于治疗多发性骨髓瘤（MM），未批准用于巨球蛋白血症（WM）。Thomson有效性等级Class Ⅱa，推荐级别Class Ⅱb，证据强度Category B。

（3）指南推荐情况：国外的沙利度胺的说明书中无WM/LPL/NHL等适应证，美国FDA仅批准沙利度胺用于治疗MM。

2016年NCCN更新的WM/LPL临床诊疗指南[1]中提出使用沙利度胺合并利妥昔单抗治疗WM。沙利度胺是一种免疫调节剂，国外研究发现其有抗血管新生作用，对于抑制肿瘤细胞增殖及诱导凋亡有一定的治疗价值[10]。

（4）剂量推荐范围：沙利度胺片100~200mg/d口服。

（5）超药品说明书用药作用机制：沙利度胺是一种免疫调节剂，通过减少细胞因子如血管内皮生长因子和成纤维细胞因子分泌，抑制血管生成，抑制肿瘤细胞增殖及诱导凋亡。

（6）药物配伍：处方是典型的TR方案，此方案一般用于治疗难治性、复发性WM，也有研究用于慢性淋巴细胞白血病（CLL）/小淋巴细胞淋巴瘤（SLL）的治疗[11]。

（7）禁忌证：儿童、孕妇及哺乳期妇女禁用。对本品过敏的患者禁用。本品可导致倦怠和嗜睡，从事危险工作者如驾驶员、机器操纵者等禁用。

（8）注意事项：TR方案最常见的不良反应为外周神经病变，沙利度胺与利妥昔单抗一起，在国外的临床研究中评估疗效较好，而神经毒性也被报道是有限的[12]。国内针对TR方案治疗CLL/SLL的研究中，也报道TR方案具有疗程短、严重不良反应发生率低、用药方便、可门诊指导治疗等优势[11]。

（9）用药交代及用药教育：服用沙利度胺常见镇静作用、嗜睡、困倦、头晕、头痛、便秘、口干、皮疹、皮肤干燥、四肢水肿等反应，大部分均轻微并可以耐受，停药后可以消退。须提前提示患者，以免造成心理负担而影响方案依从性。

（二）住院医嘱

【病史摘要】

患者，男，78岁。有WM病史，主因"间断胸闷、视物模糊1个月"入院，行心电图及心肌酶检查，诊断为急性冠脉综合征，予冠心病二级预防。同时发现Hb 70g/L，血肌酐120μmol/L，血清蛋白电泳M蛋白51g/L，血清免疫固定电泳提示IgMλ型M蛋白，LDH及β2-微球蛋白明显升高。骨髓涂片：淋巴浆细胞35%。骨髓活检：LPL。*MYD88 L265P*阳性。胸、腹、盆腔CT：腹膜后多发淋巴结肿大。眼底：视网膜静脉呈腊肠样改变。

【诊断】

巨球蛋白血症复发。

【医嘱】

（1）利妥昔单抗注射液：630mg，静脉注射，每周（第1日）1次×28日。

（2）注射用氟达拉滨：42mg，静脉注射，每周（第2~6日）1次×28日。

【处方评价】

（1）超说明书药品及类别：注射用氟达拉滨（超适应证）。

（2）循证分级情况：美国FDA未批准氟达拉滨用于巨球蛋白血症（WM）。Thomson有效性等级Class Ⅱa，推荐级别Class Ⅱb，证据强度Category B。

（3）指南推荐情况：国外的氟达拉滨的说明书中无WM/LPL适应证，2016年NCCN更新的WM/LPL临床诊疗指南中提出使用氟达拉滨合并利妥昔单抗治疗WM。NAs联合其他药物的FR方案是目前治疗WM的重要方案之一，有较高的反应率且反应持续时间较长，在国内外WM的补救治疗中应用广泛。

（4）剂量推荐范围：注射用氟达拉滨25mg/m^2，静脉注射。

（5）超药品说明书用药作用机制：氟达拉滨是一种免疫调节剂，通过胞内脱氧胞苷激酶磷酸化形成有活性的三磷酸盐产物。通过抑制DNA合成的作用，从而抑制肿瘤细胞生长，促进肿瘤细胞凋亡。

（6）药物配伍：处方是典型的FR方案，被BCSH推荐为治疗WM的一线方案[13]。

（7）黑框警告：氟达拉滨在高剂量使用时可导致严重的骨髓抑制发生。在急性白血病患者的剂量范围研究中，发现使用高剂量的氟达拉滨与重度中枢神经毒性相关，包括失明、昏迷和死亡。有报道在接受1个或多个周期的氟达拉滨治疗期间可能导致有生命危险的自身免疫性溶血性贫血、自身免疫性血小板减少症、血小板减少性紫癜、埃文斯综合征和获得性血友病发生。在使用氟达拉滨联合喷司他丁治疗难治性白血病的临床研究中，发现致死性肺毒性的发生率增高，因此不推荐氟达拉滨与喷司他丁联用。

（8）禁忌证：对本品或其所含的成分过敏的患者禁用；肌酐清除率<30ml/min的肾功能不全患者和失代偿性溶血性贫血患者禁用；孕妇及哺乳期妇女禁用。

（9）注意事项：FR方案最常见的不良反应为血液学毒性和感染。强烈推荐磷酸氟达拉滨只能静脉给药。配制药物时先用注射用水将粉针溶解成每1ml配制溶液中含有25mg磷酸氟达拉滨，将所需剂量（依据患者的体表面积计算）抽入注射器内。静脉注射需再用10ml 0.9%氯化钠注射液稀释；静脉滴注时将抽入注射器内的所需剂量用100ml 0.9%氯化钠注射液稀释，滴注时间为30分钟。配制好的磷酸氟达拉滨必须在配制后的8小时以内使用。最常见的不良反应有骨髓抑制（白细胞减少、血小板减少和贫血），以及包括肺炎、咳嗽、发热、疲倦、虚弱、恶心、呕吐和腹泻在内的感染。在使用高剂量磷酸氟达拉滨时可能导致重度中枢神经毒性，出现包括昏迷、失明甚至死亡。

（10）用药交代及用药教育：氟达拉滨应在静脉药物配置中心或由专业的化疗药物配置人员调配，患者应在医护人员监护下使用。可告知患者用药后可能出现骨髓抑制、中枢神经反应等，如出现疲倦、虚弱、视觉障碍、意识错乱、精神激动和癫痫发作等应及时通知医护人员。应定期复查血象与肾功能。

（王钰琦　任　斌）

参考文献 ▶▶▶

［1］National Comprehensive Cancer Network. NCCN clinical practice guidelines in oncology：Waldenström's macroglobulinemia/Lymphoplasmacytic Lymphoma, V. 2. 2016. https://www.nccn.org/professionals/physician_gls/pdf/waldenstroms.pdf.

［2］陈灏珠，林果为，王吉耀. 实用内科学. 14 版. 北京：人民卫生出版社，2013.

［3］中华医学会. 临床诊疗指南：血液学分册. 北京：人民卫生出版社，2007.

［4］中华医学会. 临床诊疗指南：肿瘤分册. 北京：人民卫生出版社，2005.

［5］GHOBRIAL I M, WITZIG T E, GERTZ M, et al. Long-term results of the phase Ⅱ trial of the oral mTOR inhibitor everolimus（RAD001）in relapsed or refractory Waldenstrom's macroglobulinemia. American journal of hematology, 2014, 89（3）：237-242.

［6］DIMOPOULOS M A, GARCÍA-SANZ R, GAVRIATOPOULOU M, et al. Primary therapy of Waldenstrom macroglobulinemia（WM）with weekly bortezomib, low-dose dexamethasone, and rituximab（BDR）：long-term results of a phase 2 study of the European Myeloma Network（EMN）. Blood, 2013, 122（19）：3276-3282.

［7］GHOBRIAL I M, HONG F, PADMANABHAN S, et al. Phase Ⅱ trial of weekly bortezomib in combination with rituximab in relapsed or relapsed and refractory Waldenstrom's macroglobu-linemia. Journal of clinical oncology, 2010, 28（8）：1422-1428.

［8］TREON S P, IOAKIMIDIS L, SOUMERAI J D, et al. Primary therapy Of Waldenstrom's macroglobulinemia with bortezomib, dexamethasone, andrituximab：WMCTG clinical trial 05-180. Journal of clinical oncology, 2009, 27（23）：3830-3835.

［9］TREON S P, HUNTER Z R, MATOUS J, et al. Multicenter clinical trial of bortezomib in relapsed/refractory Waldenstrom's macroglobulinemia：results of WMCTG Trial 03-248. Clinical cancer research, 2007, 13（11）：3320-3325.

［10］GERTZ M A. Waldenstrom's macroglobulinemia：2015 update on diagnosis, risk stratification, and management. American journal of hematology, 2015, 90(4): 346-354.

［11］阿茹娜,李丽梅,王颖,等.沙利度胺联合利妥昔单抗治疗 CLL/SLL 的近期疗效.西北药学杂志,2015,30(02):193-194,212.

［12］TREON S P, SOUMERAI J D, BRANAGAN A R, et al. Lenalidomide and rituximab in Waldenstrom's macroglobulinemia. Clinical cancer research, 2009, 15(1): 355-360.

［13］OWEN R G, PRATT G, AUER R L, et al. Guidelines on the diagnosis and management of Waldenström macroglobulinaemia. British journal of haematology, 2014, 165(3): 316-333.

第五节　特发性血小板减少性紫癜

一、概述

特发性血小板减少性紫癜（idiopathic thrombocytopenic purpura, ITP）也称为原发免疫性血小板减少症（primary immune thrombocytopenia），是一种原因不明的常见的免疫机制介导获得性自身免疫病,以骨髓巨核细胞正常或增多、血小板减少为特征。发病率为(1~2)/10 000,育龄妇女的发病率较男性高,60 岁以上的老年人是该病的高发群体。英国血液学标准委员会（BCSH）[1]和美国血液病学会（ASH）[2]建议,ITP 治疗的目标不应是将血小板计数升至正常值,而是保证患者的生活质量并避免治疗相关不良反应,防止出血,降低病死率。所以,并非所有 ITP 患者都需要药物治疗。

目前判断 ITP 患者是否给予药物治疗的依据并非单纯参考患者的血小板绝对计数水平,而是根据患者的多个方面的因素进行综合衡量和判断,包括一般情况、生活方式、血小板水平、出血程度、相关风险、患者的意愿等[3-5]。ASH《2011 年特发性血小板减少性紫癜循证实践指南》[6]针对儿童、成人、孕妇等不同情况的 ITP 患者分别提出诊疗建议。治疗 ITP 的常用药物有激素类（hormones）药物如氢化可的松、甲泼尼龙、达那唑,血浆代用品和抗贫血药如静注人免疫球蛋白（intravenous immunoglobulin, IVIG）、抗-D 免疫球蛋白（anti-D）、血小板生成素（thrombopoietin, TPO）,单克隆抗体（McAb）如利妥昔单抗,生物碱制剂如长春新碱（VCR）,其他免疫抑制剂（immunosuppressive）如环孢素、吗替麦考酚酯、环磷酰胺、硫唑嘌呤。激素治疗主要考虑长期应用出现的不良反应,如恶心、乳胀、皮疹、骨质疏松、股骨头坏死、高血压、糖尿病、感染等。其他免疫抑制剂的不良反应主要是白细胞减少、脱发等。目前临床对于 ITP 首选的治疗方案为糖皮质激素,激素治疗无效或激素依赖患者考虑手术治疗或二线药物治疗。

二、特发性血小板减少性紫癜超药品说明书用药情况及循证证据

（一）NMPA 批准的说明书中含有 ITP 适应证的药品

NMPA 批准用于治疗 ITP 的药品主要有激素类、血浆代用品和抗贫血药、其他免疫抑制剂。

但由于厂家上市前研究的差异，导致并非所有相同成分的药品都有 ITP 适应证。例如新赛斯平胶囊、新山地明胶囊的说明书中并无 ITP 适应证，而成分同为环孢素的浙江生产的强盛胶囊则包含 ITP 适应证。

（二）国内药品说明书外用法用于治疗 ITP 的药品

目前国内临床治疗 ITP 属药品说明书外用法的药品主要有利妥昔单抗和长春新碱（表 25-5）。

三、处方评价示例

（一）门诊处方

处方　年龄:28 岁　性别:女　诊断:特发性血小板减少性紫癜

（1）利妥昔单抗注射液:100mg,静脉注射,每周 1 次 ×28 日。

（2）重组人促血小板生成素注射液:18 000U,皮下注射,每日 1 次 ×28 日。

【处方评价】

（1）超说明书药品及类别:利妥昔单抗注射液（超适应证）。

（2）循证分级情况:美国 FDA 仅批准利妥昔单抗用于治疗非霍奇金淋巴瘤（NHL）、慢性淋巴细胞白血病（CLL）,联合 MTX 治疗 1 种或多种 TNF 拮抗剂疗效欠佳的成人中至重度类风湿关节炎（RA）,联合糖皮质激素治疗成人韦格纳肉芽肿病（GPA）和显微镜下型多血管炎（MPA）,未批准用于 ITP。有效性等级 Class Ⅱa,推荐级别 Class Ⅱb,证据强度 Category B。

（3）指南推荐情况:国外的利妥昔单抗的说明书中无 ITP 等适应证,美国 FDA 仅批准利妥昔单抗用于治疗 NHL 和 CLL,特定条件下用于治疗 RA、GPA 和 MPA。国内的利妥昔单抗的说明书中则仅有 NHL 适应证而无 ITP 适应证。

利妥昔单抗联合重组人促血小板生成素（TPO）治疗 ITP 是近年来发展的针对难治性 ITP 的新型疗法,对于难治性 ITP 的治疗成果在国内外均有积极的报道。但 Neunert 等[6]在 2011 年对 ASH 的 ITP 循证实践指南更新中指出,尽管 TPO 和利妥昔单抗可考虑用于 ITP 的二线治疗但效果依然令人失望。然而自 2011 年 ASH 指南发布后,国内外对 TPO 和利妥昔单抗的研究并没有止步,近年国外有长期随访结果显示利妥昔单抗治疗 ITP 疗效确切,且产生的不良反应在患者可耐受的范围内[7-8]。有报道甚至认为在慢性 ITP 患者的治疗中,利妥昔单抗安全有效,可代替脾切除术[9]。

表25-5　国内药品说明书外用法用于治疗 ITP 的药品常用法及循证证据*

药品名称	国内已批准的适应证	规格	用法用量	原研国说明书	依据及其等级**		
					有效性等级**	推荐级别**	证据强度
利妥昔单抗注射液	复发或耐药的滤泡性中央型淋巴瘤（国际工作分类 B,C 和 D 亚型的 B 细胞非霍奇金淋巴瘤）的治疗；先前未经治疗的 CD20 阳性Ⅲ~Ⅳ期滤泡性非霍奇金淋巴瘤,患者应与标准 CVP 化疗（CTX、长春新碱和泼尼松）8 个周期联合治疗；CD20 阳性弥漫大 B 细胞性非霍奇金淋巴瘤（DLBCL）应与标准 CHOP 化疗（CTX、多柔比星、长春新碱、泼尼松）8 个周期联合治疗	10ml:100mg,50ml:500mg	375mg/m² i.v. q.w.,连用 4 周	美国 FDA 未批准利妥昔单抗用于治疗儿童 ITP 或成人 ITP	成人：Class Ⅱa	成人：Class Ⅱb	成人：Category B
注射用长春新碱	急性白血病,尤其是儿童急性白血病,对急性淋巴细胞白血病疗效显著;恶性淋巴瘤;生殖细胞肿瘤;小细胞肺癌,尤其因肉瘤、肾母细胞瘤、神经母细胞瘤;乳腺癌、慢性淋巴细胞白血病、消化道癌、黑色素瘤及多发性骨髓瘤等	1mg/瓶	1.4mg/m²(最大剂量为 2mg),每周 1 次缓慢静脉滴注,共 3~6 次	美国 FDA 未批准长春新碱用于治疗成人或儿童 ITP	成人：Class Ⅱa	成人：Class Ⅱb	成人：Category B

注：*临床提供证据来源[1-7]；**证据等级分级来自美国 Micromedex 数据库。

（4）剂量推荐范围：利妥昔单抗注射液的推荐剂量为 $375mg/m^2$，每个化疗周期的第 1 日使用。

（5）超药品说明书用药作用机制：利妥昔单抗为抗 CD20 McAb，治疗 ITP 的作用机制是通过细胞毒作用和诱导凋亡以控制过度激活、活化淋巴结、血液及骨髓中的 B 淋巴细胞分化成为浆细胞，甚至达到直接清除 B 淋巴细胞的效果。

（6）药物配伍：在 2016 年版《成人原发免疫性血小板减少症诊断与治疗中国专家共识》[10]中指出，TPO 和利妥昔单抗均可用于 ITP 的二线治疗。而国内近年也有报道两者联用对于难治性 ITP 疗效确切[9]。TPO 联合利妥昔单抗治疗 ITP 的方案中，有文献报道 TPO 的用药方案为第 1~14 日连续应用，其后根据患者的血小板计数情况每周 1~3 次，第 30 日停药[11]，疗效确切，可提供作临床参考。

（7）黑框警告：利妥昔单抗输液后的 24 小时内可发生致命性输液反应，并且大约 80% 的致命性输液反应发生在第 1 次使用利妥昔单抗时。在使用时应严密监控患者的反应，一旦发生严重不良反立即停药。严重的黏膜与皮肤反应可引起致命性结果。利妥昔单抗可致乙型肝炎病毒（HBV）复活，在某些情况下可导致急性重型肝炎、肝衰竭和死亡。此外，利妥昔单抗还可引起进行性多灶性白质脑病（PML），从而导致死亡。

（8）禁忌证：非霍奇金淋巴瘤患者，已知对本药的任何组分和鼠蛋白过敏的患者禁用利妥昔单抗。类风湿关节炎患者，对处方中的活性成分或任何辅料过敏者禁用。严重活动性感染或免疫应答严重损害（如低 γ- 球蛋白血症、CD4 或 CD8 细胞计数严重下降）的患者不应使用利妥昔单抗治疗。同样，严重心力衰竭（NYHA 分级Ⅳ级）患者不应使用利妥昔单抗治疗。妊娠期间禁止利妥昔单抗与甲氨蝶呤联合用药。

（9）注意事项：临床试验的研究结果表示，TPO 应用中出现的不良反应主要包括乏力、轻微发热、头晕、注射部位疼痛等，多数不需处理，安全性较好[12]。利妥昔单抗治疗 ITP 产生的不良反应也在患者可耐受的范围内[13,14]。

（10）用药交代及用药教育：在治疗中可能出现乏力、轻微发热、头晕、注射部位疼痛等，须提前提示患者，以免造成心理负担而影响方案依从性。

（二）住院医嘱

【病史摘要】

患者，女，74 岁，因"全身多处皮肤瘀斑"入院。既往身体健康，无手术及输血史，无乙型肝炎、结核、艾滋病及丙型肝炎病史。化验提示白细胞 $3.92 \times 10^9/L$，红细胞 $2.41 \times 10^{12}/L$，血红蛋白 85.00g/L，血细胞比容 25.80%，红细胞平均体积 107.10fl，平均血红蛋白量 35.30pg，血小板 $2.0 \times 10^9/L$。入院查体：

T 36.0 ℃,P 94 次 /min,R 20 次 /min,BP 18.7/10.7kPa（140/80mmHg），体 重 60kg,神志清楚,精神可,全身皮肤可见散在出血点,局部瘀青,睑结膜无苍白,双肺未闻及干、湿啰音,心尖搏动有力,腹软,无压痛,肝脾肋下未触及,双下肢无水肿,四肢肌力正常。

【诊断】

特发性血小板减少性紫癜。

【医嘱】

（1）注射用长春新碱：1.4mg/m² (最大剂量为 2mg),静脉滴注,每周 1 次 × 28 日。

（2）泼尼松片：1mg/kg,口服,每日 1 次 ×28 日。

【处方评价】

（1）超说明书药品及类别：长春新碱（超适应证）。

（2）循证分级情况：美国 FDA 未批准长春新碱用于治疗 ITP。有效性等级 Class Ⅱa,推荐级别 Class Ⅱb,证据强度 Category B。

（3）指南推荐情况：国内外的长春新碱的说明书中无 ITP 等适应证。

国内指南建议一线治疗首选糖皮质激素,传统和新型免疫抑制剂、大剂量静脉人免疫球蛋白等可作为糖皮质激素以外的一线和二线治疗方法,可单用或与糖皮质激素联用[10]。

长春新碱为夹竹桃科植物长春花中提取的有效成分,是一种免疫抑制剂。相关报道认为,除体液免疫反应机制外,细胞免疫反应机制在 ITP 发病中也占有相当重要的地位。长春新碱或环磷酰胺对 T 细胞免疫方面的作用较小[15]。

（4）剂量推荐范围：注射用长春新碱 1.4mg/m²（最大剂量为 2mg),每周 1 次缓慢静脉滴注,共 3~6 次。

（5）超药品说明书用药作用机制：长春新碱的作用主要是抑制微管蛋白聚合而阻碍纺锤丝形成,从而阻断有丝分裂,使细胞分裂停止于中期。还可干扰蛋白质代谢及抑制 RNA 聚合酶的活力,并抑制细胞膜类脂质的合成和氨基酸在细胞膜上的转运。

（6）药物配伍：在使用长春新碱和泼尼松配合治疗 ITP 的病例中,国内报道有出现末梢神经炎,表现为手指、足趾末梢麻木,经维生素 B_1 10mg 每日 3 次口服、维生素 B_{12} 0.25mg 每日 1 次肌内注射治疗 0.5~1 个月后改善,可提供作临床参考[16]。

（7）禁忌证：长春新碱不能肌内注射、皮下注射或鞘内注射。

（8）注意事项：长春新碱仅用于静脉注射,漏于皮下可导致组织坏死、蜂窝织炎。一旦漏出或可疑外漏,应立即停止输液,并予相应处理。输液时避免日光直接照射。肝功能异常时减量使用。剂量限制性毒性是神经系统毒性,主要引起外周神经症状如手指、神经毒性等,与累积量有关,包括足趾麻木、腱反射迟钝或消失、外周神经炎。运动神经、感觉神经和脑神经也可受到破坏,并产生相应症状。

(9)用药交代及用药教育:告知患者长春新碱可能导致脱发、恶心、呕吐、手脚麻木等不良反应。每周随访复查血象与肝肾功能。

泼尼松要在晨起顿服,与人体的生理状态同步,可减少药物对下丘脑-垂体-肾上腺轴的抑制。另外仍需留意有无黑粪、便血等情况,预防消化道溃疡出血。

(王钰琦 任 斌)

参考文献 ▶▶▶

[1] British Committee for Standards in Haematology. 2003 BCSH guidelines for the investigation and management of idiopathic thrombocytopenic purpura in adults, children, and pregnancy. British journal of haematology, 2003, 120(4):574-596.

[2] American Society of Hematology. 1996 ASH idiopathic thrombocytopenic purpura:apractice guideline. Blood, 1996, 88(1):3-40.

[3] 陈灏珠,林果为,王吉耀.实用内科学.14版.北京:人民卫生出版社,2013.

[4] 中华医学会.临床诊疗指南:血液学分册.北京:人民卫生出版社,2007.

[5] 葛均波,徐永健.内科学.8版.北京:人民卫生出版社,2013.

[6] NEUNERT C, LIM W, CROWTHER M, et al. The American Society of Hematology 2011 evidence-based practice guideline for immune thrombocytopenia. Blood, 2011, 117(16):4190-4207.

[7] ROUTY B, BOULASSEL M R, SPURLL G M, et al. Multiple cycles of rituximab therapy in chronic refractory immune thrombocytopenia:a case report with a 10-year follow-up. American journal of therapeutics, 2013, 20(2):219-222.

[8] ZAJA F, VOLPETTI S, CHIOZZOTTOM, et al. Long-term follow-up analysis after rituximab salvage therapy in adult patients with immune thrombocytopenia. American journal of hematology, 2012, 87(9):886-889.

[9] BRAH S, CHICHE L, FANCIULLINO R, et al. Efficacy of rituximab in immune thrombocy-topenic purpura:a retrospective survey. Annals of hematology, 2012, 91(2):279-285.

[10] 中华医学会血液学分会血栓与止血学组,山东大学齐鲁医院肿瘤中心血液科.成人原发免疫性血小板减少症诊断与治疗中国专家共识(2016年版).中华血液学杂志,2016,37(02):89-93.

［11］郭素丽,陈娜飞,魏秋平,等.小剂量与标准剂量利妥昔单抗治疗老年慢性难治性免疫性血小板减少症的临床研究.实用医学杂志,2013,29(13):2197-2198.

［12］骆林胜,冯爱梅,薛阿利,等.小剂量美罗华联合重组人血小板生成素治疗难治性ITP疗效以及对细胞免疫功能的影响.中国生化药物杂志,2016,36(02):26-28.

［13］王书杰,杨仁池,邹萍,等.重组人血小板生成素治疗特发性血小板减少性紫癜的多中心随机对照临床试验.血栓与止血学,2010,16(04):149-153,157.

［14］FRANCESCO Z,MICHELE B,PATRIZIO M,et al. Dexamethasone plus rituximab yields higher sustained response rates than dexamethasone monotherapy in adults with primary immunethrombocytopenia. Blood,2010,115(14):2755-2762.

［15］陈剑芳,杨林花,冯建军,等.特发性血小板减少性紫癜患者免疫相关指标的检测及其临床意义.中华内科杂志,2010,22(09):765-768.

［16］王焱,李红,朱传升,等.不同类型免疫抑制剂治疗原发免疫性血小板减少症疗效比较.山东医药,2015,55(11):41-43.

第六节　急性髓细胞性白血病

一、概述

急性髓细胞性白血病(acute myelogenous leukemia,AML)是一种异质性血液肿瘤,其特征为外周血、骨髓和/或其他组织髓系原始细胞克隆性扩增[1]。AML是成人常见的急性白血病,约占总人数的70%。诊断AML的平均年龄为66岁,因此随着人口老龄化,AML和骨髓增生异常的发病率将上升。其环境高危因素包括长期暴露于石化产品、有机溶剂如苯、杀虫剂和离子辐射[2]。同时,治疗相关性髓细胞性白血病的发病率也在不断增加。某些原发性肿瘤包括乳腺癌、妇科癌症和淋巴瘤的治疗相关性AML发生率更高,很大程度上是由于这些肿瘤的治疗中通常使用更多的致白血病细胞毒性药物。

AML的治疗近20年来无论是在基础研究或者临床治疗上都已经取得很大的进展。对于AML的治疗,如分子靶向治疗、诱导分化治疗、联合化疗、造血干细胞移植等多种治疗方法已经取得可喜的疗效,部分白血病还成为可治愈的恶性肿瘤之一。本章节主要针对AML的联合化疗药物进行描述。针对性治疗主要分为诱导治疗和后续治疗两部分。

传统的诱导治疗药物包括蒽环类药物,如伊达比星(IDA)、柔红霉素(DNR)、阿柔比星(ACR)等;DNA聚合酶抑制剂,如阿糖胞苷(Ara-C);干扰微管蛋白合成药物,如高三尖杉酯碱(HHT)等。诱导治疗失败患者可以采用大剂量Ara-C再诱导或以中剂量Ara-C为基础的联合化疗方案再诱导,或者采用二线药物再诱导治疗[3]。

在最近的研究中[4]，对于 AML 拯救性治疗和难治性 AML 涌现出一批新的药物，如含嘌呤类似物（氟达拉滨、克拉屈滨）、甲基转移酶抑制剂（地西他滨）等。

二、急性髓细胞性白血病超药品说明书用药情况及循证证据

（一）NMPA 批准的说明书中含有 AML 适应证的药品

国内有 AML 适应证的药物通用名及药物别名见表 25-6。

表 25-6　国内有 AML 适应证的药物

类型	药物（通用名）	有 AML 适应证的药物（别名）
蒽环类药物	伊达比星	埃得霉素、去甲氧柔红霉素、依达比星、依达霉素
	柔红霉素	红保霉素、红比霉素、红卫霉素、柔毛霉素、正定霉素、佐柔比星
	阿柔比星	盐酸阿克拉鲁比西、盐酸阿克拉霉素、阿克拉霉素 A、阿拉霉素、阿那霉素、安乐霉素、阿克拉霉素
	米托蒽醌	二羟蒽二酮注射用米托蒽醌、恒恩、米西宁
DNA 聚合酶抑制剂	阿糖胞苷	胞嘧啶阿拉伯糖苷
干扰微管蛋白合成药物	高三尖杉酯碱	高粗榧碱、后哈莫林通碱、高俣林通碱
拓扑异构酶 II 抑制剂	依托泊苷	足叶乙甙、鬼臼乙叉甙、依托泊甙、表鬼臼毒吡喃葡萄糖
细胞分化诱导剂	三氧化二砷	砒霜、无水砷酸、砒、白砒
嘧啶核苷类似物	氮杂胞苷	5-氮杂胞嘧啶核苷

（二）国内药品说明书外用法用于治疗 AML 的药品

目前国内临床治疗 AML 属药品说明书外用法的药品主要有克拉屈滨、氟达拉滨、地西他滨（表 25-7）。

三、处方评价示例

【病史摘要】

患者，男，47 岁，身高 180cm，体重 75kg。2014 年 5 月因"乏力、牙龈出血"就诊，确诊为急性髓细胞性白血病 M2a，给予 IDA+Ara-C+MTX+DX 联合化疗

表 25-7　国内药品说明书外用法用于治疗 AML 的药品常用用法及循证证据[*]

药品名称	国内已批准的适应证	规格	用法用量	原研国说明书	依据及其等级[**]		
					有效性等级	推荐级别	推荐强度
克拉屈滨注射液	适用于经干扰素治疗失败后的伴有临床意义的贫血、中性粒细胞减少、血小板减少，以及疾病相关症状的毛细胞白血病	10ml:10mg	$5mg/m^2$，连用 5 日	美国 FDA 未批准克拉屈滨适用于治疗成人或儿童 AML 的诱导治疗	成人：Class Ⅱ a	成人：Class Ⅱ b	成人：Category B
注射用氟达拉滨	适用于 B 细胞性慢性淋巴细胞白血病 (CLL) 患者的治疗，这些患者至少接受过 1 个标准的烷化剂方案治疗，但在治疗期间或治疗后病情并没有改善或仍持续进展	50mg	$30mg/(m^2 \cdot d)$ 静脉滴注，d1~5	美国 FDA 未批准达拉滨适用于治疗成人或儿童 AML	成人或儿童：Class Ⅱ a	成人或儿童：Class Ⅱ b	成人或儿童：Category B
注射用地西他滨	IPSS 评分系统中中危和高危的初治、复治骨髓增生异常综合征 (MDS) 患者，包括原发性和继发性 MDS；按照 FAB 分型所有的亚型：难治性贫血、难治性贫血伴环形铁粒幼细胞增多、难治性贫血伴原始细胞过多、难治性贫血伴原始细胞增多 - 转变型、慢性粒 - 单核细胞白血病	50mg	$15{\sim}20mg/m^2$，连用 5 日，每 28 日为 1 个疗程	美国 FDA 未批准地西他滨适用成人或儿童 AML	成人：Class Ⅱ a	成人：Class Ⅱ b	成人：Category B

注：[*] 临床提供证据来源[1-5]；[**] 证据等级分级来自美国 Micromedex 数据库。

后病情缓解。2015 年 3 月患者病情再次复发,给予大剂量 Ara-C 联合 IDA 化疗 1 个疗程后未达到完全缓解,骨髓原始细胞下降低于 60%,肝肾功能正常。

【诊断】

难治性急性髓细胞性白血病。

【医嘱】

化疗前 30 分钟预处理方案:泮托拉唑 40mg,静脉滴注,每日 1 次;帕洛诺司琼 20mg,静脉滴注,每日 1 次。

二线再诱导化疗方案:FLAG 方案,即氟达拉滨 30mg/(m²·d)静脉滴注,d1~5;Ara-C 1g/m² 静脉滴注,每 12 小时 1 次,d1~5;G-CSF 300μg/d 皮下注射,第 0 日开始至白细胞恢复正常。

【处方评价】

(1) 超说明书药品及类别:氟达拉滨(超适应证)。

(2) 循证分级情况:美国 FDA 未批准及推荐氟达拉滨用于治疗 AML。

(3) 指南推荐情况:氟达拉滨是国内与美国指南推荐用于难治性或复发性 AML 的经典药物之一。而 FLAG 方案是目前治疗难治性或复发性 AML 的高效、耐受性较好的方案之一。由于 FLAG 方案不含蒽环类药物,心脏毒性较低,2016 年 NCCN 指南[5]推荐用于难治性或复发性 AML 的化疗替选方案之一或心功能受损的初治 AML 患者的诱导缓解治疗。《急性髓系白血病(复发难治性)中国诊疗指南(2011 年版)》中也将该方案作为首位推荐[6]。

(4) 剂量推荐范围:氟达拉滨 30mg/(m²·d),静脉滴注,d1~5。

(5) 超药品说明书用药作用机制:氟达拉滨系一种嘌呤类似物,其抗白血病的主要作用机制是通过抑制 DNA 合成,促进白血病细胞凋亡。一些体外及体内试验表明,氟达拉滨与 Ara-C 具有协同作用,在 Ara-C 用前 4 小时应用氟达拉滨可以增加白血病细胞内的 Ara-CTP 浓度,从而增强其抑制肿瘤的活性。

(6) 药物配伍:医嘱中 G-SCF 为 FLAG 方案的组成之一。

1) 泮托拉唑:使用质子泵抑制剂预防化疗药物引起的胃黏膜损伤。

2) 帕洛诺司琼:使用 5-HT₃ 受体拮抗剂预防化疗引起的恶心、呕吐。

(7) 黑框警告:氟达拉滨在高剂量使用时可导致严重的骨髓抑制发生。在急性白血病患者的剂量范围研究中,发现使用高剂量的氟达拉滨与重度中枢神经毒性相关,包括失明、昏迷和死亡。有报道在接受 1 个或多个周期的氟达拉滨治疗期间可能导致有生命危险的自身免疫性溶血性贫血、自身免疫性血小板减少症、血小板减少性紫癜、埃文斯综合征和获得性血友病发生。在使用氟达拉滨联合喷司他丁治疗难治性白血病的临床研究中,发现致死性肺毒性的发生率增高,因此不推荐氟达拉滨与喷司他丁联用。

(8) 禁忌证:氟达拉滨禁用于对本品或其所含的成分过敏的患者、肌酐清

除率 <30ml/min 的肾功能不全患者和失代偿性溶血性贫血患者。孕妇及哺乳期妇女禁用磷酸氟达拉滨。

（9）注意事项：强烈推荐磷酸氟达拉滨只能静脉给药。配制药物时先用注射用水将粉针溶解成每 1ml 配制溶液中含有 25mg 磷酸氟达拉滨，将所需剂量（依据患者的体表面积计算）抽入注射器内。静脉注射需再用 10ml 0.9% 氯化钠注射液稀释；静脉滴注时将抽入注射器内的所需剂量用 100ml 0.9% 氯化钠注射液稀释，滴注时间为 30 分钟。配制好的磷酸氟达拉滨必须在配制后的 8 小时以内使用。最常见的不良反应有骨髓抑制（白细胞减少、血小板减少和贫血），以及包括肺炎、咳嗽、发热、疲倦、虚弱、恶心、呕吐和腹泻在内的感染。在使用高剂量磷酸氟达拉滨时可能导致重度中枢神经毒性，出现包括昏迷、失明甚至死亡。

阿糖胞苷诱导治疗只能在医院有经验的肿瘤医师监督下进行，同时需要仔细追踪检查，常规血细胞计数、肝肾功能监测以及血清尿酸水平检查都是必需的。有可引起出血并发症和因骨髓抑制引起感染的风险。高剂量治疗时，还可看到中枢神经系统功能紊乱、胃肠道反应、肝损坏、皮肤反应和眼睛并发症。建议对中枢神经系统毒性进行特别评估，过敏的最初症状也同样重要。

既往有药物过敏史的患者须慎用粒细胞集落刺激因子。为预测过敏反应等，使用时应充分问诊，并建议预先进行皮试。由于已知伴有幼稚细胞增多的类型有转化为髓细胞性白血病的风险，因此应用粒细胞集落刺激因子时，建议对采集细胞进行体外试验，以证实幼稚细胞集落无增多现象。具体用量应根据患者的白细胞水平调整，做到个体化。用药过程中应定期进行血液检查防止中性粒细胞（白细胞）过度增加，如发现过度增加，应给予减量或停药等适当处置。

（10）用药交代及用药教育：氟达拉滨应在静脉药物配置中心或由专业的化疗药物配置人员调配，患者应在医护人员监护下使用。可告知患者用药后可能出现骨髓抑制、中枢神经反应等，如出现疲倦、虚弱、视觉障碍、意识错乱、精神激动和癫痫发作等应及时通知医护人员。应定期复查血象与肾功能。

阿糖胞苷可能导致血栓性静脉炎、肛门炎症或溃疡、腹泻、食欲缺乏、恶心、呕吐等不良反应。使用阿糖胞苷可适量增加饮水，减少其毒性。定期随访复查血象以及肝肾功能。

粒细胞集落刺激因子给药后可能会引起骨痛、腰痛等，此时可给予非麻醉性镇痛药等适当处置。如出现皮疹、荨麻疹、颜面水肿、呼吸困难、心动过速及低血压等过敏症状，须立即告知医师并及时处理。用药期间定期随访复查血象。

（何秋毅　任　斌）

参考文献 ▶▶▶

［1］中华医学会.临床诊疗指南:血液学分册.北京:人民卫生出版社,2007.

［2］陈协群.《中国多发性骨髓瘤诊治指南(2015年修订)》初始治疗部分解读.中华内科杂志,2016,55(02):92-93.

［3］陈灏珠,林果为,王吉耀.实用内科学.14版.北京:人民卫生出版社,2013.

［4］BASHEY A,LIU L,IHASZ A,et al. Non-anthracycline based remission induction therapy for newly diagnosed patients with acute myeloid leukemia aged 60 or older. Leukemia research, 2006,30(4):503-506.

［5］NCCN. The NCCN clinical practice guidelines in acute myeloid leukemia (version 1. 2016). Fort Washington:NCCN,2016. http://www.nccn.org/professionals/physician_gls/f_ guidelines.asp.

［6］中华医学会血液学分会.急性髓系白血病(复发难治性)中国诊疗指南(2011年版).中华血液学杂志,2011,32(12):887-888.

第七节　恶性淋巴瘤

一、概述

恶性淋巴瘤(也称为淋巴瘤)是我国最常见的十大肿瘤之一。根据《中国肿瘤登记年报》公布的数据,2003—2013年的恶性淋巴瘤发病率约为5/10万。其主要分为霍奇金淋巴瘤(Hodgkin's lymphoma,HL)和非霍奇金淋巴瘤(non-Hodgkin lymphoma,NHL)两大类。

HL是淋巴系统中一种独特的恶性疾病,男性多于女性,男、女之比为(1.3~1.4):1。其发病年龄在欧美发达国家呈较典型的双峰分布,分别在15~39岁和50岁以后;而包括中国在内的东亚地区,发病年龄则多在30~40岁,呈单峰分布。HL初治患者的一线化疗方案可采用ABVD方案、Stanford V方案(多柔比星+长春碱+氮芥+长春新碱+博来霉素+依托泊苷+泼尼松)或BEACOPP方案(依托泊苷+多柔比星+环磷酰胺+长春新碱+博来霉素+泼尼松+丙卡巴肼),其中Stanford V方案和BEACOPP方案等为国外推荐的一线治疗方案,在我国尚未得到普遍应用。难治复发的患者可采用DHAP方案(地塞米松+高剂量阿糖胞苷+顺铂)、DICE方案(地塞米松+异环磷酰胺+顺铂+依托泊苷)、ESHAP方案(依托泊苷+甲泼尼龙+高剂量阿糖胞苷+顺铂)、GDP方案(吉西他滨+顺铂+地塞米松)、GVD方案(吉西他滨+长春瑞

滨 + 脂质体多柔比星）、ICE 方案（异环磷酰胺 + 卡铂 + 依托泊苷）、IGEV 方案（异环磷酰胺 + 吉西他滨 + 长春瑞滨）、miniBEAM 方案（卡莫司汀 + 依托泊苷 + 阿糖胞苷 + 美法仑）和 MINE 方案（美司钠 + 异环磷酰胺 + 米托蒽醌 + 依托泊苷）等进行解救治疗。

NHL 是一组异质性的淋巴细胞增殖性疾病，起源于 B 淋巴细胞、T 淋巴细胞或 NK 细胞。几种主要的 NHL 病理类型包括：

1. 弥漫大 B 细胞淋巴瘤　为 NHL 中最常见的类型，在西方占成人 NHL 的 30%~40%，在我国占 35%~50%。常用的初始治疗可选择 R-CHOP 方案，解救治疗可采用 DHAP 方案、ESHAP 方案、GDP 方案、GemOx 方案（吉西他滨 + 奥沙利铂）、ICE 方案、miniBEAM 方案和 MINE 方案。

2. 滤泡性淋巴瘤（follicular lymphoma，FL）　为欧美地区最常见的惰性淋巴瘤，占 NHL 发生率的 20%~30%，包括我国在内的亚洲地区发病率较低，发病率不足 NHL 的 10%。FL 的标准一线治疗方案为利妥昔单抗联合化疗，可选择的联合化疗方案包括 CHOP 方案或 CVP 方案等。根据一线治疗后复发或进展发生的时间，可选择的二线解救化疗方案包括一线化疗方案、含氟达拉滨的联合方案，以及所有 DLBCL 的二线解救治疗方案。

3. 边缘区淋巴瘤（marginal zone lymphoma，MZL）　MZL 是起源于边缘带区的 B 细胞淋巴瘤，属于惰性淋巴瘤。MZL 的病因与慢性感染或炎症所致的持续免疫刺激有关，无特定的化疗方案，以原发病对症处理为主，也可单药利妥昔单抗治疗，进展后期可参照 FL 治疗。

二、恶性淋巴瘤超药品说明书用药情况及循证证据

（一）NMPA 批准的说明书中含有淋巴瘤适应证的药品

国内有淋巴瘤适应证的药物通用名及药物别名见表 25-8。

表 25-8　国内有恶性淋巴瘤适应证的药物

类型	药物（通用名）	有恶性淋巴瘤适应证的药物（别名）
蒽环类药物	多柔比星	阿霉素、14- 羟基柔红霉素、14- 羟基正定霉素、阿得里亚霉素、多索柔比星、羟基红比霉素、羟基柔红霉素、亚德里亚霉素、亚法里亚霉素
抗生素类药物	博来霉素	争光霉素、博莱霉素、硫酸博来霉素、硫酸博莱霉素
烷化剂	环磷酰胺	环磷氮芥、癌得散、癌得星、安道生
	氮芥	恩比兴、肿瘤良、双氯乙基甲胺、恩比新、恩经兴
长春碱类药物	长春新碱	

续表

类型	药物（通用名）	有恶性淋巴瘤适应证的药物（别名）
	长春瑞滨	异长春花碱、长春瑞宾、去甲长春花碱、诺维本
单克隆抗体	利妥昔单抗	美罗华
DNA 聚合酶抑制剂	阿糖胞苷	胞嘧啶阿拉伯糖苷
铂类药物	顺铂	顺氯氨铂、顺式铂、顺式二氨二氯铂
二氢叶酸还原酶抑制剂	甲氨蝶呤	氨甲叶酸、氨克生
拓扑异构酶 II 抑制剂	依托泊苷	足叶乙甙、鬼臼乙叉甙、依托泊甙、表鬼臼毒吡喃葡萄糖
其他类药物	左旋门冬酰胺酶	天门冬酰胺酶、爱施巴、L-天门冬酰胺酶、门冬酰胺酶

需注意的是,并非所有相同成分的药品都有恶性淋巴瘤适应证。如成分同为长春瑞滨的欣鱼的说明书中有难治性淋巴瘤适应证,而诺维本、盖诺的说明书中则无该适应证。

（二）国内药品说明书外用法用于治疗恶性淋巴瘤的药品

目前国内临床治疗恶性淋巴瘤属药品说明书外用法的药品主要有替莫唑胺、奥沙利铂、卡铂、克拉屈滨、吉西他滨（表 25-9）。

三、处方评价示例

【病史摘要】

患者,女,62 岁,身高 161cm,体重 53kg。2013 年 3 月因"患 DLBCL 6 个月,左颈肿物增大并腹胀"入院就诊,同时患者有冠心病病史 3 年。入院后确诊为弥漫大 B 细胞淋巴瘤,生发中心 B 亚型,给予 R-CHOP21 方案（利妥昔单抗 500mg 第 1 日,环磷酰胺 750mg/m² 第 1 日,多柔比星 50mg/m² 第 1 日,长春新碱 1.4mg/m² 第 1 日,泼尼松 100mg/d 第 1~5 日,每 21 日为 1 个周期）化疗。化疗 3 个周期后患者左颈部肿物再次增大,同时患者出现呼吸急促、心率增快,提示心肺功能不全。

【诊断】

弥漫大 B 细胞淋巴瘤,恶性腹水,心肺功能不全。

【医嘱】

挽救化疗方案:GemOx 方案,即吉西他滨 1 000mg/m²（第 1 日）+ 奥沙利铂

表 25-9 国内药品说明书外用法用于治疗恶性淋巴瘤的药品常用用法及循证证据*

药品名称	国内已批准的适应证	规格	用法用量	原研国说明书	依据及其等级**		
					有效性及其等级	推荐级别	推荐强度
注射用替莫唑胺	适用于新诊断的多形性胶质母细胞瘤,常规治疗后复发或进展的多形性胶质母细胞瘤或间变性星形母细胞瘤	100mg	200mg/m² 连用 5 日,每 4 周 1 次	美国 FDA 未批准替莫唑胺用于治疗成人或儿童 NHL	成人: Class II b	成人: Class III	成人: Category B
注射用奥沙利铂	与氟尿嘧啶和亚叶酸联合应用于转移性结直肠癌的一线治疗;原发性肿瘤完全切除后的 III 期结肠癌的辅助治疗;不适合手术切除或局部晚期和转移的肝细胞癌(HCC)的治疗	50mg,100mg	100mg/m²,每 3 周重复	美国 FDA 未批准奥沙利铂用于治疗成人或儿童 NHL	成人: Class II a	成人: Class II b	成人: Category B
注射用卡铂	主要用于卵巢癌,小细胞肺癌、非小细胞肺癌,头颈部鳞癌、食管癌、精原细胞瘤、膀胱癌,间皮瘤等	100mg	AUC=5,最大剂量为 800mg,静脉滴注,第 2 日给药	美国 FDA 未批准卡铂用于治疗成人或儿童 NHL	儿童: Class II a	儿童: Class II b	儿童: Category B
克拉屈滨注射液	适用于经干扰素治疗失败后的伴有临床意义的贫血,中性粒细胞减少、血小板减少,以及疾病相关症状的毛细胞白血病	10ml:10mg	4mg/m²,每 2 周 1 次	美国 FDA 未批准克拉屈滨用于治疗成人或儿童 NHL	成人: Class II a	成人: Class II b	成人: Category B
注射用吉西他滨	局限晚期或已转移的非小细胞肺癌;局限晚期或已转移的胰腺癌。与紫杉醇联合用于治疗经辅助/新辅助化疗后复发、不能切除的、局部复发性或转移性乳腺癌	0.2g	1 000mg/m²(第 1 日),每 3 周重复	美国 FDA 未批准吉西他滨用于治疗成人或儿童 NHL	成人: Class II a	成人: Class II b	成人: Category B

注:* 临床提供证据来源[1-5,7];** 证据等级分级来自美国 Micromedex 数据库。

100mg/m^2（第 1 日），每 3 周重复。化疗后隔日复查血常规，如有血液系统毒性予以重组人粒细胞刺激因子（rhG-CSF）和重组人白细胞介素 -2（rhIL-2）支持治疗。

【处方评价】

（1）超说明书药品及类别

1）吉西他滨（超适应证）。

2）奥沙利铂（超适应证）。

（2）循证分级情况

1）美国 FDA 未批准吉西他滨用于治疗恶性淋巴瘤。有效性等级 Class Ⅱa，推荐级别 Class Ⅱb，证据强度 Category B。

2）美国 FDA 未批准奥沙利铂用于治疗恶性淋巴瘤。有效性等级 Class Ⅱa，推荐级别 Class Ⅱb，证据强度 Category B。

（3）指南推荐情况：DLBCL 是一种侵袭性、生长迅速并具有临床异质性的中高度恶性淋巴瘤，R-CHOP 方案是目前初治 DLBCL 的标准治疗方案。而对于初始治疗失败且伴有严重心肺功能不全的难治 / 复发性 DLBCL 患者，R-GemOx 或 GemOx 方案有较好效果。

Corazzelli 等[6]报道，GEMOX 方案治疗复发性、难治性 NHL，总有效率为 57%，完全缓解率达 30%，随访 42 个月，无失败生存率和总生存率均为 7%，且毒副作用小，患者耐受性良好，提示该方案治疗复发性、难治性 NHL 的有效率和缓解时间均明显优于目前临床常用的二线化疗方案。2015 年欧洲《弥漫大 B 细胞淋巴瘤诊疗及随访实践指南》[1]、2016 年 NCCN《非霍奇金淋巴瘤临床实践指南》[2]、2015 年版《中国恶性淋巴瘤诊疗规范》[3]中均推荐 GemOx 方案作为患者难以耐受大剂量 R-CHOP 方案的替代治疗方案。

（4）剂量推荐范围

1）吉西他滨：1 000mg/m^2（第 1 日），每 3 周重复。

2）奥沙利铂：100mg/m^2（第 1 日），每 3 周重复。

（5）超药品说明书用药作用机制

1）吉西他滨是一种二氟核苷酸类抗代谢药，是去氧胞苷的水溶性类似物，其主要作用机制在于杀伤 S 期细胞，同时阻断细胞增殖由 G$_1$ 期向 S 期的进程，通过抑制脱氧胞苷酸干扰 DNA 合成而杀伤肿瘤细胞，其和铂类药物联合使用具有协同作用。

2）关于奥沙利铂的作用机制，虽然尚未完全清楚，但已有研究表明，奥沙利铂通过产生水化衍生物作用于 DNA，形成链内和链间交联，从而抑制 DNA 合成，产生细胞毒作用和抗肿瘤活性。

（6）药物配伍：因吉西他滨与奥沙利铂均可能导致较严重的血液系统疾

病(中性粒细胞减少、血小板减少),粒细胞刺激因子和重组人白细胞介素 -2 可对症进行支持治疗。

(7)黑框警告:据报道奥沙利铂使用后有过敏反应发生,甚至可以在数分钟之内发生。肾上腺素、糖皮质激素、抗组胺药可以缓解该症状。

(8)禁忌证

1)吉西他滨:禁用于对吉西他滨或任何辅料高度过敏的患者。吉西他滨禁与放射治疗同时联合应用(由于辐射敏化和发生严重肺及食管纤维样变性的风险)。在严重肾功能不全患者中禁止联合应用吉西他滨与顺铂。

2)奥沙利铂:禁用于已知对奥沙利铂过敏者;哺乳期妇女;在第 1 个疗程开始前已有骨髓抑制者,如中性粒细胞计数 $<2 \times 10^9/L$ 和 / 或血小板计数 $<100 \times 10^9/L$;在第 1 个疗程开始前有周围感觉神经病变伴功能障碍者。

(9)注意事项

1)吉西他滨 200mg 至少注入 0.9% 氯化钠注射液 5ml(含吉西他滨浓度 $\leqslant 40mg/ml$),振摇使溶解,给药时所需药量可用 0.9% 氯化钠注射液进一步稀释,配制好的吉西他滨溶液应贮存在室温并在 24 小时内使用。吉西他滨溶液不得冷藏,以防结晶析出。吉西他滨有骨髓抑制作用,因此应用吉西他滨后可出现贫血、白细胞降低和血小板减少。用药后轻度氨基转移酶异常和出现蛋白尿、血尿较为常见,但极少会造成进一步的损害。大约 20% 的患者有类似于流感的表现,大多症状较轻、短暂,且为非剂量限制性,已证明滴注药物时间延长和增加用药频率可增大吉西他滨的毒性。

2)将奥沙利铂溶于 5% 葡萄糖注射液 250~500ml 中(以便达到 0.2mg/ml 以上的浓度),通过外周或中央静脉滴注 2~6 小时。因与氯化钠和碱性溶液之间存在配伍禁忌,所以奥沙利铂一定不能与上述制剂混合或通过同一静脉给药。不要使用含铝的注射材料,滴注奥沙利铂后需冲洗输液管。在治疗过程中医护人员应关注患者是否出现过敏表现(皮疹、结膜炎、支气管痉挛,甚至过敏性休克),观察治疗后患者是否出现严重呕吐及腹泻、有无中枢及外周神经系统异常的表现,定期复查血液系统指标(中性粒细胞、血小板)等。

(10)用药交代及用药教育

1)应充分告知患者使用吉西他滨后可能会出现少量蛋白尿或血尿的情况,无须恐慌,可每天向医师汇报恢复情况。同时告知患者使用吉西他滨后可能出现皮疹、流感样表现、乏力、肌痛、疲倦等现象,平时应注意保暖,如有异常情况应及时上报。

2)应充分告知患者使用奥沙利铂后可能发生腹泻 / 呕吐、黏膜炎 / 口腔炎及中性粒细胞减少等情况的风险,如有上述临床表现因及时向医护人员反馈。同时还需告知患者在用药期间不应接触冷刺激,尽量用温水洗手、洗脚,饮用温水等,防止冷刺激对末梢神经的刺激性,引起手足麻木、脱屑、手套征、袜子征,甚至手足知觉丧失。

(何秋毅　任　斌)

参考文献 ▶▶▶

[1] TILLY H,VITOLO U,WALEWSKI J,et al. Diffuse large B-cell lymphoma(DLBCL):ESMO clinical practice guidelines for diagnosis,treatment and follow-up. Annals of oncology,2012, 23(Suppl 7):vii78-vii82.

[2] NCCN. The NCCN clinical practice guidelines in non-Hodgkin's lymphomas(version 1. 2016). Fort Washington:NCCN,2016. http://www.nccn.org/professionals/physician_gls/f_ guidelines.asp.

[3] 石远凯,孙燕,刘彤华.中国恶性淋巴瘤诊疗规范(2015 年版).中华肿瘤杂志,2015, 37(02):148-158.

[4] 王吉耀.内科学.2 版.北京:人民卫生出版社,2010.

[5] 陈灏珠,林果为,王吉耀.实用内科学.14 版.北京:人民卫生出版社,2013.

[6] CORAZZELLI G,CAPOBIANCO G,ARCAMONE M,et al. Long-term results of gemcitabine plus oxaliplatin with and without rituximab as salvage treatment for transplant-ineligible patients with refractory/relapsing B-cell lymphoma. Cancer chemotherapy and pharmacology, 2009,64(5):907-916.

[7] QUERFELD C,ROSEN S T,GUITART J,et al. Multicenter phase II trial of temozolomide in mycosis fungoides/sezary syndrome:correlation with O^6-methylguanine-DNA methyltransferase and mismatch repair proteins. Clinical cancer research,2011,17(17):5748-5754.

附录

《超药品说明书用药

（广东省药学会 2021

排序	药品信息			超说明书内容				
	通用名	剂型	规格	适应证	剂量	人群	途径	其他
1	A 型肉毒毒素	注射剂	100U	上肢肢体痉挛				
2	A 型肉毒毒素	注射剂	100U	下肢肢体痉挛				
3	A 型肉毒毒素	注射剂	100U	减轻皱纹				
4	阿达木单抗	注射剂	40mg/0.8ml	葡萄膜炎（>2 岁儿童）		>2 岁儿童		

目录（2021 年版）》

年 6 月 23 日发布）

具体用法	依据以及参考文献	Micromedex 分级			备注
		有效性	推荐等级	证据强度	
参见 FDA 说明书	美国 FDA 已批准 A 型肉毒毒素用于治疗上肢肢体痉挛	Class Ⅱa	Class Ⅱa	Category B	
参见 FDA 说明书	美国 FDA 已批准 A 型肉毒毒素用于治疗下肢肢体痉挛	Class Ⅱa	Class Ⅱa	Category B	
常用的单点注射剂量为 1~4U[2]	1. 美国 FDA 已批准 A 型肉毒毒素用于减轻皱纹 2. 中华医学会整形外科学分会微创美容专业学组《A 型肉毒毒素在整形外科中的临床应用指南》（2016）	Class Ⅱa	Class Ⅱb	Category B	
儿童：10~<15kg,每 2 周皮下注射 10mg；15~<30kg,每 2 周皮下注射 20mg；≥30kg,每 2 周皮下注射 40mg 成人：80mg 皮下注射 1 次,在首次剂量 1 周后起开始隔周给予 40mg 皮下注射	1. FDA 已批准阿达木单抗用于治疗 2 岁以上儿童及成人的非感染性中、后和全葡萄膜炎 2. 澳大利亚和新西兰皇家眼科学院（RANZCO）建议《儿童时期幼年特发性关节炎型慢性前葡萄膜炎的管理》（2021） 3. 美国风湿病学会（ACR）/关节炎基金会（AF）指南《幼年特发性关节炎相关性葡萄膜炎的筛查,监测和治疗》（2018） 4. 中国台湾应用全身性抗肿瘤坏死因子 α 治疗非感染性葡萄膜炎建议（2018） *Recommendation of using systemic anti-tumor necrosis factor-alpha for the treatment of noninfectious uveitis*	儿童：Class Ⅱa 成人：Class Ⅱa	儿童：Class Ⅱb 成人：Class Ⅱa	儿童：Category B 成人：Category B	2021 年新增

排序	药品信息			超说明书内容				
	通用名	剂型	规格	适应证	剂量	人群	途径	其他
5	阿立哌唑	片剂	① 5mg ② 10mg ③ 15mg	孤独症相关的激惹		6~17 岁儿童青少年		
6	阿立哌唑	片剂	① 5mg ② 10mg ③ 15mg	双相 I 型障碍相关的躁狂发作和混合发作的急性期治疗		成人及10~17 岁儿童 / 青少年		
7	阿立哌唑	片剂	① 5mg ② 10mg ③ 15mg	抽动秽语综合征		6~18 岁儿童青少年		
8	阿立哌唑	片剂	① 5mg ② 10mg ③ 15mg	重性抑郁障碍:作为抗抑郁药的辅助治疗				
9	阿立哌唑	片剂	① 5mg ② 10mg ③ 15mg	精神分裂症（13~17 岁儿童 / 青少年）		13~17 岁儿童 / 青少年		
10	阿米卡星	注射剂	0.2g	细菌性脑膜炎				

具体用法	依据以及参考文献	Micromedex 分级			备注
		有效性	推荐等级	证据强度	
口服起始剂量 2mg/d,逐渐增加至 5mg/d,间隔至少 1 周增加 5mg/d,至 10~15mg/d	美国 FDA 已批准用于治疗 6~17 岁儿童 / 青少年的孤独症 - 精神运动易激惹型	儿童:Class Ⅱa	儿童:Class Ⅱb	儿童:Category B	
成人:口服初始剂量 10~15mg/d,目标剂量为 15mg/d,最大剂量不超过 30mg/d 儿童:初始剂量 2mg/d,目标剂量为 10mg/d,最大剂量不超过 30mg/d	美国 FDA 已批准作为成人及 10~17 岁儿童 / 青少年双相Ⅰ型障碍相关的躁狂发作和混合发作的急性期治疗(单用或作为锂盐或丙戊酸的增效治疗)	成人:Class Ⅰ 儿童:Class Ⅱa(单药治疗时)	成人:Class Ⅱb 儿童:Class Ⅱb	成人:Category B 儿童:Category B	
体重 <50kg 的用药量:2mg/d 口服维持 2 天,增加至 5mg/d,最大剂量增至 10mg/d,但间隔至少 1 周;体重 >50kg 的用药量:2mg/d 维持 2 天,增加至 5mg/d 维持 5 天,第 8 天剂量增至 10mg/d,最大剂量为 20mg/d,可每次增加 5mg/d,剂量调整时间间隔至少 1 周	美国 FDA 已批准用于治疗 6~18 岁儿童 / 青少年的抽动秽语综合征	儿童:Class Ⅱa	儿童:Class Ⅱb	儿童:Category B	
口服起始剂量 2~5mg/d,推荐剂量 2~15mg/d	美国 FDA 已批准作为重症抑郁的辅助用药	Class Ⅱa	Class Ⅱb	Category B	
口服起始剂量 2mg/d,2 天后增加至 5mg/d,第 5 天增加至 10mg/d,维持剂量 10mg/d,最大剂量 30mg/d	美国 FDA 已批准用于治疗 13~17 岁儿童 / 青少年的精神分裂症	儿童:Class Ⅱa	儿童:Class Ⅱb	儿童:Category B	
15mg/kg,静脉滴注,每 8 小时 1 次,治疗敏感菌引起的细菌性脑膜炎[3]	1. 美国 FDA 已批准阿米卡星用于成人细菌性脑膜炎 2. 美国感染性疾病协会 IDSA《细菌性脑膜炎管理指南》(2004) 3. 中国医药教育协会感染疾病专业委员会,中华结核和呼吸杂志编辑委员会,中国药学会药物临床评价研究专业委员会《抗菌药物超说明书用法专家共识》(2015)	Class Ⅰ	Class Ⅱb	Category B	

排序	药品信息			超说明书内容				
	通用名	剂型	规格	适应证	剂量	人群	途径	其他
11	阿司匹林	肠溶片	① 50mg ② 100mg	预防子痫前期				
12	阿司匹林	肠溶片	① 50mg ② 100mg	产科抗磷脂综合征				
13	阿替普酶	注射剂	① 20mg ② 50mg	急性缺血性脑卒中(80岁以上患者)		80 岁以上患者		

具体用法	依据以及参考文献	Micromedex 分级			备注
		有效性	推荐等级	证据强度	
对存在子痫前期复发风险和子痫前期高危因素者,在妊娠早、中期(妊娠 12~16 周)开始服用小剂量阿司匹林(50~100mg)口服,可维持到孕 28 周[2]	1. 美国 FDA 未批准阿司匹林用于预防子痫前期 2. 中华医学会妇产科学分会妊娠期高血压疾病学组《妊娠期高血压疾病诊治指南》(2015) 3. 中华医学会心血管病学分会女性心脏健康学组《妊娠期高血压疾病血压管理专家共识》(2019) 4. 美国妇产科医师学会 ACOG《妊娠高血压诊断和管理指南》(2019) 5. 美国预防服务工作组 USPSTF《低剂量阿司匹林预防子痫前期临床指南》(2017)	Class Ⅰ	Class Ⅱa	Category A	
50~100mg/d,口服	1. 美国 FDA 未批准阿司匹林用于治疗产科抗磷脂综合征 2. 2019 年 EULAR(欧洲抗风湿病联盟)抗磷脂综合征治疗指南:EULAR recommendations for the management of antiphospholipid syndrome in adults 3. 中华医学会围产医学分会《产科抗磷脂综合征诊断与处理专家共识》	Class Ⅱa (抗磷脂综合征)	Class Ⅱb	Category B	2021 年新增
0.9mg/kg,最大剂量 90mg,总剂量的 10% 先从静脉推入,剩余剂量在随后 60 分钟持续静脉滴注	1. 美国 FDA 未限制阿替普酶必须用于 80 岁以下患者,对于年龄 >77 岁的患者可能出血风险增加,但仍有较好的临床效果 2. 中华医学会神经病学分会《中国急性缺血性脑卒中诊治指南》(2018) 3. 美国心脏协会 / 美国卒中协会 2018 Guidelines for the Early Management of Patients with Acute Ischemic Stroke:	Micromedex 中未收录 (超人群)	/	/	2021 年新增

排序	药品信息			超说明书内容				
	通用名	剂型	规格	适应证	剂量	人群	途径	其他
14	艾地苯醌	片剂	30mg	与 Leber 遗传性视神经病变有关的视觉障碍				
15	艾司西酞普兰	片剂	① 5mg ② 10mg	重性抑郁障碍(12~17岁青少年)		12~17 岁青少年		
16	艾司西酞普兰	片剂	① 5mg ② 10mg	广泛性焦虑障碍				
17	艾司西酞普兰	片剂	① 5mg ② 10mg	强迫 - 冲动障碍(强迫症)				
18	氨溴索	注射剂	2ml:15mg	预防慢性阻塞性气道疾病患者术后发生肺不张	1g/d,维持 6 天			

续表

具体用法	依据以及参考文献	Micromedex 分级			备注
		有效性	推荐等级	证据强度	
	A Guideline for Healthcare Professionals from the American Heart Association/ American Stroke Association				
300mg t.i.d. 口服	1. 欧盟说明书已批准艾地苯醌用于与 Leber 遗传性视神经病变有关的视觉障碍 2. A randomized placebo-controlled trial of idebenone in Leber's hereditary optic neuropathy. Brain，2011，134（Pt 9）：2677-2686	Micromedex 中未收录			
口服起始剂量为 10mg/d，3 周后可增至 20mg/d	1. 美国 FDA 已批准艾司西酞普兰用于 12 岁以上青少年及成人的重度抑郁症的治疗 2. 中华医学会精神病学分会《中国抑郁障碍防治指南（第二版）》（2015）	儿童：Class Ⅱb	儿童：Class Ⅱb	儿童：Category B	
10mg/d 口服，1 周后可加至 20mg/d	美国 FDA 已批准艾司西酞普兰治疗成人的广泛性焦虑障碍	Class Ⅰ	Class Ⅱa	Category B	
口服起始剂量及增加剂量为 10mg/d，常用目标剂量为 20mg/d，常用最大剂量为 40mg/d，特殊情况下最大可用至 60mg/d[2]	1. 美国 FDA 未批准艾司西酞普兰用于强迫 - 冲动障碍 2. 美国精神病学学会 *APA Practice Guideline for the Treatment of Patients with Obsessive-Compulsive Disorder*（2007）	Class Ⅱa	Class Ⅱb	Category B	
1g/d，静脉滴注至少 4 小时（术前 3 天、手术当天及术后 2 天）	1. 德国该药品说明书批准氨溴索 1g/d 用于预防慢性阻塞性气道疾病患者术后发生肺不张 2. 王天佑，胸外科围手术期肺保护中国专家共识（2019 版）专家组，中国医学基金会胸外科专业委员会《胸外科围手术期肺保护中国专家共识》（2019 版） 3. 中国医师协会胸外科医	Class Ⅱb	Class Ⅲ	Category B	

排序	药品信息			超说明书内容				
	通用名	剂型	规格	适应证	剂量	人群	途径	其他
19	奥氮平	片剂	① 2.5mg ② 5mg ③ 10mg	精神分裂症 (13~17 岁青少年)		13~17 岁青少年		
20	奥氮平	片剂	① 2.5mg ② 5mg ③ 10mg	化疗相关的呕吐				
21	奥氮平片	片剂	① 2.5mg ② 5mg ③ 10mg	双相 I 型障碍、急性混合性或躁狂发作 (13~17 岁儿童 / 青少年)		13~17 岁儿童 / 青少年		
22	奥曲肽	注射剂	1ml/0.1mg	适用于癌症复发的伴有消化器官症状的肠梗阻				

续表

具体用法	依据以及参考文献	Micromedex 分级			备注
		有效性	推荐等级	证据强度	
	师分会《胸外科围手术期肺部并发症防治专家共识》（2009）				
口服起始剂量为 2.5 或 5mg/d 口服，以 2.5~5mg 的幅度增减，目标剂量为 10mg/d，最大剂量为 20mg/d	1. 美国 FDA 已批准奥氮平口服剂型用于治疗 13~17 岁儿童的精神分裂症 2. 中华医学会精神病学分会《精神分裂症防治指南》（2015）	儿童： Class Ⅱ a	儿童： Class Ⅱ b	儿童： Category B	
1. 5~10mg/d 口服，d1~4（高致吐方案） 2. 5~10mg/d 口服，d1~3（中致吐方案）[2]	1. 美国 FDA 未批准奥氮平用于化疗相关的呕吐 2. NCCN 临床实践指南：止吐（2021.V1） 3. 中国抗癌协会癌症康复与姑息治疗专业委员会，中国临床肿瘤学会抗肿瘤药物安全管理专家委员会《肿瘤治疗相关呕吐防治指南（2014 版）》	Class Ⅰ	Class Ⅱ a	Category B	
口服起始剂量为 2.5 或 5mg/d 口服，以 2.5~5mg 的幅度增减，目标剂量为 10mg/d，最大剂量为 20mg/d	1. 美国 FDA 已批准奥氮平用于 13~17 岁儿童 / 青少年的双相 Ⅰ 型障碍、急性混合性或躁狂发作 2. SHIV G，AKHILESH J，MANASWI G，et al. Clinical Practice Guidelines for Bipolar Affective Disorder（BPAD）in Children and Adolescents. Indian J Psychiatry，2019，61（Suppl 2）：294-305	Class Ⅱ a	Class Ⅱ b	Category B	2021 年新增
皮下注射，每次 0.1~0.3mg，每日 2~3 次；或者 10~40μg/h，持续 24 小时皮下给药，直至症状缓解[2]	1. 日本 PDMA 批准奥曲肽用于姑息治疗中、晚期或复发肿瘤患者胃肠道阻塞伴随的胃肠道症状 2. NCCN 临床实践指南：姑息治疗（2021.V2） 3. 于世英，王杰军，王金万，等.《晚期癌症患者合并肠梗阻治疗的专家共识》（2007）	Micromedex 中未收录			

排序	药品信息			超说明书内容				
	通用名	剂型	规格	适应证	剂量	人群	途径	其他
23	奥沙利铂	注射剂	50mg	用于结肠癌：与氟尿嘧啶/亚叶酸联合辅助治疗成人Ⅱ期结肠癌				
24	奥沙利铂	注射剂	50mg	食管癌				
25	奥沙利铂	注射剂	50mg	胃癌				
26	奥沙利铂	注射剂	50mg	胆道恶性肿瘤				
27	奥沙利铂	注射剂	50mg	非霍奇金淋巴瘤				
28	巴利昔单抗	注射剂	20mg	肝移植排斥反应的预防				
29	贝伐珠单抗	注射剂	① 100mg：4ml ② 400mg：16ml	年龄相关性黄斑变性				

续表

具体用法	依据以及参考文献	Micromedex 分级			备注
		有效性	推荐等级	证据强度	
85~130mg/m²。详见指南	1. 美国 FDA 未批准奥沙利铂用于与氟尿嘧啶/亚叶酸联合辅助治疗成人Ⅱ期结肠癌 2. NCCN 临床实践指南:结肠癌(2021.V2)	Class Ⅱa	Class Ⅱb	Category A	
85~130mg/m²。详见 NCCN 指南	1. FDA 未批准奥沙利铂用于食管癌的化疗 2. NCCN 临床实践指南:食管癌和胃食管交界处癌(2021.V2)	Class Ⅱa	Class Ⅱb	Category B	
85~130mg/m²。详见 NCCN 指南	1. FDA 未批准奥沙利铂用于胃癌的化疗 2. NCCN 临床实践指南:胃癌(2021.V2)	Class Ⅱa	Class Ⅱa	Category B	
85~130mg/m²。详见 NCCN 指南	1. FDA 未批准奥沙利铂用于胆道恶性肿瘤 2. NCCN 临床实践指南:肝胆肿瘤(2021.V1)	Class Ⅱa	Class Ⅱb	Category B	
85~130mg/m²。详见 NCCN 指南	1. FDA 未批准奥沙利铂用于非霍奇金淋巴瘤 2. NCCN 临床实践指南:B 细胞淋巴瘤(2021.V3) 3. NCCN 临床实践指南:T 细胞淋巴瘤(2020.V1)	Class Ⅱa	Class Ⅱb	Category B	
连用 3 天,之后每隔 2 天使用 1 次[4]	1. 美国 FDA 未批准巴利昔单抗用于预防成人肝移植排斥反应 2. 欧洲肝脏研究学会临床实践指南《肝移植》(2015) 3. 亚洲肝脏移植网 ALTN 临床指南《肝移植中的免疫抑制》(2018) 4. 中华医学会器官移植学分会《中国肝移植免疫抑制治疗与排斥反应诊疗规范》(2019 版)	Class Ⅱa	Class Ⅱb	Category B	
玻璃体内注射 1.25mg/0.05ml,q.28d.	1. 美国 FDA 未批准贝伐珠单抗用于治疗年龄相关性黄斑变性	Class Ⅱa	Class Ⅱa	Category B	

排序	药品信息			超说明书内容				
	通用名	剂型	规格	适应证	剂量	人群	途径	其他
30	贝伐珠单抗	注射剂	① 100mg:4ml ② 400mg:16ml	转移性肾癌（联合干扰素）				
31	贝伐珠单抗	注射剂	① 100mg:4ml ② 400mg:16ml	转移性乳腺癌				
32	贝伐珠单抗	注射剂	① 100mg:4ml ② 400mg:16ml	铂耐药型复发卵巢癌（联合紫杉醇、多柔比星脂质体或托泊替康中的任意一种）				
33	贝伐珠单抗	注射剂	① 100mg:4ml ② 400mg:16ml	复发或转移性宫颈癌（联合紫杉醇和顺铂或联合紫杉醇和托泊替康）				

续表

具体用法	依据以及参考文献	Micromedex 分级			备注
		有效性	推荐等级	证据强度	
	2. 美国眼科学会 AAO 临床指南《年龄相关性黄斑变性》(2019)				
联合干扰素,贝伐珠单抗推荐 10mg/kg 静脉滴注,每 2 周 1 次[1]	1. 美国 FDA 已批准贝伐珠单抗联合干扰素用于治疗转移性肾癌 2. 美国肿瘤免疫治疗学会共识声明《晚期肾细胞癌(RCC)免疫治疗》(2019) 3. 国际老年肿瘤学会意见书《老年转移性肾细胞癌患者的管理》(2018) 4. NCCN 临床实践指南:肾癌(2021.V3) 5. 中国临床肿瘤学会(CSCO)《肾癌诊疗指南》(2020)	Class Ⅱa	Class Ⅱb	Category B	
联合紫杉醇治疗 HER 2 阴性的乳腺癌时,贝伐珠单抗的推荐剂量为 10mg/kg 静脉滴注,(d1,d15),28 天为 1 个周期。详见指南	1. 美国 FDA 未批准贝伐珠单抗治疗转移性乳腺癌 2. NCCN 临床实践指南:乳腺癌(2021.V3) 3. 中国临床肿瘤学会(CSCO)《乳腺癌诊疗指南》(2021)	Class Ⅱa	Class Ⅱb	Category B	
1. 静脉滴注,10mg/kg,每 2 周给药 1 次。联合紫杉醇、多柔比星脂质体或托泊替康(每周给药 1 次)中的任意一种 2. 静脉滴注,15mg/kg,每 3 周给药 1 次。联合托泊替康(每 3 周给药 1 次)[1]	1. 美国 FDA 已批准贝伐珠单抗联合紫杉醇、多柔比星脂质体或托泊替康中的任意一种用于治疗成人之前接受过不超过 Ⅱ 期化疗的铂耐药型复发卵巢癌 2. NCCN 临床实践指南:卵巢癌包括输卵管癌和原发性腹膜癌(2021.V1)	Class Ⅱa	Class Ⅱa	Category B	
15mg/kg,静脉滴注,每 3 周给药 1 次。联合紫杉醇和顺铂或紫杉醇和托泊替康中的任意一种	1. 美国 FDA 已批准贝伐珠单抗联合紫杉醇和顺铂或联合紫杉醇和托泊替康用于治疗成人持久性、复发或转移性宫颈癌 2. NCCN 临床实践指南:宫颈癌(2021.V1)	Class Ⅰ	Class Ⅱa	Category B	

排序	药品信息			超说明书内容				
	通用名	剂型	规格	适应证	剂量	人群	途径	其他
34	贝伐珠单抗	注射剂	① 100mg:4ml ② 400mg:16ml	Ⅲ~Ⅳ期卵巢上皮癌				
35	贝那普利	片剂	① 5mg ② 10mg	有蛋白尿的原发性或继发性肾小球疾病				
36	丙酸氟替卡松	乳膏	15g	特应性皮炎(3~12个月儿童)		3~12个月儿童		
37	泊沙康唑	①肠溶片 ②口服混悬液	① 100mg ② 40mg/ml	侵袭性曲霉病				
38	重组人生长激素	注射剂	① 30U/10mg:3ml	Prader-Will 综合征				

续表

具体用法	依据以及参考文献	Micromedex 分级			备注
		有效性	推荐等级	证据强度	
15mg/kg,静脉滴注,每 3 周给药 1 次	1. 美国 FDA 已批准贝伐珠单抗用于治疗成人Ⅲ~Ⅳ期卵巢上皮癌 2. NCCN 临床实践指南:卵巢癌包括输卵管癌和原发性腹膜癌(2021.V1) 3. 中国临床肿瘤学会(CSCO)《卵巢癌诊疗指南》(2021)	Class Ⅱa	Class Ⅱb	Category B	
单独治疗肾小球肾炎和蛋白尿患者时,将 ACEI 或 ARB 上调至首次最大耐受或允许剂量。最大剂量 40mg/d 口服	1. 美国 FDA 未批准盐酸贝那普利用于治疗肾小球疾病 2. 改善全球肾脏病预后组织(KDIGO)临床实践指南 - 肾小球疾病 *KDIGO Clinical Practice Guideline on Glomerular Diseases*(2020) 3. 中华医学会糖尿病学分会微血管并发症学组《中国糖尿病肾脏疾病防治临床指南》(2019)	Class Ⅱa (肾脏疾病)	Class Ⅱa	Category B	2021 年新增
适量外用,每日 1~2 次	1. 美国 FDA 已批准丙酸氟替卡松可谨慎使用于 3 月龄以上儿童的特应性皮炎 2. 中华医学会皮肤性病学分会儿童皮肤病学组《中国儿童特应性皮炎诊疗共识》(2017 版)	儿童: Class Ⅰ	儿童: Class Ⅱa	儿童: Category B	
400mg,q.12h.,口服;对于不能接受膳食或营养补充者推荐 200mg,q.6h.	1. 欧盟说明书泊沙康唑已被批准用于两性霉素 B 及其脂质制剂、伊曲康唑或棘白菌素类(米卡芬净和阿尼芬净)治疗无效的侵袭性曲霉病的补救治疗 2. 中国医药教育协会感染疾病专业委员会,中华结核和呼吸杂志编辑委员会,中国药学会药物临床评价研究专业委员会《抗菌药物超说明书用法专家共识》(2015)	Class Ⅱa	Class Ⅱb	Category B	
剂量因人而异,推荐剂量为 35~50μg/(kg·d),0.10~	1. 美国 FDA 已批准重组人生长激素注射液用于	Class Ⅰ	Class Ⅰ	Category B	2021 年新增

排序	药品信息			超说明书内容				
	通用名	剂型	规格	适应证	剂量	人群	途径	其他
			② 15U/5mg:3ml					
39	重组人生长激素	注射剂	① 30U/10mg:3ml ② 15U/5mg:3ml	特发性矮小症				
40	重组人生长激素	注射剂	① 30U/10mg:3ml ② 15U/5mg:3ml	2~4 岁小于胎儿龄未实现追赶生长的患儿				
41	低分子量肝素(如依诺肝素、达肝素、那屈肝素)	注射剂		产科抗磷脂综合征				

续表

具体用法	依据以及参考文献	Micromedex 分级			备注
		有效性	推荐等级	证据强度	
0.15U/(kg·d)皮下注射[2]	Prader-Will 综合征 2. 中华医学会儿科学分会内分泌遗传代谢学组,《中华儿科杂志》编辑委员会《基因重组人生长激素儿科临床规范应用的建议》(2013)				
剂量因人而异,推荐剂量为 43~70μg/(kg·d),0.125~0.2U/(kg·d)皮下注射[3]	1. 美国 FDA 已批准重组人生长激素注射液用于特发性矮小症 2. 中华医学会儿科学分会内分泌遗传代谢学组《矮身材儿童诊治指南》(2008) 3. 中华医学会儿科学分会内分泌遗传代谢学组,《中华儿科杂志》编辑委员会《基因重组人生长激素儿科临床规范应用的建议》(2013)	Class I	Class I	Category A	2021年新增
剂量因人而异,推荐剂量为 35~70μg/(kg·d),0.10~0.2U/(kg·d)皮下注射[2]	1. 美国 FDA 已批准重组人生长激素注射液用于 2~4 岁小于胎儿龄未实现追赶生长的患儿 2. 中华医学会儿科学分会内分泌遗传代谢学组,《中华儿科杂志》编辑委员会《基因重组人生长激素儿科临床规范应用的建议》(2013)	Class I	Class IIa	Category B	2021年新增
分预防剂量、中等剂量和治疗剂量,以依诺肝素为例:预防剂量可皮下注射依诺肝素 4 000U,q.d.;中等剂量时依诺肝素 4 000U,q.12h.;而治疗剂量时依诺肝素 100U/kg,q.12h.	1. FDA 未批准低分子量肝素用于治疗产科抗磷脂综合征 2. 中华医学会围产医学分会《产科抗磷脂综合征诊断与处理专家共识》(2020) 3. 2019 年 EULAR(欧洲抗风湿病联盟)抗磷脂综合征治疗指南:*EULAR recommendations for the management of antiphospholipid syndrome in adults* 4. 西班牙风湿病学分会《抗磷脂综合征(2020 指南)》	依诺肝素:Class I(妊娠期有血栓形成倾向的)达肝素:Class IIa(妊娠期血栓疾病预防)那曲肝素:Class IIa(血栓疾病的预防)	依诺肝素:Class I(妊娠期有血栓形成倾向的)达肝素:Class IIb(妊娠期血栓疾病预防)那曲肝素:	Category B	2021年新增

排序	药品信息			超说明书内容				
	通用名	剂型	规格	适应证	剂量	人群	途径	其他
42	地塞米松	①片剂 ②注射剂	① 0.75mg ② 1ml：5mg； 1ml：2mg	预防化疗药物所致的呕吐				
43	地塞米松	注射剂	① 1ml：5mg ② 1ml：2mg	用于早产促胎肺成熟				
44	地舒单抗	注射剂	60mg/1.0ml	高骨折风险男性骨质疏松症以增加骨量		男性		

具体用法	依据以及参考文献	Micromedex 分级			备注
		有效性	推荐等级	证据强度	
			Class Ⅱb（血栓疾病的预防）		
根据不同的化疗方案使用不同的剂量,用法用量参考指南	1. 美国 FDA 未批准地塞米松预防成人化疗药物所致的呕吐 2. NCCN 临床实践指南:止呕（2021.V1） 3. 中国抗癌协会癌症康复与姑息治疗专业委员会,中国临床肿瘤学会抗肿瘤药物安全管理专家委员会《肿瘤治疗相关呕吐防治指南（2014 版）》 4. 中国抗癌协会肿瘤临床化疗专业委员会《肿瘤药物治疗相关恶心呕吐防治中国专家共识》（2019 年版）	Class Ⅱa	Class Ⅱa	Category B	
6mg,i.m.,q.12h.,共4次[2]	1. 美国 FDA 未批准地塞米松用于早产促胎肺成熟 2. 中华医学会妇产科学分会产科学组《早产临床诊断与治疗指南》（2014） 3. 中华医学会妇产科学分会《临床诊疗指南:妇产科学分册》	Micromedex 中未收录			
60mg,单次皮下注射,每6个月给药 1 次	1. 美国 FDA 已批准地舒单抗用于治疗高骨折风险男性骨质疏松症（高骨折风险指的是有骨质疏松骨折病史,具有发生骨折的多重危险因素的骨质疏松患者或者对其他抗骨质疏松治疗失败或不耐受的患者） 2. 欧盟 EMA 已批准治疗高骨折风险男性骨质疏松症 3. 中华医学会骨质疏松和骨矿盐疾病分会《男性骨质疏松症诊疗指南》（2020）	Class Ⅱa	Class Ⅱb	Category B	2021 年新增

排序	药品信息			超说明书内容				
	通用名	剂型	规格	适应证	剂量	人群	途径	其他
45	地舒单抗	注射剂	60mg/1.0ml	高骨折风险男性和女性糖皮质激素诱导的骨质疏松症				
46	丁苯酞	胶囊	100mg	非痴呆型血管性认知障碍				
47	度洛西汀	胶囊	① 30mg ② 60mg	糖尿病周围神经病性疼痛				

续表

具体用法	依据以及参考文献	Micromedex 分级			备注
		有效性	推荐等级	证据强度	
60mg,单次皮下注射,每 6 个月给药 1 次	1. 美国 FDA 已批准地舒单抗用于治疗具有高骨折风险男性和女性由糖皮质激素诱导的骨质疏松症(适用于开始或继续服用全身用糖皮质激素,剂量≥7.5mg 泼尼松,并预期使用糖皮质激素至少 6 个月的患者。其中高骨折风险指的是有骨质疏松骨折病史,具有发生骨折的多重危险因素的骨质疏松症患者或者对其他抗骨质疏治疗失败或不耐受的患者) 2. 欧盟 EMA 已批准治疗成年患者长期使用全身性糖皮质激素治疗引起的骨质丢失 3. 中国医师协会风湿免疫科医师分会,中华医学会风湿病学分会,中华医学会骨质疏松和骨矿盐疾病分会《2020 版中国糖皮质激素性骨质疏松症防治专家共识》	Class Ⅱa	Class Ⅱb	Category B	2021 年新增
200mg t.i.d. 口服	1. 美国 FDA 未批准丁苯酞用于非痴呆型血管性认知障碍 2. 中国卒中学会卒中后认知障碍管理专家委员会《卒中后认知障碍管理专家共识》(2017)	Micromedex 中未收录			
起始剂量为每日口服 30mg,每日剂量最高至 60mg[4]	1. 美国 FDA 已批准盐酸度洛西汀用于治疗成人糖尿病周围神经病变性疼痛 2. 神经病理性疼痛诊疗专家组《神经病理性疼痛诊疗专家共识》(2013) 3. 中国医师协会神经内科医师分会疼痛和感觉障碍专委会《糖尿病性周围神经病理性疼痛诊疗专家共识》(2018)	Class Ⅱa	Class Ⅱa	Category A	

529

排序	药品信息			超说明书内容				
	通用名	剂型	规格	适应证	剂量	人群	途径	其他
48	度洛西汀	胶囊	① 30mg ② 60mg	纤维肌痛				
49	度洛西汀	胶囊	① 30mg ② 60mg	广泛性焦虑障碍(7 岁以上儿童患者)		7 岁以上儿童患者		
50	德谷胰岛素	注射剂	3ml:300U	1 型糖尿病(成人及 1 岁以上儿童)		1 岁以上儿童		
51	多奈哌齐	片剂	① 5mg ② 10mg	血管性痴呆				
52	多奈哌齐	片剂	① 5mg ② 10mg	路易体痴呆				
53	多西环素	片剂	100mg	沙眼滤泡性结膜炎				
54	多西他赛	注射剂	① 0.5ml:20mg ② 2.0ml:80mg	小细胞肺癌				

续表

具体用法	依据以及参考文献	Micromedex 分级			备注
		有效性	推荐等级	证据强度	
30mg/d 口服维持 1 周,最高剂量至 60mg/d	美国 FDA 已批准度洛西汀用于治疗纤维肌痛	Class Ⅰ	Class Ⅱa	Category A	
初始剂量 30mg/d 口服,2 周后可增至 60mg/d;然后可继续增加 30mg/d,进一步可以 30mg/d 的增量递增,最大剂量不超过 120mg/d	1. 美国 FDA 已批准度洛西汀用于治疗 7 岁以上儿童的广泛性焦虑障碍 2.《加拿大临床实践指南（二）:广泛性焦虑障碍》（2014） 3. 英国国家卫生与临床优化研究所 NICE/NCCMH《成人广泛性焦虑障碍诊断治疗指南》（2011）	Class Ⅱa（儿童）	Class Ⅱb	Category B	
根据血糖及体重选择合适的剂量	1. FDA 已批准德谷胰岛素注射液用于 1 岁以上儿童及成人糖尿病患者的治疗（1 型和 2 型糖尿病均可） 2. 美国糖尿病协会 ADA 指南:*Pharmacologic Approaches to Glycemic Treatment: Standards of Medical Care in Diabetes-2020*	成人:Class Ⅱa 儿童:Class Ⅰ	Class Ⅱa	Category B	2021 年新增
初始治疗用量为一次 5mg,一日 1 次,睡前口服。至少维持 1 个月（一般为 4~6 周）,以评价早期的临床反应,及达到稳态血药浓度。之后可以将剂量增加到一次 10mg,一日 1 次	1. 美国 FDA 尚未批准多奈哌齐用于治疗血管性痴呆 2. 韩国多奈哌齐说明书已批准血管性痴呆的适应证 3. 国家卫生健康委办公厅《血管性认知障碍的诊疗规范（2020 年版）》	Class Ⅱa（多发脑梗死性痴呆）	Class Ⅱb	Category B	
通常用于成年人,每天口服 1 次,从 3mg 开始,在 1~2 周后增至 5mg,4 周或更长时间以 5mg 增加至 10mg。根据症状,剂量可以减少到 5mg	1. 日本 PDMA 批准多奈哌齐用于治疗路易体痴呆 2. 中国微循环学会神经变性病专业委员会《路易体痴呆诊治中国专家共识》（2015）	Micromedex 中未收录			
第 1 天每次 100mg,口服,q.12h.;然后 100mg/d,口服,分 1~2 次服用	FDA 批准用于沙眼滤泡性结膜炎	Class Ⅰ	Class Ⅱa	Category B	
单药 100mg/m², 静脉滴注时间不少于 1 小时,每 21	1. 美国 FDA 未批准多西他赛用于治疗小细胞肺癌	Class Ⅱa	Class Ⅱb	Category B	

排序	药品信息			超说明书内容				
	通用名	剂型	规格	适应证	剂量	人群	途径	其他
55	多西他赛	注射剂	① 0.5ml:20mg ② 2.0ml:80mg	局部晚期头颈部鳞状细胞癌(联合顺铂和氟尿嘧啶)				
56	多西他赛	注射剂	① 0.5ml:20mg ② 2.0ml:80mg	宫颈癌				
57	多西他赛	注射剂	① 0.5ml:20mg ② 2.0ml:80mg	食管癌				
58	多西他赛	注射剂	① 0.5ml:20mg ② 2.0ml:80mg	卵巢癌				
59	多西他赛	注射剂	① 0.5ml:20mg ② 2.0ml:80mg	晚期胃腺癌(联合顺铂、氟尿嘧啶)				
60	厄贝沙坦	片剂	① 75mg ② 150mg	糖尿病肾病				

具体用法	依据以及参考文献	Micromedex 分级			备注
		有效性	推荐等级	证据强度	
天重复给药	2. NCCN 临床实践指南:小细胞肺癌(2021.V3) 3. 中国临床肿瘤学会(CSCO)《肺癌诊疗指南》(2021)				
联合顺铂、氟尿嘧啶使用的3周方案中:多西他赛75mg/m²,第1天给药,静脉滴注时间不少于1小时	1. 美国 FDA 已批准多西他赛联合顺铂和氟尿嘧啶用于治疗成人局部晚期头颈部鳞状细胞癌 2. NCCN 临床实践指南:头颈部肿瘤(2021.V2)	Class Ⅱa	Class Ⅱa	Category B	
根据化疗方案选择剂量,详见指南。如单药,多西他赛100mg/m²,静脉滴注时间不少于1小时;q.3w.	1. 美国 FDA 未批准多西他赛用于治疗宫颈癌 2. NCCN 临床实践指南:宫颈癌(2021.V1)	Micromedex 中未收录			
根据化疗方案不同而剂量不同,详见 NCCN 指南。如联合顺铂方案中,多西他赛70~85mg/m²,每3周重复给药,静脉滴注时间不少于1小时	1. 美国 FDA 未批准多西他赛用于治疗食管癌 2. NCCN 临床实践指南:食管癌和胃食管交界处癌(2021.V2) 3. 中国临床肿瘤学会(CSCO)《食管癌诊疗指南》(2021)	Class Ⅱa	Class Ⅱb	Category B	
多西他赛60~75mg/m²静脉滴注1小时,后接卡铂AUC 5~6静脉滴注1小时,第1天。每3周重复,6个周期	1. 美国 FDA 未批准多西他赛用于治疗卵巢癌 2. NCCN 临床实践指南:卵巢癌(2021.V1) 3. 中国临床肿瘤学会(CSCO)《卵巢癌诊疗指南》(2021)	Class Ⅰ	Class Ⅱb	Category B	
联合氟尿嘧啶和顺铂使用:多西他赛75mg/m²,第1天给药,静脉滴注时间不少于1小时,每21天重复给药	1. 美国 FDA 已批准多西他赛与顺铂、氟尿嘧啶联合治疗晚期胃腺癌 2. NCCN 临床实践指南:胃癌(2021.V2) 3. 中国临床肿瘤学会(CSCO)《胃癌诊疗指南》(2020)	Class Ⅱa	Class Ⅱb	Category B	
每日 300mg q.d. 口服	1. 美国 FDA 批准用于成人糖尿病肾病	Class Ⅰ	Class Ⅱa	Category A	

排序	药品信息			超说明书内容				
	通用名	剂型	规格	适应证	剂量	人群	途径	其他
61	厄贝沙坦	片剂	① 75mg ② 150mg	有蛋白尿的原发性或继发性肾小球疾病				
62	厄贝沙坦	片剂	① 75mg ② 150mg	慢性心力衰竭(适用于不能耐受 ACEI 且左心室射血分数低下者)				
63	厄洛替尼	片剂	① 100mg ② 150mg	局部晚期、不可切除或转移性胰腺癌,联合吉				

续表

具体用法	依据以及参考文献	Micromedex 分级			备注
		有效性	推荐等级	证据强度	
	2. 中华医学会糖尿病学分会微血管并发症学组《中国糖尿病肾脏疾病防治临床指南》(2019)				
单独治疗肾小球肾炎和蛋白尿患者时,将 ACEI 或 ARB 上调至首次最大耐受或允许剂量。厄贝沙坦的最大剂量可 300mg/d 口服	1. 美国 FDA 未批准厄贝沙坦用于治疗有蛋白尿的原发性或继发性肾小球疾病 2. 改善全球肾脏病预后组织(KDIGO)临床实践指南 - 肾小球疾病 *KDIGO Clinical Practice Guideline on Glomerular Diseases*(2020) 3. 中华医学会糖尿病学分会微血管并发症学组《中国糖尿病肾脏疾病防治临床指南》(2019)	Class I (糖尿病肾病)	Class Ⅱa (糖尿病肾病)	Category A (糖尿病肾病)	2021 年新增
从小剂量开始,起始剂量为口服 75mg,每天 1 次;目标剂量为 300mg,每天 1 次	1. FDA 未批准厄贝沙坦用于治疗慢性心力衰竭 2. 中华医学会心血管病学分会心力衰竭学组《中国心力衰竭诊断和治疗指南》(2018) 3. 国家卫生计生委合理用药专家委员会,中国药师协会《心力衰竭合理用药指南(第 2 版)》(2019) 4. 中华医学会,中华医学会杂志社,中华医学会全科医学分会《慢性心力衰竭基层诊疗指南》(2019 年) 5. 心力衰竭协会(HFA)/欧洲心脏病学学会(ESC)专家共识《心力衰竭的药物治疗、程序、设备及患者管理》(2019) 6. 美国心脏病学会(ACC),美国心脏协会(AHA),及美国心衰学会(HFSA)指南《心力衰竭的管理》(2017)	Micromedex 中未收录			2021 年新增
联合吉西他滨:厄洛替尼 100mg q.d. 口服,在进食	1. 美国 FDA 已批准厄洛替尼联合吉西他滨用于局部晚	Class Ⅱa	Class Ⅱa	Category B	

排序	药品信息			超说明书内容				
	通用名	剂型	规格	适应证	剂量	人群	途径	其他
				西他滨作为一线治疗方案				
64	二甲双胍	片剂	① 0.5g ② 0.85g	多囊卵巢综合征				
65	二甲双胍	片剂	① 0.5g ② 0.85g	糖尿病预防				
66	二甲双胍	片剂	① 0.5g ② 0.85g	妊娠糖尿病(胰岛素抵抗重、胰岛素剂量大的患者)				

续表

具体用法	依据以及参考文献	Micromedex 分级			备注
		有效性	推荐等级	证据强度	
前1小时或进食后2小时服用,持续用药直到疾病进展或出现不能耐受的毒性反应	期、不可切除或转移性胰腺癌的一线治疗 2. NCCN临床实践指南:胰腺癌(2021.V2)				
1 500~2 000mg/d,分剂量口服	1. 美国FDA未批准盐酸二甲双胍用于治疗成人多囊卵巢综合征 2. 美国内分泌学会《ENDO美国多囊卵巢综合征的诊疗指南》(2013) 3. 中华医学会妇产科学分会《临床诊疗指南:妇产科学分册》 4. 美国生殖医学会ESHER/ASER共识《多囊卵巢综合征(PCOS)对女性健康的影响》(2012)	Class Ⅱa	Class Ⅱb	Category B	
常规剂量为1 500~2 000mg/d,口服[5]	1. 美国FDA未批准二甲双胍用于预防糖尿病 2. 2020年美国ADA糖尿病医学诊疗标准 3. 中华医学会糖尿病学分会《中国2型糖尿病防治指南》(2020年版) 4. 母义明,纪立农,宁光,等《二甲双胍临床应用专家共识》(2018年版) 5. 中国糖尿病前期临床干预专家组《中国糖尿病前期临床干预专家共识》(征求意见稿)	Class Ⅱa	Class Ⅱb	Category B	
见指南	1. 美国FDA未批准二甲双胍用于治疗妊娠糖尿病 2. 中华医学会糖尿病学分会《中国2型糖尿病防治指南》(2020年版) 3. 2018母胎医学会(SMFM)声明:妊娠糖尿病的药物治疗。*SMFM Statement: Pharmacological treatment of gestational diabetes*				

排序	药品信息			超说明书内容				
	通用名	剂型	规格	适应证	剂量	人群	途径	其他
67	伐地那非	片剂	① 5mg ② 10mg ③ 20mg	肺动脉高压				
68	氟尿嘧啶	注射剂	10ml:250mg	头颈癌				
69	氟尿嘧啶	注射剂	10ml:250mg	鼻咽癌诱导化疗或晚期一线治疗				

具体用法	依据以及参考文献	Micromedex 分级			备注
		有效性	推荐等级	证据强度	
	4. 2015 国际妇产科联合会(FIGO):*The International Federation of Gynecology and Obstetrics(FIGO) Initiative on gestational diabetes mellitus:a pragmatic guide for diagnosis, management,and care* 5. 2017 美国妇产科医师学会(ACOG):*Clinical Management Guidelines for Obstetrician-Gynecologists Gestational Diabetes Mellitus*	Class Ⅱa	Class Ⅱb	Category B	2021 年新增
5~10mg b.i.d. 口服[3]	1. 美国 FDA 未批准伐地那非用于肺动脉高压 2. 欧洲心脏病学会/欧洲呼吸病学会 ESC/ERS 指南《肺动脉高压的诊断与治疗》(2015) 3. 中华医学会心血管病学分会《中国肺高血压诊断和治疗指南》(2018) 4. 中华医学会呼吸病学分会肺栓塞与肺血管病学组《中国肺动脉高压诊断与治疗指南》(2021 版)	Class Ⅱa	Class Ⅱb	Category B	
参见指南	1. 美国 FDA 未批准氟尿嘧啶用于头颈癌 2. NCCN 临床实践指南:头颈肿瘤指南(2021.V2) 3. 中国临床肿瘤学会(CSCO)《头颈部肿瘤诊疗指南》(2020)	Class Ⅱa	Class Ⅱb	Category B	
参见指南	1. 美国 FDA 未批准氟尿嘧啶于鼻咽癌 2. NCCN 临床实践指南:头颈肿瘤指南(2021.V2) 3. 中国临床肿瘤学会(CSCO)《鼻咽癌诊疗指南》(2020)	Class Ⅱa	Class Ⅱb	Category B	

排序	药品信息			超说明书内容				
	通用名	剂型	规格	适应证	剂量	人群	途径	其他
70	氟西汀	片剂	20mg	经前焦虑障碍				
71	氟西汀	片剂	20mg	惊恐障碍				
72	福辛普利	片剂	10mg	高血压（6~16岁儿童）		6~16岁儿童		
73	福辛普利	片剂	10mg	有蛋白尿的原发性或继发性肾小球疾病				
74	骨化三醇	胶囊	0.25μg	甲状旁腺功能减退症引起的低钙血症				

具体用法	依据以及参考文献	Micromedex 分级			备注
		有效性	推荐等级	证据强度	
	4. 欧洲肿瘤内科学会（ESMO）《鼻咽癌临床指南》（2017）				
20mg/d 口服，连续治疗或间歇性治疗（月经前 14 天开始连续服用至月经期第 1 天），最大剂量为 80mg/d	美国 FDA 已经批准氟西汀片用于经前焦虑障碍	Class Ⅰ	Class Ⅱa	Category B	
起始剂量为 10mg/d 口服，维持 1 周，增加至 20mg/d；若病情控制不理想，可继续增加，最大剂量不超过 60mg/d	美国 FDA 已经批准氟西汀用于强惊恐障碍的治疗	Class Ⅰ	Class Ⅱa	Category B	
口服，首次给药每天 1 次 5~10mg（体重 >50kg）	1. 美国 FDA 已批准福辛普利钠治疗 6~16 岁的体重超过 50kg 的患者的高血压 2. 欧洲高血压学会 ESH 指南《儿童青少年高血压的管理》（2016） 3. 国家卫生计生委合理用药专家委员会，中国医师协会高血压专业委员会《高血压合理用药指南》（第 2 版）（2017）	Class Ⅰ	Class Ⅱa	Category B	
单独治疗肾小球肾炎和蛋白尿患者时，将 ACEI 或 ARB 上调至首次最大耐受或允许剂量。福辛普利常用的最大剂量为 40mg/d 口服	1. 美国 FDA 未批准福辛普利钠用于治疗肾小球疾病 2. 改善全球肾脏病预后组织（KDIGO）临床实践指南 - 肾小球疾病 KDIGO Clinical Practice Guideline on Glomerular Diseases（2020） 3. 中华医学会糖尿病学分会微血管并发症学组《中国糖尿病肾脏疾病防治临床指南》（2019）	Class Ⅱa（肾脏疾病）	Class Ⅱb	Category B	2021 年新增
起始剂量为 0.25μg/d 口服，维持剂量为 0.25~2μg/d	1. 美国 FDA 已批准骨化三醇用于甲状旁腺功能减退症引起的低钙血症 2. 中华医学会骨质疏松和骨矿盐疾病分会《甲状旁腺功能减退症临床诊疗指南》（2018）	Class Ⅰ	Class Ⅱa	Category B	

排序	药品信息			超说明书内容				
	通用名	剂型	规格	适应证	剂量	人群	途径	其他
75	环孢素	胶囊	① 10mg ② 25mg ③ 50mg ④ 100mg	系统性红斑狼疮				
76	环孢素	胶囊	① 10mg ② 25mg ③ 50mg ④ 100mg	干燥综合征				
77	环孢素	注射剂	250mg	重度溃疡性结肠炎				
78	环磷酰胺	注射剂	① 200mg ② 1g	肉芽肿性多血管炎				
79	茴三硫	胶囊	25mg	口干症				

续表

具体用法	依据以及参考文献	Micromedex 分级			备注
		有效性	推荐等级	证据强度	
按体重每日 3~5mg/kg,分 2 次口服[4]	1. 美国 FDA 未批准环孢素用于治疗系统性红斑狼疮 2. 中华医学会风湿病学分会《2020 中国系统性红斑狼疮诊疗指南》 3. 英国风湿病学会(BSR)《成人系统性红斑狼疮的管理指南》(2017) 4. 中华医学会风湿病学分会《临床诊疗指南:风湿病分册》	Class Ⅱa	Class Ⅱb	Category B	
按体重每日 2.5~5mg/kg,分 2 次口服[3]	1. 美国 FDA 未批准环孢素用于治疗干燥综合征 2. 张文,厉小梅,徐东,等.原发性干燥综合征诊疗规范.中华内科杂志,2020,59(4):269-276 3. 中华医学会风湿病学分会《干燥综合征诊断及治疗指南》(2010) 4. 英国风湿病学会(BSR)《成人原发性干燥综合征的管理指南》(2017)	Class Ⅱa	Class Ⅱb	Category B	
按体重 2~4mg/(kg·d),静脉滴注[2]	1. 美国 FDA 未批准环孢素用于治疗溃疡性结肠炎 2. 中华医学会消化病学分会《炎症性肠病诊断与治疗的共识意见》(2018) 3. 欧洲克罗恩病和结肠炎组织《ECCO 溃疡性结肠炎循证共识》(2017)	Class Ⅰ	Class Ⅱa	Category B	
常用剂量为 1~3mg/(kg·d);也可用环磷酰胺 200mg,隔日 1 次;病情平稳者 1mg/(kg·d)维持,严重病例按 0.5~1.0g/m² 静脉冲击治疗,每 3~4 周 1 次,同时还可每天口服环磷酰胺 100mg[2]	1. 美国 FDA 未批准环磷酰胺用于治疗肉芽肿性多血管炎 2. 中华医学会风湿病学分会《韦格纳肉芽肿病诊断和治疗指南》(2011)	Class Ⅱa	Class Ⅱa	Category B	
25mg,t.i.d.,口服	1. 美国 FDA 未收录该药 2.《中华人民共和国药典临床用药须知》(2015 年版)	Micromedex 中未收录			

排序	药品信息			超说明书内容				
	通用名	剂型	规格	适应证	剂量	人群	途径	其他
80	吉西他滨	注射剂	① 1g ② 200mg	非霍奇金淋巴瘤				
81	吉西他滨	注射剂	① 1g ② 200mg	外周 T 细胞淋巴瘤				
82	吉西他滨	注射剂	① 1g ② 200mg	软组织肉瘤				
83	吉西他滨	注射剂	① 1g ② 200mg	子宫颈癌				
84	吉西他滨	注射剂	① 1g ② 200mg	晚期卵巢癌,联合卡铂(治疗在以铂类药物为基础的治疗后至少 6 个月复发的患者,与卡铂联用)				
85	吉西他滨	注射剂	① 1g ② 200mg	不能手术切除或伴有转移的进展期胆管癌				
86	吉西他滨	注射剂	① 1g ② 200mg	头颈癌				

续表

具体用法	依据以及参考文献	Micromedex 分级			备注
		有效性	推荐等级	证据强度	
具体见指南。如 R-GDP 方案：1g/m², 滴注 30 分钟，分别在第 1 和第 8 天给药，3 周为 1 个疗程[3]	1. 美国 FDA 未批准吉西他滨用于治疗非霍奇金淋巴瘤 2. NCCN 临床实践指南：B 细胞淋巴瘤（2021.V3） 3. 2020 CSCO 淋巴瘤诊疗指南（新增）	Class Ⅱa	Class Ⅱb	Category B	
GDP 方案：1g/m², 滴注 30 分钟，分别在第 1 和第 8 天给药，3 周为 1 个疗程	1. 美国 FDA 未批准吉西他滨用于治疗外周 T 细胞淋巴瘤 2. NCCN 临床实践指南：T 细胞淋巴瘤（2021.V1）	Class Ⅰ	Class Ⅰ	Category B	
参见指南	1. 美国 FDA 未批准吉西他滨用于治疗软组织肉瘤 2. NCCN 临床实践指南：软组织肉瘤（2020.V2） 3. 中国抗癌协会肉瘤专业委员会中国临床肿瘤学会《软组织肉瘤诊治中国专家共识》（2015 年版）	Class Ⅱa	Class Ⅱb	Category B	
参见指南	1. 美国 FDA 未批准吉西他滨用于治疗子宫颈癌 2. NCCN 临床实践指南：宫颈癌（2021.V1）	Class Ⅱa	Class Ⅱa	Category B	
参见指南	1. 美国 FDA 已批准吉西他滨与卡铂联合用于治疗成人晚期卵巢癌，治疗在以铂类药物为基础的治疗后至少 6 个月后复发的患者，与卡铂联用 2. NCCN 临床实践指南：卵巢癌包括输卵管癌和原发腹膜癌（2021.V1）	Class Ⅱa	Class Ⅱa	Category B	
参见指南	1. 美国 FDA 未批准吉西他滨用于不能手术切除或伴有转移的进展期胆管癌的治疗 2. NCCN 临床实践指南：肝胆肿瘤（2021.V1）	Class Ⅱa	Class Ⅱb	Category B	
参见指南	1. 美国 FDA 未批准吉西他滨用于治疗成人头颈癌	Class Ⅱa	Class Ⅱb	Category B	

排序	药品信息			超说明书内容				
	通用名	剂型	规格	适应证	剂量	人群	途径	其他
87	吉西他滨	注射剂	① 1g ② 200mg	膀胱癌				
88	甲氨蝶呤	①片剂 ②注射剂	① 2.5mg ② 2ml:50mg; 20ml:500mg; 10ml:1 000mg	类风湿关节炎(对一线治疗(包括足剂量NSAID)效果欠佳或不耐受				
89	甲氨蝶呤	①片剂 ②注射剂	① 2.5mg ② 2ml:50mg; 20ml:500mg; 10ml:1 000mg	系统性红斑狼疮				

右上角：续表

具体用法	依据以及参考文献	Micromedex 分级			备注
		有效性	推荐等级	证据强度	
	2. NCCN 临床实践指南:头颈癌临床实践指南(2021.V2)				
参见指南	1. 美国 FDA 未批准吉西他滨用于治疗膀胱癌 2. NCCN 临床实践指南:膀胱癌(2021.V2) 3. 国家卫生健康委员会《膀胱癌诊疗规范》(2018 年版)	Class Ⅱa	Class Ⅱb	Category B	
口服、肌内注射、关节腔内注射或静脉注射均有效,每周给药 1 次,常用剂量为 7.5~20mg/w[4]	1. 美国 FDA 已批准甲氨蝶呤用于对一线治疗(包括足剂量 NSAID)效果欠佳或不耐受的成人严重类风湿关节炎 2. 欧洲风湿病联盟《欧洲风湿病联盟关于类风湿关节炎治疗的指南》(2009) 3. 中华医学会风湿病学分会《临床诊疗指南:风湿病分册》 4. 中华医学会风湿病学分会《类风湿关节炎诊断及治疗指南》(2010) 5. 中华医学会风湿病学分会《中国类风湿关节炎诊疗指南》(2018) 6. 广东省药学会风湿免疫用药专家委员会《风湿免疫疾病(类风湿关节炎)超药品说明书用药专家共识》(2014)	Class Ⅰ	Class Ⅱb	Category B	
对于中度活动型系统性红斑狼疮,通常可与糖皮质激素联用甲氨蝶呤 7.5~15mg q.w.;重型系统性红斑狼疮也可选用;中枢性狼疮包括横贯性脊髓炎在内,可试用地塞米松或联用甲氨蝶呤 10mg 鞘内注射,每周 1 次,共 2~3 次	1. 美国 FDA 未批准甲氨蝶呤用于治疗成人系统性红斑狼疮 2. 中华医学会风湿病学分会《临床诊疗指南:风湿病分册》 3. 中华医学会风湿病学分会《2020 中国系统性红斑狼疮诊疗指南》 4. 广东省药学会风湿免疫用药专家委员会《风湿免疫疾病(系统性红斑狼疮)超药品说明书用药专家共识》(2014)	Class Ⅱa	Class Ⅱb	Category B	

排序	药品信息			超说明书内容				
	通用名	剂型	规格	适应证	剂量	人群	途径	其他
90	甲氨蝶呤	注射剂	① 2ml:50mg ② 20ml:500mg ③ 10ml: 1 000mg	异位妊娠				
91	甲羟孕酮	片剂	① 2mg ② 250mg ③ 500mg	性早熟				
92	甲硝唑	片剂	0.2g	幽门螺杆菌感染的治疗				
93	卡巴拉汀	胶囊	① 1.5mg ② 3mg ③ 4.5mg ④ 6mg	血管性痴呆				

续表

具体用法	依据以及参考文献	Micromedex 分级			备注
		有效性	推荐等级	证据强度	
甲氨蝶呤治疗方案可有单剂量方案、2 次剂量方案、多剂量方案。如单剂量方案:1mg/kg 或 50mg/m² 肌内注射,监测 hCG 水平,如几天后 hCG 无明显下降,可能需要重复给药	1. 美国 FDA 未批准甲氨蝶呤用于治疗成人异位妊娠 2. 中华医学会妇产科学分会《临床诊疗指南:妇产科学分册》 3. 中国优生科学协会肿瘤生殖学分会《输卵管妊娠诊治的中国专家共识》(2019) 4. MARRET H,FAUCONNIER A,DUBERNARD G,et al. Overview and guidelines of off-label use of methotrexate in ectopic pregnancy:report by CNGOF. Eur J Obstet Gynecol Reprod Biol,2016,205:105-109	Class Ⅱa	Class Ⅱa	Category B	
女孩性早熟,每日口服剂量为 10~30mg,出现疗效后减量维持[3]	1. 美国 FDA 未批准甲羟孕酮治疗性早熟 2. 中华医学会《临床诊疗指南:内分泌及代谢性疾病分册》(2005)将甲孕酮用于治疗性早熟 3. 中华预防医学会妇女保健分会青春期学组《女性性早熟的诊治共识》(2018)	Micromedex 中未收录			
通常推荐与质子泵抑制剂、克拉霉素联合组成三联疗法。甲硝唑的剂量为口服 500mg,q.12h.,疗程为 7~14 天	1. 美国 FDA 未批准甲硝唑用于幽门螺杆菌感染的治疗,但批准 PYLERA™ 用于幽门螺杆菌的根除治疗 2. 中国医药教育协会感染疾病专业委员会,中华结核和呼吸杂志编辑委员会,中国药学会药物临床评价研究专业委员会《抗菌药物超说明书用法专家共识》(2015)	Class Ⅰ	Class Ⅱa	Category B	
起始剂量为 3mg/d 口服,根据个体差异,至少每隔 2 周增加药量,以达到最大可耐受剂量,但每日不应超过 12mg	1. 美国 FDA 尚未批准卡巴拉汀用于治疗血管性痴呆 2. 国家卫生健康委办公厅《血管性认知障碍的诊疗规范(2020 年版)》	Class Ⅱa (多发梗死性痴呆)	Class Ⅱb	Category B	

排序	药品信息			超说明书内容				
	通用名	剂型	规格	适应证	剂量	人群	途径	其他
94	卡铂	注射剂	① 15ml:150mg ② 10ml:100mg	胸膜间皮瘤				
95	卡铂	注射剂	① 15ml:150mg ② 10ml:100mg	转移性乳腺癌				
96	卡托普利	片剂	① 12.5mg ② 25mg	1 型糖尿病且有视网膜病变的糖尿病肾病				
97	坎地沙坦酯	片剂	① 4mg ② 8mg	心力衰竭(NYHA Ⅱ~Ⅳ级,射血分数为 40% 或 40% 以下)				
98	克拉屈滨	注射剂	10mg	1. 中、低危急性髓细胞性白血病的诱导化疗 2. 难治性 / 复发性急性髓细胞性白血病				
99	喹硫平	片剂	① 25mg ② 100mg ③ 200mg ④ 300mg	双相情感障碍的维持期治疗:作为锂盐或丙戊酸的增效治疗				
100	喹硫平	片剂	① 25mg ② 100mg ③ 200mg ④ 300mg	双相Ⅰ型障碍相关的躁狂发作的急性期治疗(10~17 岁青少年)		10~17 岁青少年		

续表

具体用法	依据以及参考文献	Micromedex 分级			备注
		有效性	推荐等级	证据强度	
卡铂 AUC 5 d1,每 21 天重复	1. 美国 FDA 未批准卡铂用于胸膜间皮瘤的治疗 2. NCCN 临床实践指南:恶性胸膜间皮瘤指南（2021.V2）	Class Ⅱa	Class Ⅱb	Category B	
卡铂按 AUC 6 d1,每 21 天重复	1. 美国 FDA 未批准卡铂用于转移性乳腺癌的治疗 2. NCCN 临床实践指南:乳腺癌指南（2021.V3） 3. 中国临床肿瘤学会（CSCO）《乳腺癌诊疗指南》（2021）	Class Ⅱa	Class Ⅱb	Category B	
饭前 1 小时口服,25mg/次,每天 3 次	美国 FDA 批准用于 1 型糖尿病且有视网膜病变的糖尿病肾病	Class Ⅰ	Class Ⅱa	Category B	
起始剂量为 4mg q.d. 口服,根据患者耐受程度,大约隔 2 周可剂量加倍,目标剂量为 32mg q.d.	1. 美国 FDA 已批准坎地沙坦酯用于治疗成人心力衰竭（NYHA Ⅱ~Ⅳ级,射血分数为 40% 或 40% 以下） 2. 中华医学会心血管病学分会《中国心力衰竭诊断和治疗指南》（2018）	Class Ⅱa	Class Ⅱb	Category A	
如诱导治疗:5mg/m², 连续滴注 5 天	1. 美国 FDA 未批准克拉屈滨用于急性髓细胞性白血病 2. NCCN 临床实践指南:急性髓细胞性白血病（2021.V3）	Class Ⅱa	Class Ⅱb	Category B	
维持剂量为 400~800mg/d 口服,分 2 次服用,最大剂量为 800mg/d	美国 FDA 已批准喹硫平用于成人双相情感障碍的维持期治疗,与碳酸锂或丙戊酸钠合并使用	Class Ⅱa	Class Ⅱa	Category B	
第 1 天剂量为 25mg b.i.d. 口服;第 2 天为 50mg b.i.d.;第 3 天 100mg b.i.d.;第 4 天 150mg b.i.d.;第 5 天 200mg b.i.d.。随后每日剂量增加幅度不得超过 100mg,剂量最高为 600mg/d。也可根据耐受情况将每日剂量分为 3 次服用	美国 FDA 已批准喹硫平单药用于治疗青少年（10~17 岁）的双相Ⅰ型障碍的躁狂相急性期	儿童: Class Ⅱa	儿童: Class Ⅱb	儿童: Category B	

排序	药品信息			超说明书内容				
	通用名	剂型	规格	适应证	剂量	人群	途径	其他
101	喹硫平	片剂	① 25mg ② 100mg ③ 200mg ④ 300mg	精神分裂症(13~17 岁青少年)		13~17 岁青少年		
102	喹硫平	片剂	① 25mg ② 100mg ③ 200mg ④ 300mg	双相障碍相关的抑郁发作的急性期治疗:单药治疗				
103	喹硫平	缓释片	① 25mg ② 100mg ③ 200mg ④ 300mg	重度抑郁症的辅助治疗				
104	拉帕替尼	片剂	0.25g	联合来曲唑治疗绝经后,HER2 过表达的转移性乳腺癌				

续表

具体用法	依据以及参考文献	Micromedex 分级			备注
		有效性	推荐等级	证据强度	
第 1 天剂量为 25mg b.i.d. 口服;第 2 天为 50mg b.i.d.;第 3 天 100mg b.i.d.;第 4 天 150mg b.i.d.;第 5 天 200mg b.i.d.。随后每日剂量增加幅度不得超过 100mg,推荐剂量为 400~800mg/d,剂量最高为 800mg/d。也可根据耐受情况将每日剂量分为 3 次服用	美国 FDA 已批准喹硫平用于治疗青少年(13~17 岁)的精神分裂症(非维持期)	儿童:Class Ⅱ a	儿童:Class Ⅱ b	儿童:Category B	
每日 1 次,于睡前服用。第 1 日 50mg/d,第 2 日 100mg/d,第 3 日 200mg/d,第 4 日 300mg/d。推荐最大剂量为 300mg/d	1. 美国 FDA 已批准喹硫平用于成人双相障碍抑郁期急性发作的单药治疗 2. 加拿大抑郁和焦虑治疗网络 / 国际双相障碍学会《双相障碍管理指南》(2018) 3. 于欣,方贻儒. 中国双相障碍防治指南 . 2 版. 北京:中华医学电子音像出版社,2015	Class Ⅱ a	Class Ⅱ a	Category B	
每天 1 次,最好晚上服用;第 1、第 2 天晚上的剂量为 50mg/d 口服,第 3 天晚上的剂量增加为 150mg/d。推荐剂量范围为 150~300mg/d,最大剂量为 300mg/d	美国 FDA 已批准喹硫平缓释片用于成人重度抑郁症的辅助治疗	Class Ⅱ a	Class Ⅱ b	Category B	
参见 FDA 说明书,1 500mg,口服,每日 1 次,连续用药;联用来曲唑 2.5mg,口服,每日 1 次	1. 美国 FDA 已批准拉帕替尼联合来曲唑治疗绝经后,HER2 过表达的转移性乳腺癌 2. NCCN 乳腺癌指南(2021. V1):拉帕替尼联合芳香化酶抑制剂的 NCCN 适用人群为 HER2 阳性绝经后或绝经前接受卵巢切除或抑制的人群 3. 中国临床肿瘤学会(CSCO)《乳腺癌诊疗指南》(2021):推荐拉帕替尼联合卡培他滨用于治疗曲妥珠单	Class Ⅰ	Class Ⅱ b	Category B	2021 年新增

排序	药品信息			超说明书内容				
	通用名	剂型	规格	适应证	剂量	人群	途径	其他
105	拉莫三嗪	片剂	① 25mg ② 50mg ③ 100mg	双相 I 型障碍				
106	来曲唑	片剂	2.5mg	诱发排卵 - 多囊卵巢综合征				
107	雷贝拉唑	肠溶片	10mg	卓 - 艾综合征	60mg q.d.			
108	雷珠单抗	注射剂	10mg/ml	糖尿病性黄斑水肿				
109	雷珠单抗	注射剂	10mg/ml	视网膜静脉栓塞引起的黄斑水肿				

具体用法	依据以及参考文献	Micromedex 分级			备注
		有效性	推荐等级	证据强度	
	抗治疗失败的 HER2 阳性的晚期乳腺癌患者 4. 2020 欧洲肿瘤学院（ESO）/ 欧洲临床肿瘤学会（ESMO）国际共识指南《晚期乳腺癌（ABC 5）》（第 5 版）				
合用丙戊酸的患者：治疗的前 2 周 25mg q.o.d. 口服，之后 2 周 25mg/d，第 5 周 50mg/d，第 6 周增至目标剂量 100mg/d。不与酶诱导剂及丙戊酸联用的患者：治疗的前 2 周 25mg/d，之后 2 周 50mg/d，第 5 周 100mg/d，第 6 周增至目标剂量 200mg/d。与酶诱导剂联用（不加丙戊酸）的患者：治疗的前 2 周 50mg/d，每天 1 次；之后 2 周 100mg/d，第 5 周 200mg/d，第 6 周 300mg/d，第 7 周增至目标剂量 400mg/d。剂量≥100mg/d，分次服用	美国 FDA 已经批准拉莫三嗪用于治疗双相 I 型障碍	Class Ⅱa	Class Ⅱa	Category B	
自月经第 2~6 日开始使用，推荐起始剂量为 2.5mg/d 口服，连用 5 天；如卵巢无反应，第二周期逐渐增加剂量（递增剂量 2.5mg/d），最大剂量为 7.5mg/d	1. 美国 FDA 未批准来曲唑用于成人诱发排卵 - 多囊卵巢综合征 2. 中华医学会《临床诊疗指南：辅助生殖技术与精子库分册》 3. 中华医学会生殖医学分会《促排卵药物使用规范》（2016）	Class Ⅱa	Class Ⅱb	Category B	
每天 1 次开始剂量 60mg 口服，然后根据患者需要进行调整	美国 FDA 批准雷贝拉唑钠治疗卓 - 艾综合征的起始剂量为 60mg	Micromedex 中未收录			
玻璃体内注射 0.3mg，每月 1 次	美国 FDA 已批准雷珠单抗用于治疗糖尿病性黄斑水肿	Class Ⅱa	Class Ⅱa	Category B	
玻璃体内注射 0.5mg，每月 1 次	美国 FDA 已批准雷珠单抗用于治疗视网膜静脉栓塞引起的黄斑水肿	Class Ⅰ	Class Ⅱa	Category B	

排序	药品信息			超说明书内容				
	通用名	剂型	规格	适应证	剂量	人群	途径	其他
110	雷珠单抗	注射剂	10mg/ml	近视性脉络膜新生血管				
111	雷珠单抗	注射剂	10mg/ml	糖尿病性视网膜病变				
112	利多卡因	凝胶贴膏	每贴(14cm×10cm)含膏量14g,含利多卡因0.7g	局部外周神经病理性疼痛				
113	利福平	①片剂 ②胶囊	0.15g	肺炎链球菌脑膜炎				

续表

具体用法	依据以及参考文献	Micromedex 分级			备注
		有效性	推荐等级	证据强度	
玻璃体内注射 0.5mg,每月 1 次	美国 FDA 已批准雷珠单抗用于治疗近视性脉络膜新生血管	Class Ⅱa	Class Ⅱb	Category B	
玻璃体内注射 0.3mg,每月 1 次	美国 FDA 已批准雷珠单抗用于治疗糖尿病性视网膜病变	Class Ⅱa	Class Ⅱa	Category B	
于疼痛部位贴 1~3 片,最长 12 小时	1. 美国 FDA 未批准利多卡因凝胶贴膏用于局部外周神经病理性疼痛 2. 神经病理性疼痛特别兴趣小组(NeuPSIG)《成人神经性疼痛的药物治疗:系统评价,荟萃分析和最新的 NeuPSIG 建议》(2015) 3. DEMANT D T,LUND K,FINNERUP N B,et al. Pain relief with lidocaine 5% patch in localized peripheral neuropathic pain in relation to pain phenotype:a randomised,double-blind,and placebo-controlled,phenotype panel study. PAIN,2015,156(11):2234-2244	Micromedex 中未收录			
推荐剂量为成人 600mg q.d. 口服	1. 美国 FDA 未批准利福平用于肺炎链球菌脑膜炎 2. 美国传染病学会 IDSA《细菌性脑膜炎治疗指南》(2004):可用利福平联合第三代头孢菌素和 / 或万古霉素治疗对青霉素或头孢菌素高度耐药的肺炎链球菌脑膜炎。一般只有当应用其他抗菌药物的临床效果不好且致病菌对利福平敏感时才联合利福平 3. 欧洲临床微生物与感染性疾病学会 ESCMID《急性细菌性脑膜炎诊断和治疗指南》(2016)	Class Ⅱa	Class Ⅱb	Category C	

排序	药品信息			超说明书内容				
	通用名	剂型	规格	适应证	剂量	人群	途径	其他
114	利拉鲁肽	注射剂	3ml:18mg	治疗 BMI>25kg/m² 合并至少 1 项肥胖并发症的患者;或者 BMI>30kg/m² 的单纯性肥胖患者				
115	利妥昔单抗	注射剂	①10ml:100mg ②50ml:500mg	激素耐药的慢性移植物抗宿主病				
116	利妥昔单抗	注射剂	①10ml:100mg ②50ml:500mg	血栓性血小板减少性紫癜				
117	利妥昔单抗	注射剂	①10ml:100mg ②50ml:500mg	原发免疫性血小板减少症				

续表

具体用法	依据以及参考文献	Micromedex 分级			备注
		有效性	推荐等级	证据强度	
起始剂量为 0.6mg/d 皮下注射。至少 1 周后,剂量应增加至 1.2mg。根据临床应答情况,为了进一步改善治疗效果,每周调整 1 次剂量,逐渐调整至 1.8、2.4mg,最终达到 3.0mg q.d.	1. 美国 FDA 已批准利拉鲁肽用于治疗 BMI>25kg/m² 合并至少 1 项肥胖并发症的患者(如高血压、2 型糖尿病、高血脂);或者 BMI>30kg/m² 的单纯性肥胖患者 2. 美国内分泌学会《TES 科学声明:肥胖管理科学》(BMI>30kg/m² 的肥胖人群)(2018) 3. 美国临床内分泌医师学会(AACE)《AACE/ACE 共识声明:2 型糖尿病综合管理方案》(BMI>27kg/m²)(2019)	Class Ⅱa	Class Ⅱb	Category A	
推荐剂量为 375mg/m² 静脉滴注	1. 美国 FDA 未批准利妥昔单抗用于慢性移植物抗宿主病 2. NCCN 临床实践指南:造血细胞移植 - 移植前受者评估及移植物抗宿主病的管理(2020.V1)	Class Ⅱa	Class Ⅱb	Category B	
每周 375mg/m² 静脉滴注,共治疗 4 周[2]	1. 日本 PDMA 批准利妥昔单抗用于治疗后天性血栓性血小板减少性紫癜 2. 中华医学会血液学分会《血栓性血小板减少性紫癜诊断与治疗中国专家共识(2012 年版)》	Class Ⅱa	Class Ⅱb	Category B	
1. 标准剂量方案为 375mg/m² 静脉滴注,每周 1 次,共 4 次,通常在首次用药后 4~8 周内起效 2. 小剂量方案为 100mg 静脉滴注,每周 1 次,共 4 次;或 375mg/m² 静脉滴注 1 次,起效时间略长	1. 日本 PDMA 批准利妥昔单抗用于治疗慢性特发性血小板减少性紫癜 2. 中华医学会血液学分会血栓与止血学组《成人原发免疫性血小板减少症诊断与治疗中国指南》(2020 年版) 3. 国外血液科相关专家小组,2019 国际共识报告《原发性免疫性血小板减少的调查和管理》(更新版)	Class Ⅱa	Class Ⅱb	Category B	2021 年新增

排序	药品信息			超说明书内容				
	通用名	剂型	规格	适应证	剂量	人群	途径	其他
118	利妥昔单抗	注射剂	①10ml:100mg ②50ml:500mg	难治性重症系统性红斑狼疮				
119	利妥昔单抗	注射剂	①10ml:100mg ②50ml:500mg	中、重度类风湿关节炎(与 MTX 联合)				
120	利妥昔单抗	注射剂	①10ml:100mg ②50ml:500mg	肉芽肿性多血管炎(与糖皮质激素联合)				
121	利妥昔单抗	注射剂	①10ml:100mg ②50ml:500mg	显微镜下多血管炎(与糖皮质激素联合)				
122	硫唑嘌呤	片剂	50mg	炎性肠病				

右上角：续表

具体用法	依据以及参考文献	Micromedex 分级			备注
		有效性	推荐等级	证据强度	
375mg/m² ,q.w.,静脉滴注,共 4 周;或 1 000mg,2 周后重复 1 次[3]	1. 美国 FDA 未批准利妥昔单抗用于治疗不能耐受免疫抑制剂治疗或治疗效果欠佳的成人系统性红斑狼疮 2. 中华医学会风湿病学分会《2020 中国系统性红斑狼疮诊疗指南》 3. 广东省药学会风湿免疫用药专家委员会《风湿免疫疾病(系统性红斑狼疮)超药品说明书用药专家共识》(2017)	Class Ⅱb	Class Ⅱb	Category B	
第 1 个疗程给予静脉滴注 500~1 000mg/ 次,2 周后重复给药 1 次;根据病情可在 6~12 个月后接受第 2 个疗程	1. 美国 FDA 已批准利妥昔单抗用于治疗对 1 种或多种 TNF 拮抗剂疗效欠佳的成人中、重度类风湿关节炎,需与 MTX 联合治疗 2. 中华医学会风湿病学分会《类风湿关节炎诊断及治疗指南》(2010) 3. 广东省药学会风湿免疫用药专家委员会《风湿免疫疾病(类风湿关节炎)超药品说明书用药专家共识》(2014)	Class Ⅱa	Class Ⅱb	Category B	
375mg/m² q.w.,静脉滴注,共治疗 4 周	1. 美国 FDA 已批准利妥昔单抗与糖皮质激素联合用于治疗成人肉芽肿性多血管炎 2. 中华医学会风湿病学分会《韦格纳肉芽肿病诊断和治疗指南》(2011)	Class Ⅱa	Class Ⅱb	Category B	
375mg/m² q.w.,静脉滴注,共治疗 4 周	1. 美国 FDA 已批准与糖皮质激素联合用于治疗成人显微镜下多血管炎 2. 中华医学会风湿病学分会《显微镜下多血管炎诊断及治疗指南》(2011)	Class Ⅱa	Class Ⅱb	Category B	
欧洲共识意见推荐的目标剂量为 1.5~2.5mg/ (kg·d) 口服,至少应用	1. 美国 FDA 未批准硫唑嘌呤治疗成人炎性肠病 2. 中华医学会《临床诊疗指	溃疡性结肠炎: Class Ⅱa	溃疡性结肠炎: Class Ⅱa	溃疡性结肠炎: Category A	

561

排序	药品信息			超说明书内容				
	通用名	剂型	规格	适应证	剂量	人群	途径	其他
123	硫唑嘌呤	片剂	50mg	大动脉炎				
124	螺内酯	①片剂②胶囊	20mg	痤疮				
125	螺内酯	①片剂②胶囊	20mg	多囊卵巢综合征所致的多毛症				
126	氯氮平	片剂	25mg	难治性精神分裂症	超剂量			

续表

具体用法	依据以及参考文献	Micromedex 分级			备注
		有效性	推荐等级	证据强度	
3~6个月;中国患者的剂量为1.0~1.5mg/(kg·d),亦有效[3]	南:消化系统疾病分册》 3. 中华医学会消化病学分会炎症性肠病学组《炎症性肠病诊断与治疗的共识意见》(2018)				
每日口服2mg/kg[2]	1. 美国FDA未批准硫唑嘌呤用于治疗大动脉炎 2. 中华医学会风湿病学分会《大动脉炎诊断及治疗指南》(2011)	Class Ⅱa (血管炎)	Class Ⅱb	Category B	
60~200mg/d,口服,疗程为3~6个月	1. 美国FDA未批准螺内酯用于治疗成人寻常痤疮 2. 中华医学会《临床诊疗指南:皮肤病与性病分册》 3. 中国痤疮治疗指南专家组《中国痤疮治疗指南》(2019修订版)	Class Ⅱa	Class Ⅱb	Category B	
50~100mg/d,口服[3]	1. 美国FDA未批准用于多囊卵巢综合征所致的多毛症 2. 美国内分泌学会临床实践指南《绝经前女性多毛症的评估与治疗》(2018) 3. 中华医学会《临床诊疗指南:妇产科学分册》 4. 美国妇产科医师学会实践公告《多囊卵巢综合征》(2018)	Class Ⅱa	Class Ⅱb	Category B	
起始剂量为12.5mg q.d.~b.i.d. 口服;滴定剂量为在耐受范围内,每日剂量增加25~50mg,2周后达到每日300~450mg的目标剂量;随后每周调整剂量1~2次,每次增量不超过100mg,最大日剂量为900mg[1]	1. 美国FDA已批准氯氮平用于治疗难治性精神分裂症,最大日剂量为900mg 2. 中华医学会精神医学分会.中国精神分裂症防治指南.2版.北京:中华医学电子音像出版社,2015 3. 美国精神病学会(APA)精神分裂症治疗指南: *The American Psychiatric Association Practice Guideline for the Treatment of Patients With Schizophrenia*(2020)	Class Ⅱa	Class Ⅱa	Category B	

排序	药品信息			超说明书内容				
	通用名	剂型	规格	适应证	剂量	人群	途径	其他
127	氯沙坦钾	片剂	① 50mg ② 100mg	糖尿病肾病				
128	氯沙坦钾	片剂	① 50mg ② 100mg	有蛋白尿的原发性或继发性肾小球疾病				
129	氯沙坦钾	片剂	① 50mg ② 100mg	慢性心力衰竭(适用于不能耐受 ACEI 且左心室射血分数低下者)				

具体用法	依据以及参考文献	Micromedex 分级			备注
		有效性	推荐等级	证据强度	
有研究显示口服双倍剂量可能获益更多	1. 美国 FDA 已批准氯沙坦用于治疗成人血肌酐和蛋白尿升高的合并有高血压和 2 型糖尿病患者的糖尿病肾病 2. 美国糖尿病学会《2020 ADA 糖尿病医学诊疗标准》 3. 中华医学会糖尿病学分会《中国 2 型糖尿病防治指南(2020 年版)》 4. 改善全球肾脏病预后组织(KDIGO)临床实践指南 - 肾小球疾病 KDIGO *Clinical Practice Guideline on Glomerular Diseases*(2020)	Class Ⅰ	Class Ⅱa	Category B	
单独治疗肾小球肾炎和蛋白尿患者时,将 ACEI 或 ARB 上调至首次最大耐受或允许剂量	1. 美国 FDA 未批准氯沙坦用于治疗有蛋白尿的原发性或继发性肾小球疾病 2. 改善全球肾脏病预后组织(KDIGO)临床实践指南 - 肾小球疾病 KDIGO *Clinical Practice Guideline on Glomerular Diseases*(2020) 3. 中华医学会糖尿病学分会微血管并发症学组《中国糖尿病肾脏病防治临床指南》(2019)	Class Ⅱa (肾脏疾病,非糖尿病)	Class Ⅱa	Category B	2021 年新增
从小剂量开始,起始剂量为 25~50mg,每天 1 次;目标剂量可 150mg,每天 1 次	1. 美国 FDA 未批准氯沙坦钾用于治疗慢性心力衰竭 2. 中华医学会心血管病学分会,中华心血管病杂志编辑委员会《中国心力衰竭诊断和治疗指南》(2018) 3. 国家卫生计生委合理用药专家委员会,中国药师协会《心力衰竭合理用药指南(第 2 版)》(2019 年) 4. 中华医学会,中华医学会杂志社,中华医学会全科医学分会《慢性心力衰竭基层诊疗指南》(2019 年) 5. 心力衰竭协会(HFA)/ 欧	Class Ⅱa	Class Ⅱa	Category B	2021 年新增

排序	药品信息			超说明书内容				
	通用名	剂型	规格	适应证	剂量	人群	途径	其他
130	氯硝西泮	片剂	2mg	惊恐障碍				
131	吗替麦考酚酯	①片剂 ②胶囊	① 0.5g ② 0.25g	肾病综合征				
132	吗替麦考酚酯	①片剂 ②胶囊	① 0.5g ② 0.25g	系统性红斑狼疮				

具体用法	依据以及参考文献	Micromedex 分级			备注
		有效性	推荐等级	证据强度	
	洲心脏病学学会（ESC）专家共识《心力衰竭的药物治疗、程序、设备及患者管理》（2019） 6. 美国心脏病学会（ACC）、美国心脏协会（AHA）、美国心衰学会（HFSA）指南《心力衰竭的管理》（2017）				
成人：起始剂量为 0.25mg b.i.d.，目标有效剂量为 1mg/d，可每 3 天增加 0.125~0.25mg b.i.d.，最高剂量可达 4mg/d（减量时应缓慢）	美国 FDA 已经批准氯硝西泮用于治疗成人惊恐障碍	Class Ⅰ	Class Ⅱa	Category A	
成人：根据病理分型，MMF 的剂量推荐不同，大多为 0.5~1g b.i.d. 口服[4] 儿童：20~30mg/（kg·d），每次最大剂量不超过 1g，每日 2 次，治疗时间为 12~24 个月[3]	1. 美国 FDA 未批准吗替麦考酚酯用于治疗肾病综合征 2. 改善全球肾脏病预后组织（KDIGO）临床实践指南 - 肾小球疾病 *KDIGO Clinical Practice Guideline on Glomerular Diseases*（2020） 3. 中华医学会儿科学分会肾脏学组《儿童激素敏感、复发 / 依赖肾病综合征诊治循证指南》（2016） 4. 中国成人肾病综合征免疫抑制治疗专家组《中国成人肾病综合征免疫抑制治疗专家共识》（2014）	儿童： Class Ⅱa	儿童： Class Ⅱb	儿童： Category B	
1~2g/d，分 2 次口服[2]	1. 美国 FDA 未批准吗替麦考酚酯片治疗系统性红斑狼疮 2. 广东省药学会风湿免疫用药专家委员会《风湿免疫疾病（系统性红斑狼疮）超药品说明书用药专家共识》（2017） 3. 欧洲抗风湿病联盟（EULAR）建议：《系统性红斑狼疮的管理》（2019 更新版）	（狼疮性肾炎）成人： Class Ⅰ 儿童： Class Ⅰ	（狼疮性肾炎）成人： Class Ⅱa 儿童： Class Ⅱa	（狼疮性肾炎）成人： Category A 儿童： Category B	

排序	药品信息			超说明书内容				
	通用名	剂型	规格	适应证	剂量	人群	途径	其他
133	吗替麦考酚酯	①片剂 ②胶囊	① 0.5g ② 0.25g	与其他免疫抑制剂联合用于成人同种异体心脏移植受体器官排异反应的预防				
134	吗替麦考酚酯	①片剂 ②胶囊	① 0.5g ② 0.25g	视神经脊髓炎谱系疾病				
135	美金刚	片剂	10mg	血管性痴呆				
136	美法仑	注射剂	50mg	视网膜母细胞瘤(儿童)		儿童	动脉内灌注、玻璃体内注射	
137	咪喹莫特	乳膏	250mg∶12.5mg	浅表的基底细胞癌				
138	咪喹莫特	乳膏	250mg∶12.5mg	日光性角化病				

续表

具体用法	依据以及参考文献	Micromedex 分级			备注
		有效性	推荐等级	证据强度	
每天 2 次,每次 1.5g,口服	1. 美国 FDA 已批准吗替麦考酚酯与其他免疫抑制剂(如环孢素和糖皮质激素)联合用于成人同种异体心脏移植受体器官排异反应的预防 2. 美国心脏协会科学声明《抗体介导的心脏移植排斥的诊断和管理》(2015)	Class Ⅰ	Class Ⅰ	Category A	
剂量为 1.0~1.5g/d(单位),分 2 次口服	1. FDA 未批准吗替麦考酚酯用于治疗视神经脊髓炎谱系疾病 2. 中国免疫学会神经免疫分会《中国视神经脊髓炎谱系疾病诊断与治疗指南》(2016) 3. 伊朗神经内科相关专家小组《视神经脊髓炎谱系疾病的诊断和管理》(2017)	Class Ⅰ	Class Ⅱ a	Category B	2021 年新增
第 1 周的剂量为每日 5mg 口服,第 2 周每日 10mg,第 3 周每日 15mg,第 4 周开始以后服用推荐的维持剂量为每日 20mg	1. 美国 FDA 尚未批准美金刚用于治疗血管性痴呆 2. 国家卫生健康委办公厅《血管性认知障碍的诊疗规范(2020 版)》	Class Ⅱ a	Class Ⅱ b	Category B	
动脉内灌注剂量:4~6 个月 2.5mg;6~12 个月 3.0mg;1~3 岁 4.0mg;>3 岁 5.0mg。有明显的副作用时降低剂量的 25%,当反应不足时增加剂量的 25%。最大剂量不能超过每个疗程 0.5mg/kg[2] 玻璃体内注射剂量:20~40μg	1. FDA 未批准用于视网膜母细胞瘤的治疗 2. 国家卫生健康委办公厅《儿童视网膜母细胞瘤诊疗规范》(2019 年版) 3. 中华医学会眼科学分会眼整形眼眶病学组《中国单侧眼内期视网膜母细胞瘤诊疗专家共识》(2019 年)	儿童: Class Ⅱ a	儿童: Class Ⅱ b	儿童: Category B	2021 年新增
外用,睡前涂抹患处,每日 1 次,每周 5 次,持续 6 周,药物应停留皮肤表面 8 小时	1. 美国 FDA 已批准 5% 的咪喹莫特软膏用于治疗成人浅表的皮肤基底细胞癌 2. NCCN 临床实践指南:皮肤基底细胞癌(2021.V2)	Class Ⅰ	Class Ⅱ a	Category B	
5% 咪喹莫特外用,睡前涂抹患处,每周 2 次,持	美国 FDA 已批准咪喹莫特软膏用于治疗成人日光性角	Class Ⅰ	Class Ⅱ a	Category A	

排序	药品信息			超说明书内容				
	通用名	剂型	规格	适应证	剂量	人群	途径	其他
139	米索前列醇	片剂	0.2mg	孕 28 周内胎死宫内、胎儿畸形且有子宫瘢痕的孕妇促宫颈成熟引产			阴道给药	
140	莫西沙星	片剂	0.4g	耐多药结核病(MDR—TB)	400~800mg/d			
141	纳武利尤单抗	注射剂	① 40mg/4ml ② 100mg/10ml	既往接受过索拉非尼治疗的肝癌患者				
142	纳武利尤单抗	注射剂	① 40mg/4ml ② 100mg/10ml	伴淋巴结转移的黑色素瘤或完全切除患者伴转移的黑色素瘤的辅助治疗				
143	纳武利尤单抗	注射剂	① 40mg/4ml ② 100mg/10ml	不可切除或转移性黑色素瘤(合并伊匹单抗)或单药治疗治疗 BRAF V600 野生型不可切除或转移性黑色素瘤或 BRAF V600 突				

续表

具体用法	依据以及参考文献	Micromedex 分级			备注
		有效性	推荐等级	证据强度	
续16周,药物应停留皮肤表面8小时	化病				
孕28周内:每6~12小时200~400μg 口服[2];孕晚期避免使用	1. 美国FDA未批准米索前列醇用于促宫颈成熟引产 2. 中华医学会妇产科学分会产科学组《妊娠晚期促子宫颈成熟与引产指南》(2014)	Class Ⅱa	Class Ⅱb	Category B	
400~800mg,q.d.,口服	1. 美国FDA未批准莫西沙星用于耐多药结核病 2. 2019WHO指南《耐药结核的治疗》 3. 中华医学会结核病学分会抗结核药物超说明书用法专家共识编写组《抗结核药物超说明书用法专家共识》(2018)	Class Ⅰ	Class Ⅱb	Category C	
每2周静脉注射240mg或每4周静脉注射480mg	1. 美国FDA已批准纳武利尤单抗用于既往接受过索拉非尼治疗的肝癌患者 2. NCCN临床实践指南:肝胆肿瘤(2021.V1) 3. 中国临床肿瘤学会(CSCO)《原发性肝癌诊疗指南》(2020)	Class Ⅱa	Class Ⅱb	Category B	2021年新增
每2周静脉注射240mg或每4周静脉注射480mg	1. 美国FDA已批准纳武利尤单抗用于伴淋巴结转移的黑色素瘤或完全切除患者伴转移的黑色素瘤的辅助治疗 2. 中国临床肿瘤学会(CSCO)《黑色素瘤诊疗指南》(2019) 3. NCCN临床实践指南:皮肤黑色素瘤(2021.V2)	Class Ⅰ	Class Ⅰ	Category B	2021年新增
当联合伊匹单抗时,30分钟内静脉给药纳利尤单抗1mg/kg,然后在同一日给予伊匹单抗,每3周给药4剂;然后每2周静脉注射240mg或每4周	1. 美国FDA已批准纳武利尤单抗与伊匹单抗联用治疗无法切除或转移性黑色素瘤;或单一药物治疗治疗BRAF V600野生型不可切除或转移性黑色素瘤或	Class Ⅱa	Class Ⅱa	Category A	2021年新增

排序	药品信息			超说明书内容				
	通用名	剂型	规格	适应证	剂量	人群	途径	其他
				变阳性患者的不能切除或转移黑色素瘤				
144	纳武利尤单抗	注射剂	① 40mg/4ml ② 100mg/10ml	错配修复缺陷(dMMR)或微卫星高度不稳定(MSI-H)的转移性结直肠癌				
145	纳武利尤单抗	注射剂	① 40mg/4ml ② 100mg/10ml	中、高危晚期肾细胞癌(联合伊匹单抗或单药用于曾接收过抗血管生成治疗的患者)				
146	纳武利尤单抗	注射剂	① 40mg/4ml ② 100mg/10ml	复发或进展的霍奇金淋巴瘤				
147	纳布啡	注射剂	2ml:20mg	术后镇痛				

续表

具体用法	依据以及参考文献	Micromedex 分级			备注
		有效性	推荐等级	证据强度	
静脉注射 480mg	BRAF V600 突变阳性患者的不能切除或转移黑色素瘤 2.《CSCO 黑色素瘤诊疗指南》(2019) 3. NCCN 临床实践指南:皮肤黑色素瘤(2021.V2)				
每 2 周静脉注射 240mg 或每 4 周 480mg	1. 美国 FDA 已批准纳武利尤单抗用于在使用氟尿嘧啶、奥沙利铂和伊立替康(微卫星不稳定性高或错配修复缺陷)治疗后进展的转移性结直肠癌 2. NCCN 临床实践指南:结肠癌(2021.V2)	Class Ⅱa	Class Ⅱa	Category B	2021 年新增
联合伊匹单抗:30 分钟内静脉滴注 3mg/kg,然后在同一日给予伊匹单抗 1mg/kg,每 3 周 4 剂;然后每 2 或 4 周静脉滴注 240 或 480mg	1. 美国 FDA 已批准纳武利尤单抗用于联合伊匹单抗一线治疗中、高危晚期肾细胞癌;或单药治疗曾接受抗血管生成治疗的晚期肾细胞癌患者 2. NCCN 临床实践指南:肾癌(2021.V3)	Class Ⅰ(联合伊匹单抗) Class Ⅱa(单药)	Class Ⅱa	Category B	2021 年新增
每 2 周静脉注射 240mg 或每 4 周静脉注射 480mg	1. 美国 FDA 已批准纳武利尤单抗用于经自体造血干细胞移植和布仑妥昔单抗治疗后的经典型、复发或进展的霍奇金淋巴瘤,或用于包括自体造血干细胞移植在内的 3 种或多种药物系统治疗后的复发或进展的霍奇金淋巴瘤 2. NCCN 临床实践指南:霍奇金淋巴瘤(2021.V2)	Class Ⅱa	Class Ⅱa	Category B	2021 年新增
对于体重为 70kg 的患者,根据需要,10mg 静脉注射 / 肌内注射 / 皮下注射,每 3~6 小时给药 1 次,调整剂量以充分缓解疼痛并使不良反应最小化。对阿片类药物不耐受的患者单次用药的最大剂量为 20mg,最大剂量为 160mg/d	1. FDA 已经批准纳布啡用于术前、术后镇痛 2. 中华医学会外科学分会《加速康复外科中国专家共识及路径管理指南(2018版)》	Class Ⅰ	Class Ⅱb	Category B	2021 年新增

排序	药品信息			超说明书内容				
	通用名	剂型	规格	适应证	剂量	人群	途径	其他
148	奈达铂	注射剂	① 10mg ② 50mg	宫颈癌				
149	帕博利珠单抗	注射剂	100mg/4ml	转移性或不可手术切除的复发性头颈部鳞状细胞癌[联合铂和氟尿嘧啶,PD-L1(CPS≥1分),经含铂类药物化疗后疾病进展]				
150	帕博利珠单抗	注射剂	100mg/4ml	局部晚期不可切除或转移性胃或胃食管结合部腺癌(联合曲妥珠单抗、铂类和氟尿嘧啶类用于 HER2 阳性的;PD-L1 CPS≥1 分的)				

续表

具体用法	依据以及参考文献	Micromedex 分级			备注
		有效性	推荐等级	证据强度	
每次给药 80~100mg/m²，静脉滴注，每个疗程给药 1 次，至少停药 3~4 周后重复下一个疗程	1. 美国 FDA 未批准奈达铂用于治疗成人子宫颈癌 2. 日本 PDMA 已批准奈达铂用于治疗成人子宫颈癌 3. 日本妇科肿瘤学会（JSGO）《宫颈癌的治疗》（2017）	Micromedex 中未收录			
200mg，静脉滴注 30 分钟以上，每 3 周 1 次或 400mg，静脉滴注 30 分钟以上，每 6 周 1 次，持续治疗达 24 个月，或直到疾病进展或不可接受的毒性	1. 美国 FDA 已批准帕博利珠单抗联合铂和氟尿嘧啶一线治疗转移性或不可切除的复发性头颈部鳞状细胞癌（HNSCC）。批准单药治疗肿瘤表达 PD-L1［综合阳性评分（CPS）≥1 分］的转移性或不可切除的复发性 HNSCC。也批准单药用于经含铂类药物化疗后疾病进展的转移性或复发性的 HNSCC 2. NCCN 临床实践指南：头颈部肿瘤（2021.V2） 3. 中国临床肿瘤学会（CSCO）《头颈部肿瘤诊疗指南》（2020）	Class Ⅰ	Class Ⅰ	Category B	
200mg，静脉滴注 30 分钟以上，每 3 周 1 次或 400mg，静脉滴注 30 分钟以上，每 6 周 1 次，持续治疗达 24 个月，或直到疾病进展或不可接受的毒性	1. 美国 FDA 已批准帕博利珠单抗联合曲妥珠单抗、铂类和氟尿嘧啶类用于 HER2 阳性局部晚期不可切除或转移性胃或胃食管交界处（GEJ）腺癌患者的一线治疗。批准单药用于治疗［PD-L1（CPS≥1 分）］的局部晚期不可切除或转移性胃癌 / 胃食管交界部癌患者，用于接受包含氟嘧啶或铂类药物的 2 个或更多疗程后治疗失败的患者 2. NCCN 临床实践指南：胃癌（2021.V2） 3. 中国临床肿瘤学会（CSCO）《胃癌诊疗指南》（2020）	Class Ⅱa	Class Ⅱa	Category B	

排序	药品信息			超说明书内容				
	通用名	剂型	规格	适应证	剂量	人群	途径	其他
151	帕博利珠单抗	注射剂	100mg/4ml	完全切除后伴有淋巴结转移的黑色素瘤,或无法切除或转移的黑色素瘤				
152	帕博利珠单抗	注射剂	100mg/4ml	联合阿昔替尼一线治疗晚期肾细胞癌				
153	帕博利珠单抗	注射剂	100mg/4ml	化疗中或化疗后发生疾病进展,伴 PD-L1 表达(CPS≥1 分)的复发性或转移性宫颈癌				
154	帕博利珠单抗	注射剂	100mg/4ml	局部晚期或转移性尿路上皮细胞癌				

续表

具体用法	依据以及参考文献	Micromedex 分级			备注
		有效性	推荐等级	证据强度	
200mg,静脉滴注 30 分钟以上,每 3 周重复或 400mg,静脉滴注 30 分钟以上,每 6 周重复,持续 12 个月,或直到疾病进展或不可接受的毒性	1. 美国 FDA 已批准帕博利珠单抗用于完全切除后伴有淋巴结转移的黑色素瘤患者的辅助治疗;也批准用于治疗无法切除或转移的黑色素瘤患者 2. NCCN 临床实践指南:皮肤黑色素瘤(2021.V2)	Class Ⅰ	Class Ⅱa	Category B	
200mg,静脉滴注 30 分钟以上,每 3 周重复或 400mg,静脉滴注 30 分钟以上,每 6 周重复;联合阿西替尼 5mg,每日 2 次,持续达 24 个月,或直到疾病进展或不可接受的毒性	1. 美国 FDA 已批准帕博利珠单抗联合阿昔替尼一线治疗晚期肾细胞癌 2. NCCN 临床实践指南:肾癌(2021.V3) 3. RINI B I,PLIMACK E R,STUS V,et al. Pembrolizumab plus Axitinib versus Sunitinib for Advanced Renal-Cell Carcinoma. N Engl J Med,2019,380(12):1116-1127	Class Ⅰ	Class Ⅱa	Category B	
每 3 周 200mg 静脉滴注 30 分钟以上,或每 6 周 400mg 静脉滴注 30 分钟以上,持续 24 个月,或直到出现不可接受的毒性或疾病进展	1. 美国 FDA 已批准帕博利珠单抗用于化疗中或化疗后发生疾病进展,伴 PD-L1 表达(CPS≥1 分)的复发性或转移性宫颈癌 2. NCCN 临床实践指南:宫颈癌(2021.V1)	Class Ⅱa	Class Ⅱb	Category B	
每 3 周 200mg 静脉滴注 30 分钟以上,或每 6 周 400mg 静脉滴注 30 分钟以上,持续 24 个月,或直到出现不可接受的毒性或疾病进展	1. FDA 已批准帕博利珠单抗治疗经含铂类药物化疗中或化疗后疾病进展,或经含铂类药物新辅助或辅助化疗后 12 个月内疾病进展的局部晚期或转移性尿路上皮细胞癌。也批准用于治疗肿瘤表达 PD-L1[综合阳性评分(CPS)≥10 分]的不能使用含顺铂化疗的局部晚期或转移性尿路上皮瘤,或者不能使用任何铂类药物化疗的患者(不论 PDL1 的表达) 2. NCCN 临床实践指南:膀胱癌(2021.V4)	Class Ⅰ	Class Ⅰ	Category B	

排序	药品信息			超说明书内容				
	通用名	剂型	规格	适应证	剂量	人群	途径	其他
155	帕博利珠单抗	注射剂	100mg/4ml	既往用索拉非尼治疗过的肝癌患者				
156	帕利哌酮	注射剂	① 25mg ② 50mg ③ 75mg ④ 100mg ⑤ 150mg	分裂情感性障碍,单药治疗或者作为情绪稳定剂及抗抑郁药的辅助用药				
157	帕利哌酮	缓释片	① 3mg ② 6mg ③ 9mg	分裂情感性障碍				
158	帕利哌酮	缓释片	① 3mg ② 6mg ③ 9mg	双相情感障碍躁狂发作急性期的治疗				

续表

具体用法	依据以及参考文献	Micromedex 分级			备注
		有效性	推荐等级	证据强度	
先前接受过索拉非尼治疗的患者中每 3 周在 30 分钟内进行 200mg 静脉滴注,直到疾病进展或不可接受的毒性,无疾病进展的患者治疗长达 24 个月	1. FDA 已批准帕博利珠单抗用于治疗以往用索拉非尼治疗过的肝癌患者 2. 中国临床肿瘤学会《原发性肝癌诊疗指南》 3. 中华人民共和国国家卫生健康委员会医政医管局《原发性肝癌诊疗规范》(2019 年版) 4.《欧洲肿瘤内科学会(ESMO)临床实践指南》(2020) 5. NCCN 临床实践指南:肝胆癌(2021.V1)	Class Ⅱa	Class Ⅱb	Category B	2021 年新增
治疗首日注射本品 150mg,1 周后再次注射 100mg,前 2 剂起始治疗药物的注射部位均为三角肌。建议维持治疗剂量为每个月 75mg,根据患者的耐受情况和 / 或疗效,可在 25~150mg 范围增加或降低每个月的注射剂量	美国 FDA 已经批准帕利哌酮用于治疗成人广泛性焦虑障碍分裂情感性障碍,单药治疗或者作为情绪稳定剂及抗抑郁药的辅助用药	Class Ⅱa	Class Ⅱb	Category B	
起始剂量为 6mg q.d. 口服,维持剂量为 3~12mg/d	美国 FDA 已经批准帕利哌酮用于治疗成人分裂情感性障碍	Class Ⅱa	Class Ⅱa	Category B	
推荐剂量为 6~12mg 口服[2]	1. 美国 FDA 未批准帕利哌酮缓释片用于治疗双相情感障碍 2.《加拿大抑郁和焦虑治疗网络 / 国际双相障碍学会双相障碍管理指南》(2018)(帕利哌酮被推荐为躁狂发作急性期的一线治疗选择之一) 3. 于欣,方贻儒 . 中国双相障碍防治指南 . 2 版 . 北京:中华医学电子音像出版社,2015(帕利哌酮是躁狂发作急性期的首选推荐药物之一,级别 A 级)	Class Ⅱa	Class Ⅱb	Category B	

排序	药品信息			超说明书内容				
	通用名	剂型	规格	适应证	剂量	人群	途径	其他
159	帕罗西汀	片剂	20mg	广泛性焦虑障碍				
160	帕罗西汀	片剂	20mg	创伤后应激障碍				
161	培美曲塞	注射剂	① 100mg ② 200mg ③ 500mg	复发性卵巢癌				
162	培唑帕尼	片剂	① 200mg ② 400mg	既往接受过化疗的晚期软组织肉瘤				
163	人免疫球蛋白	注射剂	① 1g:20ml ② 2.5g:50ml ③ 5g:100ml	慢性炎性脱髓鞘性多发神经病(CIDP)				
164	泼尼松	片剂	5mg	慢性阻塞性肺疾病(急性加重)				

具体用法	依据以及参考文献	Micromedex 分级			备注
		有效性	推荐等级	证据强度	
20mg/d 口服,至少 1 周后可再递增 10mg/d	美国 FDA 已经批准盐酸帕罗西汀用于广泛性焦虑障碍	Class Ⅰ	Class Ⅰ	Category B	
常用 20mg/d 口服	美国 FDA 已经批准盐酸帕罗西汀用于创伤后应激障碍	Class Ⅰ	Class Ⅱa	Category B	
500mg/m², 静脉滴注, 每 3 周 1 次	1. 美国 FDA 未批准培美曲塞用于成人卵巢癌复发的治疗 2. NCCN 临床实践指南: 卵巢癌包括输卵管癌和原发性腹膜癌 (2020.V1)	Class Ⅱa	Class Ⅱb	Category B	
800mg/d 空腹口服	1. 美国 FDA 已批准培唑帕尼用于治疗既往接受过化疗的晚期软组织肉瘤 2. NCCN 临床实践指南: 软组织肉瘤 (2020.V2)	Class Ⅱa	Class Ⅱb	Category B	
400mg/(kg·d) 静脉滴注, 连续 5 天, 每个月 1 次, 一般连续使用 3 个月, 3 个月后症状完全缓解或稳定时可停用, 改善不充分或无法使病情稳定时可每个月复治 1 次 (剂量可减半) 或使用小剂量激素维持[3]	1. 美国 FDA 已批准静脉滴注人免疫球蛋白用于慢性炎性脱髓鞘性多发性神经病 (CIDP) 2. PEREZ E E, ORANGE J S, BONILLA F, et al. Update on the use of immunoglobulin in human disease: a review of evidence. Journal of Allergy and Clinical Immunology, 2017, 139 (3): S1-S46 3. 中华医学会神经病学分会神经肌肉病学组, 中华医学会神经病学分会肌电图及临床神经电生理学组《中国慢性炎性脱髓鞘性多发性神经根神经病诊疗指南》(2019)	Class Ⅰ	Class Ⅰ	Category A	
对需住院治疗的急性加重期患者可考虑口服泼尼松 40mg/d, 连续 5 天	1. 美国 FDA 未批准泼尼松用于慢性阻塞性肺疾病 (急性加重期) 2.《GOLD 慢性阻塞性肺疾病全球倡议: COPD 诊断、治疗与预防全球策略》(2021) 3. 中华医学会《临床诊疗指南: 呼吸病学分册》	Class Ⅱa	Class Ⅱb	Category B	

排序	药品信息			超说明书内容				
	通用名	剂型	规格	适应证	剂量	人群	途径	其他
165	泼尼松	片剂	5mg	类风湿关节炎				
166	普芦卡必利	片剂	① 1mg ② 2mg	男性便秘		男性		
167	普萘洛尔	片剂	10mg	婴幼儿血管瘤		<1 岁		
168	普萘洛尔	片剂	10mg	特发性震颤				
169	普萘洛尔	片剂	10mg	预防偏头痛				

续表

具体用法	依据以及参考文献	Micromedex 分级			备注
		有效性	推荐等级	证据强度	
起始剂量为 5~60mg/d 口服,根据个体反应用最小剂量短疗程维持(如 <3 个月)	1. 美国 FDA 已批准泼尼松用于治疗成人及青少年类风湿关节炎 2. 广东省药学会风湿免疫用药专家委员会《风湿免疫疾病(类风湿关节炎)超药品说明书用药专家共识》(2017)	成人和青少年类风湿关节炎: Class I	成人和青少年类风湿关节炎: Class IIa	成人和青少年类风湿关节炎: Category B	
2mg q.d. 口服	1. 美国 FDA 已批准琥珀酸普芦卡必利用于成人慢性特发性便秘(CIC)的治疗 2. 欧洲神经胃肠病学与动力学会(ESNM):成人功能性便秘指南(2019)	成人慢性特发性便秘(CIC): Class I	成人慢性特发性便秘(CIC): Class IIa	成人慢性特发性便秘(CIC): Category B	
用药剂量为 1.0~1.5mg/(kg·d),最大剂量不超过 2.0mg/(kg·d)。1 个月以下和 / 或体重 <5kg 者,初始剂量为 1.0mg/kg,分 2 次口服,间隔 6~8 小时;如服药后无明显的心血管或呼吸道不良反应,1~2 天后增加至 1.5mg/kg,分 2 次口服,间隔 6~8 小时;1 周内增加至 2.0mg/kg,分 2 次口服,间隔 6~8 小时。1 个月以上和 / 或体重 >5kg 者,剂量为 2.0mg/kg,分 2 次口服,间隔 6~8 小时[2]	1. 美国 FDA 已批准普萘洛尔口服液用于治疗儿童(<1 岁)血管瘤 2. 郑家伟,王绪凯,秦中平,等《口服普萘洛尔治疗婴幼儿血管瘤中国专家共识》(2016) 3. 中华医学会皮肤性病学分会《β 受体阻滞剂治疗婴儿血管瘤中国专家共识》(2020)	婴幼儿: Class IIa	婴幼儿: Class IIa	婴幼儿: Category A	
起始剂量为 40mg b.i.d. 口服;维持剂量为 120~320mg/d,分次服用	1. 美国 FDA 批准普萘洛尔用于治疗成人特发性震颤 2. 中华医学会《临床诊疗指南:神经病学分册》将普萘洛尔作为治疗特发性震颤的可选药物 3. 美国神经病学学会 AAN《基于证据的指南更新:特发性震颤治疗指南》(2011)	Class I	Class IIa	Category B	
常用剂量为每次 10~20mg,每日 3 次,口服。	1. 美国 FDA 批准普萘洛尔用于预防成人偏头痛	Class I	Class IIa	Category B	

排序	药品信息			超说明书内容				
	通用名	剂型	规格	适应证	剂量	人群	途径	其他
170	普瑞巴林	胶囊	① 75mg ② 150mg	糖尿病周围神经病变:神经病理性疼痛				
171	普瑞巴林	胶囊	① 75mg ② 150mg	部分性癫痫发作的辅助治疗(4岁及4岁以上患者)		4岁及4岁以上患者		
172	普瑞巴林	胶囊	① 75mg ② 150mg	脊髓损伤相关的神经病理性疼痛				
173	齐拉西酮	胶囊	① 20mg ② 40mg ③ 60mg ④ 80mg	双相Ⅰ型障碍躁狂或混合发作的急性期治疗				
174	齐拉西酮	胶囊	① 20mg ② 40mg	双相Ⅰ型障碍的维持期治疗,与碳酸锂或丙				

右上角：续表

具体用法	依据以及参考文献	Micromedex 分级			备注
		有效性	推荐等级	证据强度	
国外批准剂量为起始 80mg/d，分次服用；维持剂量为 160~240mg/d，分数次服用	2. 中华医学会《临床诊疗指南：疼痛学分册》将普萘洛尔作为预防偏头痛的可选药物				
75~300mg/d 口服，肾功能减退患者按照说明书调整剂量	1. 美国 FDA 已批准普瑞巴林用于治疗成人糖尿病周围神经病变相关的神经性疼痛 2. 欧洲神经病联盟《NICE 神经病理性疼痛药物治疗指南》（2010） 3. 神经病理性疼痛诊疗专家组《神经病理性疼痛诊疗专家共识》（2013） 4. 中国医师协会神经内科医师分会疼痛和感觉障碍专委会《糖尿病性周围神经病理性疼痛诊疗专家共识》（2018）	Class Ⅱa	Class Ⅱb	Category B	
体重不超过 30kg 的儿童：3.5mg/（kg·d）分 2~3 次口服，最大剂量为 14mg/（kg·d）；体重超过 30kg 的儿童或成人：2.5mg/（kg·d）分 2~3 次服用，最大剂量为 10mg/（kg·d）（不超过 600mg/d）	美国 FDA 说明书已批准普瑞巴林用于 1 个月以上婴幼儿童及成人部分性癫痫发作的辅助治疗	儿童：Class Ⅱa	儿童：Class Ⅱb	儿童：Category B	
推荐的治疗剂量为 150~600mg/d 口服。初始剂量为 150mg/d，分 2 次服用；根据疗效和耐受性在 1 周内加量至 300mg/d，分 2 次服用；经 2~3 周治疗后疗效不佳且可以耐受者可进一步加量至最大剂量 600mg/d，分 2 次服用	1. 美国 FDA 说明书已批准普瑞巴林用于脊髓损伤相关的神经病理性疼痛 2. 欧洲神经科学协会联盟《EFNS 神经病理性疼痛的药物治疗指南》（2010）	Class Ⅱa	Class Ⅱb	Category B	
起始剂量为 40mg b.i.d.，与餐同服；可根据疗效与耐受性调整为 40~80mg b.i.d.	美国 FDA 已批准盐酸齐拉西酮用于治疗成人双相Ⅰ型障碍躁狂或混合发作的急性期治疗	Class Ⅱa	Class Ⅱa	Category B	
40~80mg b.i.d. 口服，与锂盐或丙戊酸合用	美国 FDA 已批准盐酸齐拉西酮用于成人双相Ⅰ型障碍	Class Ⅰ	Class Ⅱb	Category B	

排序	药品信息			超说明书内容				
	通用名	剂型	规格	适应证	剂量	人群	途径	其他
			③ 60mg ④ 80mg	戊酸钠合用				
175	去氨加压素	片剂	① 0.1mg ② 0.2mg	夜尿症				
176	瑞舒伐他汀	片剂	① 5mg ② 10mg ③ 20mg	高胆固醇血症(>7 岁儿童)		>7 岁儿童		
177	沙利度胺	片剂	① 25mg ② 50mg	系统性红斑狼疮(用于轻型)				
178	沙利度胺	片剂	① 25mg ② 50mg	白塞病				
179	沙利度胺	片剂	① 25mg ② 50mg	新诊断的多发性骨髓瘤,与地塞米松联合				

续表

具体用法	依据以及参考文献	Micromedex 分级			备注
		有效性	推荐等级	证据强度	
的维持期治疗（与锂盐或丙戊酸合用）					
起始安全用量为男性0.1mg，每天1次口服；女性0.05mg，每天1次口服。最大剂量可0.6mg，建议根据患者的疗效调整剂量[2]	1. 美国 FDA 批准去氨加压素用于夜尿症 2. 夜尿症临床诊疗中国专家共识编写组《夜尿症临床诊疗中国专家共识》(2018) 3. 欧洲泌尿外科学会 EAU 指南《非神经源性男性下尿路症状（LUTS）包括良性前列腺梗阻（BPO）的管理》(2017)（推荐夜间多尿的情况下使用）	Class Ⅱa	Class Ⅱa	Category B	
杂合子家族性高胆固醇血症：8~10 儿童口服给药的推荐剂量为一日5~10mg，10~17 岁儿童口服给药的推荐剂量为一日 5~20mg；纯合子家族性高胆固醇血症：7~17 岁儿童推荐起始剂量为一日 20mg	1. FDA 批准瑞舒伐他汀用于治疗 7~17 岁儿童的纯合子家族性高胆固醇血症；FDA 批准瑞舒伐他汀用于治疗 8~17 岁儿童的杂合子家族性高胆固醇血症 2. 日本动脉粥样硬化学会（JAS）家族性高胆固醇血症指南小组《日本家族性高胆固醇血症的诊断和治疗指南》(2017)	Class Ⅱa（纯合子） Class Ⅰ（杂合子）	Class Ⅱa	Category B	2021年新增
50~100mg/d，口服	1. 美国 FDA 未批准沙利度胺用于治疗成人红斑狼疮 2. 中华医学会《临床诊疗指南：皮肤病与性病分册》	Class Ⅱa	Class Ⅱb	Category B	
每次 25~50mg，每日口服3 次	1. 美国 FDA 未批准沙利度胺用于治疗白塞病 2. 中华医学会风湿病学分会《白塞病诊断和治疗指南》(2011)	Class Ⅱa	Class Ⅱb	Category B	
200mg/d，睡前或晚餐后1 小时口服，与地塞米松联合治疗，28 天为 1 个疗程。地塞米松的剂量为40mg/d，分别在第1~4天、9~12 天和17~20 天服用	1. 美国 FDA 已批准沙利度胺与地塞米松联合治疗新诊断的成人多发性骨髓瘤 2. NCCN 临床实践指南：多发性骨髓瘤临床实践指南（2020.V3）	Class Ⅰ	Class Ⅱa	Category B	

排序	药品信息			超说明书内容				
	通用名	剂型	规格	适应证	剂量	人群	途径	其他
180	沙利度胺	片剂	① 25mg ② 50mg	强直性脊柱炎				
181	沙格列汀	片剂	① 2.5mg ② 5mg	成人 2 型糖尿病与其他降血糖药(磺脲类、噻唑烷二酮类、SGLT-2 抑制剂)的联合使用				
182	舍曲林	片剂	① 50mg ② 100mg	创伤后应激障碍				
183	舍曲林	片剂	① 50mg ② 100mg	经前焦虑症				

续表

具体用法	依据以及参考文献	Micromedex 分级			备注
		有效性	推荐等级	证据强度	
	3. 中国医师协会血液科医师分会,中华医学会血液学分会,中国医师协会多发性骨髓瘤专业委员会《中国多发性骨髓瘤诊治指南（2020年修订）》 4. 葛均波,徐永健,王辰 . 内科学 . 9 版 . 北京 :人民卫生出版社,2018				
建议初始剂量为25~50mg/d 口服,逐渐增加至有效、可耐受的最低剂量维持,常用剂量为 50~100mg/d。部分男性难治性强直性脊柱炎 :初始剂量为 50mg/d,每10~14 天递增 50mg,至150~200mg/d 维持,国外有用 300mg/d 维持	1. 美国 FDA 未批准沙利度胺用于强直性脊柱炎 2. 广东省药学会《风湿免疫疾病超药品说明书用药专家共识（之三）:强直性脊柱炎》（2017） 3. 中华医学会风湿病学分会《强直性脊柱炎诊断及治疗指南》（2010）	Micromedex中未收录			
5mg q.d. 口服	1. 美国 FDA 和 EMA 均已批准沙格列汀用于成人 2 型糖尿病单药或联合用药的治疗（批准与磺脲类、噻唑烷二酮类、SGLT-2 抑制剂联用） 2. 广东省药学会内分泌代谢用药专家委员会《DPP-4抑制剂超药物说明书用法专家共识》（2014）	Micromedex中未收录			2021 年新增
起始剂量为 25mg q.d. 口服,早上或晚上服用,服用 1 周 ;1 周后剂量增加至 50mg/d,此后剂量调整时间间隔不应短于 1 周。最大剂量为 200mg/d	美国 FDA 已批准舍曲林用于治疗成人创伤后应激障碍	Class Ⅰ	Class Ⅰ	Category B	
连续给药 :起始剂量为50mg q.d. 口服,在整个月经期的早上或晚上服用。若疗效不佳,剂量可每个月经周期增加 50mg/d,直	美国 FDA 已批准舍曲林用于治疗成人经前焦虑症	Class Ⅰ	Class Ⅱ a	Category B	

排序	药品信息			超说明书内容				
	通用名	剂型	规格	适应证	剂量	人群	途径	其他
184	舍曲林	片剂	① 50mg ② 100mg	社交恐惧症				
185	舍曲林	片剂	① 50mg ② 100mg	早泄				
186	生长抑素	注射剂	3mg	急性胰腺炎				
187	索拉非尼	片剂	0.2g	经伊马替尼、舒尼替尼和瑞戈非尼治疗失败的晚期或转移性胃肠道间质瘤				
188	他达拉非	片剂	20mg	肺动脉高压				

续表

具体用法	依据以及参考文献	Micromedex 分级			备注
		有效性	推荐等级	证据强度	
至最大剂量为 150mg/d 黄体期给药:起始剂量为 50mg q.d.,在整个黄体期 的早上或晚上给药。若 疗效不佳,可在每个新 黄体期的前 3 天先给予 50mg/d,后增加至 100mg/d					
起始剂量为 25mg q.d. 口 服,早上或晚上服用,服 用 1 周。1 周后剂量增加 至 50mg/d,此后剂量调整 时间间隔不应短于 1 周。 最大剂量为 200mg/d	美国 FDA 已批准舍曲林用 于治疗成人社交恐惧症	Class Ⅰ	Class Ⅰ	Category B	
50~100mg/d,口服	1. 美国 FDA 未批准舍曲林 用于早泄 2. 郭应禄,周利群,主译.坎 贝尔 - 沃尔什泌尿外科 学.北京:北京大学医学出 版社 3.《欧洲泌尿外科学会 (EAU)指南:勃起功能障碍, 早泄,阴茎弯曲和异常勃起》 (2017)	Class Ⅱa	Class Ⅱb	Category B	
3.5μg/(kg·h),连续滴注 7~10 天(体重 <70kg: 750μg;体重≥70kg: 3 000μg)	1. 注射用生长抑素药品说 明书(忆太欣,意大利阿尔 法韦士曼制药公司)批准用 于治疗急性胰腺炎 2. 中华医学会消化病学分 会胰腺疾病学组《中国急性 胰腺炎诊治指南(2019 年, 沈阳)》(预防术后 ERCP 术 后胰腺炎)	Class Ⅱb (胰腺炎)	Class Ⅲ (胰腺炎)	Category A (胰腺炎)	2021 年 新增
0.4g b.i.d. 口服	1. 美国 FDA 未批准索拉非 尼用于胃肠道间质瘤 2. NCCN 临床实践指南:软 组织肉瘤(2020.V2)	Class Ⅱa	Class Ⅱb	Category B	
40mg q.d. 口服	1. 美国 FDA 已经批准他达 拉非用于治疗成人肺动脉 高压	Class Ⅱa	Class Ⅱa	Category B	

排序	药品信息			超说明书内容				
	通用名	剂型	规格	适应证	剂量	人群	途径	其他
189	他克莫司	胶囊	① 0.5mg ② 1mg ③ 5mg	治疗原发性肾病综合征及狼疮性肾炎				
190	他克莫司	胶囊	① 0.5mg ② 1mg ③ 5mg	预防心脏移植术后的移植物排斥反应(与其他免疫抑制剂联用)				
191	他克莫司	胶囊	① 0.5mg ② 1mg ③ 5mg	重症肌无力				

续表

具体用法	依据以及参考文献	Micromedex 分级			备注
		有效性	推荐等级	证据强度	
	2. 美国胸科医师学会 CHEST 指南《成人肺动脉高压的治疗》(2018) 3. 欧洲心脏病学会 / 欧洲呼吸学会 ESC/ERS《肺动脉高压诊断和治疗指南》(2015)				
肾病综合征:起始剂量为 0.05 或 0.1mg/(kg·d),分 2 次口服,维持 1~2 年。狼疮性肾炎:起始剂量为 2~3mg/d(体重≥60kg, 3mg/d;体重 <60kg,2mg/d 或每日 0.05mg/kg),2 个月后临床症状无好转,可逐渐增加剂量至每日 0.1mg/kg	1. 美国 FDA 未批准他克莫司用于治疗肾病综合征及狼疮性肾炎 2. 改善全球肾脏病预后组织(KDIGO)临床实践指南 - 肾小球疾病 KDIGO *Clinical Practice Guideline on Glomerular Diseases*(2020) 3. 中华医学会儿科学分会肾脏学组《狼疮性肾炎诊治循证指南》(2016) 4. 中国狼疮肾炎诊断和治疗指南编写组《中国狼疮肾炎诊断和治疗指南》(2019) 5. 中国成人肾病综合征免疫抑制治疗专家组《中国成人肾病综合征免疫抑制治疗专家共识》(2014) 6. 他克莫司在狼疮肾炎中应用的中国专家共识讨论组《他克莫司在狼疮肾炎中应用的中国专家共识》(2017)	Class Ⅱa(肾病综合征) Class Ⅰ(狼疮性肾炎)	Class Ⅱb	Category B(肾病综合征) Category A 狼疮性肾炎)	
成人:(与硫唑嘌呤或吗替麦考酚酯联用)0.075mg/(kg·d),分 2 次口服,每 12 小时用药 1 次,移植后 6 小时给药;儿童:0.3mg/(kg·d),分 2 次服用,每 12 小时用药 1 次。若经细胞耗竭诱导治疗,则 0.1mg/(kg·d)	1. 美国 FDA 已批准他克莫司与其他免疫抑制剂联合用于预防心脏移植术后的移植物排斥反应 2. 美国心脏协会科学声明《抗体介导的心脏移植排斥的诊断和管理》(2015)	Class Ⅱa	Class Ⅱa	Category B	
3.0mg/d 分 2 次空腹口服,或按体重 0.05~0.10mg/(kg·d),可根据血药浓度监测结果调整剂量	1. FDA 未批准他克莫司用于治疗重症肌无力 2. 中国免疫学会神经免疫分会《中国重症肌无力诊断	Class Ⅱa	Class Ⅱb	Category B	2021 年新增

排序	药品信息			超说明书内容				
	通用名	剂型	规格	适应证	剂量	人群	途径	其他
192	他莫昔芬	片剂	10mg	少精引起的不育症				
193	坦索罗辛	片剂	0.2mg	输尿管结石				
194	特立帕肽	注射剂	20μg∶80μl	男性骨质疏松		男性		
195	替比夫定	片剂	600mg	围产期慢性乙型病毒性肝炎传播预防		孕妇		
196	替吉奥	胶囊	① 20mg ② 25mg	胆道癌				

续表

具体用法	依据以及参考文献	Micromedex 分级			备注
		有效性	推荐等级	证据强度	
	和治疗指南》（2020 版） 3. 美国重症肌无力基金会 （MGFA）《重症肌无力管理 国际共识》（2016）				
10~30mg q.d. 口服[2]	1. 美国 FDA 未批准少精引 起的不育症 2. 中华医学会男科学分会， 中华医学会男科疾病诊治系 列《男性不育症诊疗指南》 （2013）	Class Ⅱa	Class Ⅱb	Category B	
超说明书使用循证医学 证据（Micromedex）:0.2 或 0.4mg q.d. 口服	1. 美国 FDA 未批准坦索罗 辛用于治疗输尿管结石 2. 中华医学会泌尿外科 分会《中国泌尿外科疾病诊 断治疗指南》（2014）	Class Ⅱa	Class Ⅱa	Category A	
20μg q.d. 皮下注射	美国 FDA 已批准特立帕肽 可用于治疗男性骨质疏松	Class Ⅱa	Class Ⅱb	Category B	
600mg q.d. 口服，于妊娠 第 24~28 周开始抗病毒 治疗[2]	1. 美国 FDA 未批准替比夫 定用于高病毒载量的 HBsAg 阳性孕妇 2. 中华医学会感染病学会 分会，中华医学会肝病学分 会《慢性乙型肝炎防治指南 （2019 年版）》 3. 美国肝病学会:AASLD Guidelines for Treatment of Chronic Hepatitis B（2018）	Class Ⅱa	Class Ⅱb	Category B	
一般情况下，根据体表面 积决定成人的首次剂量。 体表面积（m²）首次剂量 （按替加氟计）:<1.25m²，每 次 40mg；≥1.25~<1.5m²， 每次 50mg；≥1.5m²，每次 60mg。用法为每天 2 次 于早、晚餐后口服，连续给 药 28 天，休息 14 天为 1 个治疗周期。可据患者 情况增减给药量。每次给 药量按 40、50、60 和 75mg 4 个剂量等级顺序递增或	1. 日本 PMDA 已批准替吉 奥用于治疗成人胆道癌 2. 国际肝胆胰学会中国分 会，中华医学会外科学分会 肝脏外科学组《胆管癌诊 断与治疗 - 外科专家共识》 （2015）	Micromedex 中未收录			

排序	药品信息			超说明书内容				
	通用名	剂型	规格	适应证	剂量	人群	途径	其他
197	替米沙坦	片剂	① 40mg ② 80mg	慢性心力衰竭(适用于不能耐受 ACEI 且左心室射血分数低下者)				
198	替米沙坦	片剂	① 40mg ② 80mg	有蛋白尿的原发性或继发性肾小球疾病				
199	替莫唑胺	胶囊	① 20mg ② 100mg	转移性恶性黑色素瘤				

续表

具体用法	依据以及参考文献	Micromedex 分级			备注
		有效性	推荐等级	证据强度	
递减。上限为 75mg/ 次,下限为 40mg/ 次					
从小剂量开始,起始剂量为 40mg,每天 1 次口服;目标剂量为 80mg,每天 1 次	1. FDA 未批准替米沙坦用于治疗慢性心力衰竭 2. 中华医学会心血管病学分会,中华心血管病杂志编辑委员会《中国心力衰竭诊断和治疗指南》(2018) 3. 国家卫计委合理用药专家委员会,中国药师协会《心力衰竭合理用药指南(第 2 版)》(2019 年) 4. 中华医学会,中华医学会杂志社,中华医学会全科医学分会《慢性心力衰竭基层诊疗指南》(2019 年) 5. 心力衰竭协会(HFA)/欧洲心脏病学学会(ESC)专家共识《心力衰竭的药物治疗、程序、设备及患者管理》(2019) 6. 美国心脏病学会(ACC),美国心脏协会(AHA),美国心衰学会(HFSA)指南《心力衰竭的管理》(2017)	Micromedex 中未收录			2021 年新增
单独治疗肾小球肾炎和蛋白尿患者时,将 ACEI 或 ARB 上调至首次最大耐受或允许剂量。替米沙坦最大可口服 80mg/d	1. 美国 FDA 未批准替米沙坦用于治疗有蛋白尿的原发性或继发性肾小球疾病 2. 改善全球肾脏病预后组织(KDIGO)临床实践指南 - 肾小球疾病 *KDIGO Clinical Practice Guideline on Glomerular Diseases*(2020) 3. 中华医学会糖尿病学分会微血管并发症学组《中国糖尿病肾脏疾病防治临床指南》(2019)	Class Ⅱa(肾脏疾病)	Class Ⅱb	Category B	2021 年新增
每个疗程 28 天。每天口服 200mg/m²,在 28 天为 1 个治疗周期内连续服用 5 天	1. 美国 FDA 未批准替莫唑胺用于治疗成人转移性恶性黑色素瘤 2. NCCN 临床实践指南:皮	Class Ⅱa	Class Ⅱb	Category B	

597

排序	药品信息			超说明书内容				
	通用名	剂型	规格	适应证	剂量	人群	途径	其他
200	替莫唑胺	胶囊	① 20mg ② 100mg	神经内分泌瘤(转移性胃/肠/胰/肺/胸腺神经内分泌瘤)				
201	替莫唑胺	胶囊	① 20mg ② 100mg	原发中枢神经系统淋巴瘤				
202	头孢美唑	注射剂	① 1g ② 2g	胃十二指肠手术和剖宫产术围手术期预防用药				
203	头孢噻肟	注射剂	① 0.5g ② 1g	腹部手术、经阴道子宫切除术、胃肠手术、泌尿生殖道手术围手术期预防用药				
204	头孢西丁	注射剂	① 1g ② 2g	胃肠道手术、经阴道子宫切除术、经腹子宫切				

续表

具体用法	依据以及参考文献	Micromedex 分级			备注
		有效性	推荐等级	证据强度	
	肤黑色素瘤(2021.V2) 3. 中国临床肿瘤学会 (CSCO)《黑色素瘤诊疗指南》(2020)				
每天口服 200mg/m², 共 5天, 每 28 天为 1 个周期	1. 美国 FDA 未批准该用法 2. NCCN 临床实践指南:神经内分泌和肾上腺肿瘤诊疗指南(2019.V1) 3. 中国临床肿瘤学会神经内分泌肿瘤专家委员会《中国胃肠胰神经内分泌肿瘤专家共识》(2016 年版)	Micromedex 中未收录			
参见指南	1. 美国 FDA 未批准替莫唑胺用于治疗原发中枢神经系统淋巴瘤 2. NCCN 临床实践指南:中枢神经系统肿瘤(2020.V4) 3. 中国抗癌协会肿瘤临床化疗专业委员会《中国恶性淋巴瘤诊疗规范(2015 年版)》	Micromedex 中未收录			
用于胃十二指肠手术预防用药时,30~90 分钟静脉 1~2g;或术前 30~90 分钟静脉应用 1~2g,术后 8 和 16 小时后再各追加 1 次(1~2g)。用于剖宫产术时,2g 静脉滴注;或先用 1g 静脉滴注,8 和 16 小时后再各追加 1 次(1g)	1. 美国 FDA 已批准头孢美唑用于术后感染的预防 2. 中国医药教育协会感染疾病专业委员会,中华结核和呼吸杂志编辑委员会,中国药学会药物临床评价研究专业委员会《抗菌药物超说明书用法专家共识》(2015)	Class Ⅰ	Class Ⅱb	Category B	
在手术开始前 30~90 分钟静脉滴注 1g,可以降低术后感染的发生率	1. 美国 FDA 已批准头孢噻肟用于术后感染的预防 2. 中国医药教育协会感染疾病专业委员会,中华结核和呼吸杂志编辑委员会,中国药学会药物临床评价研究专业委员会《抗菌药物超说明书用法专家共识》(2015)	Class Ⅰ	Class Ⅱb	Category B	
成人术前 30~60 分钟静脉应用 2g,以后的 24 小	1. 美国 FDA 已批准头孢西丁用于术后感染的预防	Class Ⅰ	Class Ⅱb	Category B	

排序	药品信息			超说明书内容				
	通用名	剂型	规格	适应证	剂量	人群	途径	其他
				除术或剖宫产术围手术期预防感染				
205	托吡酯	①片剂 ②胶囊	① 15mg ② 25mg ③ 100mg	12 岁及以上患者偏头痛的预防				
206	托瑞米芬	片剂	60mg	适用于治疗绝经前和围绝经期妇女雌激素受体阳性乳腺癌				
207	托珠单抗	注射剂	① 20ml：400mg ② 10ml：200mg ③ 4ml：80mg	巨细胞动脉炎			皮下注射	

续表

具体用法	依据以及参考文献	Micromedex 分级			备注
		有效性	推荐等级	证据强度	
时内每 6 小时静脉滴注 1g。用于剖宫产时，2g 静脉滴注单剂治疗；或先用 2g 静脉滴注，4 和 8 小时后各追加 1 次（2g）	2. 中国医药教育协会感染疾病专业委员会，中华结核和呼吸杂志编辑委员会，中国药学会药物临床评价研究专业委员会《抗菌药物超说明书用法专家共识》（2015）				
常规剂量为 100mg/d，分 2 次给药。推荐的剂量滴定方式如下：第 1 周早晨不服药，晚上口服 25mg；第 2 周早晨服药 25mg，晚上服药 25mg；第 3 周早晨服药 25mg，晚上服药 50mg；第 4 周早晨服药 50mg，晚上服药 50mg。剂量的滴定应以临床疗效为指导，若需，可延长加量间隔	1. 美国 FDA 已批托吡酯用于 12 岁及 12 岁以上患者偏头痛的预防 2. 美国神经病学学会（AAN）和美国头痛学会（AHS）《AAN/AHS 实践指南：预防儿童偏头痛的药物治疗》（2019）	成人：Class Ⅰ 儿童：Class Ⅱb	成人：Class Ⅱa 儿童：Class Ⅱb	成人：Category B 儿童：Category A	
每日 1 次，每次 60mg，口服	1. 美国 FDA 未批准枸橼酸托瑞米芬用于治疗绝经前和围绝经期妇女雌激素受体阳性乳腺癌 2. 中国抗癌协会乳腺癌专业委员会《中国抗癌协会乳腺癌诊治指南与规范》（2019 年版） 3. NCCN 临床实践指南：乳腺癌（2020.V3）	Micromedex 中未收录			
162mg/w，皮下注射	1. 美国 FDA 已批准托珠单抗皮下注射用于治疗巨细胞动脉炎 2. 日本循环学会 JCS 指南《血管综合征的管理》（推荐级别Ⅰ级，证据级别 B 级）（2017） 3. 英国风湿病学会：*British Society for Rheumatology Guideline on Diagnosis and Treatment of Giant Cell Arteritis. Rheumatology*（*Oxford*）（2020）	Micromedex 中未收录			2021 年新增

排序	药品信息			超说明书内容				
	通用名	剂型	规格	适应证	剂量	人群	途径	其他
208	万古霉素	注射剂	500mg	难辨梭状芽孢杆菌相关性腹泻			口服	
209	文拉法辛	胶囊	① 150mg ② 75mg	成人惊恐障碍,伴有或不伴有广场恐惧				
210	文拉法辛	胶囊	① 150mg ② 75mg	成人社交恐惧症				
211	乌司他丁	注射剂	① 1ml:5 万 U ② 2ml:10 万 U	休克(出血性休克、细菌性休克、外伤性休克、烧伤性休克)				
212	乌司他丁	注射剂	① 1ml:5 万 U ② 2ml:10 万 U	脓毒症				
213	西地那非	片剂	① 25mg ② 50mg ③ 100mg	肺动脉高压				

续表

具体用法	依据以及参考文献	Micromedex 分级			备注
		有效性	推荐等级	证据强度	
成人：125mg，q.6h.，口服，维持 10 天 儿童：40mg/（kg·d），口服，一天 3~4 次，维持 7~10 天，最大剂量为 2g/d	美国 FDA 已批准万古霉素胶囊用于治疗成人和儿童难辨梭状芽孢杆菌相关性腹泻（只允许口服）	成人： Class Ⅰ 儿童： Class Ⅰ	成人： Class Ⅱa 儿童： Class Ⅱa	成人： Category B 儿童： Category B	
37.5mg/d 口服维持 1 周，1 周后可增至 75mg/d，最大剂量为 225mg/d	美国 FDA 已经批准文拉法辛用于成人惊恐障碍，伴有或不伴有广场恐惧症	Class Ⅰ	Class Ⅱa	Category B	
75mg/d 口服	美国 FDA 已经批准文拉法辛用于成人社交恐惧症	Class Ⅰ	Class Ⅱa	Category B	
在成人中，一次用 500ml 输液稀释 10 万 U，每日分 1~3 次静脉滴注，每次 1~2 小时；或者每日一次 10 万 U 分 1~3 次缓慢静脉注射。可根据年龄、症状适当增减	1. 日本 PMDA 已批准乌司他丁用于休克（出血性休克、细菌性休克、外伤性休克、烧伤性休克） 2. 中国医师协会急诊医师分会《急性循环衰竭中国急诊临床实践专家共识》（2016）	Micromedex 中未收录			
20 万，q.8~12h.，静脉滴注	1. FDA 未批准乌司他丁用于治疗脓毒症 2. 中国中西医结合学会急救医学专业委员会《脓毒性休克中西医结合诊治专家共识》（2019） 3. 中华医学会重症医学分会《中国严重脓毒症 / 脓毒性休克治疗指南》（2014） 4. KARNAD D R，BHADADE R，VERMA P K，et al. Intravenous administration of ulinastatin（humanurinary trypsin inhibitor）in severe sepsis：a multicenter randomized controlled study. Intensive Care Med，2014	Micromedex 中未收录			
常用 20mg t.i.d. 口服[3]	1. 美国 FDA 已批准西地那非治疗成人肺动脉高压 2. 中华医学会心血管病学分会肺血管病学组《中国肺高血压诊断和治疗指南》（2018）	Class Ⅱa	Class Ⅱa	Category B	

排序	药品信息			超说明书内容				
	通用名	剂型	规格	适应证	剂量	人群	途径	其他
214	西地那非	片剂	① 25mg ② 50mg ③ 100mg	儿童肺动脉高压		用于新生儿、儿童		
215	西酞普兰	片剂	① 5mg ② 10mg	强迫 - 冲动障碍(强迫症)				
216	西妥昔单抗	注射剂	100mg:20ml	局部晚期头颈部鳞状细胞癌,联合放疗				
217	西妥昔单抗	注射剂	100mg:20ml	以铂类药物为基础的化疗失败后的复发或转移性头颈部鳞状细胞癌				

| 具体用法 | 依据以及参考文献 | Micromedex 分级 | | | 备注 |
		有效性	推荐等级	证据强度	
	3. 中华医学会呼吸病学分会肺栓塞与肺血管病学组《中国肺动脉高压诊断与治疗指南》(2021版)				
年龄<1岁:0.5~1.0mg/kg口服,一天3次;体重<20kg:10mg,一天3次;体重>20kg:20mg,一天3次	1. 美国FDA未批准西地那非用于儿童肺动脉高压,但批准可用于成人 2. 中国医师学会心血管内科医师分会《2015年先天性心脏病相关性肺动脉高压诊治中国专家共识》 3. 美国心脏协会(AHA)联合美国胸科学会(ATS)共同发布的《小儿肺动脉高压指南》(2015)	Class Ⅱb	Class Ⅱb	Category B	
口服起始剂量及增加剂量为20mg/d(为减少不良反应,部分患者可减半),常用目标剂量为40~60mg/d,常用最大剂量为80mg/d,特殊情况下最大可用至120mg/d(需注意Q-T间期延长的风险)[2]	1. 美国FDA未批准艾司西酞普兰或西酞普兰用于成人强迫症 2. 美国APA精神病学学会:*Practice Guideline for the Treatment of Patients With Obsessive-Compulsive Disorder*	Class Ⅱa	Class Ⅱb	Category B	
在开始放疗前的1周,起始给予400mg/m^2,静脉滴注120分钟(最大滴注速度为10mg/min);随后每周给予250mg/m^2,q.w.,静脉滴注60分钟(最大滴注速度为10mg/min)	1. 美国FDA已批准西妥昔单抗联合放疗用于治疗成人局部晚期头颈部鳞状细胞癌 2. NCCN临床实践指南:头颈部肿瘤(2021.V2)	Class Ⅰ	Class Ⅱa	Category B	
单药治疗。起始给予400mg/m^2,静脉滴注120分钟(最大滴注速度为10mg/min);随后每周给予250mg/m^2,q.w.,静脉滴注60分钟(最大滴注速度为10mg/min),持续用药直到疾病进展或出现不能耐受的毒性反应	1. 美国FDA已批准西妥昔单抗单用于治疗成人以铂类药物为基础的化疗失败后的复发或转移性头颈部鳞状细胞癌 2. NCCN临床实践指南:头颈部肿瘤(2021.V2) 3. 中国临床肿瘤学会(CSCO)《头颈部肿瘤诊疗指南》(2021)	Class Ⅱa	Class Ⅱb	Category B	

排序	药品信息			超说明书内容				
	通用名	剂型	规格	适应证	剂量	人群	途径	其他
218	硝苯地平	缓释片	20mg	妊娠高血压		妊娠 20 周以后的孕妇		
219	硝苯地平	片剂	10mg	早产抑制宫缩				
220	缬沙坦	胶囊	① 80mg ② 160mg	心力衰竭				

续表

具体用法	依据以及参考文献	Micromedex 分级			备注
		有效性	推荐等级	证据强度	
10~20mg q.12h. 口服,根据血压调整剂量,最大使用剂量为 60mg/d[4]	1. 美国 FDA 未批准硝苯地平控释片、硝苯地平缓释片用于妊娠高血压 2. 中华医学会妇产科学分会《临床诊疗指南:妇产科学分册》(2007) 3. 美国妇产科医师学会 ACOG 指南《妊娠高血压指南》(2013) 4. 中华医学会心血管病学分会《妊娠期高血压疾病血压管理专家共识》(2019)	Class Ⅱa	Class Ⅱb	Category B	
起始 20mg 口服,然后每次 10~20mg,每天 3~4 次,根据宫缩情况调整,可持续 48 小时[4]	1. 美国 FDA 未批准硝苯地平用于早产抑制宫缩 2. 中华医学会妇产科学分会《临床诊疗指南:妇产科学分册》(2007) 3. 谢幸,孔北华,段涛.妇产科学.9 版.北京:人民卫生出版社,2018:96-97 4. 中华医学会妇产科学分会产科学组《早产临床诊断与治疗指南》(2014)	Micromedex 中未收录			
口服起始剂量为 40mg q.d.,根据耐受程度可增加至 80 或 160mg,目标剂量为 160mg b.i.d.	1. 美国 FDA 已批准缬沙坦用于治疗成人心力衰竭(心功能分级 Ⅱ~Ⅳ级) 2. 中华医学会心血管病学分会,中华心血管病杂志编辑委员会《中国心力衰竭诊断和治疗指南》(2018) 3. 国家卫生计生委合理用药专家委员会,中国药师协会《心力衰竭合理用药指南(第 2 版)》(2019) 4. 中华医学会,中华医学会杂志社,中华医学会全科医学分会《慢性心力衰竭基层诊疗指南》(2019 年) 5. 美国心脏病学会(ACC),美国心脏协会(AHA),美国心衰学会(HFSA)指南《心力衰竭的管理》(2017)	Class Ⅰ	Class Ⅱa	Category B	

排序	药品信息			超说明书内容				
	通用名	剂型	规格	适应证	剂量	人群	途径	其他
221	缬沙坦	胶囊	① 80mg ② 160mg	糖尿病肾病患者降尿蛋白				
222	缬沙坦	胶囊	① 80mg ② 160mg	有蛋白尿的原发性或继发性肾小球疾病				
223	缬沙坦氢氯噻嗪	片剂	① 160mg/12.5mg ② 80mg/12.5mg	高血压	最大剂量为320mg/25mg q.d.			
224	伊伐布雷定	片剂	① 5mg ② 7.5mg	慢性稳定型心绞痛患者				
225	伊立替康	注射剂	① 2ml:40mg ② 5ml:0.1g ③ 15ml:0.3g	广泛期小细胞肺癌				

具体用法	依据以及参考文献	Micromedex 分级			备注
		有效性	推荐等级	证据强度	
口服 80~320mg/d,美国 FDA 允许的最大剂量为 320mg/d,我国批准的最大剂量为 160mg/d	1. 美国 FDA 未批准缬沙坦用于糖尿病肾病患者降尿蛋白 2. 2017《美国成人高血压预防、检测、评估和管理指南》 3. 2020 KDIGO 临床实践指南《慢性肾脏病患者的糖尿病管理》	Class Ⅱa	Class Ⅱb	Category B	
单独治疗肾小球肾炎和蛋白尿患者时,将 ACEI 或 ARB 上调至首次最大耐受或允许剂量。美国 FDA 允许的最大剂量为 320mg/d,我国批准的最大剂量为 160mg/d 口服	1. 美国 FDA 未批准缬沙坦用于治疗有蛋白尿的原发性或继发性肾小球疾病 2. 改善全球肾脏病预后组织(KDIGO)临床实践指南 - 肾小球疾病 *KDIGO Clinical Practice Guideline on Glomerular Diseases*(2020) 3. 中华医学会糖尿病学分会微血管并发症学组《中国糖尿病肾脏疾病防治临床指南》(2019)	Class Ⅱa (糖尿病肾病)	Class Ⅱb	Category B	2021 年新增
口服最大剂量为 320mg/25mg q.d.	美国 FDA 已批准缬沙坦氢氯噻嗪的最大剂量为 320mg/25mg q.d.	Micromedex 中未收录(超剂量的无等级)			2021 年新增
一日 2 次,口服每次起始剂量为 5mg,最大剂量为 7.5mg	1. 美国 FDA 未批准伊伐布雷定用于慢性稳定型心绞痛患者的治疗 2. 欧洲心脏病学会《稳定型冠状动脉疾病管理指南》(2013) 3. 中华医学会《中国稳定性冠心病诊断与治疗指南》(2018)	Class Ⅱa	Class Ⅱb	Category B	
联合顺铂 60mg/m² d1,伊立替康 60mg/m² d1、d8、d15,静脉滴注,每 4 周重复;联合顺铂 30mg/m² d1、d8,伊立替康 65mg/m² d1、	1. 美国 FDA 未批准伊立替康用于广泛期小细胞肺癌 2. NCCN 临床实践指南:小细胞肺癌(2021.V3) 3. 中国临床肿瘤学会	Class Ⅱa	联合卡铂 Class Ⅱb;联合顺铂 Class Ⅱa	Category B	

排序	药品信息			超说明书内容				
	通用名	剂型	规格	适应证	剂量	人群	途径	其他
226	伊立替康	注射剂	① 2ml:40mg ② 5ml:0.1g ③ 15ml:0.3g	不可切除的局部晚期、复发或转移性胃癌的综合治疗				
227	伊曲康唑	胶囊	0.1g	过敏性支气管肺曲霉病(ABPA)				
228	依达拉奉	注射剂	① 5ml:10mg ② 20ml:30mg	用于肌萎缩侧索硬化(ALS)的治疗				
229	依维莫司	片剂	① 2.5mg ② 5mg	乳腺癌(与依西美坦联合使用,用于治疗绝经				

续表

具体用法	依据以及参考文献	Micromedex 分级			备注
		有效性	推荐等级	证据强度	
d8,每 3 周重复;联合卡铂 AUC 5 d1,伊立替康 50mg/m² d1、d8、d15,每 4 周重复	（CSCO）《肺癌诊疗指南》（2021）				
150mg/m² d1、d15,静脉滴注,每 4 周重复	1. 美国 FDA 未批准伊立替康用于不可切除的局部晚期、复发或转移性胃癌的综合治疗 2. NCCN 临床实践指南:胃癌（2021.V2） 3. 中国临床肿瘤学会（CSCO）《胃癌诊疗指南》（2021） 4. 欧洲肿瘤内科学会《ESMO 临床实践指南:胃癌的诊断、治疗与随访》（2019） 5. 日本胃癌学会《日本胃癌治疗指南》（2018 第 5 版）	Class Ⅱa	Class Ⅱb	Category B	
糖皮质激素联合伊曲康唑 200mg,b.i.d.,口服	1. 美国 FDA 未批准伊曲康唑用于过敏性支气管肺曲霉病 2. 美国感染病学会《IDSA 临床实践指南:曲霉病的诊断和管理》（2016） 3. 美国胸科协会《成人肺部与重症患者真菌病治疗指南》（2011）	Class Ⅱa	Class Ⅱa	Category B	
初始疗程:60mg 静脉滴注,给药时间 >60 分钟,每日 1 次,持续 14 日,之后停药 14 日 后续疗程:60mg 静脉滴注,给药时间 >60 分钟,每日 1 次,前 14 日内持续 10 日,之后停药 14 日	1. 美国 FDA 已批准依达拉奉用于成人肌萎缩侧索硬化（ALS）的治疗 2. Writing Group & Edaravone (MCI-186) ALS 19 Study Group. Safety and efficacy of edaravone in well defined patients with amyotrophic lateral sclerosis: a randomised, double-blind, placebo-controlled trial. Lancet Neurol, 2017,16（7）:505-512	Class Ⅱa	Class Ⅱb	Category B	
10mg q.d. 口服	1. 美国 FDA 已批准依维莫司与依西美坦联合使用,用	Class Ⅱa	Class Ⅱb	Category B	

排序	药品信息			超说明书内容				
	通用名	剂型	规格	适应证	剂量	人群	途径	其他
			③ 10mg	后激素受体阳性、HER2 阴性、使用来曲唑或阿那曲唑失败的进展性乳腺癌患者)				
230	异环磷酰胺	注射剂	① 0.5g ② 1g	儿童急性淋巴细胞白血病				
231	吲哚美辛	片剂	25mg	预防早产				
232	英夫利西单抗	注射剂	100mg	银屑病关节炎				

续表

具体用法	依据以及参考文献	Micromedex 分级			备注
		有效性	推荐等级	证据强度	
	于治疗绝经后激素受体阳性、HER2 阴性、使用来曲唑或阿那曲唑失败的进展性乳腺癌患者 2. NCCN 临床实践指南：乳腺癌（2021.V3） 3. 欧洲肿瘤内科学会 ESO/ESMO 国际共识指南《ABC5 全球晚期乳腺癌指南》（2020） 4. 中国抗癌协会乳腺癌专业委员会《中国抗癌协会乳腺癌诊治指南与规范》（2017 年版）				
参见指南	1. 美国 FDA 未批准异环磷酰胺用于儿童急性淋巴细胞白血病的治疗 2. NCCN 临床实践指南：急性淋巴细胞白血病（2021.V1）	儿童： Class Ⅱa	儿童： Class Ⅱb	儿童： Category B	
首次 50~100mg 口服，以后每 4~6 小时 25~50mg，限于 32 周前应用。应用不超过 3 天[2]	1. 美国 FDA 未批准吲哚美辛用于预防早产（吲哚美辛可导致新生儿坏死性小肠结肠炎，需权衡使用吲哚美辛治疗早产的利弊） 2. 中华医学会妇产科学分会《临床诊疗指南：妇产科学分册》 3. 美国妇产科医师学会 ACOG《早产管理指南》（2016）	Class Ⅱa （羊水过多）	Class Ⅱb	Category B	
首次 5mg/kg 静脉滴注（滴注至少持续给药 2 小时），第 0、2 和 6 周及之后每 8 周给予相同剂量各 1 次治疗银屑病关节炎	1. 美国 FDA 已批准英夫利西单抗用于银屑病关节炎的治疗 2. 欧洲抗风湿病联盟 EULAR 建议《银屑病关节炎的药物治疗》（2019） 3. 美国风湿病学会（ACR）联合国家银屑病基金会（NPF）《银屑病关节炎的治疗》（2018）	Class Ⅰ	Class Ⅱb	Category B	

排序	药品信息			超说明书内容				
	通用名	剂型	规格	适应证	剂量	人群	途径	其他
233	右丙亚胺	注射剂	0.25g	预防蒽环类药物引起的心脏毒性				
234	紫杉醇	注射剂	① 5ml：30mg ② 10ml：60mg ③ 16.7ml：100mg ④ 25ml：150mg	胃癌				
235	紫杉醇	注射剂	① 5ml：30mg ② 10ml：60mg ③ 16.7ml：100mg ④ 25ml：150mg	宫颈癌				
236	紫杉醇	注射剂	① 5ml：30mg ② 10ml：60mg ③ 16.7ml：100mg ④ 25ml：150mg	鼻咽癌				
237	紫杉醇	注射剂	① 5ml：30mg ② 10ml：60mg ③ 16.7ml：100mg ④ 25ml：150mg	膀胱癌				

续表

具体用法	依据以及参考文献	Micromedex 分级			备注
		有效性	推荐等级	证据强度	
在第一次使用蒽环类药物时就按剂量比为右丙亚胺：蒽环类药物 =（10~20）:1 静脉滴注	1. 美国 FDA 未批准注射用右丙亚胺用于预防蒽环类药物引起的心脏毒性 2. 中国临床肿瘤学会，中华医学会血液学分会《蒽环类药物心脏毒性防治指南》（2013） 3. 中国临床肿瘤学会（CSCO）《蒽环类药物心脏毒性防治指南》（2020）	Class Ⅱa	Class Ⅱb	Category A	
新辅助化疗：50mg/m^2，d1，联合卡铂 AUC 2 d1，静脉滴注，连续 5 周[2]	1. 美国 FDA 未批准紫杉醇用于胃癌 2. NCCN 临床实践指南：胃癌治疗指南（2021.V2） 3. 中国临床肿瘤学会（CSCO）《胃癌诊疗指南》（2021）	Class Ⅱa	Class Ⅱb	Category B	
同步放化疗时剂量推荐： 1. 顺铂 + 紫杉醇方案为顺铂 50~70mg/m^2，紫杉醇 135~175mg/m^2，放疗第 1 和 29 天 2. 顺铂 + 紫杉醇周疗为顺铂 25~30mg/m^2，紫杉醇 60~80mg/m^2，放疗第 1、8、15、22、29 和 36 天	1. 美国 FDA 未批准紫杉醇用于宫颈癌 2. NCCN 临床实践指南：宫颈癌（2021.V1） 3. 国家卫生健康委员会《宫颈癌诊疗规范》（2018 版）	Class Ⅱa	Class Ⅱb	Category B	
参见指南	1. 美国 FDA 未批准紫杉醇用于治疗鼻咽癌 2. NCCN 临床实践指南：头颈部肿瘤（2021.V2） 3. 中国临床肿瘤学会（CSCO）《头颈部肿瘤诊疗指南》（2021） 4. 中国抗癌协会鼻咽癌专业委员会《转移性鼻咽癌治疗专家共识》（2018 年版）	Class Ⅱa	Class Ⅱb	Category B	
参见指南	1. 美国 FDA 未批准紫杉醇用于治疗膀胱癌 2. NCCN 临床实践指南：膀胱癌（2021.V2）	Class Ⅱa	Class Ⅱb	Category B	

排序	药品信息			超说明书内容				
	通用名	剂型	规格	适应证	剂量	人群	途径	其他
238	紫杉醇	注射剂	① 5ml:30mg ② 10ml:60mg ③ 16.7ml:100mg ④ 25ml:150mg	食管癌				
239	紫杉醇(白蛋白结合型)	注射剂	100mg	局部晚期或转移性非小细胞肺癌,联合卡铂作为一线治疗方案				
240	紫杉醇(白蛋白结合型)	注射剂	100mg	联合吉西他滨作为转移性胰腺癌的一线治疗				
241	紫杉醇(白蛋白结合型)	注射剂	100mg	铂敏感或铂耐药的复发性卵巢癌				

续表

具体用法	依据以及参考文献	Micromedex 分级			备注
		有效性	推荐等级	证据强度	
参见指南	1. 美国 FDA 未批准紫杉醇用于治疗食管癌 2. NCCN 临床实践指南:食管癌和胃食管交界处癌(2021.V2) 3. 中国临床肿瘤学会(CSCO)《食管癌诊疗指南》(2021) 4. 国家卫生健康委员会《食管癌诊疗规范》(2018 年版)	Class Ⅱa	Class Ⅱb	Category B	
100mg/m², 静脉滴注 30 分钟,在第 1、第 8 和第 15 天给药,每 21 天为 1 个疗程。联合卡铂	1. 美国 FDA 已批准紫杉醇(白蛋白结合型)联合卡铂用于成人不适合手术或放疗的局部晚期或转移性非小细胞肺癌的一线治疗 2. NCCN 临床实践指南:非小细胞肺癌(2021.V4)	Class Ⅱa	Class Ⅱb	Category B	
125mg/m², 静脉滴注 30~40 分钟,在第 1、第 8 和第 15 天给药,每 28 天为 1 个疗程。联合吉西他滨	1. 美国 FDA 已批准紫杉醇(白蛋白结合型)联合吉西他滨用于成人胰腺转移性腺癌的一线治疗 2. NCCN 临床实践指南:胰腺癌(2021.V2) 3. 国家卫生健康委员会《胰腺癌诊疗规范》(2018) 4. 中国临床肿瘤学会(CSCO)《胰腺癌诊疗指南》(2020) 5. 中国抗癌协会胰腺癌专业委员会《中国胰腺癌综合诊治指南》(2020 版)	Class Ⅱa	Class Ⅱa	Category B	
参见指南	1. 美国 FDA 未批准紫杉醇(白蛋白结合型)用于治疗铂敏感或铂耐药的复发性卵巢癌 2. NCCN 临床实践指南:卵巢癌包括输卵管癌和原发性腹膜癌(2021.V1) 3. 中国临床肿瘤学会(CSCO)《卵巢癌诊疗指南》(2020)	Class Ⅱa	Class Ⅱb	Category B	

排序	药品信息			超说明书内容				
	通用名	剂型	规格	适应证	剂量	人群	途径	其他
242	左氧氟沙星	片剂	① 0.1g ② 0.5g	耐多药结核病 （MDR—TB）				

备注：

1. 本目录为在《超药品说明书用药目录（2020 年版）》基础上的新增用法，《超药品说明书用药目录

2. FDA 说明书可在 FDA 官网上下载：http://www.fda.gov/。

3. 本目录仅罗列超说明书用药证据，非推荐目录，仅供医疗机构参考，临床超说明书用药应按正规

4. 引用本目录内容时请注明出处。

5. 具体用法中［ ］里的数字代表引用该药物的第几条依据及参考文献内容。

续表

具体用法	依据以及参考文献	Micromedex 分级			备注
		有效性	推荐等级	证据强度	
	4. 国家卫生健康委员会《卵巢癌诊疗规范》(2018 年版)				
0.75~1g, q.d., 口服	1. 美国 FDA 未批准左氧氟沙星用于 TB 2. WHO 指南:耐药结核的治疗(2019) 3. 中华医学会结核病学分会抗结核药物超说明书用法专家共识编写组《抗结核药物超说明书法专家共识》(2018)	Class Ⅱa	Class Ⅱb	Category C	

(2021 年版)》完整版请在广东省药学会官网(http://sinopharmacy.com.cn/)下载。

流程规范管理。